| | 基準値 | 検査目的 | 異常を示す主な疾患・病態 | |
|---|---|---|---|---|
| **生化学検査** | | | | |
| 空腹時血糖 | 70〜109 mg/dL | 高血糖症, 低血糖症の診断 | **高値**：糖尿病 | |
| | | | **低値**：インスリ… | |
| HbA1c | 4.6〜6.2%(NGSP値) | 血糖コントロール | **高値**：糖尿病 | |
| 総タンパク (TP) | 6.5〜8.2 g/dL | タンパク異常症の検査 | **高値**：多発性骨… | |
| | | | **低値**：吸収不良… | |
| アルブミン (Alb) | 4.2〜5.1 g/dL | 〃 | **低値**：ネフローゼ症候群, 肝硬変, 栄養失調, 各種炎症疾患 | |
| タンパク分画 アルブミン | 60.8〜71.8% | 〃 | **アルブミン低値**：タンパク不足, ネフローゼ症候群, 肝硬変 | |
| $\alpha_1$-グロブリン | 1.7〜2.9% | | **γ-グロブリン高値**：慢性感染症, 自己免疫疾患, 慢性肝疾患 | |
| $\alpha_2$-グロブリン | 5.7〜9.5% | | **γ-グロブリン低値**：免疫不全症, ネフローゼ症候群, 免疫抑制薬投与 | |
| β-グロブリン | 7.2〜11.1% | | | |
| γ-グロブリン | 10.2〜20.4% | | | |
| 血中尿素窒素 (BUN) | 8〜22 mg/dL | 腎疾患の検査 | **高値**：腎機能障害, 腎不全, 尿路閉塞, 脱水症, 絶食, タンパク異化の亢進 | |
| | | | **低値**：肝不全, 妊娠, 低タンパク食 | |
| クレアチニン (Cr) | 男 0.6〜1.0 mg/dL 女 0.5〜0.8 mg/dL | 〃 | **高値**：腎機能障害, 腎不全, 尿路閉塞, 脱水症, 心不全, 先端巨大症 | |
| | | | **低値**：筋ジストロフィー, 妊娠, 長期臥床 | |
| 尿酸 (UA) | 男 3.5〜7.0 mg/dL 女 2.5〜7.0 mg/dL | 高尿酸血症, 痛風の検査 | **高値**：痛風, レッシュ・ナイハン症候群, 白血病, 多血症, 慢性腎不全, 悪性腫瘍 | |
| | | | **低値**：尿細管再吸収障害, 妊娠 | |
| 総コレステロール | 120〜220 mg/dL | 脂質代謝異常の指標 | **高値**：家族性高コレステロール血症, 糖尿病, 甲状腺機能低下症, ネフローゼ症候群, クッシング症候群 | |
| LDL-コレステロール | 70〜140 mg/dL | | **低値**：家族性低コレステロール血症, 甲状腺機能亢進症, 肝障害 | |
| HDL-コレステロール | 男 40〜70 mg/dL 女 45〜75 mg/dL | 〃 | **高値**：原発性高HDL血症, 原発性胆汁性肝硬変, アルコール飲用 | |
| | | | **低値**：アポタンパクA-I欠損症/異常症, タンジール病, 魚眼病 | |
| トリグリセライド (TG) | 30〜150 mg/dL | 〃 | **高値**：家族性高リポタンパク血症, 脂肪肝, 甲状腺機能低下症, ネフローゼ症候群 | |
| | | | **低値**：βリポタンパク欠損症, 重症肝障害, 甲状腺機能亢進症 | |
| 総ビリルビン | 0.3〜1.2 mg/dL | 肝・胆道疾患, 黄疸の検査 | **高値**：肝疾患(肝炎, 肝硬変, 肝がん), 胆道系疾患, 溶血性貧血 | |
| 直接ビリルビン | 0.4 mg/dL 以下 | 肝・胆道疾患 | **高値**：肝疾患(肝炎, 肝硬変, 肝がん), 胆道系疾患 | |
| 間接ビリルビン | 0.8 mg/dL 以下 | 溶血性疾患, 黄疸の検査 | **高値**：溶血性疾患, 無効造血, 体質性黄疸, 新生児黄疸 | |
| AST (GOT) | 10〜40 U/L | 肝機能の検査 | **高値**：急性肝炎, 劇症肝炎, 慢性肝炎, アルコール性肝炎, 脂肪肝, 肝硬変, 肝がん, 心筋梗塞, 筋疾患, 溶血性疾患 | |
| ALT (GPT) | 5〜40 U/L | 〃 | **高値**：急性肝炎, 劇症肝炎, 慢性肝炎, アルコール性肝炎, 脂肪肝, 肝硬変, 肝がん | |
| 乳酸脱水素酵素 (LDH) | 115〜245 U/L | 肝疾患, 心疾患などの検査 | **高値**：肝疾患(急性肝炎, 慢性肝炎, 肝がん), 心疾患(心筋梗塞, うっ血性心不全), 悪性腫瘍, 血液疾患(悪性貧血, 溶血性貧血, 白血病など), その他(妊娠, 筋疾患, 過激な運動後など) | |
| コリンエステラーゼ (ChE) | 男 242〜495 U/L 女 200〜459 U/L | 肝疾患の検査 | **高値**：糖尿病, 脂肪肝, ネフローゼ症候群, 甲状腺機能亢進症, 肥満など | |
| | | | **低値**：肝硬変, 悪性腫瘍, 栄養失調, 有機リン系農薬中毒など | |
| アルカリホスファターゼ (ALP) | 115〜359 U/L | 肝・胆道疾患, 骨疾患の検査 | **高値**：肝疾患, 胆道系疾患, 骨疾患, 甲状腺機能亢進症, 悪性腫瘍, 妊娠など | |
| γ-GTP | 男 70 U/L 以下 女 30 U/L 以下 | 肝・胆道疾患の検査 | **高値**：急性肝炎, 慢性肝炎, 肝硬変, 肝がん, アルコール性肝障害, 薬剤性肝障害, 胆道系疾患など | |
| クレアチンキナーゼ (CK) | 男 60〜290 U/L 女 45〜165 U/L | 筋疾患の検査 | **高値**：急性心筋梗塞, 進行性筋ジストロフィー, 多発性筋炎, 甲状腺機能低下症, 薬剤, 運動 | |
| アミラーゼ (Amy) | 50〜200 U/L | 膵疾患, アミラーゼ産生腫瘍の検査 | **高値**：急性膵炎, 慢性膵炎急性増悪期, 膵がん, 耳下腺炎, 各種外科手術後, Amy産生腫瘍, 婦人科疾患など | |
| | | | **低値**：膵疾患末期, 高度の糖尿病など | |

(裏見返しへ続く)

Diseases and Pathophysiology

# 疾病と病態生理

## 改訂第4版

[編集]

**市田公美** 東京薬科大学教授
**辻　勉** 城西大学客員教授
**秋葉　聡** 京都薬科大学教授

南江堂

■ 編集者

| | | |
|---|---|---|
| 市田　公美 | いちだ きみよし | 東京薬科大学薬学部病態生理学教授 |
| 辻　　　勉 | つじ つとむ | 城西大学薬学部客員教授 |
| 秋葉　　聡 | あきば さとし | 京都薬科大学病態生化学分野教授 |

■ 執筆者（執筆順）

| | | |
|---|---|---|
| 市田　公美 | いちだ きみよし | 東京薬科大学薬学部病態生理学教授 |
| 酒井　秀紀 | さかい ひでき | 富山大学大学院医学薬学研究部薬物生理学教授 |
| 齋藤　英胤 | さいとう ひでつぐ | 電源開発株式会社総合健康管理センター所長 |
| 渡辺　賢一 | わたなべ けんいち | 新潟大学医歯学総合研究科特任教授 |
| 坪井　伸夫 | つぼい のぶお | 東京慈恵会医科大学腎臓・高血圧内科准教授 |
| 大城戸一郎 | おおきど いちろう | 東京慈恵会医科大学腎臓・高血圧内科講師 |
| 古田　　希 | ふるた のぞむ | 東京慈恵会医科大学附属第三病院泌尿器科教授 |
| 森内　宏志 | もりうち ひろし | 前第一薬科大学薬学部地域医療薬学センター教授 |
| 加藤　宏一 | かとう こういち | 愛知学院大学薬学部薬物治療学教授 |
| 和田　高士 | わだ たかし | 東京慈恵会医科大学大学院健康科学教授 |
| 秋葉　　聡 | あきば さとし | 京都薬科大学病態生化学分野教授 |
| 早川　伸樹 | はやかわ のぶき | 名城大学薬学部臨床薬物治療学Ⅰ教授 |
| 酒井　郁也 | さかい いくや | 松山大学薬学部病理病態学教授 |
| 岩崎　克典 | いわさき かつのり | 福岡大学薬学部臨床疾患薬理学教授 |
| 内田　友二 | うちだ ゆうじ | 崇城大学薬学部薬理学准教授 |
| 天野　　託 | あまの たく | 栃木県精神保健福祉センター所長 |
| 辻　　　勉 | つじ つとむ | 城西大学薬学部客員教授 |
| 笠原　　忠 | かさはら ただし | 国際医療福祉大学大学院薬学研究科教授 |
| 野口　雅久 | のぐち のりひさ | 東京薬科大学名誉教授 |
| 高橋現一郎 | たかはし げんいちろう | 東京慈恵会医科大学葛飾医療センター眼科診療部長 |
| 金谷　洋明 | かなや ひろあき | 獨協医科大学耳鼻咽喉・頭頸部外科講師 |
| 春名　眞一 | はるな しんいち | 獨協医科大学耳鼻咽喉・頭頸部外科教授 |
| 吉武　毅人 | よしたけ たけと | 第一薬科大学看護学部成人看護学教授 |
| 長田　久夫 | おさだ ひさお | 千葉大学大学院医学研究院生殖医学特任教授 |
| 太田　有史 | おおた ありひと | 東京慈恵会医科大学皮膚科学特任教授 |
| 鈴木　正人 | すずき まさと | 国立病院機構千葉医療センター乳腺外科医長（乳腺センター長） |
| 鈴木　　勉 | すずき つとむ | 湘南医療大学薬学部長・教授 |

# 改訂第4版の序

　2006年に始まった6年制薬学教育もすでに卒業生が薬剤師となり，数年が経つ．6年制薬学部において習得すべき知識は，2002年に日本薬学会より提示された「薬学教育モデル・コアカリキュラム」（以下，コアカリキュラム）に沿って教育が進められてきた．このコアカリキュラムの実際の運用経験や医学・薬学における進歩に伴う医療環境の変化などから，コアカリキュラムはいくつかの課題が指摘され，学習成果基盤型への改変や実務実習モデル・コアカリキュラムとの統合などの改訂が行われ，2015年以降の入学者を対象に薬学教育において運用が開始された．この改訂コアカリキュラムは内容が整理され，全体としてはスリム化が図られている．しかし，めざましい医学・薬学における進歩に対応するために，改訂コアカリキュラムの中で本書に関連するE1「薬の作用と体の変化」とE2「薬理・病態・薬物治療」に関しては，到達目標（SBO）の数は増加し，学習しなければいけない症候や疾患は増えるという結果になった．本書もこの改訂コアカリキュラムに対応させる必要性が生じたのと同時に，前回の改訂からの5年間の医学・薬学の進歩により現状にそぐわない部分も出てきたため，今回の改訂に至った．

　この改訂にあたって，改訂コアカリキュラムに準拠させたのはもちろんであるが，薬学生のみならず，臨床検査・放射線・看護などの医療関係学科においても使用できるように，基本となる部分には十分な説明を加え，改訂コアカリキュラムにないものでも実際の医療現場における必要な知識は記載することとした．また，種々の疾患のガイドラインの作成や改訂が盛んに行われていることなども踏まえ，最新の情報を記載し，古くなった内容は圧縮するなど膨大な知識を整理して示すよう心がけた．これらの試みの結果として，重要な点がわかりやすく説明され，かつ最新の多くの必要な知識を盛り込むことができ，薬学生のみならず，他の医療関係学科における使用にも適した教科書になったと自負している．本書が読者の病態生理の勉学のための一助となることを期待している．

2016年6月

編　者

# 初版の序

　長年にわたって薬学教育6年制への延長に関する議論が行われてきたが，最近になってようやく6年制を前提としたカリキュラム再編の動きも一部では現実化してきたようである．医療環境の変化や社会的な要求のもとに，延長された部分には主に医学系知識の修得に関する教育が強化されることが予測され，質的により向上した薬剤師の誕生することが期待される．

　薬剤師には患者や医療関係者に医薬品情報を正しく伝える義務が課せられているが，従来の基礎薬学に重点を置いた薬学教育では臨床的な素養を必要とする薬剤師教育としては不十分であったといわざるを得ない．6年制への移行を待つまでもなく，すでに，もう少し医学的な知識・経験が加えられた新たな薬学教育が実施されつつあるとはいえ，医療の中心となる薬物治療に対して，薬の作用，副作用，相互作用などに精通して臨床でその能力を十分に発揮できる薬剤師はまだ少数であるのが現状である．

　このような状況を打破し，臆することなく一人一人の患者さんと向き合ってゆくためには，医学にもう少し足を踏み込んで臨床を体験した薬剤師の増えることが求められている．そのためには薬剤師が，疾患そのもの，とくに病態についての十分な知識を備え，チーム医療の遂行，患者との接触と薬剤指導など医療現場においてこれを使いこなせるだけの力をつけることが不可欠であり，薬剤師国家試験において医療薬学系の比重が増えているのは，これを実現するためには疾患に関する全般的な概念，病態生理，症候，検査所見，治療法などに関する幅広い知識が必要であることを背景にしたものといえよう．

　本書はより深い疾患の理解を目的として，その病態生理に焦点をあわせて構成したものである．薬剤師国家試験出題基準を参考にして疾患を選び，基本的な記述に加えて将来臨床で活躍するために必要となる病態生理および薬剤の作用機序に関して薬系および医系の専門家がきわめて詳細に解説しており，疾患の成り立ちを理解する上で大変参考になるものと思われる．医療薬学の新たな展開にご利用下さることを心から願っている．

2001年9月

編　　者

# 目　次

## 総　論 （市田公美）

### A　はじめに……………………… 1

### B　症候……………………………… 2

1. 全身，呼吸器系………………… 2
    a. 疼痛　2
    b. 発熱　3
    c. 全身倦怠感　4
    d. 肥満・やせ　4
    e. リンパ節腫脹　6
    f. 発疹　7
    g. 呼吸困難　9
    h. 咳（咳嗽）　9
    i. 胸水　11
2. 心血管系……………………… 12
    a. 胸痛　12
    b. 心悸亢進・動悸　13
    c. 高血圧　14
    d. 低血圧　14
    e. ショック　14
    f. チアノーゼ　15
3. 消化器系……………………… 16
    a. 悪心・嘔吐　16
    b. 食欲不振　17
    c. 嚥下障害　18
    d. 吐血・下血　19
    e. 腹痛　20
    f. 下痢　21
    g. 便秘　22
    h. 腹部膨満　23
    i. 黄疸　25
4. 腎・泌尿器系………………… 26
    a. 脱水・口渇　26
    b. 浮腫　28
    c. タンパク尿　29
    d. 血尿　31
    e. 排尿障害　31
    f. 頻尿　33
5. 神経系………………………… 34
    a. 頭痛　34
    b. 意識障害　35
    c. 運動障害　36
    d. 知覚障害，しびれ　39
    e. 記憶障害　41
    f. けいれん　42
    g. めまい　42
6. 血液系およびその他………… 43
    a. 貧血　43
    b. 出血傾向　43
    c. 関節痛・関節腫脹　44
    d. 腰背部痛　45
    e. 月経異常　46
    f. 視力障害　46
    g. 聴力障害　47

## 各　論

### 1　消化器疾患　49

#### A　消化管系……………（酒井秀紀）・・49

1. 消化性潰瘍…………………… 49
2. 胃炎…………………………… 53
3. 胃食道逆流症………………… 55
4. 大腸炎………………………… 56
    a. 虚血性大腸炎　56
    b. 腸間膜動脈閉塞症　57
    c. 感染性大腸炎　58
    d. 偽膜性大腸炎　59
    e. 急性出血性大腸炎　59
    f. メチシリン耐性黄色ブドウ球菌腸炎（MRSA腸炎）　60
5. 過敏性腸症候群……………… 60

- 6. 炎症性腸疾患 ････････････････････････ 61
  - a. 潰瘍性大腸炎　61
  - b. クローン病　63
- 7. 虫垂炎 ･･･････････････････････････････ 63
- 8. 痔疾患 ･･･････････････････････････････ 64
  - a. 痔核　64
  - b. 痔瘻　65
  - c. 裂肛　66

**B** 肝・胆・膵系 ････････････････ (齋藤英胤)･･ 67

- 1. 肝炎 ･････････････････････････････････ 67
  - a. 肝臓の構造　67
  - b. 肝炎　67
  - c. 急性肝炎　68
  - d. 慢性肝炎　72
- 2. 肝硬変 ･･･････････････････････････････ 79
  - a. 合併症対策　82
  - b. 肝障害時 (とくに肝硬変) の薬物療法　83
- 3. 胆道系疾患：胆石症, 胆嚢炎, 胆管炎 ････ 83
  - a. 胆嚢内胆石症　85
  - b. 総胆管結石症　86
- 4. 膵炎 ･････････････････････････････････ 86
  - a. 急性膵炎　86
  - b. 薬剤性膵炎　89
  - c. 慢性膵炎　89

## 2. 心臓・血管系疾患　　　　　　　　　　　　　　　　　　　　　　　　　　　　　(渡辺賢一)　91

**A** 心臓・血管系疾患の検査法 ･･･････････ 91
- a. 12 誘導心電図　91
- b. 運動負荷心電図　92
- c. ホルター心電図 (24 時間心電図記録)　92
- d. 心エコー法・ドプラー法　92
- e. 胸部 X 線 (レントゲン) 検査　92
- f. 核医学 (ラジオアイソトープ) 検査　93
- g. 心臓カテーテル法　93

**B** 心臓および血管系の代表的な疾患 ･･ 95
- 1. 不整脈 ･･･････････････････････････････ 95
- 2. 心不全 ･･････････････････････････････ 103
- 3. 高血圧症 ････････････････････････････ 107
- 4. 虚血性心疾患 (狭心症・心筋梗塞) ････････ 111
  - a. 狭心症　112
  - b. 心筋梗塞　114
- 5. 動脈硬化, 閉塞性動脈硬化症, バージャー病
  ････････････････････････････････････ 120
- 6. 心原性ショック ･･････････････････････ 121
- 7. 低血圧症 ････････････････････････････ 121
- 8. 血栓症, 塞栓症 ･･････････････････････ 122
- 9. 心臓弁膜症 ･･････････････････････････ 122
- 10. 感染性心内膜炎 ･･････････････････････ 123
- 11. 肥大型心筋症, 拡張型心筋症 ･･････････ 123
- 12. 心筋炎 ･･････････････････････････････ 123
- 13. 先天性心疾患 ････････････････････････ 124

## 3. 腎疾患・泌尿器疾患　　　　　　　　　　　　　　　　　　　　　　　　　　　　　　　　　　　　125

- 1. 腎疾患・泌尿器疾患の検査法
  ･････････････････････････ (坪井伸夫)･･ 125
  - a. 腎臓の機能を評価する検査　125
  - b. 腎臓の障害を評価する検査　125
  - c. 腎臓の形態異常や器質的病変を評価する検査　126
- 2. 慢性腎臓病 ･･････････････････････････ 126
- 3. 腎不全 (急性・慢性)　･･････ (大城戸一郎)･･ 129
  - a. 急性腎不全　129
  - b. 慢性腎不全　133
- 4. 糸球体腎炎 ･････････････････ (坪井伸夫)･･ 137
- 5. 糖尿病性腎症 ････････････････････････ 139
- 6. ネフローゼ症候群 ････････････････････ 140
- 7. 薬物性腎障害 ････････････････････････ 142
  - a. 薬物性腎障害の分類　142
  - b. 造影剤による腎障害 (造影剤腎症)　142
  - c. 非ステロイド抗炎症薬 (NSAIDs) による腎障害　143
  - d. 抗菌薬による腎障害　143
  - e. 抗がん薬による腎障害　143
  - f. 抗リウマチ薬による腎障害　143
  - g. 免疫抑制薬による腎障害　144
  - h. 降圧薬による腎障害　144
  - i. 漢方薬による腎障害　144
- 8. 尿路感染症 ･････････････････ (古田　希)･･ 144
  - a. 腎盂腎炎　145
  - b. 膀胱炎　145

c. 前立腺炎　146
d. 尿道炎　146
9. 尿路結石　147
10. 過活動膀胱および低活動膀胱　149
   a. 過活動膀胱　149
   b. 低活動膀胱　150
11. 前立腺肥大症　151

# 4. 呼吸器疾患 　（森内宏志）153

1. 呼吸器機能の検査法　153
   a. スパイロメーター　153
   b. フローボリューム曲線　154
   c. ピークフロー　154
   d. 動脈血ガス分析　155
   e. 酸塩基平衡　155
2. 急性気管支炎　156
3. 肺炎　157
   a. 細菌性肺炎　158
   b. 非定型肺炎　160
   c. ウイルス性肺炎　161
   d. 真菌性肺炎　163
4. 気管支喘息　163
5. 慢性閉塞性肺疾患　168
6. 肺真菌症　173
   a. 肺カンジダ症　174
   b. アスペルギルス症　174
   c. 肺クリプトコックス症　174
   d. 肺接合菌症（ムコール症）　175
7. 肺結核　175

# 5. 内分泌・代謝疾患　179

1. 糖尿病　（加藤宏一）179
2. メタボリックシンドローム　（和田高士）188
3. 脂質異常症　（加藤宏一）190
   a. 脂質異常症　190
   b. 家族性高コレステロール血症　196
4. 高尿酸血症　（秋葉 聡）197
5. 甲状腺機能亢進症・甲状腺機能低下症　201
   a. バセドウ病　203
   b. 慢性甲状腺炎　204
6. 副腎皮質機能亢進症・副腎皮質機能低下症　205
   a. クッシング症候群　207
   b. 先天性副腎過形成症（副腎性器症候群）　209
   c. アジソン病　209
   d. 原発性アルドステロン症　210
7. 尿崩症　211
8. 副甲状腺機能亢進症・副甲状腺機能低下症　212
   a. 副甲状腺機能亢進　212
   b. 副甲状腺機能低下　213
9. 先端巨大症　（早川伸樹）213
10. 高プロラクチン血症　214
11. 下垂体機能低下症　216
12. ADH不適合分泌症候群　218
13. 褐色細胞腫　218
14. 副腎不全（慢性・急性）　220
    a. 慢性副腎不全　220
    b. 急性副腎不全　221

# 6. 血液・造血器疾患 　（酒井郁也）223

1. 貧血　223
   a. 鉄欠乏性貧血　225
   b. 巨赤芽球性貧血（悪性貧血）　226
   c. 再生不良性貧血　228
   d. 自己免疫性溶血性貧血　230
   e. 腎性貧血　232
   f. 鉄芽球性貧血　233
2. 播種性血管内凝固症候群　235
3. 血友病　240
4. 血栓性血小板減少性紫斑病　241
5. 白血球減少症　242
   a. 好中球減少症　243
   b. リンパ球減少症　244
6. 白血病　244
   a. 急性白血病　245
   b. 慢性骨髄性白血病　247
   c. 慢性リンパ性白血病　248
7. 成人T細胞性白血病　249
8. 悪性リンパ腫　250
   a. ホジキンリンパ腫　250
   b. 非ホジキンリンパ腫　251
9. 多発性骨髄腫　252

## 7. 神経系疾患　257

1. 脳血管障害 ……………（岩崎克典）‥257
    a. 一過性脳虚血発作　257
    b. 脳梗塞　258
    c. 脳出血　261
    d. クモ膜下出血　262
    e. 脳血管性認知症　263
2. 脳腫瘍 ………………………………264
3. アルツハイマー病・アルツハイマー型認知症
    ………………………………………266
    a. 孤発性アルツハイマー病　267
    b. 家族性アルツハイマー病　267
4. パーキンソン病・パーキンソン症候群 ‥‥272
    a. パーキンソン病　272
    b. パーキンソン症候群　276
5. 多発性硬化症 ………………………277
6. 重症筋無力症 ………………………277
7. てんかん ……………………………278
8. 脳炎・髄膜炎 ………………………283
    a. 脳炎　283
    b. 髄膜炎　284
9. 筋ジストロフィー ……………（内田友二）‥286
10. ギラン・バレー症候群 ………………287
11. 片頭痛 ………………………………289
12. 筋萎縮性側索硬化症 ………………290

## 8. 精神疾患　（天野　託）293

1. 統合失調症 …………………………293
2. うつ病 ………………………………296
3. 躁うつ病（双極性障害） ……………298
4. 不安神経症 …………………………299
    a. パニック障害　299
    b. 全般性不安障害　301
5. 心身症 ………………………………303
6. 不眠症 ………………………………304
7. ナルコレプシー ……………………307
8. 薬物依存症 …………………………308
9. アルコール依存 ……………………311

## 9. 免疫疾患と炎症　313

1. アレルギー ……………（辻　勉）‥313
    a. アレルギーの機序と分類　313
    b. アレルギー性疾患　320
2. アナフィラキシー性ショック …………325
3. 炎症 ……………………（笠原　忠）‥326
4. 自己免疫反応と自己免疫疾患 ………329
    a. 臓器特異的自己免疫疾患　329
    b. 臓器非特異的自己免疫疾患　329
5. 免疫不全症 …………………………339
    a. 原発性免疫不全症　339
    b. エイズ（AIDS）　342
6. 移植免疫 ……………………………345
    a. 移植と拒絶反応　345
    b. 移植抗原　346
    c. 移植拒絶反応の機序　346
    d. 腎移植　347
    e. 骨髄移植　348
    f. 免疫抑制薬　348

## 10. 感染症　（野口雅久）351

1. DNAウイルス感染症 ………………351
    a. ヒトヘルペスウイルス感染症　351
    b. ヒトアデノウイルス感染症　354
    c. ヒトパルボウイルス感染症　355
2. RNAウイルス感染症 ………………355
    a. インフルエンザ　355
    b. エンテロウイルス感染症　356
    c. ライノウイルス感染症　357
    d. 麻疹（はしか）　357
    e. ムンプス（流行性耳下腺炎，おたふくかぜ）　357
    f. 風疹（三日はしか）　357
    g. コロナウイルス感染症　358
    h. RSウイルス感染症　358
    i. ウイルス性胃腸炎　358
    j. 蚊媒介ウイルス熱　359
    k. ウイルス性出血熱　359
3. レトロウイルス感染症 ………………360
4. グラム陽性球菌感染症 ……………360

a. ブドウ球菌感染症　360
　　　b. レンサ球菌感染症　363
　5. グラム陰性球菌感染症 ·················366
　　　a. 淋病　366
　　　b. 髄膜炎菌感染症　367
　6. グラム陽性桿菌感染症 ·················367
　　　a. 破傷風　367
　　　b. ボツリヌス症　368
　　　c. 偽膜性大腸炎　368
　　　d. ジフテリア　369
　　　e. 炭疽　369
　　　f. 抗酸菌感染症　369
　7. グラム陰性桿菌感染症 ·················370
　　　a. 大腸菌感染症　370
　　　b. 細菌性赤痢　371
　　　c. サルモネラ感染症　372
　　　d. その他の腸内細菌科細菌による感染症　372
　　　e. 好気性グラム陰性桿菌感染症　373
　　　f. コレラ　374
　　　g. 腸炎ビブリオ感染症　374
　　　h. 百日咳　375

　　　i. インフルエンザ菌感染症　375
　　　j. レジオネラ症　375
　　　k. ヘリコバクター・ピロリ感染症　376
　8. その他の原核微生物による感染症 ········377
　　　a. マイコプラズマ感染症　377
　　　b. リケッチア感染症　377
　　　c. クラミジア感染症　378
　　　d. スピロヘータ感染症　379
　9. 真菌感染症 ·························380
　10. 原虫・寄生虫感染症 ·················381
　　　a. マラリア　381
　　　b. 赤痢アメーバ症　381
　　　c. トキソプラズマ症　382
　　　d. トリコモナス症　383
　　　e. クリプトスポリジウム症　383
　　　f. 回虫症　383
　　　g. 蟯虫症　383
　　　h. アニサキス症　384
　　　i. エキノコックス症　384
　　　j. 疥癬　384

## 11. 感覚器疾患　　　385

1. 白内障 ················(高橋現一郎)··385
2. 緑内障 ·······························386
3. 結膜炎 ·······························388
4. 網膜症 ·······························389
5. 加齢黄斑変性 ·························390
6. ぶどう膜炎 ···························391
7. 網膜色素変性 ·························392
8. 扁桃炎 ············(金谷洋明，春名眞一)··392
　　　a. 扁桃の機能と構造　392
　　　b. 急性（口蓋）扁桃炎，扁桃周囲炎　393
　　　c. 扁桃周囲膿瘍　393
　　　d. 慢性扁桃炎，扁桃肥大　394
　　　e. 扁桃と病巣感染　394
9. 急性副鼻腔炎 ·························394
10. 鼻茸，慢性副鼻腔炎 ··················395

11. 中耳炎 ·······························397
　　　a. 急性中耳炎　397
　　　b. 慢性中耳炎　397
　　　c. 滲出性中耳炎　398
12. メニエール病 ·························398
13. 突発性難聴 ···························399
14. 口内炎 ·······························400
　　　a. 物理的・化学的障害による口内炎　400
　　　b. アフタ性口内炎　400
　　　c. 口腔カンジダ症　400
15. 咽頭炎 ·······························401
　　　a. 急性咽頭炎　401
　　　b. 慢性咽頭炎　401
16. 喉頭蓋炎 ·····························401

## 12. 骨・関節疾患　（吉武毅人）　403

1. 骨粗鬆症 ·····························403
2. 変形性関節症 ·························406

3. 骨軟化症（くる病を含む） ···············407

## 13 女性生殖器疾患　　　　　　　　　　　　　　　　　　　　　　　（長田久夫）409

1. 子宮内膜症 ･･････････････････････ 409
2. 子宮筋腫 ････････････････････････ 410
3. 不妊 ････････････････････････････ 411
4. 異常妊娠 ････････････････････････ 413
   a. 流産　413
   b. 切迫早産　414
   c. 妊娠糖尿病　415
   d. 妊娠高血圧症候群（旧来の妊娠中毒症）　416
5. 異常分娩 ････････････････････････ 418
   a. 微弱陣痛　418
   b. 産科ショック　419

## 14 皮膚疾患　　　　　　　　　　　　　　　　　　　　　　　　　　（太田有史）421

1. アトピー性皮膚炎 ････････････････ 421
2. 皮膚真菌症 ････････････････････････ 422
3. 褥瘡 ･･････････････････････････････ 423
4. じんま疹 ･･････････････････････････ 424
5. 薬疹 ･･････････････････････････････ 426
6. 薬剤性過敏症症候群 ････････････････ 427
7. スティーブンス・ジョンソン症候群，
   中毒性表皮壊死症 ･･････････････････ 428
8. 水疱症 ････････････････････････････ 429
   a. 天疱瘡　429
   b. 類天疱瘡　429
9. 乾癬 ････････････････････････････ 430
   a. 尋常性乾癬　430
   b. 膿疱性乾癬　431
   c. 関節症性乾癬　431
10. 接触皮膚炎 ････････････････････ 431
11. 光線過敏症 ････････････････････ 432
    a. 光線過敏型薬疹　432
    b. 光接触性皮膚炎　432
    c. 色素性乾皮症　433

## 15 悪性腫瘍　　　　　　　　　　　　　　　　　　　　　　　　　　　　　　　435

1. 消化管の悪性腫瘍 ･･････････（酒井秀紀）･･436
   a. 食道がん　436
   b. 胃がん　438
   c. 大腸がん　441
2. 肝・胆・膵系の悪性腫瘍 ････（齋藤英胤）･･444
   a. 肝がん　444
   b. 膵がん　447
3. 腎・尿路系の悪性腫瘍 ･･････（古田　希）･･448
   a. 腎がん　448
   b. 膀胱がん　449
   c. 前立腺がん　450
4. 肺がん ･･････････････････（森内宏志）･･451
5. 網膜芽細胞腫 ････････････（高橋現一郎）･･457
6. 喉頭，咽頭，鼻腔・副鼻腔，口腔の悪性腫瘍
   ･･････････････････（金谷洋明，春名眞一）･･458
   a. 喉頭がん　458
   b. 咽頭がん　459
   c. 鼻腔・副鼻腔がん　461
   d. 口腔がん　463
7. 骨肉腫 ･･････････････････（吉武毅人）･･463
8. 乳がん ･･････････････････（鈴木正人）･･465
9. 子宮がん ････････････････（長田久夫）･･470
   a. 子宮頸がん　471
   b. 子宮体がん　473
10. 卵巣がん ･･････････････････････････ 473
11. 緩和ケア ････････････････（鈴木　勉）･･475
    a. がん患者の生存期間と身体症状　475
    b. がん疼痛治療法　475
    c. オピオイド鎮痛薬の副作用と対策　477

**参考書** ･････････････････････････････････････････････････478

**本書における薬学教育モデル・コアカリキュラム対応一覧** ･････････････････482

**索引** ･････････････････････････････････････････････････････489

# 総論

 **はじめに**

　2006年度から薬学部の6年制がスタートした．この改革の目的は高度に発展した医療の中で十分な貢献ができる薬剤師を育てることにあり，病院・薬局での実務実習をも含めた医療系教育の強化が急務である．最近では疾病に関する情報はさまざまな経路により医療関係者に，そして同時に患者に達し，多くの知識が共有されるようになった．しかし，情報の中身についていえば専門家による信頼できるものから興味本位の無責任なものまでさまざまで，雑多な情報の氾濫の中に患者は右往左往させられている現状が存在する．薬剤師には常に批判的な眼でこれを吟味できる能力があり，同じ情報でもこれを深く掘り下げて患者に提供し，専門家としての存在感を示さねばならない．

　従来の薬剤師教育の中で最も不足していたのが疾病に関する教育で，新しいカリキュラムにはこのような視点が取り入れられている．これからの薬剤師は疾病に関する専門的な知識を深めることが必須で，患者自身が悩む病気に関する知識が乏しいようでは患者との信頼関係を築くことは難しく，また，医師と対等の立場で患者に接して正しい薬物治療を指導することはできない．薬剤師のもつ社会的な信頼の上に，さらに疾患とその病態生理についての情報を提供することができれば，患者からの信頼は揺るぎないものになるだろう．だからこそ薬物治療学を学ぶとき，薬物治療を実施するときにその理論的な根拠となる病態生理について理解していることが必要になる．

　人体が循環，呼吸，消化・吸収などの機能を正常に営む仕組みを解明する学問は「生理学 physiology」と呼ばれるが，病的状態でみられるこれらの生理機能の異常がどのような機序により生じているのかを追求するのが「病態生理学 pathophysiology」である．これは基礎医学と臨床医学の接点にあって，臨床医学の基礎に位置づけられるほど疾患を学ぶうえでの病態生理学の比重は重い．疾患を理解するためには組織，臓器などの正常な構造と機能を学ぶことが必要で，これと対比して初めて病的機能を区別することができる．病態生理学のもとになったのは主に生理学の知見であったが，生化学，細胞・分子生物学などの分野におけるめざましい発展を背景に分子レベル・遺伝子レベルの知見を利用した病態解明も加わって，病態生理学は著しく進歩したといえる．今日では病態生理学を広く，生理学的機序に限らず生化学的あるいは薬理学的機序なども含めて症候や疾患の解析を行うものと解釈する必要がある．

　医師が患者の病態をどのようにとらえ，何を目的として薬剤を投与しているのかを理解し，服薬指導に活かすことが薬剤師に求められている．個々の患者に適した薬物療法を実現できる高い専門性を備えた薬剤師になるためには，疾患の病態生理をしっかりと修得せねばならないゆえんである．

## B 症候

症候とは，組織や臓器の構造や機能の病的変化により起こる異常な状態や症状をいう．医療において，症候は診断や病態を考えるうえで重要な情報である．ここでは，薬学教育モデル・コアカリキュラムに挙げられた症候について，その原因や関連する疾患を解説する．

## 1. 全身，呼吸器系

### a. 疼痛

医学の役割は健康を保持し，健康を回復させ，苦痛を除くことにあり，疼痛を理解することはその目的達成に不可欠である．患者が疼痛を理由に医療機関を訪れることは最も一般的な理由の1つで，疼痛は病的経過を表すと同時に個体の生存のために必要な警告信号でもある．

#### 1) 疼痛の感受系

皮膚や臓器に分布する自由神経終末は感覚神経細胞軸索の末梢終末部で，これが痛覚の末梢受容器の役目を果たしている．皮膚の受容器からの一次求心線維には有髄のAβとAδ線維と無髄のC線維の3種類があるが，痛覚受容器（侵害受容器 nociceptor ともいう）の求心線維はAδ線維と無髄のC線維である．

痛覚受容器は「つねる」というような機械的刺激や，熱刺激，化学的刺激などに反応する．発痛物質にはブラジキニン，$K^+$，乳酸，サブスタンスP，ヒスタミン，セロトニン，アセチルコリン，$H^+$などがあり，プロスタグランジンは受容器を感作し，ブラジキニンの発痛作用を促進する．最近では，痛覚受容器にあるサブスタンスPが遊離されて種々の炎症性のメディエーターを産生・遊離して二次的に受容器を刺激する機構のあることも判明している．Aδ線維は機械的侵害刺激により刺す痛み prickling pain を生じ，C線維は機械的刺激に加え，熱やブラジキニンなど痛み物質の化学的刺激にも応じて焼けるような痛み burning pain を生ずる．後根を通り脊髄後角に入った線維はサブスタンスPを伝達物質として二次ニューロンにシナプスし，視床を経由して大脳皮質にいたる（図1）．

#### 2) 疼痛の分類

疼痛は次のように分類される．

##### a) 内臓痛　visceral pain

内臓自体に基づく疼痛で，内臓に分布する交感神経中に含まれる求心性の知覚神経が刺激されて生じる．アセチルコリン，セロトニン，サブスタンスPなどが発痛に関与する．求心性線維は交感神経節を経由して脊髄後根から脊髄後角に入り反対側の側索を上行して脳にいたる．

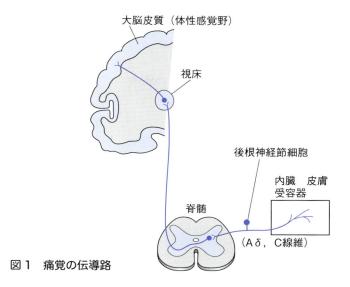

図1　痛覚の伝導路

b）体性痛　somatic pain

皮膚・粘膜などの表在知覚，筋膜・骨膜などの深部知覚に代表される疼痛で，知覚神経終末で感受され，直接脊髄後根神経節を経て脊髄後角に入る．

c）関連痛　referred pain

内臓に由来する痛みの感覚は痛覚受容器の密度が低いため局在が不明瞭で，時には内臓疾患の痛みを体表で感じることがあり，これを関連痛といい臨床的に重要な意味をもつ．侵害受容器からの求心線維は脊髄後角のニューロンプールに終わるが，脊髄の同じ高さの分節に入り内臓痛を伝達する内臓神経求心路と皮膚からの脳脊髄神経求心路との間でインパルスの漏れが生じ，内臓痛が同一脊髄分節の体表に誘発され内臓からのシグナルが体性領域に投射されることにより体表に痛みを感じるもので，病変のある部分と体表で痛む部分との関係はほぼ決まっている．

b．発　熱

体温は周囲の温度変化に関係なく，若干の個人差があるものの36～37℃前後に保たれている．視床下部にある体温調節中枢により熱の産生と放散のバランスが調節されている．発熱とは体温が平常時を超えて上昇することをいい，37.0～37.9℃を微熱，39.0℃以上を高熱と表現する．日内変動が1℃以内の高熱が持続する稽留熱，1℃以上の日内変動はあるが，37℃以下にはならない弛張熱，1℃以上の日内変動があり低いときには平熱以下になる間欠熱，有熱期と無熱期とが不規則に繰り返される波状熱，規則的な周期で発熱を繰り返す周期熱などの熱型は疾患を鑑別するときの参考になる（図2）．

発熱は，ウイルス感染などの刺激によりインターロイキン-1（IL-1），腫瘍壊死因子（TNF）やインターフェロン（IFN）などの内因性発熱性サイトカインがマクロファージなどにより産生され，シクロオキシゲナーゼ2（COX-2）合成が誘導されることを介し，脳の血管内皮細胞によりプロスタグランジン$E_2$合成が刺激され，体温調節中枢のプロスタグランジン受容体に作用することにより，体温調節中枢が維持しようとするセットポ

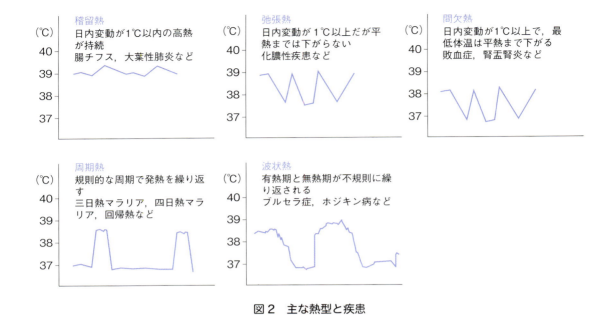

図2 主な熱型と疾患

イントが平熱より高く設定されることにより起こる．なお，熱産生量が，発汗などによる熱放散量よりも多いために起こる熱中症などは，体温調節中枢のリセットではないので高体温症として区別されている．

多くの疾患に発熱は認められるが，① 感染症，② 悪性腫瘍，③ 膠原病が主要な原因である．原因が明らかでなく，長期間にわたり発熱が続く不明熱 fever of unknown origin (FUO) が，しばしば問題となる．しかし，この FUO においても，上記3疾患が原因として多い．

### c. 全身倦怠感

全身倦怠感は，だるい，脱力感，疲労感などと表現されることが多いが，病態や愁訴の程度もさまざまで精神的要因が深く関与していることも多い．

全身倦怠感に特異的な検査や客観的に程度を示す血液検査は存在せず，全身倦怠感をきたす疾患は表1のように多岐にわたる．したがって，随伴症状がある場合は，原因疾患の同定には随伴症状や経過などを元に，ある程度可能性のある疾患を絞り込んでから検査を進める必要がある．随伴症状がなく，全身倦怠感が数ヵ月にわたり，身体所見や血液検査などに異常を認めない場合は，精神科的疾患である頻度が高い．

疾患別の全身倦怠感の出現頻度は，急性肝炎，伝染性単核球症，肝硬変，アルコール関連疾患，糖尿病や精神疾患で高率である．ただし，急性肝炎や慢性肝炎の急性増悪に伴う全身倦怠感は，AST や ALT が通常300単位を超えないと発現しないことが多い．

### d. 肥満・やせ

肥満とは，一定以上に脂肪が蓄積した状態を指し，消費カロリーを摂取カロリーが上回った状態が続くことにより起こる．肥満の判定法はいろいろあるが，BMI (body mass

**表1　全身倦怠感をきたす疾患**

| 精神科的疾患 | うつ病・うつ状態，不安障害，適応障害など |
|---|---|
| 薬　物 | 抗ヒスタミン薬，抗不安薬・睡眠薬，抗精神病薬，β遮断薬，メチルドパ水和物，抗コリン薬，利尿薬，グリチルリチン製剤など |
| 感染症 | 結核，感染性心内膜炎，伝染性単核球症，後天性免疫不全症候群，サイトメガロウイルス感染症など |
| 内分泌代謝疾患 | 糖尿病，甲状腺機能低下症・亢進症，下垂体機能不全，アジソン病，クッシング症候群，電解質異常（低ナトリウム血症，低カリウム血症，高カルシウム血症など） |
| 消化器疾患 | ウイルス性肝炎，肝硬変，炎症性腸疾患など |
| 悪性腫瘍 | 膵臓がん，肝臓がんなど |
| 血液疾患 | 重症貧血，悪性リンパ腫，白血病など |
| 循環器疾患 | うっ血性心不全，心筋症など |
| 呼吸器疾患 | 慢性閉塞性肺疾患，肺線維症など |
| 膠原病 | 全身性エリテマトーデス（SLE），関節リウマチなど |
| 腎疾患 | 慢性腎不全など |
| その他 | 不眠症，睡眠時無呼吸症候群，妊娠，慢性疲労症候群など |

index：体格指数）がよく用いられている．BMIは体重（kg）を身長（m）の二乗で除したもので，わが国では25以上を肥満としている．ただし，小児の場合，BMIの正常値が年齢とともに変化するため，国際的にはBMIの年齢別，性別パーセンタイル値を基準とする試みがなされている．わが国では小児の肥満は，年齢別，性別，身長別標準体重から肥満度を算出し判定する方法がよく用いられている．肥満度は，（実測体重−標準体重）/標準体重×100（％）でもとめられ，幼児では15％以上を肥満，学童期以降では20％以上を肥満と判定する．

　肥満は脂肪の蓄積する部位によって，皮下脂肪が蓄積した皮下脂肪型肥満と，小腸などの内臓の周囲に脂肪が蓄積した内臓脂肪型肥満とに分類される．脂肪が蓄積すると，とくに内臓において肥大化した脂肪細胞からTNF-αなどの種々の生理活性物質が分泌され慢性炎症を惹起し，インスリン抵抗性を引き起こす．そのため肥満は，高血圧，糖代謝異常，脂質代謝異常や高尿酸血症などの代謝障害の基盤となり，虚血性心疾患や脳血管障害などの動脈硬化性疾患を発症する危険因子となる．この肥満を基盤とし，高血圧，糖代謝異常や脂質代謝異常が重積した状態をメタボリックシンドロームといい，相乗的に動脈硬化性疾患の発生頻度が高まるため，早期からの迅速な対応が必要となっている．また，肥満により骨・関節疾患や睡眠時無呼吸症候群も発症しやすくなる．

　基礎疾患をもたない単純性肥満だけでなく，内分泌疾患や薬物に伴う症候性肥満（二次性肥満）もあるが，症候性肥満は肥満の10％以下である．症候性肥満を引き起こす内分泌疾患としてはクッシングCushing症候群や甲状腺機能低下症などがある．クッシング症候群は体幹部を中心に脂肪沈着をきたし，甲状腺機能低下症は体液貯留やムコ多糖類の蓄積による体重増加である．また，症候性肥満を引き起こす薬物としては，副腎皮質ステロイド薬，抗うつ薬や抗精神病薬などがある．その他に，頻度は少ないが遺伝子・染色体異常による症候性肥満も知られている．

**表2 やせの主要な原因疾患**

| | |
|---|---|
| 食物摂取量の減少 | 飢餓，嚥下障害，意識的な減食（やせ願望，偏食），食欲不振（神経性無食欲症，うつ病，悪性腫瘍など），薬剤（甲状腺ホルモン，覚醒剤など） |
| 栄養利用や消化吸収の障害 | 1型糖尿病，アジソン病，消化器疾患（肝不全，潰瘍性大腸炎，クローン病など），吸収不良症候群，下剤の乱用など |
| 代謝の亢進 | 甲状腺機能亢進症，褐色細胞腫，悪性腫瘍，慢性炎症 |

やせは，その体格に比し体重が減少している状態を指し，多くの場合は脂肪の減少に伴い筋肉などの非脂肪組織も減少する．筋肉を長期間使わないことにより起こる筋肉の萎縮（廃用性萎縮）などによる筋肉量減少が体重減少の原因となることもある．やせも肥満と同様にBMIや肥満度により判定し，成人ではBMI 18.5未満をやせと判定し，小児では肥満度 −20% 以下（幼児は −15% 以下）をやせと判定する．やせには，治療が不必要な「単純性（体質性）やせ」と，栄養障害や原因疾患に伴う「症候性やせ」がある．症候性やせには，うつ病や神経性無食欲症（拒食症）などの摂食障害，1型糖尿病などの栄養利用障害や潰瘍性大腸炎などの消化・吸収障害，さらに甲状腺機能亢進症などの代謝亢進がある（表2）．やせでは基盤に低栄養状態があるため，侵襲に対する予備力が低下しているので注意が必要な場合がある．

### e. リンパ節腫脹

リンパ節は通常1 cm以下でほとんど触知することはできないが，なんらかの原因により1 cm以上になるなどしてリンパ節が触知できるようになった場合をリンパ節腫脹とすることが多い．ただし，顎下や頸部では1 cm以下のリンパ節でも触知可能であったり，健常人でも2 cm程度までの鼠径リンパ節を触知することがある．

リンパ節腫脹をきたす疾患として，感染症，腫瘍，膠原病，薬剤など多岐にわたるため，他の症状や検査所見を含めて，総合的に原疾患を考える必要がある（表3）．リンパ節腫脹は限局性と全身性に分けられ，限局性の場合にはリンパ節腫脹部位より末梢に原因疾患が存在する可能性が高い．全身性のリンパ節腫脹は全身性疾患を疑わせ，血液疾患や伝染性単核球症，ヒト免疫不全ウイルス（HIV）の初感染や結核などの抗酸菌感染症，全身性エリテマトーデス（SLE）や薬剤性などの多くの疾患が候補となる．また，腫脹と同時に認めるリンパ節の疼痛は，急速にリンパ節が腫大するときにリンパ節の被膜が伸展されて生じるため，急性の炎症性疾患で認めることが多い．リンパ節腫脹と同時に肝脾腫を認める場合は，伝染性単核球症，悪性リンパ腫，リンパ性白血病やサルコイドーシスなどが考えられる．皮疹を認める場合は，水痘，麻疹，風疹などのウイルス性疾患が疑われる．

#### 1）リンパ節腫脹時における検査

末梢血液検査において，細菌感染症では好中球を主体に白血球数が増加し，ウイルス感染症ではリンパ球が優位となるが軽度の汎血球減少がみられる場合が多い．一方，伝染性単核球症ではリンパ球増加に伴って異型リンパ球が認められる．また，血球成分の減少が高度な場合や末梢血中に幼若な白血球や赤芽球が認められる場合は，白血病やが

**表3　リンパ節腫脹をきたす原因疾患**

| 成　因 | | 疾　患 |
|---|---|---|
| 感染症 | | エプスタイン・バー（EB）ウイルス感染症（伝染性単核球症など），サイトメガロウイルス感染症，単純ヘルペスウイルス感染症，HIV感染症，ムンプス，水痘・帯状疱疹，麻疹，風疹，レンサ球菌感染症，ブドウ球菌感染症，猫ひっかき病（バルトネラ感染症），ブルセラ症，野兎病（野兎病菌），レプトスピラ症，梅毒，結核，非結核性抗酸菌症，トキソプラズマ症など |
| 感染症以外の反応性腫脹 | 自己免疫疾患 | 全身性エリテマトーデス（SLE），関節リウマチ，シェーグレン症候群など |
| | 薬物 | アロプリノール，アテノロール，カプトプリル，カルバマゼピン，セフェム系薬，金製剤，ヒドララジン塩酸塩，ペニシリン，フェニトイン，プリミドン，キニジン，スルフォンアミド，スリンダクなど |
| | その他 | キャッスルマン病，サルコイドーシス，血清病，皮膚病性リンパ節症，組織球性壊死性リンパ節炎，川崎病など |
| 悪性腫瘍 | リンパ節原性腫瘍 | 悪性リンパ腫，原発性マクログロブリン血症，H鎖病，悪性組織球症など |
| | 転移性腫瘍 | がん・肉腫転移，急性白血病，成人T細胞性白血病，多発性骨髄腫など |
| 蓄積性疾患 | 脂質代謝異常 | ゴーシェ病，ニーマン・ピック病，ファブリ病 |

んの骨髄浸潤などによる骨髄での造血障害が疑われ，骨髄穿刺・生検が行われる．血清生化学検査では，炎症性疾患や腫瘍性疾患で活動性に一致してCRPやLDHの上昇を認める．その他，ウイルス性疾患や自己免疫疾患が疑われた場合には，ウイルス抗体価や自己抗体などを測定する．さらに，臨床所見，一般検査や画像検査の結果から悪性リンパ腫が疑われた場合には，確定診断のためにリンパ節生検を施行する．がんが疑われる場合には，画像診断などにより原発巣，浸潤範囲や遠隔転移を検討する．

### f.　発　疹

　皮膚，粘膜に発現する症状を総称して発疹と呼ぶ．このうち，皮膚に発現するものを皮疹，粘膜に発現する症状を粘膜疹と呼ぶ．また，発疹は，病因に直接関係して起こる原発疹と，原発疹から二次的に生じる続発疹とに分けられる．しばしば両者が混在し，区別が困難なことも多い．発疹は以下のように表現され，部位，分布や色調なども観察する．発疹をきたす代表的な疾患を表4に示す．

#### a）　平坦な発疹

　① 紅斑 erythema：皮膚の毛細血管の拡張と充血によって生じる．ガラス板で圧迫すると紅色調は消退する．一般的に紅斑は平坦であるが，滲出性炎症があるときは皮膚面から隆起し，滲出性紅斑という．

　② 紫斑 purpura：真皮または皮下組織内の出血を紫斑と呼び，紫紅色あるいは鮮紅色を呈する．紫斑は，径5 mm以下の小さいものを点状出血，それ以上の大きいものを斑状出血と呼ぶ．赤血球が分解，吸収されることにより，褐色，黄色へと変化し，最終的に消退する．ガラス板の圧迫によって消退しない点が紅斑と異なる．

　紫斑が発疹の主徴となる疾患を紫斑病という．紫斑は，血小板数減少，血液凝固異常，血管およびその支持組織の脆弱性などにより起こる．

　③ 色素沈着 pigmentation：物質の沈着により，通常の皮膚色から褐色，青色，黄色

**表 4 発疹をきたす主な疾患**

| 発疹の種類 | 原因疾患 |
| --- | --- |
| 紅斑・丘疹 | 麻疹，風疹，突発性発疹，伝染性紅斑，猩紅熱，ブドウ球菌性熱傷様皮膚症候群，エンテロウイルス感染症，川崎病，全身性エリテマトーデス（SLE），皮膚筋炎，成人スティル病，小児　特発性関節炎，薬疹，多形滲出性紅斑，結節性紅斑，悪性リンパ腫 |
| 紫斑 | アレルギー性紫斑病，血小板減少性紫斑病，白血病 |
| 水疱 | 水痘，帯状疱疹，口唇ヘルペス，手足口病，カポジ水痘様発疹症，伝染性膿痂疹，天疱瘡，汗疱 |
| 結節 | 関節リウマチ，リウマチ熱，結節性多発動脈炎，結節性紅斑，ベーチェット病 |

など，色の変化をきたすことを色素沈着という．メラニン，ヘモジデリン，カロテンや薬物などによって色素沈着が生じる．代謝異常や内分泌異常，薬物などによって生じる色素沈着はびまん性であることが多い．

b）隆起した発疹

① 丘疹 papule，結節 nodule，腫瘤 tumor：限局性の隆起した皮膚の変化で，細胞あるいは組織の増殖に基づき起こる．このうち径5mm以下の小さなものを丘疹という．丘疹は多くの場合，表皮および真皮の炎症を表す．径0.5〜3cmの充実性，限局性の隆起を結節と呼び，形成される部位により，表皮性結節と真皮性結節とがある．結節は，腫瘍性病変，肉芽腫性炎症，あるいは代謝産物の沈着などによって形成される．

腫瘤とは通常3cm以上の大きな限局性の皮膚の隆起性病変をいう．腫瘍あるいは炎症によって生じる．

② 膨疹 urtica：皮膚面よりわずかに隆起し，数時間以内に完全に消退する発疹である．毛細血管の透過性が一過性に亢進し，血漿成分が漏出するために起こる浮腫で，大きさ，形状はさまざまである．通常，紅色を呈する．膨疹の出現を特徴とする症候群をじんま疹 urticaria という．

③ 水疱 bulla，膿疱 pustule：液体成分の内容をもつ隆起性病変である．透明な水様性成分からなるものを水疱と呼ぶ．内容は血清，リンパ液，細胞成分，血液などである．ウイルス感染症，天疱瘡，類天疱瘡，伝染性膿痂疹などで出現する．

一方，膿疱は内容が膿からなり，黄色くみえる．細菌感染による膿疱と他の原因により膿がたまる無菌性膿疱とがある．無菌性膿疱を主徴とする疾患群を膿疱症という．

c）陥凹した発疹

① びらん erosion：表皮に限局した組織欠損で，しばしば陥凹が認識できない．瘢痕を残さずに表皮が再生する．口腔粘膜は角質を欠くためにびらんを生じやすい．

② 潰瘍 ulcer：真皮あるいは皮下組織に達する深い組織の欠損である．底面には出血，漿液滲出，膿汁などを認め，しばしば痂皮や膿苔をかぶる．修復機転は，まず肉芽組織が生じ，次いで表皮化が起こり，通常瘢痕を残して治癒する．

d）粘膜疹

① アフタ aphtha：円形・境界明瞭な粘膜のびらんで，表面に黄白色の偽膜を形成し，周辺に炎症性の潮紅を伴う．

② 潰瘍 ulcer：アフタより深い組織欠損を潰瘍という．

表5 呼吸困難の原因

| 肺性 | 閉塞性換気障害：肺気腫，気管支喘息，慢性閉塞性肺疾患，腫瘍，異物 |
| --- | --- |
| | 拘束性換気障害：間質性肺炎，胸水 |
| | 肺血管性　　　：肺塞栓症，原発性肺高血圧症 |
| 心臓性 | うっ血性心不全（左心不全），肺水腫 |
| 神経・筋性 | 呼吸中枢の異常：脳血管障害，脳腫瘍 |
| | 呼吸筋の障害　：重症筋無力症，筋ジストロフィー |
| 代謝性 | 糖尿病，尿毒症（アシドーシスによるもの） |
| その他 | 貧血，真性赤血球増多症，過換気症候群，生理的呼吸困難（運動時，高地，妊娠） |

### g. 呼吸困難

　安静状態ではヒトは呼吸をしていることを意識していないが，換気運動が努力を要するものとして意識され，「呼吸し難い感じ」の呼吸に伴って不快感，窒息感，空気飢餓感，苦悶感など，息苦しさを訴える状態を呼吸困難という．

　呼吸は活動に応じた適正な換気を得るために中枢によりコントロールされているが，換気増大を促すシグナルが中枢に送られても，呼吸中枢からの出力の増加が十分に達成されない場合に呼吸困難が自覚される．中枢へシグナルを送り出す受容器としては脳幹の化学受容器 chemoreceptor，肺の機械受容器 mechanoreceptor，呼吸筋の機械受容器などであるが，呼吸困難の発生メカニズムは十分に解明されていない．従来から提唱されている長さ・張力不均衡説とは「呼吸中枢からの換気要求によって加えられた呼吸筋の張力と収縮との間のバランスが崩れたときに呼吸困難を感じる」というもので，その他にもいくつかの説が挙げられている．

　呼吸困難は呼吸器疾患で最も頻繁にみられる愁訴であるが，心疾患，神経・筋疾患，代謝疾患，血液疾患などさまざまな疾患でみられる（表5）．

　呼吸困難の一部は体動とは関係なしに起こる．肺塞栓や気胸では突然に呼吸困難が発症し，左室不全では夜間に発作的に起こってくる呼吸困難が特徴的である．背臥位では苦しいため上半身を起こして呼吸する状態を起坐呼吸といい，うっ血性心不全にみられる．

　過換気症候群は心因性の呼吸困難で，$CO_2$を排出する必要がないにもかかわらず，心理的ストレスにより過換気発作が出現して肺胞換気が過剰になり，動脈血の$CO_2$分圧が低下して呼吸性アルカローシスになるもので，消化器系，循環器系，神経系の多彩な症状を伴う．

　呼吸困難は自覚症状であるために客観的に表現することが難しいが，ヒュー・ジョーンズ Hugh-Jones の分類（表6）などにより重症度が評価され，慢性の不可逆性の呼吸困難に対しては在宅酸素療法 home oxygen therapy（HOT）が適応となる．

### h. 咳（咳嗽）

　わが国における内科受診患者の中で受診のきっかけとなった症状のうち最も多かったのが咳嗽 cough であったという調査結果もあるほどポピュラーな症状である．咳嗽は気

**表6 呼吸困難度の分類（ヒュー・ジョーンズ分類）**

- Ⅰ度　同年齢の健康者と同様の労作ができ，歩行，階段の昇降も健康者なみにできる
- Ⅱ度　同年齢の健康者と同様に歩行できるが，坂，階段昇降は健康者なみにできない
- Ⅲ度　平地でも健康者なみに歩けないが，自分のペースなら1.6 km以上歩ける
- Ⅳ度　休みながらでなければ50 m以上歩けない
- Ⅴ度　会話，衣服の着脱にも息切れする．息切れのために外出できない

**表7 咳嗽の原因**

| 機械的刺激 | 扁桃肥大，後鼻漏，気胸，腫瘍による圧迫・狭窄，誤嚥 |
|---|---|
| 異物・刺激物吸入 | 義歯・ピーナツ・錠剤などの誤嚥，喫煙，刺激性ガス吸入，有機・無機粉塵吸入 |
| 気道・肺の疾患 | 上気道<br>　咽頭炎，喉頭炎，扁桃炎，副鼻腔炎，喉頭がん<br>下気道<br>　急性・慢性気管支炎，気管支拡張症，気管支喘息，肺炎，間質性肺炎，肺線維症，肺気腫，肺化膿症，肺結核，肺真菌症，気胸，胸膜炎，縦隔炎，肺がん，悪性リンパ腫，縦隔腫瘍 |
| 神経障害 | 反回神経麻痺，球麻痺，外耳疾患による迷走神経刺激 |
| 循環障害 | 左心不全，肺水腫，肺血栓塞栓症，肺梗塞，肺高血圧症 |
| その他 | ACE阻害薬，心因性咳嗽 |

道に対する機械的，化学的，炎症性，寒冷などの刺激により誘発され，気道異物を排除するための防御反応として働く．咳受容器には機械受容器mechanoreceptorと化学受容器chemoreceptorがあり，主に気管，気管支，細気管支などの粘膜下に存在するが，喉頭，胸膜，食道，横隔膜，心膜などにも存在すると考えられている．受容器刺激は延髄の咳中枢に伝達され，咳中枢から遠心性インパルスが呼吸筋，声帯筋ならびに気管支平滑筋に伝えられ咳嗽を生じる．咳中枢の活動は大脳皮質の影響も受けており随意的に咳をすることもできる．

多くの疾患が咳嗽の原因となる（**表7**）．咳嗽と痰（気道分泌物）は相伴うことが多いが，痰を伴う湿性咳嗽 wet (productive) coughか，伴わない乾性咳嗽 dry (nonproductive) coughかの区別は臨床上重要である．湿性咳嗽は主に感染症のときにみられるもので，細菌性肺炎，肺結核，びまん性汎細気管支炎，気管支拡張症などの急性・慢性炎症が主体である．一方，乾性咳嗽は外因性の化学的，物理的な刺激や，間質性肺炎などによるものである．また，アンジオテンシン変換酵素（ACE）阻害薬の副作用としての乾性咳漱（空咳）はよく知られている．咳嗽の起こる時間帯や随伴する症状（血痰，呼吸困難，喘鳴，胸痛，発熱など）についても把握しておくことが重要である．慢性の咳漱の原因としてかつてはまず結核が考えられたが，最近ではアトピー咳嗽，咳喘息，副鼻腔気管支症候群などを鑑別に加えなければならない．

血痰を伴う咳嗽は肺や気道からの出血を示している．血痰とは喀痰に血液が混じっている状態，喀血とは咳嗽とともに血液が喀出されることをいい，肺がん，肺結核，びまん性汎細気管支炎，気管支拡張症などの重篤な疾患の存在を示唆する．また，消化管からの出血である吐血との鑑別も必要である．喀血では咳嗽とともに鮮紅色の血液が泡沫状に喀出されるのに対し，吐血は嘔吐とともに暗褐色で食物残渣を混じえて（コーヒー残渣様）吐出される点などにより鑑別できる．

### i. 胸　水　pleural effusion

　胸膜腔内に異常に貯留した液体を胸水という．胸膜腔は，胸腔の内壁を覆う壁側胸膜と肺の表面をおおう臓側胸膜に囲まれたごく狭いスペースで，健常人では5～10 mL程度の胸膜液が存在し，肺の収縮と弛緩の際の胸壁との摩擦を軽減している（図3）．この胸膜液の量は胸膜の毛細血管の静水圧，膠質浸透圧や壁の透過性により規定され，さらに壁側胸膜のリンパ管からの排出により一定量に保持されている．多くの疾患において，このバランスが崩れ胸水貯留が惹起される（表8）．胸水に伴う症状としては，原疾患にもよるが，ある程度胸水が貯留してから呼吸困難，咳嗽や胸痛が出現することが多い．胸水の性状により滲出性と漏出性とに分類され，表9のような特徴がある．滲出性は肺や胸膜の炎症，感染や悪性腫瘍などによる血管や胸膜の透過性亢進により生じ，漏出性はうっ血性心不全や肝不全などの胸膜を灌流する血管内の静水圧や浸透圧の異常で起こる．漏出性胸水と診断された場合，胸水の発生原因は胸膜病変によるものではない可能性が高いため，うっ血性心不全，肝硬変，ネフローゼ症候群などの原因疾患についての検査を行う．このように，滲出性胸水と漏出性胸水の診断は，原因疾患同定に際し重要な情報となることがある．また，胸水の外見から，血性胸水の場合は悪性腫瘍や外傷などが多く，胸水が膿性浸出液である膿胸の場合は，好気性菌（黄色ブドウ球菌，肺炎球菌，クレブシエラ Klebsiella など）による感染以外に嫌気性菌や結核菌による感染も多い．

　治療としては，原疾患に対するものが優先される．胸膜腔内に感染の主座がある場合，抗菌薬を胸膜腔内に直接投与することがある．大量の胸水が貯留し，呼吸困難が著しい場合や，静脈還流障害による循環不全の危険性がある場合には，胸腔穿刺により胸水の排出を行うことがあるが，原疾患の治療が行われなければ，短期間で胸水の再貯留をき

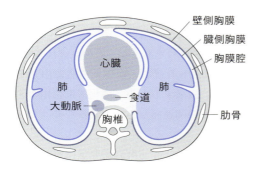

図3　胸膜腔の構造

表8　胸水をきたす疾患

| | 原因疾患 |
|---|---|
| 滲出液 | 悪性腫瘍（肺がん，乳がんなど），肺血栓塞栓症，冠動脈バイパス術後，結核，サルコイドーシス，肺炎，全身性エリテマトーデス，関節リウマチ，急性膵炎，卵巣腫瘍，悪性胸膜中皮腫，薬物（ブロモクリプチンメシル酸塩など） |
| 漏出液 | 心不全，肝硬変，低アルブミン血症（ネフローゼ症候群を含む），上大静脈症候群，無気肺，粘液水腫，腹膜透析，収縮性心膜炎 |

表9 滲出性胸水と漏出性胸水の特徴

| 観察項目 | 滲出性胸水 | 漏出性胸水 |
| --- | --- | --- |
| 外観（透明度） | 混濁 | 透明 |
| 繊維素析出 | 多い | 少ない |
| 細胞成分 | 多い（好中球やリンパ球） | 少ない |
| リバルタ反応 | 陽性 | 陰性 |
| 比重 | 1.016以上 | 1.015以下 |
| 総タンパク | 3.0 g/dL以上 | 2.5 g/dL以下 |
| 血清と胸水中のアルブミンの差 | ≦1.2 g/dL | >1.2 g/dL |
| LDH（IU） | 200以上 | 200未満 |
| 原因 | 炎症性または腫瘍性疾患が多い | 心不全，肝硬変，ネフローゼ症候群など |

（参考）
滲出性胸水の診断にライトの基準が用いられることが多い．
1. 胸水中タンパク／血清タンパク比＞0.5以上
2. 胸水LDH／血清LDH＞0.6以上
3. 胸水LDH／血清LDH正常上限値×2/3
これらのうち1つでも合致した場合は滲出性胸水とする．

たす．そのため，化学療法に感受性の低い悪性腫瘍に伴う胸水の場合，胸膜腔を癒着閉鎖させ，胸水貯留を防ぐ胸膜癒着術が行われる．胸膜癒着術では，胸腔ドレナージにより胸水を排出させた後，抗悪性腫瘍溶連菌製剤，タルク，ミノサイクリン塩酸塩やブレオマイシン塩酸塩を胸膜腔に注入することにより癒着させる．

## 2. 心血管系

### a. 胸痛

　胸痛は患者が医療機関を訪れる主な理由の1つであるが，その原因は多岐にわたる（**表10**）．基礎疾患の重要性や緊急性を考慮に入れれば心・血管系疾患に由来する胸痛が中心となるが，その他に，肺・胸膜・縦隔に由来するもの，消化器系に由来するもの，神経・筋・骨格系に由来するもの，腹腔臓器の関連痛として現れるもの，などが挙げられる．

　狭心症，心筋梗塞に代表される虚血性胸痛は，心筋酸素需要量に対し酸素供給量が不足するために起こる．冠動脈の直径に約70％以上の狭窄があるために運動負荷などにより心筋の酸素要求が増加しても十分に応じきれない場合や，冠動脈のけいれんにより冠血流量が減少する場合に，心筋虚血による胸痛（狭心痛）が生じる．狭心痛は主に胸骨の裏面に「圧迫されるような」「締めつけられるような」と表現される痛みとして訴えられる．時に左背部，左腕などに放散痛を伴うのが特徴である．狭心症ではニトログリセリンの舌下投与により消失ないしは軽減されるが，心筋組織の壊死まで進行した心筋梗塞ではその効果は認められない．狭心症の知覚経路は，心臓に分布する交感神経の求心性知覚神経が胸部交感神経節で胸部脊髄神経と合わさり，脊髄後根から脊髄後角に入って

表 10　胸痛の原因

| 心臓由来 | 虚血性心疾患，大動脈弁狭窄，心膜炎・心タンポナーデ，心筋症 |
|---|---|
| 肺・胸膜・縦隔由来 | 肺炎，肋膜炎，気胸，腫瘍，縦隔炎 |
| 消化器系由来 | 逆流性食道炎，食道がん，マロリー・ワイス症候群，消化性潰瘍，胆道（胆嚢・胆管）疾患，膵炎，横隔膜下膿瘍 |
| 神経・筋・骨格系由来 | 頸椎症，椎間板ヘルニア，胸郭出口症候群，肋間神経痛，帯状疱疹，筋肉痛 |
| 血管由来 | 大動脈解離，肺血栓塞栓症，肺高血圧症，血管炎 |
| その他 | 不安神経症，胸壁腫瘍，乳房疾患 |

表 11　動悸をきたす主な原因

| 分類 | 疾患など |
|---|---|
| 心臓の調律異常 | 洞性頻脈，発作性頻拍症（上室性，心室性），Ⅲ度房室ブロック，洞機能不全症，期外収縮（上室性，心室性），心房細動（発作，慢性） |
| 心臓の1回拍出量の増加 | 大動脈弁閉鎖不全，動脈管開存症，心室性期外収縮，徐脈，心室中隔欠損症 |
| 心不全 | |
| 他の身体的疾患 | 甲状腺機能亢進症，貧血，脱水症，呼吸器疾患（気管支喘息，慢性肺気腫，肺結核後遺症など） |
| 生理反応 | 運動，発熱，貧血 |
| 精神的疾患 | 不安神経症，過換気症候群 |
| 薬剤や嗜好品 | 交感神経刺激薬，抗コリン薬，降圧薬（カルシウム拮抗薬），コーヒー，アルコールなど |

反対側の側索を上行して脳にいたる．

### b.　心悸亢進・動悸

　心悸亢進と動悸は同義語として使われ，心臓の拍動を強く感じることによる胸部の不快な自覚症状の総称である．動悸は，① 心臓の調律異常，② 1回拍出量の増加や心収縮力の増大，③ 血管拍動の増大，④ その他心臓以外の機序により起こる．

〈動悸の原因疾患〉

　動悸をきたす原因を表 11 に示す．動悸には異なる病態が含まれるため，動悸という訴えの内容をよく確認することにより，どのような機序による動悸かを明確にすることが重要である．

#### a）　心臓の調律異常

　① 発作性上室性頻拍症：主にリエントリー（興奮回旋）機序で発生する心拍数 150～200/分の規則正しい脈の頻拍症で，突然発生し，突然停止する．持続時間は，数分～数時間である．

　② 心房細動：電気的興奮の発生部位である洞房結節以外に，心房のいたるところから興奮が発生する状態で，不規則に刺激が心室に伝導するため心拍は不整である．

　③ 心室性期外収縮：正常拍動の後に，早期に心室由来の異所性刺激が発生することによる心収縮である．その後に代償性の休止期があり，その間に心室に血液が十分に充満するため，休止期後の心収縮は拍出量が増大して大拍動となる．調律異常と拍出量増加による動悸である．

b) 1回拍出量増加
① 大動脈弁閉鎖不全：左心室から上行大動脈に駆出した血液が拡張期に左心室に逆流するため拍出量が増大する．
② 心室中隔欠損症：左・右シャント血により1回拍出量が増大する．
③ 徐脈：拡張期の延長により多くの血液が心室に充満し，拍出量が増大する．
c) 心疾患以外によるもの
① 甲状腺機能亢進症：過剰な甲状腺ホルモンにより，交感神経系が活性化し，著しい洞性頻拍となる．

### c. 高血圧

p. 107 を参照．

### d. 低血圧

低血圧とは，血圧が正常範囲よりも低い状態．明確な基準値はないが，収縮期血圧100 mmHg 以下を呼ぶことが多い．低血圧により各臓器へ送られる血液量が減少し，種々の自覚症状や臓器障害を認める場合にのみ治療対象となる（p. 121 参照）．

a) 本態性低血圧
明確な原因が認められない慢性の低血圧．

b) 起立性低血圧
急激な体位変換に伴う過度の血圧低下を指し，起立により収縮期血圧で 20 mmHg 以上低下するもの．起立に伴い血液が下肢に移動し，心臓への静脈還流量が低下する．正常状態では，圧受容器を介した，交感神経を中心とする調節反射が働き，心拍数の増加，心収縮力増加および末梢血管抵抗増加をきたすことにより，立位になっても血圧が維持される．なんらかの原因で，この調節反射が十分に機能しないときに，起立性低血圧が起こる．糖尿病性神経障害やシャイ・ドレーガー Shy-Drager 症候群などの自律神経障害をきたす疾患，脱水や出血などで循環血漿量が低下している場合や加齢などで動脈硬化が著しい場合などに起立性低血圧を起こしやすいが，明らかな疾患がなくとも起こる．

### e. ショック

急激に生じた循環不全による末梢組織への血流の供給不足や液性因子の作用により，重要臓器が正常な機能を維持できなくなった状態を広くショックといい，生命を脅かす重篤な病態である．症状として，血圧の低下，頻脈，皮膚の蒼白化，意識の低下，尿量の減少などが挙げられ，顔面蒼白 pallor，虚脱 prostration，冷汗 perspiration，脈拍触知不能 pulselessness，呼吸不全 pulmonary deficiency をショックの5徴（5P's）と呼んでいる．日本救急医学会の診断基準は**表 12** のとおりである．

病態生理的に次の4つに分類するのが治療を考えるうえでも便利である．

① 低容量性ショック hypovolemic shock：ショックの中で最も頻度が高く，出血や下痢，利尿薬投与などによる大量の体液の喪失などが原因となって生じる．広範な熱傷や細菌毒素で血漿が血管外へ漏出しても同様のショックを惹起する．

② 心原性ショック cardiogenic shock：心臓のポンプ機能が急激に低下することによ

表12 ショックの診断基準

1. 血圧低下
   - 収縮期血圧 90 mmHg 以下
   - 平時の収縮期血圧が 150 mmHg 以上の場合；平時より 60 mmHg 以上の血圧下降
   - 平時の収縮期血圧が 110 mmHg 以下の場合；平時より 20 mmHg 以上の血圧下降
2. 小項目
   1) 心拍数 100 回/分以上
   2) 微弱な脈拍
   3) 爪床の毛細血管の refilling 遅延（圧迫解除後 2 秒以上）
   4) 意識障害（JCS 2 桁以上または GCS 10 点以下），または不穏・興奮状態
   5) 乏尿，無尿（0.5 mL/kg/時以下）
   6) 皮膚蒼白と冷汗，または 39℃ 以上の発熱（感染性ショックの場合）

血圧低下＋小項目 3 項目以上の場合ショックとする

［日本救急医学会，1995］

表13 ショックの原因

| 分類 | 原因 |
|---|---|
| 低容量性ショック | 出血，体液・電解質喪失（下痢，利尿薬），血管透過性亢進（熱傷，細菌毒素など） |
| 心原性ショック | 急性心筋梗塞，不整脈，心不全 |
| 分布不均衡性ショック | 敗血症，腹膜炎，自律神経ブロック，アナフィラキシーショック，薬物過量 |
| 閉塞性ショック | 大動脈解離，大静脈閉塞，肺塞栓，心タンポナーデ |

り心拍出量が減少し，全身臓器への血液灌流の低下が生じる．原因としては急性心筋梗塞が最も多い．

③ 分布不均衡性ショック distributive shock：血液の容量や心機能には異常を認めず，血液分布の変化によって生じる．炎症性や神経原性の血管拡張や静脈系でのうっ滞による心臓への血液還流の減少などが原因となる．

④ 閉塞性ショック obstructive shock：大動脈，上・下大静脈などの大血管の閉塞によって生じるショックである．

原因となる疾患，病態を表13に示した．細菌感染により生じる細菌性ショックでは，心筋抑制因子が産生されてショックを起こしていれば心原性ショックであり，細菌の毒素により血管系の拡張が生じてショックを起こしている場合には分布不均衡性ショックに分類される．

## f. チアノーゼ

チアノーゼとは，皮膚や粘膜が青紫色～暗赤色に変化した状態を表し，小血管レベルで還元ヘモグロビン（酸素と結合していないヘモグロビン）や異常ヘモグロビンが増加することにより出現する．口唇，耳朶や爪床などで観察されやすく，毛細血管の還元ヘモグロビン量が 5 g/dL 以上に増加すると出現する．還元ヘモグロビン量は，総ヘモグロビン量と動脈血酸素飽和度（$Sao_2$）により決まる．$Sao_2$ が低下，または局所で酸素需要が相対的に増加すれば還元ヘモグロビン量が増加することになり，チアノーゼが起こる．チ

表14 チアノーゼの原因

| 分類 | 原因 |
|---|---|
| 中枢性チアノーゼ | 肺性チアノーゼ<br>　慢性閉塞性肺疾患，間質性肺疾患，肺血栓塞栓症，重症肺炎，無気肺<br>心性チアノーゼ<br>　右-左シャントを伴った先天性心疾患（ファロー四徴症，動脈管開存症），<br>　左心不全，肺動静脈瘻<br>異常ヘモグロビン血症<br>　メトヘモグロビン血症，スルフヘモグロビン血症<br>大気圧の減少（高地） |
| 末梢性チアノーゼ | 寒冷曝露，レイノー病<br>心不全，ショック<br>末梢血管障害<br>　閉塞性動脈硬化症，閉塞性血栓性血管炎，血栓性静脈炎 |

チアノーゼは中枢性と末梢性に分類され，中枢性では$SaO_2$の低下が原因となり全身性にチアノーゼが出現する．その原因は呼吸器疾患と心疾患が主であり，呼吸器疾患では慢性閉塞性肺疾患や間質性肺疾患などによる低酸素血症が原因となる（表14）．心疾患では，右-左シャントのある先天性心疾患で静脈血が動脈内に混合することにより出現する．末梢性チアノーゼは，$SaO_2$は正常であるが，局所の循環障害により局所的に酸素の供給が追いつかず，局所的なチアノーゼが出現する病態である．寒冷に曝されたときに口唇が紫色に変色するのは，日常的にみられる末梢性チアノーゼ例である．

チアノーゼ出現は血中の還元ヘモグロビンの絶対量によるため，重症貧血では$SaO_2$が低下してもチアノーゼは出現しにくく，多血症（赤血球増多症）の患者では出現しやすい．

出生時や幼少時から認められるチアノーゼは，先天性心疾患が原因である可能性が高い．

＊慢性閉塞性肺疾患：慢性気管支炎および肺気腫を含む．気管支や肺胞などに慢性的な炎症が起こる閉塞性の換気障害を呈する疾患の総称．

＊ファロー Fallot 4 徴症：先天性心疾患で，心室中隔欠損・肺動脈狭窄・大動脈騎乗・右心室肥大の4徴候がみられるもの．

# 3. 消化器系

### a. 悪心・嘔吐

悪心とは，咽頭から胸部や上腹部にかけて感じられる嘔吐が起こりそうな不快な感覚であり，嘔吐は胃内容物の口からの排出である．

悪心・嘔吐は，延髄外側網様体にある嘔吐中枢が刺激され起こる．嘔吐中枢は，① 咽頭，食道，胃，腹膜，肝胆道系などの内臓器官からの炎症，循環障害，消化管運動障害などの末梢性刺激，② 血液中の催吐物質や代謝物質，細菌毒素などの物質による，第四

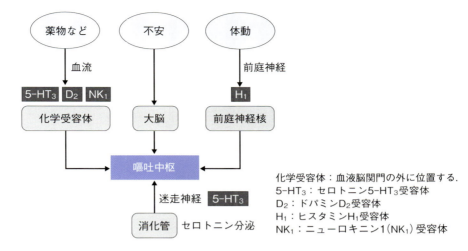

図4 嘔吐のメカニズム

表15 悪心・嘔吐の原因

| 末梢性刺激 |
| --- |
| 舌根・咽頭・喉頭の機械的刺激，消化管の腫瘍，腸捻転，腸重積，上腸間膜動脈症候群，幽門狭窄，アカラシア，偽性腸閉塞，胃運動異常，便秘，急性胃腸炎，胃・十二指腸潰瘍，虫垂炎，憩室炎，クローン病，急性肝炎，膵炎，胆石症・胆囊炎・胆管炎，腹膜炎，卵巣囊腫茎捻転，卵管炎，子宮付属器炎，子宮外妊娠，尿路結石・腎盂炎 |
| CTZを介した刺激 |
| 抗がん薬（シスプラチン），ジギタリス製剤，麻薬（モルヒネ），ST合剤，ドパミンアゴニスト（ブロモクリプチンメシル酸塩），テオフィリン製剤，ニコチン，アルコール |
| 低ナトリウム血症，高カルシウム血症，尿毒症，糖尿病性ケトアシドーシス |
| 大脳皮質の刺激 |
| 頭蓋内圧亢進，脳出血，脳梗塞，血腫，頭部外傷，脳腫瘍，脳膿瘍，髄膜炎 |
| ストレス，不快なにおい・光景・味 |
| 前庭神経核の刺激 |
| メニエール病，乗り物酔い，中耳炎 |

CTZ：化学受容器引金帯 chemoreceptor trigger zone

脳室底にある化学受容器引金帯 chemoreceptor trigger zone（CTZ）を介した刺激，③ 大脳皮質からの精神的，視覚・嗅覚による刺激，④ 前庭神経核の刺激を受ける（図4）．嘔吐中枢からの遠心路は，迷走神経，横隔神経，腹筋への脳脊髄神経である．嘔吐に関与する中枢伝達経路には少なくとも5つの受容体（$M_1$：ムスカリン，$D_2$：ドパミン，$H_1$：ヒスタミン，5-$HT_3$：セロトニン，$NK_1$：サブスタンス P）が存在し，制吐薬の作用点となっている．悪心・嘔吐を起こす原因は，胃などの内臓疾患，化学物質刺激，頭蓋内圧亢進やメニエール Ménière 病などである（表15）．

### b. 食欲不振

食欲不振とは，空腹状態にあっても食欲がないことをいう．この食欲の調節は，視床下部にある摂食を促進する摂食中枢と摂食を抑制する満腹中枢により行われている．こ

表16 食欲不振をきたす疾患

| 消化器疾患 | 胃炎,胃・十二指腸潰瘍,胃がん,腸炎,腸閉塞,大腸がん,肝炎,肝硬変,肝がんなど | |
|---|---|---|
| 消化器疾患以外の疾患 | 精神疾患 | 神経性食欲不振症,うつ病など |
| | 悪性腫瘍 | |
| | 感染症 | 肺炎,インフルエンザなど |
| | 呼吸器疾患 | 呼吸不全など |
| | 循環器疾患 | うっ血性心不全など |
| | 内分泌・代謝疾患 | アジソン病,甲状腺機能低下症,高カルシウム血症など |
| | 腎疾患 | 尿毒症 |
| | 薬物 | ジキタリス中毒,抗がん薬など |
| | その他 | 過労,妊娠など |

れらの中枢には,グルコースやケトン体などの代謝産物,インスリン,レプチンやグレリンなどのホルモン,TNF-αやインターロイキン1などのサイトカイン,さらに胃壁の伸展・収縮や精神・心理状態などの多くのものが刺激として,直接または迷走神経などを介して働き,食欲を制御している.したがって,食欲不振は消化器疾患や炎症性疾患をはじめとした多くの疾患により認められ(表16),食欲不振と同時に認められる随伴症状,一般的な血液検査および尿検査の異常値や体重減少の有無などが原疾患を考えるうえで重要である.随伴症状として,腹痛,胸やけ,嚥下困難,下痢,便秘,血便,タール便などは消化器疾患の可能性を疑わせる.同様に,咳や喀痰などは呼吸器の感染症を疑わせる.また,不眠は精神神経疾患時に多く認められる訴えである.さらに,これらの随伴症状以外に年齢も参考になり,体重減少を伴う中高年の食欲不振は,悪性腫瘍の可能性を考える必要がある.食欲不振は多様な疾患で認められるため,総合的に考えることが要求される.

### c. 嚥下障害

　固形物や液状物が,口腔内から咽頭,食道を経て胃内まで送られる一連の運動を嚥下という.嚥下運動には口腔,咽頭,食道の多数の筋肉や,それらを支配する三叉,迷走,舌下,舌咽などの神経がかかわっている.これらの諸器官が機能的あるいは器質的に障害され,一連の運動が妨げられることによって起こる症状を嚥下障害という.嚥下障害は,口腔,咽頭,喉頭,食道およびそれらの周囲臓器の疾患と嚥下に関連する神経の障害で起こる(表17).

　＊食道炎:なんらかの原因で食道粘膜が障害され,炎症性の変化が生じた状態.最も多いのは逆流性食道炎である.最近では,逆流性食道炎を胃食道逆流症 gastroesophageal reflux disease (GERD) として取り扱うことも多い.食道裂孔ヘルニア,肥満や過食により起こりやすい.症状として,胸やけ,つかえ感,胸痛などがある.

　＊食道裂孔ヘルニア:腹腔内にあるべき胃の一部が,横隔膜の食道裂孔を通り,胸腔側へ脱出している状態をいう.加齢や肥満が誘因となる.

**表 17 嚥下障害をきたす主な疾患**

| 口腔，咽頭，喉頭の障害 |
|---|
| 口内炎，舌炎，舌潰瘍，急性咽・喉頭炎，扁桃炎，扁桃周囲膿瘍，舌がん，喉頭がん，中下咽頭がん，急性球麻痺，進行性球麻痺，急性灰白髄炎，脊髄空洞症，多発性硬化症 |
| 食道部の障害 |
| 食道疾患<br>：食道がん，食道炎，食道裂孔ヘルニア，瘢痕狭窄，食道けいれん，アカラシア<br>食道周囲臓器の疾患<br>：甲状腺腫瘍，リンパ節腫脹，縦隔炎，縦隔腫瘍，肺膿瘍，滲出性胸膜炎，大動脈瘤，血管走行異常，滲出性心膜炎，横隔膜弛緩症<br>全身性疾患<br>：強皮症，皮膚筋炎，アミロイドーシス，糖尿病 |
| 精神的病因 |
| ヒステリー球 |

- 発声困難，構音障害などを伴う場合には球麻痺（延髄の障害により起こる麻痺），仮性球麻痺（両側の核上性の障害による同様の麻痺で嘔吐反射は保たれていることが多い）を疑う．
- 嗄声を伴う場合，食道周囲の悪性腫瘍による反回神経麻痺や，皮膚筋炎，多発性筋炎の際に多い．
- アカラシア：食道の弛緩障害，下部食道括約筋の障害や食道蠕動運動障害により，飲食物の通過が困難となる疾患．

## d. 吐血・下血

### a) 吐血

吐血とは，肉眼的に確認できる中等度から大量の血液成分の嘔吐である．吐血は，十二指腸を後腹膜に固定しているトライツ Treitz 靱帯より口側からの出血，すなわち食道，胃または十二指腸からの出血によることが多い（**表 18**）．吐血の性状は，胃，十二指腸からの出血では，胃酸の還元作用によりヘモグロビンがヘマチンになるため，コーヒー残渣様（暗赤色から黒褐色）になることが多い．一方，食道からの出血や胃，十二指腸からの大量出血では鮮血となる．時として肺や気道からの出血である喀血と鑑別を要する場合がある．鑑別点として，吐血の場合は吐物が胃酸を含んでいるために酸性を呈し，暗赤色を呈し塊状で食物残渣を含んでいることが多く，喀血は鮮紅色で泡沫状を呈し，pH はアルカリ性で凝固せずに喀痰とともに喀出される．

### b) 下血

下血とは，血液成分が肛門より排出されることをいう．上部・下部のすべての消化管出血で起こり，上部消化管出血がおよそ 3/4 を占めている（**表 19**）．

下血は性状から黒色便（タール便）と赤い鮮血便に分けられる．前述のように上部消化管からの出血では，胃酸によりヘモグロビンがヘマチンになるため黒色便となる．ただし，小腸や上行結腸からの出血でも，腸管内に長時間停滞し腸管内で発生した硫化水素により硫化ヘモグロビンが生じ，黒色便となることがある．一方，横行結腸以下の出血では肛門に近づくほど鮮紅色の血便となる．新鮮血の排出がみられ，血液が便の表面に付着するときには，さらに下部のS状結腸，直腸や肛門からの出血が考えられる．なお，NSAIDs や副腎皮質ステロイドの服用は下血の原因となる胃潰瘍や小腸潰瘍をきたしやすく，同様に経口避妊薬は虚血性腸炎を，抗菌薬は抗菌薬起因性大腸炎を引き起こすこ

表18 吐血の原因疾患

| 消化管疾患 | 胃・食道静脈瘤，食道炎，食道潰瘍，食道腫瘍，消化性潰瘍，急性胃粘膜病変[*1]，マロリー・ワイス症候群[*2]，胃がん |
|---|---|
| 血液疾患 | 白血病，リンパ腫，血小板減少性紫斑病，播種性血管内凝固症候群（DIC） |
| 血管疾患 | 結節性動脈周囲炎など |

[*1] 突然の腹痛や吐血または下血で発症し，急性出血性胃炎，出血性びらん，急性潰瘍などの多彩な所見を呈する状態．
[*2] 嘔吐後に下部食道から胃の噴門部付近に裂傷が生じ，出血を起こすことをいう．

表19 下血の原因疾患

| 消化管疾患 | 上部消化管病変，虚血性大腸炎，潰瘍性大腸炎，クローン病，薬剤性腸炎，大腸憩室炎，大腸ポリープ，大腸がん，感染性腸炎，裂肛，痔核，メッケル憩室炎 |
|---|---|
| 血液疾患 | 白血病，リンパ腫，血小板減少性紫斑病，播種性血管内凝固症候群（DIC） |
| 血管疾患 | 結節性動脈周囲炎など |

とがある．また，鉄剤やビスマス製剤などの薬物服用者やほうれん草などの緑色野菜を大量に摂取した場合にも黒色便を認めることがある．腹痛を伴う急性発症の下血をきたしやすいのは，虚血性腸炎，感染性腸炎や薬剤性腸炎などであり，無症状で突然の間欠的な下血をきたしやすいのは，大腸憩室炎，メッケルMeckel憩室炎や動静脈形成異常などである．一方，発熱，腹痛，下痢を伴う慢性的な下血は，潰瘍性大腸炎やクローンCrohn病などの炎症性腸疾患などによりきたしやすい．

吐血や下血は，時に大量出血により出血性ショックを呈し，生命が脅かされる場合がある．出血部位の確認および止血には上部もしくは下部消化管内視鏡検査を可及的速やかに実施する必要がある．しかし，ショック状態では，循環動態を安定させてから行われる．緊急内視鏡検査で出血部位が同定できない場合には，消化管出血シンチグラフィや血管造影の施行が考慮される．

### e. 腹　痛

腹部領域に感じられる疼痛の総称である．多くは腹腔内の諸臓器の疾患によるが，それ以外の疾患でもみられることに注意が必要である（表20）．とくに激しい腹痛で始まり，時にショック状態に陥る病態は急性腹症 acute abdomen と称せられ，臓器の破裂・穿孔，血行障害，炎症などの重篤な病態により生命にかかわるおそれがあるため緊急開腹手術などの迅速な対応を必要とする．

腹痛はその病態生理から，内臓痛，体性痛，関連痛に分けられる．

#### a) 内臓痛　visceral pain

内臓自体に基づく疼痛で，管腔臓器の急激なけいれん，伸展あるいは拡張などにより平滑筋層内に分布する知覚神経が刺激されて生じる．求心性線維は胸神経，腰神経をたどり腹腔神経節（太陽神経節）あるいは上・下腸間膜動脈神経節を経て内臓神経を通り後根神経節に入る．一般に内臓痛は間欠的で，部位は不明確で腹部の中央線に漠然とした不快な鈍痛として感じられる．

尿管結石や胆石嵌頓の際の周期的に繰り返す激しい痛みは，管腔臓器のけいれんに基づくもので疝痛 colic pain といい，強い自律神経症状を伴う．

表20 腹痛の原因

| 腹部臓器疾患 | |
|---|---|
| 壁側腹膜の炎症 | 臓器穿孔,膵炎 |
| 中空臓器の機械的狭窄 | 消化管,胆道,尿管 |
| 血管疾患 | 血栓,塞栓 |
| 腹壁の異常 | |
| 臓器表面の伸展 | |
| 腹部疾患以外 | |
| 循環器疾患 | 狭心症,心筋梗塞 |
| 呼吸器疾患 | 急性肺炎,胸膜炎,気胸,肺梗塞 |
| 血液疾患 | 白血病,悪性リンパ腫,溶血性貧血,シェーンライン・ヘノッホ紫斑病 |
| 内分泌・代謝疾患 | 糖尿病性ケトアシドーシス,ポルフィリン症,アミロイドーシス |
| 膠原病 | 全身性エリテマトーデス,多発性動脈炎 |
| 中毒・電解質異常 | 急性鉛中毒,尿毒症,低カリウム血症,低ナトリウム血症,低カルシウム血症 |
| 中枢神経疾患 | 脊髄癆,腹部てんかん |
| 皮膚疾患 | 帯状疱疹 |
| 生殖器疾患 | 精巣捻転 |
| 心身症 | |

b) 体性痛　somatic pain

腹膜刺激による疼痛で,知覚神経終末で感受され,壁側腹膜,腸間膜,横隔膜などに炎症,機械的刺激が加わると直接脊髄後根神経節を経て脊髄後角に入る.臓側腹膜には感覚受容体は存在していないが,内臓のごく近くまで種々の刺激を感受できる脳脊髄性の知覚神経が分布している.一般に体性痛は持続性で刺すような鋭い痛みであることが多く,体動や体位変換により増強する.

c) 関連痛　referred pain

内臓からの疼痛刺激を,傷害臓器の支配神経と同一脊髄分節にある皮膚,節に感じる現象で,それぞれの臓器により特定の皮膚領域に比較的限局して感じられる.

## f. 下　痢

通常の成人では1日当たり経口水分約1.5Lおよび7～8Lの唾液,胃液,膵液,胆汁などの消化液が小腸に流入する.小腸では水分の約80%が吸収され,残りは結腸で吸収され,最終的に糞便中には約100 mLの水分が含まれる.下痢は,便中の水分量が増加した状態をいう.下痢は,多くの感染症や腸疾患などにより起こる(表21).下痢には,主に下記の発生機序がある.

a) 浸透圧性下痢

非吸収性の浸透圧の高い物質が腸管内にあることによる濃度勾配で,腸管内の水分過剰が引き起こされ下痢になる.原因は,酸化マグネシウムなどの塩類下剤やラクツロースやD-ソルビトールなどの浸透圧作用のある溶質を摂取した場合,乳糖不耐症などである.

b) 分泌性下痢

消化管の分泌亢進により下痢になる.原因はコレラなどの細菌エンテロトキシン,回

表21 下痢をきたす主な原因

| 急性下痢 | 細菌性下痢 | 細菌性食中毒（サルモネラ，腸炎ビブリオ，病原性大腸菌，ブドウ球菌），細菌性赤痢，コレラ |
|---|---|---|
| | ウイルス性下痢 | |
| | 薬剤性下痢 | 偽膜性腸炎，抗菌薬起因性急性出血性大腸炎 |
| | 虚血性腸炎 | |
| | 化学性食中毒 | キノコ類，有毒魚介類 |
| | 下剤 | |
| 慢性下痢 | 感染性下痢 | 菌交代症，腸結核，アメーバ赤痢 |
| | 過敏性腸症候群 | |
| | 炎症性腸疾患 | 潰瘍性大腸炎，クローン病 |
| | 大腸がん | |
| | 乳糖不耐症 | |
| | 慢性膵炎 | |
| | 盲管症候群 | |
| | 吸収不良症候群 | |
| | ホルモンによる下痢 | ゾリンジャー・エリソン症候群，WDHA症候群 |

WDHA症候群：水様下痢低カリウム血症無胃酸症候群 watery diarrhea–hypokalemia–achlorhydria syndrome

腸切除後などにみられる胆汁酸吸収障害や，コルヒチンやヒマシ油のような薬物などである．

#### c) 滲出性下痢

粘膜の破綻により水分の吸収障害を起こし，さらに滲出液の亢進や出血を招き，下痢を起こす．原因は，サルモネラ菌や赤痢菌による細菌性腸炎，ウイルス性腸炎，腸結核，潰瘍性大腸炎やクローン病などの炎症性腸疾患などである．

#### d) 腸管運動異常

腸管運動の亢進により，腸管内容物が急速に通過し下痢を起こす．過敏性腸症候群や甲状腺機能亢進症などが原因となる．

### g. 便 秘

便秘は，排便しにくい，排便回数が少ないなどの便の排泄が困難な状態を指す．一般的に，3日以上排便がない状態，または毎日排便があっても残便感がある状態をいう．便秘は機序により，器質性便秘と機能性便秘に分けられる（表22）．

#### a) 器質性便秘

なんらかの疾患により起こる便秘で，腸管自体の解剖学的異常や器質性異常，あるいは腸管外諸臓器の病変による腸管壁への圧迫や浸潤によって腸管が狭くなっていることにより起こる．結腸がん，直腸がん，腸管癒着，腹腔内腫瘍の浸潤，子宮や卵巣などの腫大による腸管外性圧迫などの閉塞性疾患，代謝・内分泌疾患，神経筋疾患，膠原病などの全身性疾患に伴う便秘がある．そのほかに，先天性疾患として巨大結腸症（ヒルシュスプルング Hirschsprung 病）やS状結腸過長症などがある．

#### b) 機能性便秘

腸管の器質的通過障害がない便秘であり，さらに症候性便秘と習慣性便秘に分けられ

表22 便秘をきたす主な原因

| 分類 | | 原因 |
|---|---|---|
| 器質性便秘 | 腸管狭窄 | がん，腫瘍の転移性浸潤，結核，潰瘍性大腸炎，クローン病 |
| | 腸管癒着 | 手術後，炎症性 |
| | 腸疾患 | 腸閉塞，腸ヘルニア |
| | 腸管外性圧迫 | 子宮・女性付属器腫瘍，胃がん，膀胱腫瘍，腎臓腫瘍 |
| | 先天性疾患 | 巨大結腸症（ヒルシュスプルング病），S状結腸過長症 |
| 機能性便秘 | | |
| 症候性便秘 | 内分泌疾患 | 甲状腺機能低下症，褐色細胞腫，下垂体機能低下症，副甲状腺機能亢進症 |
| | 代謝性疾患 | 糖尿病，アミロイドーシス，尿毒症 |
| | 中毒性疾患 | 鉛中毒，ヒ素中毒 |
| | 神経疾患 | パーキンソン病，脳血管障害，脳腫瘍，多発性硬化症 |
| | 膠原病 | 強皮症 |
| | 薬剤 | 抗コリン薬，三環系抗うつ薬，カルシウム拮抗薬 |
| | 肛門疾患 | 痔疾患，肛門周囲膿瘍 |
| 習慣性便秘 | | |
| 弛緩性（結腸性）便秘 | | |
| けいれん性便秘 | | |
| 直腸性（習慣性）便秘 | | |

る．

① 症候性便秘：なんらかの疾患に伴い起こる，通過障害がない便秘であり，代表的疾患を表22に示した．

② 習慣性便秘：弛緩性便秘，けいれん性便秘と直腸性便秘に分けられる．

ⓐ 弛緩性便秘：結腸の緊張低下や蠕動運動の減退により，便の通過時間が延長するため水分が著しく吸収され便が硬くなり，便秘となる．高齢者，長期臥床者，多産婦などに多く，習慣性便秘のほとんどを占める．

ⓑ けいれん性便秘：副交感神経の刺激状態による腸管のけいれん性の収縮により腸管狭窄を起こし，便秘となる．腹痛の合併が特徴的で，便意は非常に強いが，便は兎糞状となり，残便感，腹部膨満感を伴うことが多い．原因として，精神的ストレスの関与が多く，過敏性腸症候群の症状としてみられることが多い．

ⓒ 直腸性便秘：糞便が直腸内に進入しても正常な排便反射が起こらず，直腸内に停滞する便秘．便意を抑制する習慣により，刺激に対する直腸の感受性が低下して起こる．

## h. 腹部膨満

腹部膨満は，腹部容積の増大に伴い腹部全体が膨らんでいる状態をいう．腹部膨満の原因は，消化管内のガス集積，腹腔内の液体の集積，腹部臓器の腫大などである（表23）．

### a) 消化管内のガス集積

腹部膨満の原因として多く，腸管内にガスが充満し腸管が拡張した状態を鼓腸という．腸管ガスが増加する原因は，閉塞性黄疸などの消化吸収不良をきたす疾患や繊維成分の多い食事などによる気体生成の増加，イレウスなどによる気体の通過排泄障害，門脈圧亢進症や心不全にみられる循環障害や腸粘膜の炎症による腸管内の気体吸収障害と，呑

表23 腹部膨満をきたす主な疾患

| 原　因 | 疾　患 |
|---|---|
| 鼓腸 | |
| 　気体生成の増加 | 閉塞性黄疸，膵外分泌障害 |
| 　気体の通過排泄障害 | イレウス，腫瘍，癒着，感染症，薬物による腸運動低下 |
| 　腸管内の気体吸収障害 | 門脈圧亢進症，心不全 |
| 　嚥下空気の増加 | 呑気症 |
| 腹水 | |
| 　漏出性 | 門脈圧亢進症（肝硬変，バンチ症候群），うっ血性心不全，ネフローゼ症候群 |
| 　滲出性 | がん性腹膜炎，結核性腹膜炎，急性膵炎 |
| 　乳糜 | フィラリア症，腫瘍，外傷性 |
| 　粘液 | 腹膜偽粘液腫 |
| 　血性 | がん性腹膜炎，子宮外妊娠 |
| 腹部臓器の腫大 | 腫瘍（胃，肝臓，胆囊，膵臓，脾臓，大腸，腎臓，膀胱，子宮，卵巣，大網） |
| 腹壁の異常 | 腹壁内腫瘍，悪性腫瘍の皮膚転移と浸潤，肥満による皮下脂肪・内臓脂肪沈着 |
| 腸管外の腹腔内気体貯留 | 消化管穿孔，人工的気腹（腹腔鏡検査後，開腹手術後） |
| 精神医学的要因 | 神経性腹部緊満症 |

表24 滲出液と漏出液の鑑別

| 腹水の種類 | 性　状 | 比　重 | タンパク | 細胞数 | リバルタ反応 |
|---|---|---|---|---|---|
| 滲出性 | 粘稠(＋)，臭気(＋)，混濁，しばしば凝固 | ＞1.018 | ＞4.0 g/dL | 多い | (＋) |
| 漏出性 | 粘稠(－)，臭気(－)，透明，凝固(－) | ＜1.015 | ＜2.5 g/dL | 少ない | (－) |

気症のような嚥下される空気の増加である．

### b) 腹腔内の液体の集積

　腹腔内に流動性の液体が貯留した状態を腹水という．腹水も腹部膨満の原因として多く，漏出性と滲出性に分けられる（表24）．漏出性腹水は，非炎症性の腹水で淡黄色であり，血漿膠質浸透圧の低下，門脈圧の亢進，血管壁の透過亢進，内分泌因子などの異常により起こり，低タンパク血症，肝硬変，うっ血性心不全，ネフローゼ症候群などで認められる．一方，滲出性腹水は炎症により起こる腹水である．滲出性腹水は，なんらかの原因で，腹腔内に炎症が存在することにより，腹膜血管浸透性が亢進し，血液成分が滲出して生成される．原因は，がん性腹膜炎，結核性腹膜炎や急性膵炎などがある．そのほかに，腹水の性状が乳糜状の場合は，フィラリア症，腫瘍などによるリンパ管の閉塞や乳糜管の破裂が原因であり，性状が粘稠液の場合は腹膜偽粘液腫が疑われる．

### c) 腹部臓器の腫大

　腹腔内・後腹膜臓器の腫瘤は，臓器本来の部位を占拠するため，局在性の腹部腫瘤であるが，実際には腹部膨満を主訴とすることも多い．本来の部位から腫大している臓器を推定することが重要である．

### d) その他

　その他の腹部膨満の原因として，腹壁内腫瘍，悪性腫瘍の皮膚転移・浸潤などによる腹壁の異常，消化管穿孔などによる腸管外の腹腔内気体貯留や精神的因子がある．

## i. 黄　疸

黄疸とは，血液中のビリルビンが増加した状態である．眼球や皮膚をはじめとする組織に沈着し黄色に着色するため黄疸と呼ばれる．

### 1）ビリルビンの生成と代謝

血液中のビリルビンは，脾臓で処理された赤血球中のヘモグロビンに由来する．ヘモグロビンのヘムが分解して非抱合型ビリルビン（間接型ビリルビン）となった後，非抱合型ビリルビンはアルブミンと結合し血液中を運ばれ，肝細胞に取り込まれる（図5）．肝細胞内で抱合化を受けて抱合型ビリルビン（直接型ビリルビン）となり，肝細胞から毛細胆管内に排泄され，十二指腸内に胆汁成分として分泌される．腸に分泌された抱合型ビリルビンは腸内細菌の作用を受けてウロビリノーゲンに変換された後，腸管から吸収され尿中へ排泄されるか，または再び胆汁中に分泌される（腸肝循環）．大腸中に残ったウロビリノーゲンは，腸内細菌によりステルコビリン（糞便中の有色成分）に変換され便中に排泄される．

### 2）黄疸の病態生理

#### a）ビリルビン負荷の増大による黄疸

溶血などによりビリルビン生成が亢進することにより，肝臓の取り込み能力を超え血中の非抱合型ビリルビンが増加する病態．血液生化学検査では間接型ビリルビン値の著明な増加を認める．疾患としては不適合輸血や自己免疫性溶血性貧血などがある（表25）．新生児は，胎児ヘモグロビンの分解亢進と肝臓でのビリルビン抱合化が未熟なため，生理的な新生児黄疸をきたす．

#### b）肝細胞性黄疸

肝臓におけるビリルビンの取り込み，ビリルビンの抱合化や胆道分泌が障害されることにより黄疸をきたす．肝細胞障害では，抱合型ビリルビンの分泌の障害が多く，直接

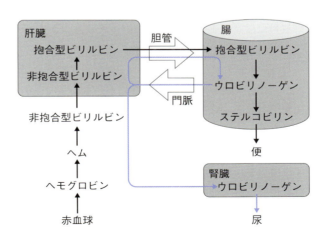

図5　ビリルビンの生成と代謝

表25 黄疸をきたす主な疾患

| 原因 | 疾患 |
|---|---|
| ビリルビン負荷の増大による黄疸 | 溶血性貧血 |
| 肝細胞性黄疸 | ウイルス性肝炎，慢性肝炎，肝硬変，アルコール性肝炎，非アルコール性脂肪性肝炎（NASH），薬剤性肝障害，ウィルソン病，原発性胆汁性肝硬変，胆汁うっ滞型薬剤性肝障害，良性再発性肝内胆汁うっ滞，肝静脈血栓症，右心不全 |
| 閉塞性黄疸 | 総胆管結石症，胆管がん，膵頭部がん，ファーター乳頭部の腫瘍 |
| 体質性黄疸 | クリグラー・ナジャー症候群，ジルベール症候群（間接型ビリルビン優位）<br>デュビン・ジョンソン症候群（直接型ビリルビン優位） |

体質性黄疸：先天性のビリルビン代謝または輸送の障害による黄疸．

型ビリルビン値の増加を認めることが多い．

### c) 閉塞性黄疸

肝外の胆管が機械的に狭窄または閉塞するため，抱合型ビリルビンが消化管内に分泌されないことによる黄疸．完全閉塞の場合，消化管内にビリルビンが分泌されず，ウロビリノーゲンが生成しないため，尿中ウロビリノーゲンは検出されず，腸管でステルコビリンが生成しないため灰白色便になる．血液生化学検査では直接型ビリルビン値の増加を認める．原因疾患としては総胆管結石症，原発性硬化性胆管炎，胆管がん，膵頭部がんなどがある．

## 4. 腎・泌尿器系

### a. 脱水・口渇

成人の体液量は体重の60％で，そのうち40％が細胞内液 intracellular fluid（ICF），20％が細胞外液 extracellular fluid（ECF）として存在しており（図6），体液量，すなわち水またはナトリウム（Na）の総量が減った状態を脱水 dehydration という．

細胞外液量は浸透圧と容量の2つの因子によりコントロールされている．血漿の浸透圧は，視床下部の浸透圧受容器を介する下垂体後葉からの抗利尿ホルモン（ADH）分泌と，口渇中枢の刺激により生じた口渇感から飲水行動を引き起こすことにより290 mOsm/kgH$_2$O 前後に微細に調節されている．なんらかの原因で水分の喪失が起こると浸透圧が上昇する．これにより浸透圧受容器が刺激されて ADH の分泌が高まって水の再吸収が亢進し，同時に，口渇をおぼえて飲水することによって浸透圧はもとに戻る．一方，過剰な水分の摂取などにより浸透圧が低下すると，ADH の分泌は抑制され過剰の水分が排泄されて浸透圧は是正される．

血漿の容量の増減も細胞外液量の調節に関与する．大動脈弓，頸動脈洞，心房，心室，腎輸入細動脈などに存在する圧受容体は循環血漿量が減少したり，血圧が低下するとこれを感受して，神経性，体液性にこれを回復させる方向に働き，逆に容量の増加は反対の方向で体液バランスが是正される．

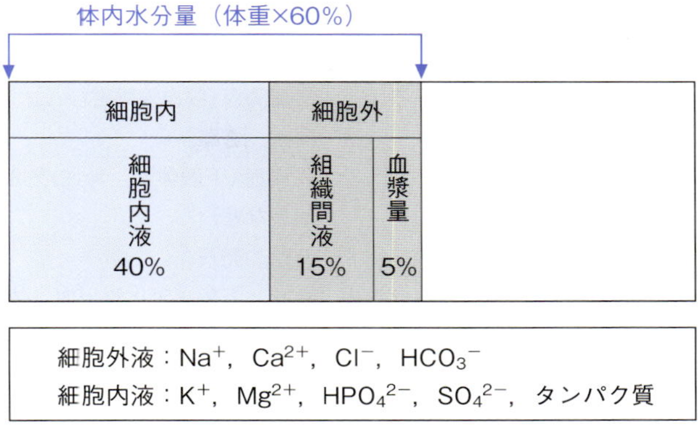

体内水分量（体重×60％）

| 細胞内 | 細胞外 | |
|---|---|---|
| 細胞内液 40％ | 組織間液 15％ | 血漿量 5％ |

細胞外液：$Na^+$, $Ca^{2+}$, $Cl^-$, $HCO_3^-$
細胞内液：$K^+$, $Mg^{2+}$, $HPO_4^{2-}$, $SO_4^{2-}$, タンパク質

**図6　体液の生体内分布と体液電解質**

**表26　脱水症のタイプの鑑別**

| 鑑別項目 | 高張性（水欠乏型） | 低張性（Na欠乏型） |
|---|---|---|
| 口渇感 | 高度 | 軽度 |
| 意識 | 傾眠 | 昏睡 |
| 倦怠感 | 軽度 | 高度 |
| 皮膚のturgor（緊張度） | 良好 | 低下 |
| 血圧 | 正常 | 低下 |
| 立ちくらみ | なし | 高度 |
| 脈拍 | 正常 | 頻脈 |
| 尿量 | 減少[*1] | 減少[*1] |
| 尿比重，浸透圧 | 上昇[*2] | 低下 |
| ヘマトクリット | 上昇 | 上昇 |
| 血清ナトリウム | 上昇 | 低下 |
| 血清タンパク濃度 | 上昇 | 上昇 |

[*1] 腎からの喪失による場合には増加．
[*2] 尿崩症では低下．

　脱水症は細胞外液の浸透圧により，等張性脱水，高張性（水欠乏型）脱水，低張性（Na欠乏型）脱水に大別されるが，実際の臨床では水分欠乏，Na欠乏が純粋な形で存在することはほとんどなく，水，Naのどちらが優位に欠乏しているかで脱水のタイプが決まる．同じ脱水でも，高張性脱水では血漿浸透圧の上昇により口渇を訴えるが，低張性脱水では口渇感に乏しく，細胞外液量の減少により循環器症状が強く出現する（**表26**）．これらの脱水を起こす原因を**表27**に挙げた．水，Naの代謝の中心は腎であり，一般には腎からの水，Naの喪失か，腎以外での喪失かに大別できる．日常的には，強力な利尿薬によるNaの排泄に伴う低張性脱水はよくみられる病態である．尿崩症（下垂体性，腎性）ではADHの減少やADHに対する尿細管の感受性低下により多量の水利尿が起き，また，糖尿病では多量の尿糖排泄により浸透圧利尿が生じて水分の喪失をきたす．腎外性の原因としては，消化管疾患による水，Naの喪失，大量の発汗，広範な熱傷による多量の体液滲出などにより脱水を生じる．高齢者ではもともと体液量が減少しているうえ

表27 脱水をきたす原因

| 分類 | | 原因 |
|---|---|---|
| 高張性(水欠乏型)脱水 | 摂取不能・不足 | 意識障害(脳血管障害など),口渇中枢障害,上部消化管疾患,高齢,遭難 |
| | 腎性喪失 | 尿崩症(下垂体性,腎性),浸透圧利尿(糖尿病,高カロリー輸液など) |
| | 腎外性喪失 | 発熱,発汗 |
| 低張性(Na欠乏型)脱水 | 消化管からの喪失 | 嘔吐,下痢,消化管出血,体液の吸引,瘻孔 |
| | 腎性喪失 | 副腎不全,慢性腎盂腎炎(食塩喪失性腎症),利尿薬 |
| | 皮膚からの喪失 | 広範な熱傷,発汗,日射病,熱射病 |

| 細動脈側 | | 細静脈側 |
|---|---|---|
| +40〜45mmHg | 毛細管静水圧 | +10〜15mmHg |
| −25〜30mmHg | 膠質浸透圧 | −25〜30mmHg |
| −2〜5mmHg | 組織圧 | −2〜5mmHg |
| +10〜15mmHg | 正味の毛細管圧 | −10〜15mmHg |

図7 血漿と間質液の間のスターリング力

に,脱水による口渇感が低下して適切な飲水行動をとれないことなどが加わって容易に脱水を起こしやすい.

### b. 浮腫

細胞外液のうち間質液が病的に増加した状態を浮腫という.臨床的に明らかになるまでには数Lの貯留が必要で,潜在性浮腫や軽度の浮腫は体重の増加としてのみ認められる.眼瞼周囲,肩甲間部,前脛骨部,足背部など,組織圧が低く,伸展性に富むところに現れやすく,指圧痕 pitting edema を伴う.

体重の20%に相当する細胞外液のうち,5%を血漿,15%を間質液が占め,両者の間で水分の移動が行われる.毛細血管と間質の間で水分の動きを規定しているのが「スターリング力 Starling forces」(図7)で,移動する水分量は以下の式により決定される.

$$J_v = K_f \times [(P_c - P_i) - (\pi_c - \pi_i)]$$

$J_v$:移動する水分量,$K_f$:血管壁の透過係数,$P_c$:血管内静水圧,
$P_i$:組織の静水圧,$\pi_c$:血漿の膠質浸透圧,$\pi_i$:間質液の膠質浸透圧

血管内の静水圧と血漿・間質液の膠質浸透圧差が最も大きな因子となって毛細血管の血管壁を通して水分の移動が生じる.細動脈末端側の毛細管では静水圧により水分が血管外に押し出され,静脈末端側の毛細管では膠質浸透圧が効いて水分は血管内に戻される.また組織に開いたリンパ管からも少量の水分が運び去られる.それぞれの圧は通常よく保たれているが,なんらかの原因により静水圧,膠質浸透圧に大きな変化が生じると水分の分布に異常が現れる.

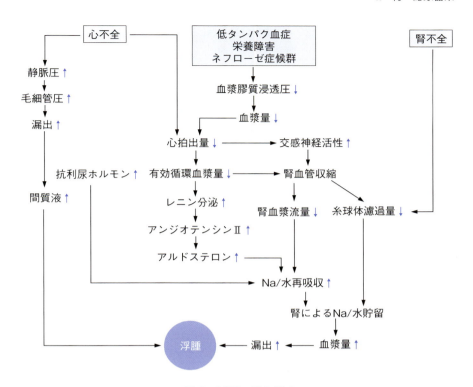

図8 浮腫の発生機序

表28 浮腫の主要原因

| 機 序 | 原因疾患 |
|---|---|
| 毛細血管静水圧上昇 | うっ血性心不全，静脈閉塞 |
| 血漿膠質浸透圧低下 | ネフローゼ症候群，肝硬変，栄養障害 |
| 毛細血管透過性亢進 | 血管炎，炎症・アレルギー，特発性浮腫 |
| リンパ系閉塞 | 悪性腫瘍，フィラリア症 |

　心不全，腎障害，局所的な静脈の閉塞では毛細管静水圧が上昇し，尿中へのタンパクの排泄増加，肝疾患，栄養障害などでは血漿膠質浸透圧が低下して，間質液の貯留が起こる（図8，表28）．毛細管内皮の障害も膜透過性を亢進させて浮腫の原因となる．

　水・ナトリウム動態に影響する全身性因子である腎血行動態（糸球体濾過量，腎血流量，尿細管再吸収），血漿膠質浸透圧，ナトリウム・水貯留因子（レニン・アンジオテンシン・アルドステロン系，抗利尿ホルモン，カテコラミン），ナトリウム利尿因子（心房性ナトリウム利尿ホルモン，プロスタグランジン，キニン-カリクレイン系），交感神経因子などの異常も浮腫の発生に関与する．浮腫は全身性浮腫と局所性浮腫に分類され（**表29**），強い全身性浮腫では胸水，腹水などの貯留を認めることもある（全身水腫 anasarca）．

## c. タンパク尿

　タンパクが1日150 mg以上持続的に排泄されている場合をタンパク尿という．ただし，健常者でも尿中に1日40～80 mg程度のタンパクが排泄されている．また，激しい

表29 浮腫の分類と原因疾患

| 分類 | 原因 |
|---|---|
| 全身性浮腫 | |
| 　腎性浮腫 | 糸球体腎炎，ネフローゼ症候群，腎不全 |
| 　心性浮腫 | うっ血性心不全，収縮性心膜炎 |
| 　肝性浮腫 | 肝硬変 |
| 　内分泌性浮腫 | 粘液水腫，クッシング症候群，月経前浮腫 |
| 　栄養障害性浮腫 | 脚気，タンパク漏出性胃腸症 |
| 　薬剤性浮腫 | 甘草，グリチルリチン，経口避妊薬 |
| 　特発性浮腫 | |
| 局所性浮腫 | |
| 　静脈性浮腫 | 静脈血栓症，静脈瘤，静脈弁不全 |
| 　リンパ性浮腫 | リンパ管炎，フィラリア症，がん転移 |
| 　炎症性浮腫 | 炎症，血管炎，アレルギー |
| 　血管神経性浮腫 | クインケ浮腫，遺伝性血管神経性浮腫 |

　運動，発熱，体位（起立や前彎）などでも一過性にタンパク尿を認めることがある．これらは生理的タンパク尿といい，病的なタンパク尿とは区別されている．

　スクリーニングとして用いられることが多い試験紙法は半定量法であり，タンパク尿1+は約30 mg/dL，タンパク尿2+は約100 mg/dL，タンパク尿3+は約300 mg/dLである．試験紙法は主にアルブミンを検出することを目的としており，多発性骨髄腫で認められるベンスジョーンズタンパクやグロブリンに対する感度は高くない．また，試験紙法は濃度を示しているため，濃縮尿や希釈尿では過大あるいは過少に評価することになる．そのため，腎疾患が疑われた場合などでは，1日尿タンパク量を測定する必要がある．原則的には24時間の蓄尿によるタンパク尿定量が望ましいが，外来通院で実施困難な場合も多い．その場合，早朝尿または安静時部分尿を用いたクレアチニン補正による尿タンパク定量法として，尿タンパク／クレアチニン比（g/g クレアチニン）［尿タンパク（mg/dL）÷尿中クレアチニン（mg/dL）］が用いられる．この比は1日尿タンパク排泄量を反映しているが，筋肉量が低下している長期の副腎皮質ステロイド服用者，高齢者，女性や消耗性疾患患者では，24時間蓄尿による尿タンパク定量より過大評価される可能性がある．尿タンパクの測定以外に尿中アルブミンの測定も行われており，24時間蓄尿中のアルブミン量の測定や，尿中アルブミン／クレアチニン比（mg/g クレアチニン）が用いられている．

　タンパク尿は，腎前性，腎性，腎後性に分けられる．腎前性は，溶血性貧血，横紋筋融解症や多発性骨髄腫などのなんらかの疾患により，血液中に増加した低分子のタンパクの尿細管流入量が尿細管でのタンパク再吸収能力を上回ることにより起こる．腎性は，糸球体毛細血管からタンパクが漏出する糸球体性タンパク尿と，近位尿細管でのタンパクの再吸収の障害による尿細管性タンパク尿に，さらに分類される．糸球体性タンパク尿は，慢性糸球体腎炎，糖尿病性腎症や腎硬化症などの疾患により，糸球体毛細血管壁のタンパク濾過障壁が破綻し，大きな分子であるアルブミンなどが尿中に出現する．成分としてはアルブミンが主体であり，腎性タンパク尿の大半を占める．尿細管性タンパ

表30 血尿をきたす主な疾患

| 原　因 | 疾　患 |
|---|---|
| 腎性血尿 | |
| 　糸球体性血尿 | 急性糸球体腎炎，慢性糸球体腎炎，紫斑病性腎炎，ループス腎炎，血管炎，薬剤性腎障害，アルポート症候群 |
| 　非糸球体性血尿 | 間質性腎炎，腎盂腎炎，多発性囊胞腎，遊走腎，腎腫瘍 |
| 腎外性血尿 | 尿路結石，膀胱炎，前立腺がん，前立腺肥大，腎動静脈奇形，尿路腫瘍，外傷，出血性膀胱炎（シクロホスファミド水和物） |

ク尿は，ファンコーニ Fanconi 症候群や薬物などによる尿細管障害により起こり，糸球体で濾過された後に近位尿細管でほとんど再吸収される $\beta_2$-ミクログロブリンや，近位尿細管細胞に多く分布する $N$-アセチル-$\beta$-D-グルコサミニダーゼ（NAG）などの尿中排泄が増加する．

腎後性は，腎臓より下部の尿路系，すなわち尿管，膀胱，尿道や前立腺に関連する炎症，腫瘍や結石などの疾患により，血液や浸出液などが尿に混ざることにより認められるタンパク尿で，軽度で血尿を伴うことが多い．

腎性タンパク尿は糸球体の状態を反映し，治療効果の指標などとしても用いられるが，同時にタンパク尿自体が腎障害を促進する．したがって，タンパク尿は末期腎不全および心血管疾患の危険因子となるため，タンパク尿を減らすことは重要である．

### d. 血　尿

血尿 hematuria とは，赤血球が混入している尿をいい，顕微鏡的血尿 microhematuria と肉眼的血尿 macrohematuria がある．顕微鏡的血尿とは，肉眼的に血尿を確認できないが，尿沈渣検査で400倍視野で検鏡した場合，毎視野5個以上の赤血球を認める場合をいう．一方，肉眼的血尿は，赤血球により，肉眼的に血尿が確認できる状態で，尿1,000 mL 中に血液が1〜2 mL（0.1〜0.2％）以上混入するとわかる．現在，尿潜血反応を試験紙法で行うことが多い．この検査は，ヘモグロビンのペルオキシダーゼ様活性を応用したものであり，尿潜血＝血尿ではない．尿潜血反応の程度と尿沈渣の赤血球の程度とは一致しないことも多く，溶血によるヘモグロビン尿や横紋筋融解症によるミオグロビン尿でも潜血反応は陽性を示す．

血尿は，その由来によって腎性血尿と腎外性血尿に分けられ，腎性血尿は内科疾患で腎外性血尿は泌尿器科疾患であることが多い（表30）．腎性血尿と腎外性血尿の鑑別に，しばしば尿沈渣検査が有用である．糸球体性血尿では，赤血球が糸球体を通過するため変形を認め，同時に赤血球円柱などの種々の円柱やタンパク尿を伴う場合が多い．これらは，腎性血尿を示唆する所見である．

### e. 排尿障害

排尿障害は，なんらかの原因により排尿に障害をきたした状態をいう．

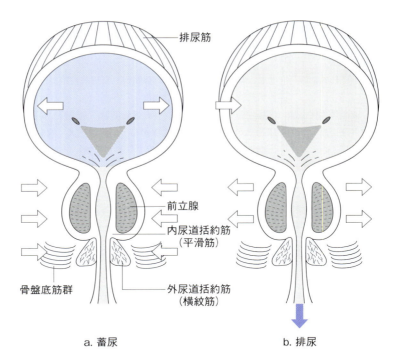

**図9 排尿のメカニズム**

a：排尿筋を弛緩（交感神経のβ作用），内尿道括約筋と前立腺を収縮（交感神経のα作用），（意識的な）外尿道括約筋の収縮（体性神経）．
b：排尿筋を収縮（副交感神経の作用），内尿道括約筋と前立腺を弛緩（交感神経の抑制）．

### 1) 蓄尿と排尿のメカニズム（図9）

蓄尿と排尿は，副交感神経（骨盤神経；反射中枢は S2～4），交感神経（下腹神経；T10～L2）および体性神経（陰部神経；仙髄 S2～4）による多重支配を受けている．

副交感神経は，膀胱排尿筋（排尿筋）の求心路と遠心路を支配し，膀胱伸展による尿意を伝え，同神経の興奮で排尿筋が収縮する．交感神経は，主に膀胱頸部を支配し，膀胱頸部の緊張を保ち尿の保持に関与する．体性神経は，尿生殖隔膜と外尿道括約筋を支配し，外尿道括約筋の随意収縮にかかわっている．

### 2) 排尿障害

排尿障害は，蓄尿障害と尿排出障害に分けられる（**表31**）．症状として，蓄尿障害には尿失禁があり，尿排出障害には程度により排尿困難や尿閉などがある．

#### a) 蓄尿障害

尿失禁とは，尿が不随意に流出する状態をいう．

① 腹圧性尿失禁：咳や体動などの腹圧の上昇により起こる．原因は，骨盤底筋群や尿道括約筋の脆弱化で，女性に多い．

② 切迫性尿失禁：強い尿意が現れてから，排尿を抑制できず，尿失禁を起こす．脳血管障害やパーキンソン Parkinson 病などで，尿道括約筋などを支配する中枢神経が障害されたときなどに認められる．

表 31　排尿障害をきたす原因

| 分　類 | | 原　因 |
|---|---|---|
| 蓄尿障害 | 尿道括約筋の損傷 | 外傷，手術，尿道上裂 |
| | 骨盤底筋の脆弱化 | 多産婦，高齢女性，婦人科的手術後 |
| | 排尿筋異常 | 膀胱炎，尿道炎，前立腺炎，膀胱結石，膀胱腫瘍 |
| | | 多発性硬化症，パーキンソン病，シャイ・ドレーガー症候群 |
| | | 脳血管障害，脳腫瘍，正常圧水頭症，多発性ラクナ梗塞 |
| | | 子宮がん・直腸がん術後，糖尿病 |
| | | 二分脊椎，頸部脊椎症 |
| | 薬物 | |
| | 乳幼児 | |
| | 心理的要因 | 夜尿症 |
| 尿排出障害 | 下部尿路閉塞 | 前立腺肥大，前立腺がん，前立腺炎 |
| | | 尿道狭窄，尿道断裂，膀胱結石，膀胱腫瘍，膀胱結核，膀胱頸部硬化症 |
| | 排尿筋機能低下 | 脳血管障害，脊髄損傷，脳腫瘍（小脳，延髄，橋） |
| | | 糖尿病，帯状疱疹，馬尾腫瘍，二分脊椎 |
| | | 脊椎椎間板ヘルニア，直腸がん・子宮がん術後 |
| | 加齢 | |
| | 薬物 | かぜ薬，抗不整脈薬，抗うつ薬，抗ヒスタミン薬など |
| | 精神的要因 | |

③ 溢流性尿失禁：尿排出障害があるため膀胱容量限界まで尿が貯留し，膀胱内圧が尿道抵抗より高くなり，尿が漏れる．原因として，前立腺肥大が多い．

④ 機能性尿失禁：尿路系以外の身体運動の機能障害や精神的要因が原因で生じる尿失禁で，膀胱や尿道には明らかな異常がない．

b）尿排出障害

① 排尿困難：スムーズな排尿ができず，排尿を試みても時間を要する状態を指す．原因は，前立腺肥大症などの尿道の通過障害と，糖尿病による神経障害などの膀胱（平滑筋）の収縮障害による尿排出障害である．

② 尿閉：膀胱内に尿がたまっているにもかかわらず，排尿ができない状態を指す．尿の生成が少ない乏尿・無尿とは異なる．

なお，遷延性排尿は尿意をもよおしてから実際に排尿を開始するまで時間が長いものを指す．苒延性排尿とは排尿をし始めても，だらだらと時間がかかるものである．また，残尿とは，膀胱内にたまった尿を完全に排出できず，尿が膀胱内に残存している状態を指す．

f．頻　尿

頻尿とは，排尿回数が異常に多いことをいい，一般的には1日10回以上，就眠時2回以上をいう．頻尿をきたす疾患の多くは，下部尿路の炎症や腫瘍など泌尿器科疾患であるが，神経疾患により蓄尿障害が起こり頻尿をきたしたり，尿量の増加により頻尿をきたす場合などがある（表32）．

表32 頻尿をきたす原因

| 病　態 | 原因疾患など |
|---|---|
| 膀胱粘膜刺激 | 急性膀胱炎，急性前立腺炎，膀胱結石，膀胱異物，下部尿管結石，膀胱腫瘍 |
| 膀胱容量減少，圧迫 | 前立腺肥大，膀胱頸部硬化症，神経因性膀胱，間質性膀胱炎，子宮筋腫，膀胱周囲臓器の腫瘍，異所性尿管瘤，妊娠 |
| 神経因性膀胱 | 脳脊髄外傷，脳血管障害，パーキンソン病 |
| 多飲多尿 | 糖尿病，尿崩症 |
| 心因性頻尿 | |

## 5. 神経系

### a. 頭痛

　頭痛はよくみられる症状であるが，頭蓋骨，脳実質，硬膜・軟膜の大部分などは痛みを感じず，侵害受容器は脳および硬膜の動脈，静脈洞，頭蓋底硬膜の一部，頭蓋内神経，頭蓋外の頭皮，頭蓋骨骨膜などに限局している．刺激は三叉神経，舌咽神経，迷走神経，1〜3頸神経により中枢に伝達される．頭痛の発現機序としては，① 頭蓋内外の動脈の拡張，牽引，② 静脈洞の牽引，偏位，③ 脳神経，脊髄神経の圧迫，牽引，炎症，④ 頭蓋筋，頸筋のけいれん，炎症，外傷，⑤ 髄膜刺激と頭蓋内圧上昇，⑥ 脳内セロトニン作動性神経伝達障害，などが挙げられている．原因により頭痛は**表33**に示したように分類されている．頭痛の大多数は機能性頭痛で基本的には良性である．

#### a）片頭痛　migraine

　脳動脈の収縮，拡張により生じる発作性の頭痛で，血小板からのセロトニンの放出により血管が収縮することから始まる．次いでセロトニンが減少して血管の拡張により拍動性の頭痛をきたし，その後動脈壁に浮腫が発生して持続性頭痛を生じる．発作の頻度は週に1〜数回から，数年に1回程度とさまざまで，キラキラ光る輝線が視野の末梢部にみえる閃輝暗点や暗点などの前兆 aura に引き続き，通常片側の拍動性頭痛が生じ，食欲不振，悪心・嘔吐を伴うことが多い．コーヒー，お茶，チョコレート，チーズ，アルコールなどの嗜好品や，光，ストレス，不眠などが誘因となる．レセルピンやニトログリセリンなどの薬品により発作が誘発されることもある．

　予防薬には血管収縮を起こりにくくさせるためカルシウム拮抗薬やβ遮断薬が用いられるが，発作を起こした場合にはエルゴタミン製剤，トリプタン系薬（セロトニン受容体刺激薬）などの血管収縮薬が用いられる．

#### b）緊張型頭痛　tension-type headache

　「頭が締めつけられるよう」と表現される筋の収縮による緊張型頭痛は最もよくみられる頭痛で，精神的なストレスにより誘発されることが多い．

#### c）群発頭痛　cluster headache

　20〜30歳代の男性に多い片頭痛に類似した頭痛で，眼の奥を「錐でえぐられるような痛み」の発作が数週間から数ヵ月の間，連日現れ，一定期間が過ぎると消失する．その

表33 頭痛の分類

| 一次性頭痛 | 1. 片頭痛 |
| --- | --- |
| | 2. 緊張型頭痛 |
| | 3. 三叉神経・自律神経性頭痛 |
| | 4. その他の一次性頭痛疾患 |
| 二次性頭痛 | 5. 頭頸部外傷・傷害による頭痛 |
| | 6. 頭頸部血管障害による頭痛 |
| | 7. 非血管性頭蓋内疾患による頭痛 |
| | 8. 物質またはその離脱による頭痛 |
| | 9. 感染症による頭痛 |
| | 10. ホメオスターシス障害による頭痛 |
| | 11. 頭蓋骨，顎，眼，耳，鼻，副鼻腔，歯，口あるいはその他の顔面・頸部の構成組織の障害による頭痛あるいは顔面痛 |
| | 12. 精神疾患による頭痛 |
| 頭部神経痛，中枢性・一次性顔面痛およびその他の頭痛 | 13. 有痛性脳神経ニューロパチーおよび他の顔面痛 |
| | 14. その他の頭痛性疾患 |

[国際頭痛学会：国際頭痛分類，第3版，2014]

後半年から1年以上の寛解期をおいて再び群発性に頭痛発作が出現する（**表33**の三叉神経・自律神経性頭痛に含まれる）．飲酒などにより誘発されるが，原因は不明である．エルゴタミン製剤，トリプタン系薬（セロトニン受容体刺激薬）が用いられる．

## b. 意識障害

　意識がある状態とは，十分に覚醒して体内外の情報を完全に把握し，これを正しく認識して適切に反応できる状態をいう．このような覚醒度と認識機能になんらかの欠落が生じた場合を意識障害と呼び，呼びかけや痛み刺激に反応するかどうか，問いかけに対する回答が正しいかどうかにより意識状態を判断する．意識障害は脳の機能障害を表すもので，その原因となる疾患，病態は脳の器質的な障害のみならず多岐にわたる．臨床的評価法としてジャパン・コーマ・スケール Japan coma scale（3-3-9度方式）やグラスゴー・コーマ・スケール Glasgow coma scale が用いられる．以前より用いられている意識レベルの表現方法として，下記がある．

　① 清明：正常な意識状態．
　② 傾眠：軽度の意識障害で，なんらかの刺激がないと眠ってしまう．
　③ 昏迷：強い痛覚刺激でかろうじて開眼または反応する．意識は鮮明に保たれた状態だが，外界からの刺激には反応しない状態のことを指す場合もある．
　④ 昏睡：体動がなく，痛覚刺激に対し反応しない．脊髄反射も消失したものを深昏睡という．

　意識障害は，覚醒の障害と外界の認識・対応（内容）の障害に分けられる．上記のように，意識障害の多くは前者を指すが，せん妄は後者の代表例である．
　⑤ せん妄：認識の障害に軽度から中等度の意識混濁が伴ったもの．幻覚や錯覚，激しい不安や恐怖感，興奮などを示し，程度が突然悪化したり改善したりと変動することが多い．

## c. 運動障害

運動障害とは，筋，関節，神経系などの異常により，身体運動が障害されることをいう．運動障害は，自分の意思による運動である随意運動の障害と，筋肉の協働作用の障害により円滑な運動ができない大脳基底核・小脳の障害の2つに分けられる．

### 1) 随意運動の障害

随意運動の障害を麻痺といい，ある程度随意運動が可能な不全麻痺とまったく随意運動ができない完全麻痺がある．また，障害の範囲により，一肢以内の障害の単麻痺 monoplegia，一側半身の障害を片麻痺 hemiplegia，両側下肢または上肢の障害を対麻痺 paraplegia，そして両側上下肢の障害を四肢麻痺 tetraplegia という．

随意運動を行う際の刺激は，大脳皮質運動野に始まる上位運動ニューロンから，主に皮質脊髄路（錐体路）を下行し対側に交差し，脊髄前角細胞や脳幹運動神経核に始まる下位運動ニューロンに伝わり，神経筋接合部を介し，筋肉に伝達される．したがって，随意運動の障害は，上位運動ニューロンの障害，下位運動ニューロンの障害と神経筋接合部・筋肉の障害に分けられる．

#### a) 上位運動ニューロンの障害

上位運動ニューロンの障害の特徴は，下位運動ニューロンに対する上位運動ニューロンの抑制が消失するために，深部腱反射の亢進と病的反射の出現，痙縮を伴う運動麻痺である痙性麻痺が広範囲に出現することであり，錐体路症状と呼ばれる．また，筋肉の萎縮を認めないのも特徴である（表34）．

上位運動ニューロンの障害部位により症状の範囲が異なり，単麻痺は大脳皮質の障害，片麻痺は内包付近の障害が多く，中脳，橋，延髄の半側病変では交代性麻痺 alternating hemiplegia（病変部位と同側の脳神経麻痺と反対側の片麻痺）となることが多い．対麻痺は胸髄以下の脊髄損傷で，四肢麻痺は頸椎損傷で起こりやすい．上位運動ニューロン障害の原因は，血管障害，腫瘍，多発性硬化症，筋萎縮性側索硬化症などがある（表35）．

＊病的反射：上位運動ニューロンの障害により，正常では認められない反射が出現する．ただし乳幼児では正常でもみられ，発達とともに消失する．バビンスキー Babinski 反射などがある．

#### b) 下位運動ニューロンの障害

下位運動ニューロンの障害では，深部腱反射が消失する．下位運動ニューロン障害は支配領域の筋に麻痺が生じ，筋緊張の低下を認める．筋萎縮が遠位筋に強く現れやすく，筋線維束性収縮 fasciculation を認める．原因として腫瘍，血管障害，外傷などがある．全身の下位運動ニューロンに障害を起こす病態としてギラン・バレー Guillain-Barré 症候群がある．

＊筋線維束性収縮：骨格筋の微細で不随意的な動き．皮膚の上から肉眼的に観察できる．筋線維束性収縮出現を認める場合は下位運動ニューロンの障害を示唆する．

＊ギラン・バレー症候群：急性の運動麻痺をきたす末梢神経障害であり，多くの場合ウイルスや細菌の先行感染の後に発症する．ウイルスや細菌感染が引き金となる自己免疫疾患と考えられている．四肢の筋力低下を主徴とするが，異常感覚を含めた感覚障害を伴うことも多い．多くは下肢から始まり，上に向かって進行する．顔面神経麻痺，眼球運動麻痺や嚥下・構音障害などの脳神経障害を伴うこともあ

表34 障害部位による運動障害の特徴

| 障害部位 | 深部腱反射 | 病的反射 | 筋トーヌス（緊張） | 筋萎縮 | 筋線維束性収縮 |
|---|---|---|---|---|---|
| 上位運動ニューロン | 亢進 | 認める | 亢進（痙性麻痺） | 認めない | 認めない |
| 下位運動ニューロン | 低下から消失 | 認めない | 低下（弛緩性麻痺） | 遠位筋優位 | 認める |
| 神経筋接合部 | 低下から消失 | 認めない | 正常から低下 | 認めない | 認めない |
| 筋肉 | 低下 | 認めない | 正常から低下 | 近位筋優位 | 認める |

表35 運動障害をきたす主な疾患

| 分類 | 原因疾患 |
|---|---|
| 片麻痺 | 脳出血，脳梗塞，一過性脳虚血発作，硬膜下血腫，脊髄出血，脳腫瘍，頸髄腫瘍，脳炎，脳膿瘍，多発性硬化症，脊髄空洞症 |
| 対麻痺 | 両側前大脳動脈閉塞，前脊髄動脈症候群，脊髄出血，脊髄腫瘍，馬尾腫瘍，急性脊髄炎，脊髄硬膜外腫瘍，ギラン・バレー症候群，多発性硬化症，脊髄空洞症，筋萎縮性側索硬化症，痙性脊髄麻痺，多発性神経炎 |
| 四肢麻痺 | 脳幹出血・梗塞，上部頸髄の出血・梗塞・腫瘍，脳幹腫瘍，多発性硬化症，脳炎，クロイツフェルト・ヤコブ病，急性脊髄炎，ギラン・バレー症候群，頸椎外傷，多発性神経炎，重症筋無力症，周期性四肢麻痺，多発性筋炎，進行性筋ジストロフィー |
| 単麻痺 | 脳出血，脳梗塞，一過性脳虚血発作，脊髄出血，脳腫瘍，脊髄腫瘍，脊髄前角炎，多発性硬化症，脊髄空洞症，多発性神経炎 |

る．末梢性神経障害のため，弛緩性麻痺となり，腱反射は低下ないし消失する．症状の極期には呼吸筋麻痺や自律神経障害を呈する例もあり，人工呼吸器が必要となることもある．急性期を過ぎれば回復に向かうが，障害を残すこともある．

　c）神経筋接合部・筋肉の障害

　神経筋接合部・筋肉の障害においても，深部腱反射は消失する．神経筋接合部の障害をきたす疾患として，重症筋無力症やボツリヌス中毒が知られている．重症筋無力症は，神経筋接合部の後シナプス膜に存在するアセチルコリンレセプターに対する自己抗体により神経筋伝達が障害される自己免疫疾患である．易疲労性が特徴的であり，骨格筋の筋力が運動の反復により低下し，夕方に症状が増悪する．主な症状は眼瞼下垂，複視などの眼症状，筋力低下などである．筋肉の障害による疾患として，筋ジストロフィーや多発性筋炎がある．筋ジストロフィーは，骨格筋の筋線維の変性・壊死を主病変とし，進行性の筋萎縮と筋力低下をきたす遺伝性筋疾患である．

2）大脳基底核・小脳の障害

　随意運動は錐体路を介して行われるが，その運動をスムースに行うためには，主働筋は収縮させ，同時に拮抗筋は弛緩するといった協働的な筋肉の収縮，弛緩がタイミングよく，適正な筋緊張を保ちながら行われることが必要である．さらに，その運動中生じた誤差を常に補正する必要もある．これらを行っているのが，大脳基底核と小脳である．したがって，大脳基底核・小脳の障害により，円滑な随意運動ができなくなったり，無意識に筋肉が動く不随意運動が出現したりする．

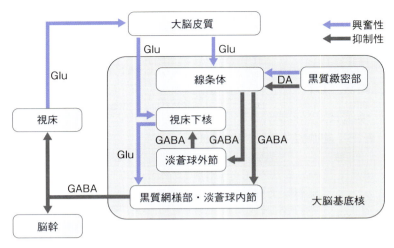

図10 大脳基底核の回路網
GABA：γ-アミノ酪酸作動性，Glu：グルタミン酸作動性，DA：ドパミン作動性

表36 大脳基底核・小脳の障害をきたす主な疾患

| 分　類 | 疾　患 |
| --- | --- |
| 小脳の障害 | 小脳腫瘍，小脳膿瘍，多発性硬化症，脊髄小脳変性症，小脳出血・梗塞，フリードライヒ運動失調症，シャイ・ドレーガー症候群 |
| 大脳基底核の障害 | 脳出血・梗塞，脳腫瘍，脳性小児麻痺，パーキンソン病，ウィルソン病，ハンチントン舞踏病，進行性核上性麻痺，薬物 |

a) 大脳基底核の障害

　大脳基底核は，大脳皮質から刺激を受け取り，視床を介し，大脳皮質へ刺激を返すというループを形成している．その大脳皮質からの刺激伝達は，線条体（被殻・尾状核）から，淡蒼球内節・黒質網様部を直接抑制する直接経路と，淡蒼球外節と視床下核を経由して淡蒼球内節・黒質網様部を促進する間接経路がある．通常状態では，淡蒼球内節・黒質網様部のGABAニューロンにより視床は強く抑制され，その結果視床から大脳皮質への投射が抑制されている．随意運動を行う際，大脳皮質からの興奮性刺激が直接経路を刺激し，淡蒼球内節・黒質網様部の視床への抑制を解除すると，視床から大脳皮質への興奮性刺激が伝達し，促通により運動を起こす（**図10**）．これは主働筋に対して働き，間接経路を介した刺激は拮抗筋などに対して筋収縮を抑制する．したがって，大脳基底核直接経路の障害では運動低下をもたらし，症状として寡動や無動症を認める．一方，大脳基底核間接経路の障害では運動亢進をもたらし，症状としては固縮（伸張反射の亢進），バリスム，アテトーゼ，舞踏病，振戦などの不随意運動を認める．パーキンソン病やハンチントンHuntington舞踏病が知られている（**表36**）．

b) 小脳の障害

　小脳は，さまざまな反射やフィードバック機構を用いて，意図した運動と実際に行われている運動を比較し，誤差を少なくするように運動を修正している．また，身体平衡と眼球運動を調節している．小脳の障害により，運動進行中に随意運動や反射的運動を補正できなかったり，平衡や歩行異常をきたす．症状として，手を対象に接近させると

きの振戦(企図振戦),対象までの距離を見積もれない(推尺異常),起立・歩行時のふらつき(体幹失調),検者の指を追視させたときの眼振(注視眼振),会話がゆっくりとなり前後の音節がつながる不明瞭発話やとぎれとぎれの発話(断綴性発話)がある.

### d. 知覚障害,しびれ

知覚は,主に表在感覚(触覚,痛覚,温度覚),深部感覚(振動覚,関節位置覚,深部痛覚)と複合感覚(2点識別覚,立体覚)を指す.知覚障害とは,これらが障害され刺激を正常に知覚できない状態をいう.知覚障害は,① 異常感覚,② 錯感覚,③ 感覚過敏,④ 感覚低下,感覚脱失に大別される.異常感覚とは,うずく,ジンジンする,などと表現される自発的な異常な感覚であり,錯感覚は外的刺激により感じるはずの感覚と異なった感覚に感じることである.知覚伝導路が障害され伝達される刺激が減少した場合は感覚低下になり,受容器や神経細胞の閾値が低下または興奮性が増加した場合は異常感覚や感覚過敏となる.しびれは異常感覚を意味することが多いが,知覚障害全般をしびれと表現し医療機関を受診することもある.

#### 1) 知覚伝導路
##### a) 触覚・深部覚(後索・内側毛帯路)
一次ニューロンは脊髄の後根から脊髄に入り同側の後索を上行し,延髄において薄束核,楔状束核と呼ばれる神経核で二次ニューロンとシナプス結合する(図11).二次ニューロンは延髄で交叉し,対側の内側毛帯に入り,上行して視床の後外側腹側核に入り,三次ニューロンとシナプス結合する.三次ニューロンは視床から大脳皮質にある感覚野にいたる.

##### b) 温痛覚(外側脊髄視床路)
温痛覚の一次ニューロンは脊髄に入ると後角で二次ニューロンとシナプスを形成する.二次ニューロンは対側に交叉し,脊髄の前外側を視床まで上行する.二次ニューロンは視床の後外側腹側核で三次ニューロンとシナプスを形成する.三次ニューロンは大脳皮質にある感覚野にいたる.

#### 2) 障害部位による分類と特徴(表37)
##### a) 末梢神経障害
単一の神経障害(末梢神経支配領域に一致した知覚障害),多発性単神経障害(左右非対称の複数の神経の障害),多発性神経障害(末梢神経支配領域に一致せず,手袋靴下型といわれ四肢末端部に知覚障害が強くなる)または脊髄根障害(脊髄神経節の支配領域に一致した知覚障害)がある(図12).

##### b) 脊髄障害
障害された脊髄レベルの入力線維とそれより下位からの上行線維の障害が起こる.また,脊髄障害は脊髄内のどの神経路が損傷を受けるかによってさまざまなパターンの障害を生じる.典型例として,横断性脊髄障害,半側脊髄障害,脊髄視床路障害や中心灰白質障害などがある.

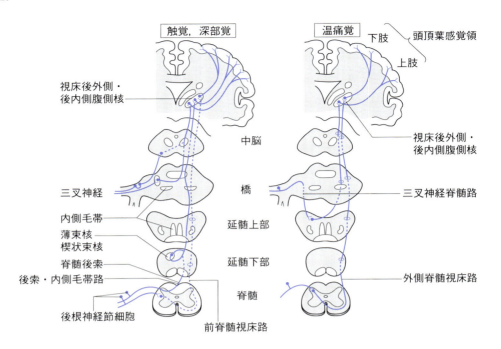

**図11 感覚神経線維路**

　三叉神経：脳神経の1つで，体性運動性と知覚性の混合神経．顔・眼・鼻・口・歯・舌の2/3の痛覚，触覚，温度覚と顎の筋肉を支配．
　後索・内側毛帯路：識別性触覚・深部覚を伝達．
　前脊髄視床路：原始性の識別性の乏しい触覚を伝達．

**表37 感覚障害をきたす主な疾患**

| 分　類 | 原因疾患 |
|---|---|
| 末梢神経障害 | |
| 　単神経障害 | 末梢神経絞扼症候群 |
| 　多発性単神経障害 | 結節性動脈周囲炎 |
| 　神経叢障害 | 腕神経叢障害 |
| 　脊髄根障害 | 変形性脊椎症，椎間板ヘルニア，脊髄腫瘍，帯状疱疹 |
| 　多発性神経障害 | 糖尿病，アルコール性障害 |
| 脊髄障害 | |
| 　横断障害 | 頸椎症，多発性硬化症，脊髄損傷，脊髄腫瘍 |
| 　半側障害 | ブラウン・セカール症候群 |
| 　前2/3の障害 | 前脊髄動脈症候群（前脊髄動脈の閉塞，梗塞） |
| 　中心灰白質障害 | 髄内腫瘍，脊髄空洞症 |
| 　後索障害 | 脊髄癆，フリードライヒ運動失調症，亜急性連合性脊髄変性症 |
| 脳幹・大脳の障害 | |
| 　脳幹障害 | 椎骨脳底動脈血栓症，延髄空洞症，腫瘍 |
| 　視床障害 | 脳血管障害，腫瘍 |
| 　大脳皮質性病変 | 脳血管障害，腫瘍 |

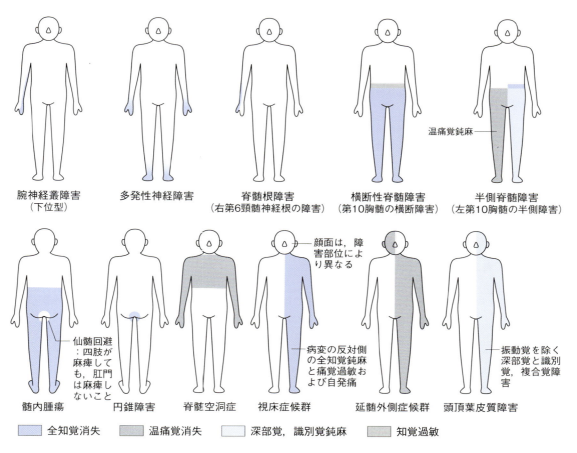

図12 種々の知覚障害

c） 脳幹，大脳の障害

脊髄障害と同様に障害部位によりさまざまなパターンの障害が生じる．たとえば，視床の障害では，反対側の全知覚障害が起こる．病変の反対側に激しい持続的・発作性の疼痛を認めることがあり，視床痛という．また，椎骨動脈系の後下小脳動脈の閉塞によって延髄外側が梗塞を起こすと延髄外側症候群（ワレンベルグ Wallenberg 症候群）といい，障害と同側の顔面の温痛覚障害，小脳症状，ホルネル Horner 症候群と反対側の頸部以下，体幹・上下肢の温痛覚障害をきたす．

e． 記憶障害

記憶とは，情報を脳内に取り込み，保存し，後になってその情報を再生する一連の機能を指す．記憶は，作業記憶（即時記憶），短期記憶（近時記憶），そして長期記憶（遠隔記憶）に分けられる．作業記憶は，数秒から数十秒の記憶で大脳皮質前頭野を中心に行われる．短期記憶は，主に数日までの記憶で，重要性などのなんらかの刺激により付随する情報とともに海馬に情報が入り，なんらかの処理と符号化が行われる．短期記憶として海馬に情報が保持されている間に，他の記憶情報と関連づけられ，大脳皮質に蓄積され長期記憶となる．

**表 38 けいれん発作をきたす疾患**

| 原　因 | 疾　患 |
|---|---|
| 特発性 | てんかん |
| 脳血管障害 | 脳血管奇形，もやもや病など |
| 脳腫瘍 | 神経膠腫，髄膜腫，転移性脳腫瘍 |
| 頭部外傷 | |
| 感染症 | 髄膜炎，脳炎，脳膿瘍など |
| 膠原病・血管炎 | 全身性エリテマトーデス，シェーグレン症候群，結節性多発動脈炎など |
| 変性疾患 | アルツハイマー型認知症など |
| 脳の機能性障害 | 熱性けいれん，低血糖，高浸透圧性脳症，無酸素脳症，アダムス・ストークス発作，尿毒症，ショック，薬物中毒（向精神薬，抗うつ薬，鎮痛薬など），過換気症候群 |
| 心因性 | ヒステリー性けいれん |

**表 39 めまいをきたす主な原因**

| 分　類 | 原　因 |
|---|---|
| 末梢性めまい | メニエール病，良性発作性頭位めまい，突発性難聴，内耳炎，前庭神経炎，外傷，薬物性前庭神経障害（アミノグリコシド系抗菌薬，シスプラチン） |
| 中枢性めまい | 小脳脳幹梗塞（出血，腫瘍），小脳炎，聴神経腫瘍，椎骨脳底動脈循環不全，髄膜炎 |
| 失神性めまい | 起立性低血圧，シャイ・ドレーガー症候群，自律神経障害（糖尿病，アミロイドーシスなど），貧血，うっ血性心不全，心臓弁膜症，アダムス・ストークス発作 |
| その他 | 心因性，視性 |

　順向性健忘は，障害以後の記憶の蓄積不能で，逆向性健忘は障害以前の出来事を思い出せないことである．海馬，視床，乳頭体や前脳基底部の障害により，記憶障害が起こりやすい．記憶障害を起こす疾患として，記憶関連部位の脳血管障害やアルツハイマー Alzheimer 病に代表される認知症疾患がある．

### f. けいれん

　けいれんは，意思とは無関係に骨格筋が急激な収縮を繰り返すことをいう．広義には，有痛性の限局性筋収縮であるクランプを含む．強直性けいれんと間代性けいれんがある．強直性けいれんは骨格筋の強い収縮により体幹，四肢が伸展し硬直したけいれんで，間代性けいれんは骨格筋が収縮と弛緩を繰り返すものである．けいれんをきたす疾患として，てんかん，熱性けいれん，ヒステリー，低血糖，低ナトリウム血症や高ナトリウム血症などの電解質異常などがある（表 38）．

### g. めまい

　めまいとは，自分自身の体と周囲の空間との位置関係が乱れたときの感覚である．めまいは，周囲または自分がぐるぐる回るなどの回転感の回転性めまい vertigo，体がふらついたり船に乗っている感じという漠然とした浮遊感である浮動性めまい dizziness と血の気が引き意識の遠くなる感覚（眼前暗黒感）である失神または前失神 faintness, syncope がある．失神または前失神は，起立性低血圧のような循環器疾患によることが

多い(表39).

　回転,加速度や重力に対する方向の知覚は,内耳の三半規管と前庭により検知し,前庭神経により脳幹の前庭神経核へ伝えられ,そこから脊髄,小脳や大脳皮質などに連絡する.空間の認知は,前庭情報,視覚情報と深部知覚情報が統合されることにより行われる.内耳や前庭神経の障害により起こるものを末梢性めまいといい,回転性めまいで発作性,反復性が多い.また,しばしば耳鳴りや難聴を伴う.脳幹や小脳の障害により起こるものを中枢性めまいといい,非回転性で持続性が多い.しばしば,脳神経症状や小脳症状を伴う.

# 6. 血液系およびその他

## a. 貧　血

p.223を参照.

## b. 出血傾向

### a) 生体の止血機構

　止血機構は,生体の血管が破綻して血管外に血液が出ること,つまり出血を最小限にするための機構で,血管壁の反応性収縮,血小板粘着・凝集による一時止血,血液凝固反応による二次止血の3つにより行われている.同時に,血管内で不必要に凝固しないようにする抗凝固,あるいは不要な血液の凝集塊を溶かす線維素溶解系(線溶系)と呼ばれる機構ももっている.

　血管が破綻し血管内皮下組織のコラーゲンが露出すると,フォン・ヴィルブランドvon Willebrand因子(vWF)を介して血小板はコラーゲンに粘着し,さらにフィブリノーゲンを介して血小板同士が凝集し,とりあえずの止血(一次止血)が行われる.その後,組織因子と第VII因子から始まる外因系凝固経路と,異物面との接触によって活性化される内因系凝固経路により凝固因子の活性化が起こり,トロンビンによるフィブリンの形成も加わることで,確固たる凝血塊が形成され(二次止血),止血が完了する.

　線溶系は,血漿中のプラスミノーゲンが組織型プラスミノーゲン活性化因子もしくはウロキナーゼによって活性化され,プラスミンになる.プラスミンは凝固したフィブリンを分解し,フィブリン分解産物にする.

### b) 出血傾向の臨床症状と検査

　鼻出血や歯肉出血など,容易に出血し止血しにくく,たいした物理的刺激が加えられていないのに紫斑を生じたりする.血管や血小板の異常では比較的小さな皮下出血が多く,凝固・線溶系の異常では大きめの皮下出血,血腫や関節出血が多い傾向にある.たとえば,特発性血小板減少性紫斑病では鼻出血や皮下出血が,血友病では関節内出血,筋肉内出血などが多い(表40).

　出血傾向の検査として,血小板数,プロトロンビン時間,活性化部分トロンボプラスチン時間,フィブリノーゲン,フィブリンの分解産物であるFDPなどがあり,診断に

表40　出血傾向をきたす主な疾患

| 原因 | 疾患など |
|---|---|
| 血管の異常 | 遺伝性出血性毛細血管拡張症（オスラー病），単純性紫斑，シェーンライン・ヘノッホ紫斑病，ステロイド紫斑 |
| 血小板減少 | |
| 　産生低下 | 再生不良性貧血，骨髄悪性病変（急性白血病，骨髄腫など），巨赤芽球性貧血，薬剤性 |
| 　破壊，消費亢進 | 特発性血小板減少性紫斑病，血栓性血小板減少性紫斑病，播種性血管内凝固症候群，人工弁，巨大血管腫，脾機能亢進，肝硬変 |
| 血小板機能異常症 | 血小板無力症，血小板放出異常症，尿毒症，薬剤性（非ステロイド抗炎症薬） |
| 凝固異常症 | 血友病，フォン・ヴィルブランド病，その他の凝固因子欠乏症，肝不全，播種性血管内凝固症候群，ビタミンK欠乏症 |
| 線溶亢進症 | 第XIII因子欠乏症，急性前骨髄球性白血病，播種性血管内凝固症候群 |

表41　関節痛・関節腫脹をきたす主な疾患

| 分類 | 急性 | 慢性 |
|---|---|---|
| 単関節炎 | 痛風，偽痛風，細菌性関節炎，外傷性関節炎，骨壊死，急性多関節炎の初期 | 変形性関節症，外傷性関節炎，骨壊死，神経病性関節炎，結核性関節炎 |
| 多関節炎 | ウイルス性関節炎（HBV，HCV，HIV，パルボB19），細菌性心内膜炎，リウマチ熱，自己免疫疾患の早期［関節リウマチ，全身性エリテマトーデス（SLE）など］ | 自己免疫疾患（関節リウマチ，SLEなど），強直性脊椎炎，乾癬性関節炎，変形性関節症 |

重要である．

### c. 関節痛・関節腫脹

　関節痛・関節腫脹は，該当関節の炎症を意味しており，その周囲組織に炎症が波及していることも少なくない．しかし，腱鞘炎などの関節外の疼痛でも関節が痛いとして訴えることがあるため注意を要する．関節炎は，単発性か多発性か，急性か慢性かにより分けることができる（表41）．急性の単関節炎は外傷性や細菌性関節炎が，慢性の単関節炎は変形性関節症や大腿骨頭壊死が知られている．同様に，慢性多関節炎では関節リウマチなどの自己免疫疾患が，急性の多関節炎ではウイルス性関節炎や早期の自己免疫疾患が代表的疾患である．慢性多関節炎をきたす代表的疾患である関節リウマチは，関節滑膜を炎症の主座とし，関節破壊を特徴とする全身性自己免疫疾患である．30〜50歳代での発症が多く，男性よりも女性に多い．関節の滑膜から軟骨や骨へと炎症が波及し，やがて関節自体が破壊され関節変形をきたす（図13）．罹患関節の朝のこわばり，発赤，腫脹，疼痛および全身性の疲労，倦怠感，食欲不振，微熱などを認め，改善と悪化を繰り返しながら進行する．関節症状は多発性かつ対称的であることが多く，手根関節，示指および中指の中手指節関節，近位指節間関節，中足趾節関節，肘関節や足関節などの多くの関節が罹患する．

　関節外症状としては，肺線維症，血管炎，眼症状などを伴う．リウマトイド因子陽性となるのは8割程度であり，関節リウマチ診断に必須ではない．変形性関節症は，最も

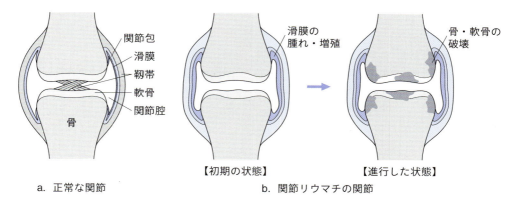

図13　関節リウマチにおける関節の変化

多い関節疾患の1つであり，老化性退行変化を基盤として，関節軟骨に対する力学的負荷の繰り返しと蓄積により，軟骨の変性・破壊と，それに続いて関節辺縁や軟骨下骨における骨の増殖性変化を生じる疾患である．年齢とともに罹患者は増え，高齢者では男性よりも女性に若干多い．荷重関節である膝関節や股関節に多く，一般に単関節または少数の関節に発症する．遠位指節間関節の変形性関節症はヘバーデン Heberden 結節と呼ばれ，指先の関節の痛みと変形がみられ，遺伝が関与し，女性に多い．変形性関節症の症状は，病初期には運動開始時の関節痛のみであるが，徐々に運動中にも認め，関節可動域は制限され，変形をきたす．痛風は，高尿酸血症を基盤として関節を中心に尿酸が析出・沈着し，急性関節炎を引き起こす疾患である．患者のほとんどは男性であり，中高年での発症が多い．罹患関節は，母趾中足基節関節などの足部の関節に多く，病初期の上肢の急性関節炎はまれである．

### d. 腰背部痛

　腰背部痛は，中高年者を中心によく認められる主訴である．その多くは非特異的な腰背部痛で椎間板，椎間関節，仙腸関節や背筋などに原因があることが推定されている．明確な原因の同定は困難であり，緊急性も低いことが多いが，腰背部痛を認める疾患の中には，泌尿器系，脊椎系，血管系，消化器系，呼吸器系または婦人科系などの治療を要する多くの疾患が含まれていることがある．急性の腰背部痛を示す泌尿器系疾患では，尿路結石，腎盂腎炎や腎梗塞などがあるが，尿路結石が最も多い．尿路結石で認められる急性の腰背部痛は疝痛発作であり，結石が尿管で尿の通過障害を起こし腎盂内圧が上昇することで起こる．疼痛は，結石が腎臓から尿管・膀胱へと移動した場合には，腰背部から下腹部へと移動する．また，尿検査では血尿を認める．脊椎疾患では，腰椎椎間板ヘルニア，腰椎圧迫骨折，腰部脊柱管狭窄症，脊椎分離症，脊椎すべり症や転移性骨腫瘍など，多くの疾患で腰背部痛を認める．多くの場合，脊椎疾患では慢性の腰背部痛であるが，感染性関節炎や外傷などによる腰椎圧迫骨折や椎間板ヘルニアなどは急性発症の経過をとる．また，頻度としては低いが，腹部大動脈瘤破裂は致死率が高く，腹部大動脈解離は破裂などのリスクが高いことから重要な疾患である．これらは一般的に突

表42 続発性無月経の主な原因

| 分 類 | 原 因 |
|---|---|
| 視床下部性 | 体重減少，神経性食欲不振症，運動，薬物，心因性，腫瘍 |
| 下垂体性 | 高プロラクチン血症，シーハン症候群，下垂体腫瘍，二次性下垂体機能低下 |
| 卵巣性 | 早発閉経，ゴナドトロピン抵抗性卵巣，多嚢胞性卵巣症候群，卵巣・副腎腫瘍 |
| 子宮性 | 炎症，外傷 |

然に激烈な腰背部痛や腹痛で発症する．他の疾患でも，膵炎，胃潰瘍・十二指腸潰瘍，胆嚢炎，肺塞栓症や子宮内膜症などにより，他の症状とともに腰背部痛を認めることがある．

### e. 月経異常

月経異常には，月経周期の異常，月経血量の異常や月経随伴症状などが含まれる．

#### a) 正常な月経周期

月経周期の低温期は，脳下垂体からの卵胞刺激ホルモンにより卵巣で卵胞が発育し，エストロゲンが分泌され子宮内膜が増殖する（増殖期）．エストロゲンが一定量を超えると，脳下垂体から短期的大量に黄体化ホルモンが分泌され，排卵が起こる．排卵後，卵胞は黄体に変化し，プロゲステロンを分泌し，子宮内膜は妊娠に適した分泌期になる．妊娠が成立しない場合，黄体の退縮によりプロゲステロンの分泌が低下し，子宮内膜は剥離し月経となる．

#### b) 無月経

原発性無月経と続発性無月経がある．原発性無月経はまれで，染色体異常などによることがある．続発性無月経は多く，精神的ストレス，ダイエットから多嚢胞性卵巣症候群といった疾患まで種々の原因により起こる（**表42**）．

#### c) 月経困難症

月経前または期間中に，下腹部痛，腰痛や頭痛などの症状を認めることをいう．悪心，便秘や下痢，頻尿もしばしばみられる．子宮内膜症や子宮筋腫により起こることも多いが，器質的疾患がなくても起こる．

### f. 視力障害

視力障害は，近視・遠視・乱視などの屈折異常や調節機能の異常などのなんらかの理由により視力が低下している状態をいう．

光は，透光体（角膜，前房，水晶体，硝子体）を通り，網膜に結像するよう屈折を調節され，網膜に投射される．網膜で電気的信号に変換され，視神経により後頭葉にある視中枢にいたる．視力障害は，器質的異常と機能的異常（屈折異常，調節異常）に分けられる．

#### a) 器質的異常

緑内障，糖尿病網膜症，加齢黄斑変性，網膜色素変性症など種々の疾患が含まれる（**表43**）．

**表 43　視力障害をきたす主な疾患**

a. 器質的異常

| 部　位 | 疾　　患 |
|---|---|
| 角膜 | 角膜炎，角膜潰瘍，角膜ヘルペス |
| 水晶体 | 白内障 |
| 硝子体 | 硝子体出血 |
| 網膜 | 網膜色素変性症，糖尿病網膜症，網膜静脈閉塞症，網膜動脈閉塞症，網膜剥離，加齢黄斑変性 |
| ぶどう膜 | ぶどう膜炎 |
| 視覚路 | 視神経炎，視神経萎縮，緑内障，下垂体腫瘍 |
| 視覚野 | 脳梗塞，脳出血 |

b. 機能的異常

| 種　類 | 疾　　患 |
|---|---|
| 屈折異常 | 近視，遠視，乱視 |
| 調節異常 | 老視，調節衰弱，調節麻痺 |

b）機能的異常

① 屈折異常：近視，遠視と乱視がある．近視は網膜の手前で結像する状態で，遠視は網膜の後方で結像する状態である．乱視は，角膜や水晶体の形状異常により光の屈折がずれ，1ヵ所で結像しない状態をいう．

② 調節異常：老視は一般には老眼といわれ，加齢による水晶体の弾性低下により調節力が弱まり，近くのものに焦点を合わせることが困難な状態をいう．弱視は，眼球や視覚路に器質的異常がないにもかかわらず視力低下を認めることをいい，視覚の発達段階での障害で起こる．

## g.　聴力障害

聴力障害は音を識別する能力の障害である．外耳道・鼓膜または中耳の病変により内耳への音の効果的な伝導をできないことによって生じる伝音難聴と内耳・蝸牛神経の障害によって生じる感音難聴に分けられる．感音難聴は，さらに内耳性（蝸牛性）と後迷路性（蝸牛から上位の蝸牛神経より皮質領域までの聴覚伝導路）に分けられる．聴力は，空気を伝わり外耳から入る音を識別する通常の聴力（気導聴力）と頭蓋骨の振動が直接内耳に伝わる骨導聴力がある．伝音難聴では，気導聴力が低下し，骨導聴力は正常である．一方，感音難聴は気導聴力と骨導聴力の両方が低下する．

聴力障害で最も多いのは，中耳炎とその後遺症に伴う後天性伝音難聴である．感音難聴は，アミノグリコシド系抗菌薬やシスプラチンなどの聴覚毒性物質，内耳炎（麻疹，流行性耳下腺炎や髄膜炎による），メニエール Ménière 病，突発性難聴や騒音性難聴などにより起こる．

# 各 論

## 1. 消化器疾患

### A 消化管系

#### 1. 消化性潰瘍　peptic ulcer

　図1-1に胃の各部の名称を示す．胃内は胃底部，胃体部，幽門前庭部に分ける．胃角は，胃体部と幽門前庭部との境界の折れ曲がった部分である．幽門は十二指腸につながる．

　消化性潰瘍には，胃潰瘍 gastric ulcer と十二指腸潰瘍 duodenal ulcer がある．ともに粘膜筋板を越えて組織が欠損した状態になる（図1-2）．胃潰瘍は，胃酸分泌量の低下傾向および胃排泄能の低下傾向を示す．他方，十二指腸潰瘍は胃酸分泌量の亢進傾向および胃排泄能の亢進傾向を示す．十二指腸潰瘍は胃潰瘍よりも若年層でみられる場合が多い．日本人では胃潰瘍患者，欧米では十二指腸潰瘍の患者の割合が高い．

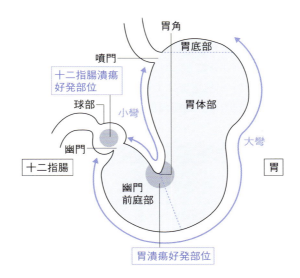

図1-1　胃の各部の名称，ならびに胃潰瘍と十二指腸潰瘍の好発部位

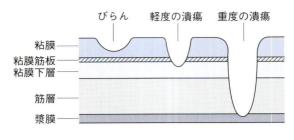

図 1-2　びらんと潰瘍の模式図

### ■ 病態生理

胃潰瘍，十二指腸潰瘍ともに，ヘリコバクター・ピロリ *Helicobacter pylori* の存在，非ステロイド抗炎症薬（NSAIDs），喫煙が発生要因として関与している場合が多い．

胃潰瘍は胃酸の影響よりも，胃粘膜の脆弱性亢進，微小血管血流の減少，プロスタグランジン生合成の低下が重要な成因である．胃潰瘍は胃角部小彎側に発生することが多く，大彎側に発生することは少ない（図 1-1）．

十二指腸潰瘍はストレス刺激などによる過度の胃酸分泌が重要な成因である．通常十二指腸では，胆汁や膵液中の重炭酸イオンにより，また十二指腸粘膜からの重炭酸イオン分泌により，胃酸を中和し，ペプシンを不活性化している．十二指腸潰瘍は幽門から数 cm 以内の球部に発生することが多い（図 1-1）．

図 1-3 に胃底腺の模式図を示す．胃酸は胃腺中の壁細胞，ペプシンの前駆体のペプシノーゲンは主細胞より分泌される．

### ■ 症　候

心窩部（みずおち）痛，腹部膨満感，悪心，胸やけ，嘔吐などの症状を呈する．心窩部を中心とした痛みは，胃潰瘍の場合は食後に多く，十二指腸潰瘍の場合は空腹時に多い．潰瘍部の血管が破壊されると合併症として吐血や下血が起きる．胃や十二指腸に穿孔ができると激痛が起き，食物が腹腔内に漏れると，合併症として急性腹膜炎が起きる．

### ■ 診断・検査

潰瘍の疑いがあるときには必ず内視鏡診断を行う必要がある．内視鏡による胃・十二指腸潰瘍のステージ分類として，わが国では崎田・三輪 Sakita-Miwa 分類が多用されている（表 1-1）．胃 X 線造影による検査では，ニッシェやひだ集中像（☞ Memo 1）を認める．超音波内視鏡では，粘膜内部の観察が行えるのでより正確である．

---

**ニッシェとひだ集中像**　　Memo 1

　ニッシェとは，X 線造影検査で，潰瘍性の病変などによる陥凹部に造影剤（バリウム）がたまることによって出現する像である．形態は円形のものから線状のものまでさまざまである．ひだ集中像とは，潰瘍の治癒期への移行に伴い粘膜がひきつれ，造影検査において観察される，潰瘍中心に向かう放射状の像である．

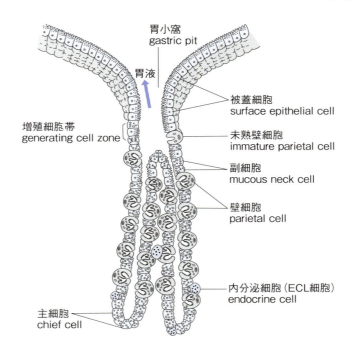

**図 1-3　胃底腺を構成する細胞**

副細胞：粘液分泌，壁細胞：胃酸分泌，内分泌細胞（ECL細胞）：ヒスタミン分泌，主細胞：ペプシノーゲン分泌．
ECL細胞：腸クロム親和性細胞様細胞 enterochromaffin-like cell

**表 1-1　崎田・三輪の潰瘍ステージ分類**

| 活動期 | |
| --- | --- |
| $A_1$ 期 | 潰瘍形成初期．潰瘍底が深くえぐられていて，周辺は浮腫状に盛り上がっている |
| $A_2$ 期 | 潰瘍周辺部との区別が明確化して，潰瘍底が白苔におおわれる |
| 治癒期 | |
| $H_1$ 期 | 潰瘍が治癒に向かったと判断される時期．白苔が薄くなる |
| $H_2$ 期 | さらに治癒した状態．白苔がわずかになる |
| 瘢痕期 | |
| $S_1$ 期 | 再生上皮により完全におおわれ，発赤が認められる．治療をやめると再発が多く起こる |
| $S_2$ 期 | 発赤も消失．治療をやめても，この時期からの再発は少ない |

■ 治　療

　消化性潰瘍の治療薬には，大別して，攻撃因子抑制薬と防御因子増強薬がある．主な攻撃因子抑制薬については表 1-2 に示す．防御因子増強薬には，粘膜保護薬，組織修復促進薬のほか，プロスタグランジン製剤（NSAIDs による潰瘍に有効），抗ドパミン薬（胃血流の改善）などがある．

　消化性潰瘍患者が *H. pylori* の保菌者である場合は，一次除菌法として，プロトンポンプ阻害薬（PPI），アモキシシリン水和物，クラリスロマイシンの 3 剤併用療法を行う．この療法で除菌できなかった場合は，クラリスロマイシンに変えてメトロニダゾールを用

表1-2 主な攻撃因子抑制薬

| カテゴリー | 主な薬剤（一般名） | 特徴 |
|---|---|---|
| プロトンポンプ阻害薬（PPI） | オメプラゾール，ランソプラゾール，ラベプラゾールナトリウム，エソメプラゾールマグネシウム水和物 | 消化性潰瘍，胃食道逆流症の第一選択薬．$H_2$ブロッカーよりも強い酸分泌抑制効果 |
| ヒスタミン$H_2$受容体拮抗薬（$H_2$ブロッカー） | ファモチジン，ラニチジン塩酸塩，シメチジン | 強い酸分泌抑制効果．PPIと同様に頻用 |
| カリウムイオン競合型アシッドブロッカー（P-CAB） | ボノプラザンフマル酸塩 | 2014年，製造販売承認．（☞ Memo 4 参照） |
| 選択的ムスカリン受容体拮抗薬 | ピレンゼピン塩酸塩水和物 | 壁細胞以外の$M_1$受容体に作用 |
| 抗ガストリン薬 | プログルミド | 壁細胞のCCK-B受容体に作用 |
| 抗コリン薬 | ピペリドレート塩酸塩，ブチルスコポラミン臭化物 | 副交感神経の遮断 |
| 制酸剤 | 炭酸水素ナトリウム，水酸化マグネシウム | 即効性あり．急性期に使用 |

いる．

 *H. pylori* 除菌治療によらない消化性潰瘍治療においては，PPIが第一選択薬である．NSAIDsを服用している場合は，原則，服用を中止する．NSAIDs中止が不可能な場合は，PPIあるいはプロスタグランジン製剤を適用する．出血がある場合には，内視鏡的治療を行い，重度の場合には，外科的治療を行う．

### Memo 2　プロトンポンプ阻害薬はプロドラッグ！

　プロトンポンプ阻害薬（PPI）はもとの構造のままでは効果を有しない．PPIは脂溶性が高く細胞膜を容易に透過する．内服したPPIは小腸において吸収され全身に運ばれるが，胃酸分泌細胞の強酸がたまっている領域にPPIが入ると，プロトンと反応してスルフェナミド体となる．このスルフェナミド体が活性本体であり，正荷電を有することから膜不透過となり，酸性領域に蓄積される．蓄積された活性体は細胞内管腔において，プロトンポンプのシステイン残基と共有結合（ジスルフィド結合）し，プロトンポンプの働きを阻害する（図1-4）．体内に胃酸分泌細胞のような強酸性の場所はほかになく，PPIは胃プロトンポンプに対して特異的に作用する．

### Memo 3　PPIとCYP2C19

　PPIのオメプラゾールやランソプラゾールの主代謝経路である水酸化反応は，P450薬物代謝酵素のCYP2C19によって触媒されている．これらのPPIは，同じくCYP2C19によって代謝されるジアゼパムやワルファリンカリウムなどと薬物間相互作用を引き起こす可能性があり注意が必要である．オメプラゾールの一方の光学異性体（S体）であるエソメプラゾールの代謝におけるCYP2C19の寄与率は，オメプラゾールよりも小さい．他方，ラベプラゾールナトリウムは非酵素的にチオエーテル体に変化するのでこのような薬物間相互作用の可能性は小さい．

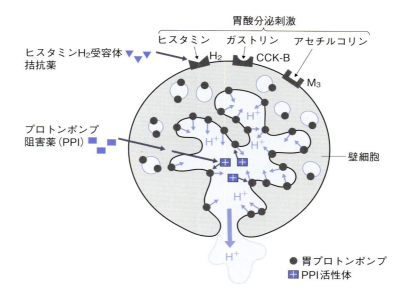

**図 1-4 胃壁細胞におけるヒスタミン $H_2$ 受容体拮抗薬とプロトンポンプ阻害薬の作用メカニズム**

$H_2$：ヒスタミン受容体，$M_3$：ムスカリン性アセチルコリン受容体，CCK-B：コレシストキニン受容体．

ヒスタミン $H_2$ 受容体拮抗薬は，胃壁細胞の基底側膜（血流側）に存在するヒスタミン $H_2$ 受容体において，胃酸分泌刺激物質のヒスタミンと競合的に拮抗し，胃酸分泌を抑制する．プロトンポンプ阻害薬（PPI）は，胃壁細胞の管腔において強酸によって活性体となり，分泌側膜（管腔側）の胃プロトンポンプに共有結合する（☞ Memo 2）．プロトンポンプは胃酸分泌の最終段階を担っているため，PPI は胃酸分泌を強力に阻害することができる．

---

**Memo 4　カリウムイオン競合型アシッドブロッカー（potassium-competitive acid blocker; P-CAB）**

2014 年，新しいカテゴリーの酸分泌抑制薬として，P-CAB のボノプラザンフマル酸塩の製造販売が承認された．胃プロトンポンプは，$H^+$ と $K^+$ を対向輸送するが，P-CAB は，プロトンポンプに直接作用し，細胞内への $K^+$ 輸送を阻害する．その結果，細胞外への $H^+$ 輸送も阻害される．P-CAB は，PPI よりも強力であり，効果の発現も速いとされている．

## 2. 胃　炎　gastritis

　胃炎には，急性胃炎 acute gastritis と慢性胃炎 chronic gastritis がある．急性胃炎と慢性胃炎は，症状の時間経過が異なる．急性胃炎として，急性出血性胃炎，急性びらん性胃炎，急性ヘリコバクター・ピロリ *H. pylori* 胃炎などがある．慢性胃炎として，組織学的な観点から表層性胃炎 superficial gastritis や萎縮性胃炎 atrophic gastritis などが挙げられる．

### 病態生理

　急性胃炎は，過食，アルコール摂取，NSAIDs の服用などの外因的要因や，ストレス，

アレルギー，らせん状グラム陰性桿菌 H. pylori 感染などの内因的要因により引き起こされる．他方，慢性胃炎は，大部分が H. pylori の感染に起因している．

■ 症　候

急性胃炎は，胃粘膜の浮腫・発赤，びらん（粘膜筋板に達しない粘膜の損傷）（図 1-2），出血を認める．一過性のことが多く数日後には治癒する．突発性の心窩部(みずおち)痛，腹部膨満感，悪心，嘔吐を伴う．吐血，下血をきたす場合もある．

慢性胃炎では，胃粘膜に慢性炎症が認められ，心窩部痛，腹部不快感，悪心，嘔吐などを伴う．

■ 診断・検査

胃炎の診断にはX線や内視鏡による検査，病理組織学検討が有効である．

急性胃炎では，病因が明らかであり典型的な症状を示す場合は，診断が比較的容易である．

慢性胃炎の場合，表層性胃炎では，炎症細胞（単核球や多核型白血球）の浸潤が粘膜表層までの範囲にとどまり，びらんなどを主体とする病変が認められる．また萎縮性胃炎では，炎症細胞の浸潤が粘膜の全層に及び，内視鏡的には粘膜の血管透視像や退色性変化を認める．萎縮性胃炎が進行すると，胃粘膜上皮が小腸上皮の形態に変化する病態である腸上皮化生を引き起こす．萎縮性胃炎は胃がん発症の高リスク因子である．また，特殊な例として鳥肌胃炎があり，H. pylori に対する免疫反応により粘膜下にリンパ濾胞が形成される．鳥肌胃炎も胃がん（未分化型）発症の高リスク因子である．

■ 治　療

急性胃炎は，誘因の除去や安静を基本とするが，薬物療法の場合は，胃酸分泌抑制薬（ヒスタミン $H_2$ 受容体拮抗薬など）や粘膜防御因子増強薬などを服用する．場合により，対症療法として，制吐薬，抗コリン薬，鎮痛薬，抗不安薬などを用いる．

慢性胃炎は，H. pylori の除菌が有効であり，2013年から保険適用になった．不定愁訴が強い場合には，消化管運動賦活薬，抗不安薬などを用いる．

■ 胃炎に関連する疾患

a) 急性胃粘膜病変　acute gastric mucosal lesion（AGML）

急性胃炎の重症型ともいえる病態を呈する．AGMLの病因の大部分が H. pylori の急性感染で，ほかにストレス，NSAIDsの服用，アニサキス感染などが挙げられる．症状として突発性の心窩部痛，悪心，嘔吐，出血などがみられる．内視鏡的には，急性のびらん，潰瘍（図 1-2），浮腫などを認める．

b) 機能性ディスペプシア　functional dyspepsia（FD）

慢性胃炎は1996年のUpdated Sydney Systemでは，組織学的胃炎として病理組織学的な面からのみ取り扱われたが，症候学的（症状に基づく）胃炎の概念は入っていなかった．1999年のローマ RomeⅡの基準では症候学的胃炎は機能性ディスペプシア（FD）として定義された．2006年のローマ RomeⅢでは，FDの症状の内容をより具体的に示した．FDは，内視鏡検査や血液検査などで異常が観察されないにもかかわらず，心窩部痛，知覚過敏などの症状がみられ，自律神経障害，H. pylori 感染などの要因が複雑に絡み合って引き起こされているものと考えられる．

> **Memo 5**
> ***H. pylori* はなぜ胃内で生存できるのか？**
>
> 　胃内は，強い酸性に保たれており，通常細菌は生存できない．しかし *H. pylori* はウレアーゼを産生することで，胃液中の尿素をアンモニアと二酸化炭素に分解し，生じたアンモニアで局所的に胃酸（塩酸）を中和することができる．その結果，胃粘膜に感染し生育が可能となる．感染は，胃底腺の少ない幽門部に多い．*H. pylori* は，自然環境下で，胃以外では増殖することができない．

## 3. 胃食道逆流症　gastroesophageal reflux disease（GERD）

　胃食道逆流症には，逆流性食道炎と非びらん性胃食道逆流症がある．ともに胸やけなどの自覚症状を呈するが，逆流性食道炎では，内視鏡的に食道粘膜に傷害がみられるのに対し，非びらん性胃食道逆流症では，傷害がみられない．アルコールや喫煙，過食や早食い等の生活習慣，肥満や悪い姿勢，ストレスなどが胃食道逆流症の引き金となる．

### ■病態生理

　通常，胃から食道への逆流が防止されているのは，食道下部に括約筋（下部食道括約筋 lower esophageal sphincter）が存在しているためである．胃食道逆流症の原因として，下部食道括約筋の機能低下（弛緩），妊娠や肥満などによる腹圧上昇といった逆流防止機能の障害，胃酸分泌の増加などが挙げられる．

　食道粘膜は，ムチンなどを分泌することで粘膜表面を保護しているが，胃粘膜に比べて酸に弱い．また，胃食道逆流症の患者における食道のムチン分泌量は有意に低下していることが報告されている．このため，逆流性食道炎では，強酸を含む胃内容物が食道内に逆流，停滞することにより，食道粘膜に潰瘍やびらんが形成される．他方，非びらん性胃食道逆流症では，食道粘膜傷害は観察されず，病因として，胃内容物逆流のほか，食道の知覚過敏や運動能の異常などが考えられている．

### ■症　候

　逆流性食道炎では，胸やけ，胸痛，呑酸（酸っぱい液体が口まで上がってくる）などの症状を呈する．非びらん性胃食道逆流症においても，胸やけ，呑酸などの症状が現れる．

### ■診断・検査

　内視鏡検査または腹部 X 線検査を行う．内視鏡で食道粘膜を直接観察しても診断がつかない場合は，食道内の 24 時間 pH モニタリングを行う．

### ■治　療

　主に，胃酸分泌抑制を目的として PPI や $H_2$ 受容体拮抗薬が用いられる．GERD 診療ガイドライン（日本消化器病学会）においては，PPI が第一選択薬である．他方，原因として考えられる生活習慣などの改善も行う．

## 4. 大腸炎 colitis

図1-5に大腸の模式図を示す．小腸（回腸）が大腸（盲腸）につながる部分を回盲部という．大腸は盲腸に始まり，上行結腸，横行結腸，下行結腸，S状結腸と続き，直腸，肛門へとつながる．

大腸炎には，血管障害によって引き起こされる虚血性大腸炎，腸間膜動脈閉塞症，病原微生物によって引き起こされる感染性大腸炎，抗菌薬によって引き起こされる偽膜性大腸炎，急性出血性大腸炎，メチシリン耐性黄色ブドウ球菌腸炎（MRSA腸炎）がある．

### a. 虚血性大腸炎 ischemic colitis

#### 病態生理

虚血性大腸炎は，腸管末梢の小血管の血流障害が原因で，大腸粘膜から粘膜下層に限局性の虚血性変化を引き起こす．急激に発症するが，障害は可逆的である．血管の主幹動脈に閉塞を伴わない．炎症は直腸を除く左側結腸（下行結腸，S状結腸）に多く発生する（図1-6）．本疾患は，中高齢者に多いとされてきたが，最近では若年で発症する例も少なくない．病因として，心疾患，動脈硬化などの循環器障害や便秘との関連が考えられている．疾患のタイプに，治療後に病変の消失する一過性型，狭窄が残る狭窄型，腸管壁の全層性壊死にいたる予後不良の壊死型がある．わが国では一過性型が多いとされている．

#### 症候

急激に発症し，腹痛を伴い，それに続いて下痢や下血（新鮮血）がみられる．発熱を伴う場合もある．夜から早朝の間に発症することが多い．

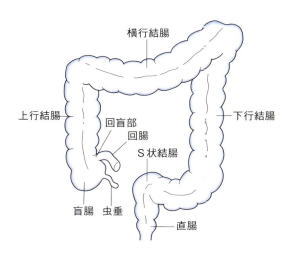

図1-5 大腸の模式図と各部の名称

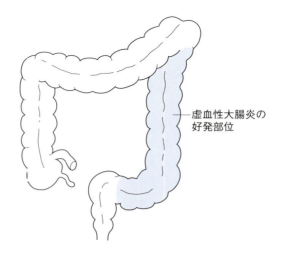

**図1-6　虚血性大腸炎の好発部位**

■ 診断・検査

急性期には，内視鏡による所見で，粘膜に発赤，浮腫，出血，縦走潰瘍，びらんなどを認め，注腸造影検査による所見では，浮腫，出血による母指圧痕像（管腔狭小化）を認める．慢性期（狭窄型）では，管腔狭小化，縦走潰瘍瘢痕などを認める．

■ 治療

一過性型および狭窄型では，腸管の安静を保つために，絶食，十分な補液を行いながら，止血薬，鎮痛薬，抗菌薬の投与を必要に応じて行う．壊死型は，穿孔する可能性が高く，緊急開腹手術が必要である．

### b. 腸間膜動脈閉塞症　mesenteric artery occlusion

■ 病態生理

腸間膜動脈に閉塞が生じ，腸管壊死，腹膜炎，敗血症などが起こる疾患であり，予後不良で死亡率も高い．虚血性大腸炎では，末梢血管が閉塞するが，腸間膜動脈閉塞症では，太い動脈が閉塞するので重篤である．病態の多くは，心臓の壁在血栓による塞栓に起因していることから，心房細動や虚血性心疾患などの基礎疾患を背景としている場合が多い．また，動脈硬化を背景とする血栓により引き起こされる場合もある．

■ 症候

突然に激烈な下痢に見舞われ，進行すると腹膜刺激症状を認める．虚血性大腸炎の多くが一過性で予後が良好であるのに対し，腸間膜動脈閉塞症は予後が不良で死亡にいたる場合もある．

■ 診断・検査

腹膜刺激症状が，病態初期にはみられず，進行して腸管壊死が発生してから出現することが多いので，早期発見のために腹部造影CT検査を行うことが重要である．腸間膜動脈閉塞症の場合，CT像に，上腸間膜動脈の造影欠損や腸管壁の造影不良が観察される．病態が進行すると，腹水や腸管壁内にガスの貯留が認められる．

### ■ 治　療

緊急に開腹手術を行い，腸管壊死組織の切除や血栓の除去を行う．

## c. 感染性大腸炎　infectious colitis

### ■ 病態生理

感染性大腸炎の病因には，細菌，ウイルス，寄生虫などが挙げられる．細菌では，黄色ブドウ球菌，ボツリヌス菌，サルモネラ，カンピロバクター，腸炎ビブリオ，病原性大腸菌などがある．ウイルスでは，ロタウイルスやノロウイルスなどがある．寄生虫には，赤痢アメーバなどがある．

黄色ブドウ球菌とボツリヌス菌の場合は，食品中に産生された毒素（それぞれエンテロトキシンとボツリヌストキシン）によるものである．エンテロトキシンは耐熱性であり，ボツリヌストキシンは，低温や乾燥に抵抗性である．

サルモネラは肉類，鶏卵，乳製品など，カンピロバクターは肉類など，腸炎ビブリオは生の魚介類などの食品を介して感染する場合が多い．感染の多発時期は，カンピロバクターが春から初夏，サルモネラと腸炎ビブリオが夏である．

病原性大腸菌は，肉類，牛乳，野菜，魚介類などの食品を介して感染し，乳幼児や衰弱者に発症しやすい．病原性大腸菌の中でも腸管出血性大腸菌（代表的な血清型はO157）は腸管内で大量にベロ毒素を産生し，溶血性尿毒症症候群などの重篤な合併症を引き起こす場合がある．

ロタウイルス，ノロウイルスなどが原因で引き起こされる嘔吐・下痢症をウイルス性下痢症という．食物，水，患者の便や吐物を介して経口感染する．一般に，冬季に多発する．

### ■ 症　候

一般に急性症状で，ほとんどの感染性大腸炎でみられる共通の病態は，腹痛，嘔吐，下痢，血便である．サルモネラ症では高熱で悪寒を伴う．カンピロバクター症では，下痢の前に頭痛や発熱などが起こることが多い．ボツリヌス症では神経症状（複視や嚥下障害など）が発現する場合がある．発症までの期間は，黄色ブドウ球菌が3〜6時間，腸炎ビブリオとサルモネラが8〜24時間，カンピロバクターが2〜10日であり，細菌の種類によって大きな時間差がある．ロタウイルス，ノロウイルスの潜伏期は24〜48時間ほどで，症状は一般に突然に始まる．主な症状は下痢，嘔吐，発熱である．

### ■ 診断・検査

内視鏡検査で原因菌を特定することは困難で，確定診断は細菌学的検査により行う．病原菌は，直接検鏡や特異的抗原の検出によって行う．検体（便）は，できるだけ抗菌薬投与前に採取して，速やかに検査を行う．

### ■ 治　療

補液などの対症療法で軽快する場合も多いが，必要に応じて抗菌薬（ホスホマイシン，ニューキノロン系薬，マクロライド系薬など）の投与を行う．ロペラミド塩酸塩などの止瀉薬は，病原菌や細菌毒素を体内に停滞させるので発症初期からの投与は避ける．

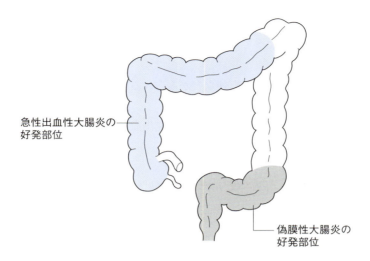

図 1-7　偽膜性大腸炎と急性出血性大腸炎の好発部位

### d. 偽膜性大腸炎　pseudomembranous colitis

■ 病態生理

抗菌薬（リンコマイシン塩酸塩水和物，クリンダマイシン，アンピシリン水和物など）が原因となる．抗菌薬投与により，大腸内細菌叢に変化が起こりクロストリジウム・ディフィシル *Clostridium difficile*（グラム陽性嫌気性桿菌）が異常増殖し，この菌が産生する毒素（トキシン A，トキシン B）により炎症が引き起こされるものと考えられている．急性で重篤な壊死性炎症であり，粘膜は壊死，脱落し，黄白色の偽膜でおおわれる．高齢者に多く，直腸，S 状結腸が好発部位である（図 1-7）．

■ 症　候

抗菌薬投与後，数日〜数週間後に，下痢（水様便），血便，発熱（37〜38℃），脱水症状，電解質異常などがみられる．

■ 診断・検査

内視鏡での所見で，偽膜を認める．便を採取し細菌学的検査（嫌気性便培養）によって，*C. difficile* または，この菌の産生する毒素を検出する．血液検査で白血球数の増加，CRP値の上昇が観察される．

■ 治　療

まず発症原因の抗菌薬の投与を中止し，補液を行う．治療薬としてバンコマイシン塩酸塩やメトロニダゾールが有効である．ほとんどすべての *C. difficile* は，これらの薬に対して感受性である．

### e. 急性出血性大腸炎　acute hemorrhagic colitis

■ 病態生理

抗菌薬が原因となるが，偽膜性大腸炎とは異なり，一般に回復が早い．原因となる抗菌薬の多くが合成ペニシリンである．抗菌薬投与による大腸内細菌叢の変化が発症に関

連しているものと考えられ，原因菌はクレブシエラ・オキシトカ *Klebsiella oxytoca* などである．若年者に多く，好発部位は横行結腸，上行結腸である（図 1-7）．

■ 症　候

腹痛，水様性下痢，血便などがみられる．発熱や炎症反応は少ない．

■ 診断・検査

内視鏡による所見で，粘膜に発赤，出血，浮腫などが認められるが，潰瘍を認めることは少ない．

■ 治　療

発症原因の抗菌薬の投与を中止すれば，数日で治癒する．必要な場合は補液を行う．

### f. メチシリン耐性黄色ブドウ球菌腸炎　methicillin-resistant *Staphylococcus aureus* colitis（MRSA 腸炎）

■ 病態生理

ペニシリンやセフェム系抗菌薬が原因となる．

■ 症　候

激しい水様性下痢，腹痛，発熱などがみられる．好発部位は主に小腸である．

■ 診断・検査

内視鏡検査で，粘膜に発赤，浮腫，びらんを認める．

■ 治　療

発症原因の抗菌薬の投与を中止する．必要な場合は補液を行う．

## 5. 過敏性腸症候群　irritable bowel syndrome

■ 病態生理

過敏性腸症候群は，ストレスなどにより，脳腸相関（☞ Memo 6）を介して腸管の運動異常が引き起こされることにより起こる．また腸管の知覚過敏が病態を構成する重要な因子である．しかし，これらにより，病因をすべて説明できるわけではなく，原因の全容解明にはいたっていない．腹痛，下痢，便秘などを主症状とし，検査をしてもその症状を説明する器質的病変が特定できない機能性障害である．比較的若年層に多い．

---

**脳腸相関**　　　　　　　　　　　　　　　　　　　　　　　　　　　　**Memo 6**

中枢神経系と腸管神経叢は自律神経を介して密接に関連しており，両者のリンクが脳腸相関と呼ばれている．脳が強いストレスを感じると腸に刺激が伝わり，蠕動運動異常や知覚過敏により下痢，便秘，腹痛などが起こる．一方，引き起こされた腸の異常は，ストレスとなって脳を刺激し，精神不安や抑うつなどを招く．腸管運動の異常が起こるメカニズムの多くに脳腸相関が介在していると考えられている．

---

■ 症　候

本症の下痢は，腸管の蠕動運動亢進により起こり，軟便から水様便までさまざまであ

るが，血便は伴わない．便秘は，下行結腸やＳ状結腸のけいれん性の収縮により起こる．一般的に排便により症状の軽減がみられる．本症は，いつ下痢が襲ってくるかわからないという不安から，症状を悪化させる場合も少なくない．

#### ■ 診断・検査

本症に特徴的な症状の確認と，器質的疾患の除外診断による．発熱，血便，体重減少，血液検査の異常などを認めないことを確認する．また内視鏡検査や注腸造影検査などによって異常を認めないことを確認する．問診により精神症状も把握する．

#### ■ 治　療

まず患者に対して，大腸がんなどの悪性疾患ではないことを告げ不安を取り除くことや，家庭や職場などに起因する不安を取り除くことを積極的に行い，安定した精神状態が得られるようにする．睡眠，食生活などに関する生活指導も行う．これらで治療効果が得られない場合は，心療内科医のもとで治療を行う．

薬物療法では，腹痛，下痢，便秘などに対する薬物と抗不安薬，抗うつ薬を併用する．また病態のサブタイプ（下痢型，便秘型，混合型）にかかわらず，便形状のコントロールのためにポリカルボフィルカルシウムを用いる．下痢型では止瀉薬や乳酸菌製剤を基本とし，便秘型では緩下薬を併用し，混合型では便通の状況に応じて，止瀉薬と緩下薬を組み合わせる．

---

**食物繊維** — Memo 7

短鎖脂肪酸は，食物繊維や消化の悪いデンプンが腸内細菌により発酵されることで生成する．その主なものは，酢酸，プロピオン酸，酪酸であり，大腸の細胞によって吸収される．酢酸とプロピオン酸の大部分は，その後肝臓に輸送される．他方，酪酸は大腸細胞のエネルギー源として使用される．大腸の細胞がエネルギー源として短鎖脂肪酸に依存している割合は，盲腸から直腸にいくにつれて増加しており，大腸炎の発症頻度と関連している．大腸炎の誘発要因として大腸粘膜のエネルギー源の欠乏が挙げられ，酪酸濃度低下例や酪酸の酸化反応が障害を受けている例が報告されている．

食物繊維でペクチンのような水溶性繊維はほとんど腸内細菌によって発酵されるが，セルロースやリグナンのような不溶性繊維はその一部（5〜20％）が発酵を受ける．消化の悪いデンプンは，青いバナナに75％，パンに2〜10％，調理米に1％以下含まれる．

---

## 6. 炎症性腸疾患　inflammatory bowel disease

炎症性腸疾患には，潰瘍性大腸炎とクローン Crohn 病があり，いずれも厚生労働省の指定難病である．両疾患とも難治性，慢性で寛解期と活動（増悪）期を繰り返す．

### a. 潰瘍性大腸炎　ulcerative colitis

#### ■ 病態生理

若年者に好発するが，中高齢者にもみられる．主として粘膜と粘膜下層を侵し，しばしばびらんや潰瘍を形成する大腸の原因不明のびまん性炎症性疾患である．直腸を原発

部位とし，連続性に結腸に広がる．結腸の広い範囲に長期にわたり病変が続く場合は大腸がんの危険性が高まる．

■ 症　候

持続性または反復性の粘血便や下痢がみられる．出血の程度は軽度から重度までさまざまである．直腸が原発部位（図1-8）で，直腸に限局していれば血便のみのことが多いが，直腸から上方に範囲が広がれば，さらに腹痛，発熱，下痢を伴う．

■ 診断・検査

潰瘍性大腸炎の診断および病期の判定には，大腸内視鏡検査が必須である．活動期には直腸，S状結腸から全周性，連続性に上行するびまん性の大腸粘膜の発赤，浮腫，びらん，潰瘍出血がみられる．正常粘膜では，粘膜の血管網が透見できるが，炎症を伴うとこの血管網は消失する（血管透見像の消失）．血液検査で，赤沈亢進，CRP陽性，貧血などがみられる．組織生検で陰窩膿瘍や杯細胞減少などを認める．診断により感染性腸炎など他の疾患を除外することも必要である．

■ 治　療

一般に難治性であり，寛解と再燃を繰り返す．治療の原則は，寛解期への導入と寛解期の維持である．軽症の場合，サラゾスルファピリジンの投与で経過観察する．サラゾスルファピリジンにより，発疹や白血球減少などの副作用がみられる場合には，メサラジンを使用する．サラゾスルファピリジンやメサラジンで症状が改善しないものや中等症に対しては，副腎皮質ステロイド（プレドニゾロン）を投与する．難治性の重症例では，点滴などで全身管理を行うほか，シクロスポリン，タクロリムス水和物といった免疫抑制薬が使用される場合がある．また，白血球除去療法が適用される場合もある．重症で改善傾向がみられない場合や大量出血・穿孔，中毒性巨大結腸症（☞ Memo 8）の場合は外科的手術を行う．病変は大腸に限局するので，手術の場合は基本的に大腸全摘出を行う．

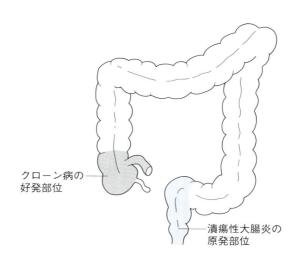

図1-8　潰瘍性大腸炎の原発部位とクローン病の好発部位

> **Memo 8　中毒性巨大結腸症**
>
> 潰瘍性大腸炎の最も重篤な合併症で，大腸の運動低下のために，腸内にガスなどがたまって過度に拡張する病態である．中毒性巨大結腸症では，穿孔のリスクが高い．全身に中毒症状が現れる．

### b. クローン病　Crohn's disease

#### ■ 病態生理

若年者に好発する原因不明の肉芽腫性炎症性疾患である．病変は，口から肛門まで消化管のどの部位にも起こりうるが，主として小腸と大腸にみられる（**図1-8**）．潰瘍性大腸炎と異なり，病変は腸管の全層性，貫壁性である．肛門部病変（膿瘍や痔瘻）やアフタ性口内炎などを伴うことが多い．

#### ■ 症候

腹痛，下痢，血便，発熱，貧血，全身倦怠感，体重減少，肛門部病変などがみられ，腹痛が最も多い症状である．

#### ■ 診断・検査

活動期には，血液検査で，赤沈亢進，CRP陽性，貧血などがみられる．炎症や膿瘍形成の際には白血球増加がみられる．経口小腸X線検査，注腸造影X線検査，大腸内視鏡検査で，非連続性の縦走潰瘍，敷石像がみられる．また組織生検で非乾酪性肉芽腫（線維化や潰瘍を伴う肉芽腫）を認める．

#### ■ 治療

潰瘍性大腸炎の場合とは異なり，栄養療法が第一選択となり，患者のQOL向上をめざす．栄養療法は，腸管の安静と食物由来のアレルギー物質を除去することを目的としており，寛解期には低脂肪，高カロリー食で腸管の安静を保つ．栄養療法で寛解期に向かない場合は，薬物治療の併用を行う．メサラジン，サラゾスルファピリジン，副腎皮質ステロイドなどが使用される．既存の治療が効果不十分な中等度以上の症例では，抗ヒトTNF-αモノクローナル抗体のインフリキシマブ，アダリムマブが用いられる．大量出血など内科的治療でコントロールできない場合や，狭窄・膿瘍などの合併症がある場合に外科的手術を行うが，消化管に非連続的な病変を引き起こす性質上，根治的治療は困難である．

## 7. 虫垂炎　appencicitis

#### ■ 病態生理

若年者に好発するが，幅広い年齢層で起こる．糞石や食物残渣などにより，虫垂の内腔が閉塞し，二次的に感染症が引き起こされるのが，急性虫垂炎の発症メカニズムである．虫垂炎は急性腹症の原因として最も多い．

#### ■ 症候

急性虫垂炎では，心窩部痛や内臓痛による悪心，嘔吐，食欲不振から始まり，その後，

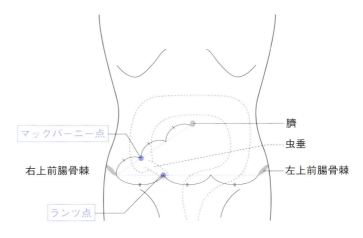

図1-9 虫垂炎における圧痛部位

痛みが右下腹部に移動し発熱(37〜38℃)がみられるようになる．虫垂炎が穿孔すると腹痛や圧痛が広範囲に強く認められ，高熱(39℃以上)がみられる．

### 診断・検査

急性虫垂炎の初期では通常，右下腹部に痛みは認めないが，進行するとマックバーニーMcBurney点(右上前腸骨棘と臍とを結ぶ線を3等分し，右から1/3の点)やランツLanz点(右上前腸骨棘と左上前腸骨棘とを結ぶ線を3等分し，右から1/3の点)に圧痛を認めるようになる(図1-9)．また右下腹部に反跳痛(ブルンベルグBlumberg徴候；腹壁を押したときよりも手を離すときに痛みが強くなる)を認める．血液検査で白血球数やCRP値などが上昇する．腹部超音波検査で虫垂の膨大が観察される．

### 治療

軽症の場合は，絶食，抗菌薬の服用などの内科的治療を行う．穿孔性腹膜炎を併発するなどの重症例では外科的に虫垂を切除する．

## 8. 痔疾患 hemorrhoids

図1-10に肛門断面図および痔の種類を示す．

### a. 痔核 hemorrhoids

#### 病態生理

痔核は肛門部によく発達している静脈叢の血のめぐりが悪くなり，瘤状に膨れ上がったり炎症を起こしたりする疾患で俗にいぼ痔と呼ばれる．肛門内側の肛門管下端にできる病変が内痔核，外側の肛門上皮にできる病変が外痔核である．外痔核のみであることは少なく，ほとんどが内痔核に合併してみられる．便秘時に気張って排便すること，アルコール類の飲み過ぎ，妊娠などが発症の原因となる．

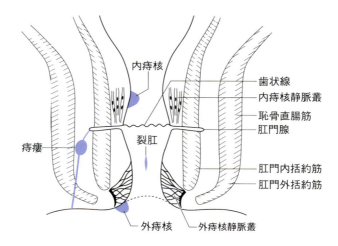

図 1-10　肛門断面図と痔の種類

■ 症　候

内痔核では，排便後に出血（新鮮血）する．症状の程度によって出血量が異なり，軽いものでは紙につく程度であるが，重いものでは血液がほとばしり出ることもある．内痔核では一般に痛みはあまりないが，外痔核を伴うと強い痛みが出る．

■ 診断・検査

肛門視診，肛門鏡検査で診断する．

■ 治　療

まず，規則正しい排便の習慣をつけること，飲食物に注意し便通を整えるようにすること，排便後に肛門部を洗浄して清潔に保つことなどが大切である．痔核による出血，腫脹，痛み，かゆみ等の症状を改善するために，主に**表 1-3** の薬剤が使用されている．投与形態として，経口，坐剤・軟膏，注射に大別される．痔核が重症の場合は，外科的治療が必要である．

### b. 痔　瘻　anal fistula

■ 病態生理

痔瘻とは，肛門周囲膿瘍が慢性化したものである．肛門周囲膿瘍は，内部粘膜にある肛門小窩に開口している肛門腺に細菌が侵入し，さまざまな経路を通って広がり，膿瘍が形成される疾患である．治療には，抗菌薬を投与し切開排膿を施すことが必要であるが，排膿後も膿瘍が治癒しない場合には慢性化して痔瘻となり，直腸粘膜または肛門外側の皮膚に孔の出口ができ瘻管が形成される．

■ 症　候

肛門周囲膿瘍の多くの場合，肛門部痛と発熱が起こる．痔瘻では，排膿が継続して起こる．

■ 診断・検査

肛門視診，直腸指診，肛門鏡検査で診断する．

表 1-3　主な痔疾患治療薬

| 商品名（一般名） | 投与形態 | 主な効果 |
|---|---|---|
| ヘモクロン®（トリベノシド） | 経口（カプセル） | 抗浮腫 |
| タカベンス®（メリロートエキス） | 経口（錠） | 毛細血管透過性抑制 |
| サーカネッテン®（パラフレボン・イオウ・酒石酸水素カリウム・センナ末） | 経口（錠） | 毛細血管透過性抑制 |
| ヘモナーゼ®（ブロメライン・ビタミン E） | 経口（錠） | 微小循環賦活化 |
| ボラザ G®（トリベノシド・リドカイン） | 坐剤，軟膏 | 抗浮腫，表面麻酔 |
| ネリプロクト®（ジフルコルトロン吉草酸エステル・リドカイン） | 坐剤，軟膏 | 鎮痛 |
| プロクトセディル®（ヒドロコルチゾン・フラジオマイシン硫酸塩・ジブカイン塩酸塩・エスクロシド） | 坐剤，軟膏 | 鎮痛，止血，抗菌 |
| ヘルミチン S®（リドカイン・アミノ安息香酸エチル・次没食子酸ビスマス） | 坐剤 | 鎮痛，創面保護 |
| ポステリザン®（大腸菌死菌） | 軟膏 | 局所感染防御，肉芽形成促進 |
| パオスクレー®（フェノール） | 注射 | 脱出していない内痔核を硬化萎縮 |
| ジオン®（硫酸アルミニウムカリウム水和物・タンニン酸） | 注射 | 脱出を伴う内痔核を退縮 |

■ 治　療

痔瘻を薬物療法により完治させることはできず，外科的治療が必要である．

## c. 裂　肛　anal fissure

■ 病態生理

裂肛の多くは，便秘により，硬い便を無理に排出するために起こり，肛門部に裂傷ができる．切れ痔ともいわれる．排便時の痛みのために排便をこらえていると便がますます硬くなり，症状が慢性化する．

■ 症　候

排便時の肛門痛，出血（多量の出血はない）がみられる．

■ 診断・検査

肛門視診により診断する．

■ 治　療

急性に発症したものは，緩下薬，便軟化薬の使用で治癒する場合が多い．内科的治療で治癒しない慢性の場合には外科的治療を施す．

## B 肝・胆・膵系

### 1. 肝　炎　hepatitis

#### a. 肝臓の構造

肝臓は，右の下部肋骨の中に収まった腹部臓器で，その上は横隔膜に迫っている．人体内最大の臓器で約 1,200～1,500 g あり，

① 肝細胞
② 門脈，肝動脈，胆管とその通路を囲むグリソン Glisson 鞘と呼ばれる結合組織
③ 肝静脈
④ クッパー Kupffer 細胞，肝星（伊東）細胞，ピット Pit 細胞などの類洞壁細胞
⑤ 肝内を流れる血液

から成っている．

肝臓の血流は，① 心臓から大動脈を経て腹腔動脈から枝分かれした肝動脈，② 腹腔動脈から腸間膜動脈-腸管-腸間膜静脈を経た門脈，の2つの血管系から入り，③ 肝内グリソン鞘から肝細胞の間を流れる類洞を経て，④ 中心静脈に血流が集まり，左・右肝静脈から下大静脈へと流れ去る．すなわち，2つの血管から血液が入り，1本の静脈から流れ出る構造となっている．他臓器における毛細血管が肝臓では類洞にあたる．門脈は，腸から吸収された物質（経口薬を含む）をすべて肝臓に提供するため薬学的にも重要な血管であり，経口薬の初回通過効果などに深く関係する．肝内を流れる血流の7割は門脈から，3割を肝動脈から受けていることを考えると，肝臓と門脈血の関係性の深さがわかる（図 1-11）．

肝細胞は，門脈かう得られた栄養素や老廃物を類洞から取りこみ，さまざまな化学反応を行い，その代謝物をまた類洞へ流し出す．代謝物の一部，とくに無毒化した老廃物は，肝細胞間に存在する細胆管から胆汁と一緒に胆管へ流し出す．類洞壁細胞の1つであるクッパー細胞は，肝臓に住みついているマクロファージで，異物の貪食や肝内の炎症反応に深く関わる．肝星細胞はビタミン A の貯蔵庫で，刺激により筋線維芽細胞に形質変換しコラーゲンを産生するようになり，肝内線維化の主役となる．ピット細胞は肝内のナチュラルキラー細胞といわれ，がん細胞などの除去に一役かっている．

#### b. 肝　炎　hepatitis

肝炎とは，肝臓内に炎症が起こる病態の総称で，一過性で治癒する急性肝炎，6ヵ月以上炎症が続く慢性肝炎の2つの病態がある．急性肝炎の中でも急激に肝機能不全となるものがあり，急性肝不全［プロトロンビン時間％：40％以下，プロトロンビン比（PT-INR）：1.5 以上］として扱われるが，その中でウイルス感染，薬物アレルギー，自己免疫性肝炎などが原因のものを劇症肝炎と呼ぶ．さらにまれ（1/10）に，肝炎発症から肝性脳症という意識障害が発現するまでの期間が 8～24 週かかるものがあり遅発性肝不全

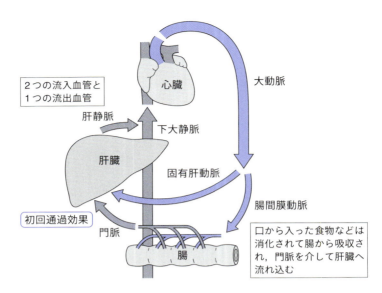

**図 1-11　肝臓に流入する血管系と流出する血管**

(LOHF)と呼び，内科的救命率は 11.5% と低率である．劇症肝炎は年間約 400 例発症しているが，術後や移植後の肝不全，薬物中毒，妊娠脂肪肝，ライ Reye 症候群，虚血性肝障害などは含まれない．

急性肝不全では，肝臓のもっている機能がなくなった症状が出る．主な症状は，黄疸，腹水，浮腫，肝性脳症である．黄疸はビリルビン代謝の障害による．腹水，浮腫は肝臓内の血流障害(門脈圧亢進)による．肝性脳症は，アミノ酸代謝障害により生じ，羽ばたき振戦という独特の手の動きや，訳のわからない言動，興奮などの症状を現わし，最終的には昏睡にいたる．

### c. 急性肝炎　acute hepatitis

原因は，ウイルス性[A～E 型肝炎ウイルス，エプスタイン・バー Epstein-Barr(EB)ウイルス，サイトメガロウイルス，ヘルペスウイルス：後者 2 つは免疫抑制下に生ずる]，薬物性，アルコール性，自己免疫性などある．とくに肝細胞に親和性のあるウイルスを肝炎ウイルスというが，現在，肝炎ウイルスは A～E まで 5 種類とされる．そのうち B 型(HBV)と C 型(HCV)だけは慢性肝炎の原因となる．A 型，E 型は経口感染，B 型，C 型，D 型は血液感染である．D 型ウイルス(HDV)は，HBV と共存のみ可能で B 型肝炎の増悪の原因となるが，わが国では感染地域は宮古島などに限定されている．

#### ■ 病態生理

B 型，C 型ウイルス肝炎，自己免疫性肝炎を除く急性肝炎では，急激に肝細胞の多くが破壊され肝機能が保てなくなり症状が出るが，そのうちに肝細胞の再生が行われ肝臓が復元する．通常，1～2ヵ月で治癒となる．急性肝炎の代表は A 型，E 型肝炎である．

肝炎により肝細胞が破壊されると細胞内にある酵素(ALT や AST などのトランアミナーゼ)が血液中に流れ出る．ALT や AST の上昇は肝細胞障害を表わす．胆管系の細胞障害では，胆管系酵素(ALP，LAP，γ-GTP)の上昇や胆汁うっ滞によるビリルビン

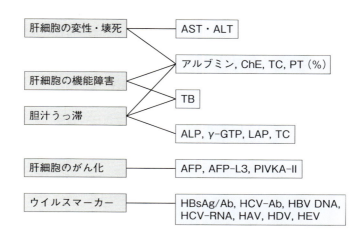

図1-12 肝障害患者の肝機能検査

表1-4 肝炎ウイルスの比較

| 肝炎ウイルス | 核酸 | 感染 | 慢性化 | ワクチン |
| --- | --- | --- | --- | --- |
| A | 1本鎖RNA | 経口 | − | + |
| B | 不完全<br>2本鎖DNA | 血液 | + | + |
| C | 1本鎖RNA | 血液 | + | − |
| D | 1本鎖RNA | 経口 | (+) | |
| E | 1本鎖RNA | 経口 | − | |

(TB)やコレステロール(TC)の上昇がみられる．障害が長く続き広範になると肝臓で合成されるタンパク質[コリンエステラーゼ(ChE)など]やTC，血液凝固因子(プロトロンビン時間%)などが低下する(**図1-12**)．

肝炎ウイルスの簡単な比較を**表1-4**に示す．

A型肝炎ウイルス hepatitis A virus(HAV)は糞口感染で，ヒトに感染したウイルスが糞便中に排出され，それが周りめぐって経口感染する．つまり衛生状態の悪いところで流行発生する．わが国でも昔は流行性肝炎として発生していたが，近年の流行はない．単発的に発生するが，生カキなど貝類の摂取(貝の中でウイルスが濃縮する)が原因となることが多い．高齢者の一部には，不顕性感染により自然に中和抗体HA-IgGを保持している人もみられるが，衛生状態の良好な最近では，抗体保持者はほとんどいない．衛生状態の悪い海外へ旅行して感染する人が多く，事前のワクチン接種による予防が重要である．

E型肝炎ウイルス hepatitis E virus(HEV)は多くの場合，ブタ肝臓，シカ肉，イノシシ肉などの生食による経口感染であり，人獣共通感染症の代表である．そのため，最近，ブタ肝臓などの生摂取は禁止されている．インドなどでは糞口感染も認められる．HEVのワクチンはまだない．

急性ウイルス感染では，体の免疫反応が確実に起こり再感染が生じない．免疫反応は通常**図1-13**のような経過で，まずIgM型抗体が一時的に産生され，その後IgG型抗体が長期間産生される．糞便中へのウイルスの排出は症状(とくに黄疸)がでる前にすでに

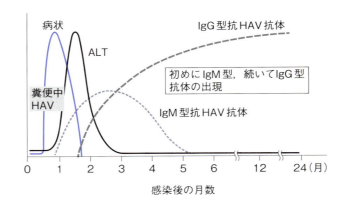

図1-13 A型急性肝炎感染における症状と抗原抗体の出現時期

生じている．ウイルスを中和するIgG抗体が出現すれば再感染は起こらない．
　B型肝炎ウイルスhepatitis B virus（HBV）は肝炎ウイルスの中で唯一DNAウイルスで，血液感染するが，体の免疫状態が完成した成人で感染すると上記と同様な免疫反応が起こり，通常急性肝炎として1〜2ヵ月間で治癒する．ところが，免疫が完成されていない乳幼児期に感染すると免疫寛容が生じ，肝臓にHBVが持続感染する．こうした状態をHBVキャリアと呼ぶ．現在，キャリアの母親から生まれた子にはワクチンと中和抗体（B型ウイルス免疫グロブリン）にて感染予防を行っている．B型は，急性肝炎の30〜40%を占め，遺伝子型（ジェノタイプ）の測定が行われている．キャリアとして感染するわが国古来のタイプはジェノタイプCおよびBがほとんどを占める（ジェノタイプCのほうが多い）が，急性肝炎では欧米タイプのAがほとんどである．性行為感染による都会を中心としたジェノタイプAの感染数の増加が問題となっている．さらに，ジェノタイプAは成人でも感染後の慢性化が起こりやすい．B型慢性肝炎はほとんどキャリアからの発症である．

■ 症　候

　風邪症状に始まることが多く，そのうち全身倦怠感，食欲不振があり，黄疸がでて気がつくことが多い．肝臓の自己再生機能により復元してくると症状は消失する．

■ 診断・検査

　症状から疑われ血液検査（図1-12）にて診断される．とくに画像検査をするまでもなく診断される．

■ 治　療

　安静，栄養補給（食欲のない場合には点滴による補給）により1〜2ヵ月で回復する．

1）重症化した場合　acute hepatic failure（fulminant hepatitis）

■ 病態生理

　肝細胞破壊がさらに広範に及び，再生が追いつかない場合に急性肝不全（劇症肝炎）となる．わが国での急性肝不全の多くはウイルス性であり，その中で多いのがHBV感染である．
　薬物中毒による急性肝不全は海外で多くみられ，欧米ではウイルス性よりも多い傾向

**表1-5 急性肝不全の治療**

1. 全身管理
2. 肝細胞壊死の抑制（副腎皮質ステロイドなど）
3. 肝細胞の減少＞肝機能低下を補助（人工肝補助療法：血漿交換＋血液濾過透析）
4. ラクツロース，ラクチトール（アンモニア対策）
5. 脳浮腫対策（グリセロール）
6. 原因療法（抗ウイルス薬など）
7. 合併症対策（感染予防，消化性潰瘍予防，腎不全対策，肝性脳症対策，出血予防）

---

がある．とくにアセトアミノフェンの過剰摂取による自殺企図が圧倒的に多い．アセトアミノフェン肝障害は容量依存的で，CYPによる中間代謝物NAPQI（N-acetyl-p-benzoquinone imine）が肝細胞を活性酸素で傷害することは有名である．また，農薬による自殺企図の際にも薬物中毒性急性肝不全を生ずる．

■ 症　候

急性肝不全では意識障害が特徴的で，黄疸などに加え羽ばたき振戦に始まる脳症，つじつまの合わないことを言う，お金をばらまく，大声でわめく，などの興奮期を過ぎ，進行すると次第に昏睡に向けて意識が低下する．肝不全に伴い腎機能障害，感染，全身の出血傾向など合併症が生ずる．

■ 診断・検査

症状から疑われ，図1-12の検査で重要なのはPT（％）である．さらに脳症の原因となるアンモニア値の上昇などに注意する．超音波検査，CT検査あるいはMRI検査にて肝臓の萎縮，腹水の有無，脾腫など画像検査も重要となる．

■ 治　療

【使用される薬物】

・副腎皮質ステロイド
・インターフェロン製剤（ウイルス性の場合）
・核酸アナログ製剤（HBVの場合）

急性肝不全が疑われた場合，肝移植も考慮し移植外科との連携を図りながら内科的治療を行う．そのため患者は高度医療機関に搬送され，表1-5に示す人工肝補助療法と呼ばれる血液濾過透析と血漿交換を組み合わせた特殊な治療と綿密な全身管理が行われる．内科的治療が奏功しない場合には肝移植が考慮される．肝移植の適応判定には肝萎縮の程度が重要である．

### 2）薬物性肝障害　drug-induced liver injury（DILI）

薬物性肝障害の多くは急性で経過し治癒するが，時に急性肝不全にいたる例もあり，注意が必要である．

■ 病態生理

薬物性肝障害（DILI）は，薬物の投与により生じた肝障害であり，臨床的に主に肝細胞が障害される肝細胞障害型および胆管系が障害される胆汁うっ滞型，その混合型に分類される（表1-6）．その作用機序から中毒性，アレルギー性に分けられるが，多くの特発

**表1-6 薬物性肝障害のタイプ別代表起因薬物**

| 分類 | 原因薬物 |
|---|---|
| 肝細胞障害型 | アスピリン，アセトアミノフェン，イソニアジド，リファンピシン，（四塩化炭素），（クロロホルム） |
| 胆汁うっ滞型 | タンパク同化ホルモン，経口避妊薬，クロルプロマジン，アセトアミノフェン |

性のDILIはアレルギー型による．中毒型では，起因薬物が限定され投与量依存的に障害が強く，積算服用量により発症時期が決まる．それに対してアレルギー型では，すべての薬に起こりうるもので，服用4週以内に起こり，投与量に無関係に生ずる．

中毒型では，薬物が肝臓のCYPや加水分解にて代謝された中間代謝物が毒性を発揮したり活性酸素障害を生ずる．アレルギー型では，中間代謝物がハプテンとなり，キャリアタンパクとともに複合抗原となり，なんらかの感作を受け，感作T細胞からサイトカインを産生して肝細胞を傷害する．頻度の高い薬物として抗菌薬，抗炎症薬，化学療法薬，循環器用薬，消化器用薬が挙げられる．近年，健康食品による障害が多く報告されている．とくに抗肥満薬に属する健康食品，漢方薬では，急性肝不全にて死亡する例も報告されている．医薬品ばかりでなく，OTC薬服用歴についても聞き出すことが重要である．

■ 症　候

肝細胞障害型ではウイルス性急性肝炎と同様である．胆汁うっ滞型では黄疸を主とした症状となる．

■ 診断・検査

急性肝炎に準ずる．診断はすべての原因の可能性を排除したのち，除外診断となる．薬物の投与時期と肝障害の関係が最も重要である．その他，アレルギー性の場合，好酸球増多，発熱，発疹などが診断の補助となる．また，薬物と患者リンパ球の反応をみるDLST（drug lymphocyte stimulation test；薬剤誘発性リンパ球刺激試験）も1つの補助となるが信頼性は高くない．

■ 治　療

【使用される薬物】
・ウルソデオキシコール酸
・グリチルリチン製剤

治療は，服薬内容（物，時期，期間，量）の聴取が重要である．原因と考えられる薬物の投与を中止することが第一である．障害が長引く場合には，肝庇護薬（ウルソデオキシコール酸，グリチルリチン製剤）を，重症例では副腎皮質ステロイドを投与する．また，急性肝不全にいたる場合には全身管理のうえ，その治療に準ずる．

### d. 慢性肝炎　chronic hepatitis

わが国における慢性肝炎の原因の7割はHCV，1割はHBV，1割はアルコール性，その他1割である．近年，その他の割合が増加しつつあり，その要因は非アルコール性脂肪性肝炎（NASH）あるいはメタボリック症候群に伴う非アルコール性脂肪性肝障害（NAFLD）の増加によると考えられている．また，自己免疫性肝炎，原発性胆汁性胆管

炎(PBC), 原発性硬化性胆管炎(PSC)など, まれな肝疾患が含まれる. 欧米ではアルコール性が最も多い.

慢性肝炎は, 放置すると次第に肝硬変へと進行する. 肝硬変の初期には, 原因治療を行えば可逆的に次第に肝臓が復元していくが, 進行すると治療にも関わらず肝硬変が進行し, 最終的には慢性肝不全となり死にいたる. また, 慢性肝炎は肝発がんの母地となる. 慢性肝不全や肝細胞がんは肝移植の適応となるが, ドナーの不足しているわが国では, 肝硬変になる前, つまり, 慢性肝炎の時期に治療して臓器の寿命を全身の寿命より延伸させることをめざす.

### 1) C型慢性肝炎　chronic hepatitis C
#### ■病態生理
C型肝炎ウイルス hepatitis C virus (HCV) は米国カイロン社の研究グループにより1989年にその遺伝子が発見された. C型慢性肝炎は, HCV感染に伴い次第に肝硬変に進行し, さらに肝細胞がんが高率に発生する疾患である. 世界で1億7,000万人が感染しており, わが国では150万人の感染者がいると想定されている. 慢性肝炎の進行は, 持続炎症により肝細胞傷害が生じ, 肝星細胞が活性化し, 類洞を中心に次第に肝内に線維が蓄積する. 線維の蓄積に伴い, 肝内の血流や物質交換が阻害され, 活性酸素傷害が増え, 有効な肝細胞機能が全体に低下していく病態となる. したがって, 線維化の程度は肝機能にとって重要である. 肝組織の病理診断では線維化の程度をF1〜F4まで(F4は肝硬変)に, また炎症の程度をA1〜A3までに半定量的に評価する. F1〜F4の進行に伴い肝発がん率が高くなり, 発がん年率はそれぞれ0〜0.5%, 1〜2%, 3〜4%, 8%とされ, 線維化が進行するにつれて肝細胞がん発生の危険性が増える.

HCVは, 血液を介して感染する. 1989年までHCVの検出方法がなかったため, ウイルスを含んだ献血血液の輸血から一定の割合で感染した. 当時すでにHAV, HBVを検出できたので, 輸血後に発症する肝炎を非A非B肝炎と呼んでいた. また, 刺青, ピアスの穴あけ, 鍼治療や医療従事者の針刺し事故, 薬物乱用者の回し打ちなどで感染する症例が認められる. ただし, 母子感染や夫婦間の感染はほとんど認められない. 近年の新規感染者がほとんどないためにC型慢性肝炎患者は次第に高齢化している.

#### ■症　候
慢性肝炎ではほとんど自覚症状がない. 健診などの検査の機会に血液検査上, 肝機能障害を指摘されて判明する患者が多い. 肝硬変に近づくに従い全身倦怠感などの全身症状を認めるようになる.

#### ■検査・診断
図1-12のAST, ALT値の片方あるいは両者の異常が長く続き, HCV-RNAが陽性であれば診断される. 肝硬変に近づくにつれて血小板数が低下し, 通常10万/mm$^3$以下になると肝硬変が疑われる. HCV-Ab(抗体)は感染すると陽性化するが, 中和抗体ではないためにウイルスが消失してもほぼ終生陽性のままとなる. ウイルス消失はHCV-RNAの消失にて判定する.

HCVにはさまざまな遺伝子型(ジェノタイプ)があり, 日本人の7割はジェノタイプ1b型, 2割は2a型, 1割が2b型であった. 欧米ではジェノタイプ1a型が多く, また

ジェノタイプ 3 型など，国によりその感染の割合はさまざまである．

■ 治 療

【使用される薬物】
・肝庇護薬
・インターフェロン（IFN）
・ペグインターフェロン（PEG-IFN）
・リバビリン
・HCV 直接阻害薬（direct anti-viral agent：DAA）：プロテアーゼ（NS3/4A）阻害薬，HCV NS5A 阻害薬，HCV NS5B 阻害薬

非 A 非 B 肝炎といわれていた時代には，ウイルス感染であることが明確でなく，肝炎の治療は炎症を抑えて肝細胞の破壊を少なくする努力が行われた．具体的には，AST，ALT 値が基準値を超える症例には肝庇護薬剤の範疇にあるグリチルリチン製剤の静脈注射，経口薬，ウルソデオキシコール酸，漢方製剤などが使用された．

HCV が発見された 1989 年の数年後には，抗ウイルス療法としてインターフェロン（IFN）治療（注射製剤）が始められた．当初は週 3 回 6 ヵ月間の治療が行われたが，週 3 回皮下注という煩雑さ，注射後必ず発熱や頭痛，倦怠感などのインフルエンザ症状がでること，さらに頻度は少ないが甲状腺機能異常，網膜出血，間質性肺炎，うつ症状など重篤な副作用があり，患者の治療意欲を低下させアドヒアランスが低下した．それに加え，当時の治療ではジェノタイプ 1b でウイルス量が多い症例では，インターフェロン アルファ（IFNα）あるいはインターフェロン ベータ（IFNβ）を 6 ヵ月注射しても 5〜10% しかウイルスを除去できなかった．

2001 年には，IFNα に加えリバビリン内服が認可され，治療期間も 6 ヵ月から順次 1 年まで延長され，ジェノタイプ 1b 高ウイルス群のウイルス除去率が 35% 程度に上昇した．2003 年には，IFN の吸収を遅延させ血中での分解を抑制する目的でペグ化 IFNα 製剤（PEG-IFN）が登場し，その後，IFNβ＋リバビリン治療の認可など若干の工夫が行われた．PEG-IFN＋リバビリン治療が標準治療となり，ジェノタイプ 1b 高ウイルス群でも 35% の患者がウイルス除去できるようになった．リバビリンは催奇形性から妊婦などは禁忌であり，また溶血性貧血を生ずるので注意する．

抗ウイルス薬の開発はさらに進み，HCV 直接阻害薬 direct anti-viral agent（DAA）が登場するようになり，2012 年には HCV プロテアーゼ阻害薬テラプレビルが，2013 年にはシメプレビルナトリウム，2014 年にはバニプレビルが登場した．PEG-IFN＋リバビリン＋プロテアーゼ阻害薬の 3 剤併用治療が標準治療となり，ジェノタイプ 1b 高ウイルス量群で 75% のウイルス除去率を達成した．

IFN 治療における治療効果に関連する因子として，ウイルス側因子，病態因子，治療因子，宿主因子などがあるが，宿主因子のうち患者の IL28B 遺伝子の遺伝子多型（SNPs），ウイルス因子のうちジェノタイプ，ウイルス量に加え IFN 感受性領域（ISDR）の変異，core 70/91 変異などが特定されている．IFN 治療は，C 型慢性肝炎，肝硬変からの発がん率を低下させるエビデンスが集積され，ウイルス性慢性肝炎ではウイルスを消失することで発がん（10 年で非治療 21.9% に対し治療群 5.0%）や肝関連死（3.5% 対 0.3%）を低下できることが判明した．

2014年には，プロテアーゼ阻害薬（アスナプレビル）と HCV NS5A 阻害薬（ダクラタスビル塩酸塩；この部位は HCV 複製複合体形成に働く）の経口薬の組み合わせで，6ヵ月間の服用によりジェノタイプ 1b 高ウイルス量群で 90％ 以上のウイルス除去率が得られるようになった．副作用もほとんどなくアドヒアランスは良好で，今後も各種 DAA の組み合わせによる効果の高い経口治療薬が次々に開発され臨床の場に登場する．HCV ジェノタイプ 2 型に対しては，HCV NS5B（RNA ポリメラーゼ）阻害薬であるソホスブビルとリバビリンの組み合わせで 3ヵ月間の内服治療が認められ，ほぼ 100％ のウイルス駆除率を達成している．また，ジェノタイプ 1b 高ウイルス量群に対し 2015 年 10 月からソホスブビル＋レジパスビルの組み合わせで 3ヵ月間の内服治療が始まった．一方，これらの経口薬はきわめて高価であり，国の医療費助成制度による負担が大きく，医療費問題の 1 つとなっている．

　以上のように，HCV 発見から約 25 年間で，ほぼ HCV 感染の治療が完成されることとなり，計算上，2036 年には C 型慢性肝炎は稀少疾患にまで減少するとされた．治療法は新規薬物の開発に伴い次々に変わるため，日本肝臓学会の治療ガイドライン（http://www.jsh.or.jp）を参考にされたい．

### 2）B 型慢性肝炎　chronic hepatitis B
■ 病態生理

　HBV 発見は，1964 年にオーストラリアのブランバーグ Blumberg により HBs 抗原（オーストラリア抗原）が報告されたのが初めである．B 型慢性肝炎はほとんどの場合，乳幼児期に母親から HBV 感染を受け，キャリア状態にいたところ，思春期を過ぎて体の免疫が完成すると，体内の HBV という異物に気づきウイルス排除機構が働いて発症する．海外の HBV キャリアでは，まれにキャリア状態で発がんを認める例もある．日本では 130〜150 万人のキャリアがいると想定され，慢性肝炎の 10％ を占めている．B 型慢性肝炎では，HBV 量に伴って活動性が増すと考えられている．C 型と同様に線維化の程度は肝機能にとって重要であり，線維化の程度を F1〜F4 まで（F4 は肝硬変）に，また炎症の程度を A1〜A3 までに半定量的に評価する．F1〜F4 の進行に伴い肝発がん率が高くなるが，C 型ほど発がん率は高くない．

　成人感染では急性肝炎で終わることが多いが，ジェノタイプ A では慢性肝炎となることが多い．血液感染であり，近年の成人感染の多くは性行為感染，あるいは薬物乱用者の回し打ちによる．また，夫婦間の感染もあり，感染者に近く生活する関係者はワクチン接種が薦められる．

　近年，HBV に対する中和抗体である HBs 抗体が陽性化しても，移植に際して免疫抑制薬を投与されていたり，抗がん薬の治療を受けた免疫力低下状態下で，再び血中に HBV が増殖する現象が報告されている．肝障害を伴った場合，これを HBV 再活性化と呼んでいるが，肝細胞の中に活動性なく潜んでいた HBV が免疫力による圧力が減ったために増殖を再開したことで生じると考えられている．

■ 症　候

　C 型慢性肝炎と同様である．

表 1-7　HBV 関連検査

| 表面の抗原 | HBs 抗原，HBs 抗体 |
|---|---|
| 増殖に伴う抗原 | HBe 抗原，HBe 抗体 |
| コア（芯）の抗原 | （HBc 抗原），HBc 抗体 |
| 不完全 2 本鎖 DNA | HBV DNA |

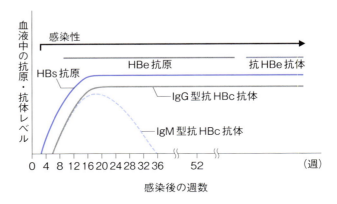

図 1-14　B 型慢性肝炎における抗原・抗体

■ 検査・診断

図 1-12 の AST，ALT 値の片方あるいは両者の異常が長く続き，HBs 抗原が陽性であれば診断される．HBV 感染の診断には関連抗原抗体および HBV DNA にて行うが（表 1-7），ウイルス表面にある HBs 抗原は可溶性タンパク質としても産生され血中に存在する．HBs 抗体が陽性化すると HBs 抗原は陰性化し，HBV DNA が陰性化する．キャリアからの発症では，なかなかこの状態まで落ち着くことはない．HBe 抗原はウイルス増殖が盛んな時期に陽性となり，増殖が低下すると陰性化し HBe 抗体が陽性化する．このような抗原抗体の交代現象をセロコンバージョンと呼ぶ．HBc 抗原は HBs 抗原で包まれたウイルス粒子の中に存在するので，血中で陽性になることはない．その代わり早期に抗体が産生される．急性感染者では IgM-HBc 抗体の出現後，IgG-HBc 抗体が出現し終生持続することが多いが（図 1-14），キャリア発症の慢性肝炎では初めから IgG-HBc 抗体が陽性である．

■ 治　療

【使用される薬物】
・インターフェロン（IFN）
・ペグインターフェロン（PEG-IFN）
・核酸アナログ製剤

B 型慢性肝炎の治療開始の指標は，肝炎の活動性（ALT>31IU/L），HBV DNA>$10^4$ copies/mL である．治療は IFN あるいは PEG-IFN の 6 ヵ月以上の投与と核酸アナログ製剤（経口薬）の長期投与のいずれかとなる．核酸アナログ製剤としては，ラミブジン，アデホビルピボキシル，エンテカビル水和物，テノホビルジソプロキシルフマル酸塩が存在する．核酸アナログが導入された当初はラミブジンが使用されたが，ラミブジン投

与後，ウイルス遺伝子に耐性変異が生じやすく，現在では新たな症例には使用しない．アデホビルピボキシルはラミブジン投与症例に耐性変異が生じた場合に，ラミブジンに併用して投与することとなっている．初回経口薬の開始はエンテカビル水和物かテノホビルジソプロキシフマル酸塩が推奨されている．

　HBVは感染するとヒトの肝細胞内に侵入し，さらにDNAに組み込まれる．また，cccDNAという特殊な核酸形態となり，一度侵入した肝細胞から抜け出ることはほとんどない．そのため血中にウイルスが存在しなくても終生肝臓内には存在する．核酸アナログ製剤は，HBVのDNA複製や伸長反応を阻害するが，HBV自体を消失することができない．そのため治療はほぼ終生にわたり続ける必要がある．IFN製剤は投与期間が限定され，免疫賦活作用によりHBVを抑制することから，とくに生殖時期の女性では核酸アナログよりもIFN製剤にて治療することが好まれる．

　アデホビルピボキシル，テノホビルジソプロキシルフマル酸塩では，長期投与により尿細管障害，骨軟化症の危険が生ずるので血清リン値，eGFRのモニターが重要である．低容量で有効血中濃度が得られるテノホビルアラフェナミドフマル酸塩が登場している．

### 3）自己免疫性肝炎　autoimmune hepatitis
■ 病態生理

　肝細胞に対する自己免疫反応により，持続的に肝障害を呈する疾患である．ウイルス感染や薬物服用などなんらかの契機で発症したり，原因不明で発症していて慢性肝炎で発見される場合，あるいは急性肝炎様の発症をするものもみられる．自己免疫反応の本体は不明である．活動性が高い場合，早期に治療しないと肝硬変に進行する．

■ 症　候

　他の慢性肝炎と同様である．関節炎，シェーグレンSjögren症候群，皮膚疾患，甲状腺疾患など他の自己免疫疾患と合併していることがある．また，原発性胆汁性胆管炎（PBC）との合併もみられる．

■ 検査・診断

　血液検査では，自己抗体（抗核抗体ANA，抗LMT-1抗体，抗平滑筋抗体ASMA，抗肝可溶性抗原抗体SLA）のいずれかが陽性で，血清IgG値が高いのが特徴である．日本人ではHLA-DR4に規定される自己免疫が多いと考えられている．

■ 治　療

【使用される薬物】
・副腎皮質ステロイド
・アザチオプリン
・ウルソデオキシコール酸

　急性発症の際には，急性肝不全にいたる場合も多いため重症化に注意する．活動性があれば，副腎皮質ステロイド（多くの場合プレドニゾロン）を0.5 mg/kg/日程度から投与開始し漸減する．多くの場合，5 mg/日で維持する．ウルソデオキシコール酸の併用，アザチオプリンの併用で，副腎皮質ステロイド剤の投与量を減量できることが報告されている．

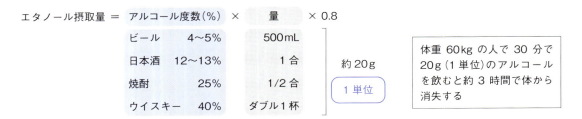

図1-15 アルコール代謝の目安

### 4) アルコール性肝炎　alcoholic hepatitis

■ 病態生理

アルコール性肝炎は，厳密には習慣的飲酒に過剰飲酒が重なった際に急激に大量の肝細胞壊死が生ずる病態を指す．この場合，急性肝不全に近い病態となるため重症化に注意する．一方，習慣的飲酒はまず脂肪肝を生じ，それが持続していると肝線維症，肝硬変へと進行するためベースにこれらの慢性肝障害が潜む．アルコール性肝炎では，過剰飲酒が重なり腸管からの血管透過性亢進による腸内細菌の透過（translocation）やLPS（lipopolysaccharide）などサイトカインが肝内に流入して炎症を生ずることにより起こる．

■ 症候

急性肝炎などと同様であるが，ベースの肝障害が進行していると重症化にいたる．

■ 検査・診断

飲酒歴と血液肝細胞障害マーカーによる．エタノール摂取量は図1-15のように各種飲料を1単位として換算する．毎日3単位を15年重ねると肝硬変にいたるとされており，女性はその半量で達するとされ，性差が大きい．

■ 治療

【使用される薬物】
・肝庇護薬
・嫌酒薬（シアナミド，ジスルフィラム，アカンプロサートカルシウム）
・重症例では，副腎皮質ステロイドあるいは劇症肝炎に準ずる．

習慣的飲酒はアルコール依存症につながり，依存症を治すのは容易ではない．依存症の治療に嫌酒薬を使用することもあるが，さまざまな職種が連携しないと解決に向かわないことが多い．

### 5) 非アルコール性脂肪性肝障害　non-alcoholic fatty liver diseases（NAFLD）

■ 病態生理

飲酒がないのに脂肪肝を生じ，さらにアルコール性肝炎と同様の組織像（高度脂肪肝＋線維化＋炎症）を呈して肝細胞の風船様変化，マロリーMallory小体の出現をみる．線維化，炎症をきたすと非アルコール性脂肪性肝炎（NASH：non-alcoholic steatohepatitis）と呼ばれるが，これらの病態を含めて非アルコール性脂肪性肝障害（NAFLD）と呼ぶ．肝臓におけるメタボリックシンドロームと考えられ，インスリン抵抗性が関与する．NASHに関連する因子としては，人種差，遺伝子多型（PNPLA3など），肥満，2型糖尿

病が挙げられる．

■症　候

脂肪肝から始まり，次第に肝硬変へと進行し，頻度は少ないが発がんにいたる．

■検査・診断

飲酒歴と血液肝細胞障害マーカーによる．

■治　療

【使用される薬物】
・肝庇護薬（とくにウルソデオキシコール酸）
・ポリエンホスファチジルコリン
・ピオグリタゾン塩酸塩
・メトホルミン塩酸塩

特異的な治療薬はない．まずは生活習慣の改善による食事の是正，運動不足の解消が第一である．生活習慣改善が望めない患者には，肝内中性脂肪の排出を促すためポリエンホスファチジルコリンが使用される．インスリン抵抗性改善にピオグリタゾン塩酸塩，メトホルミン塩酸塩などが使用される．ピオグリタゾン塩酸塩では，かえって体重が増えることがあるため運動を勧める．メトホルミン塩酸塩では，重篤な乳酸アシドーシスに注意する．

## 2. 肝硬変　liver cirrhosis

原因が何であれ慢性肝炎は放置すると肝硬変へと進行する．肝硬変と慢性肝炎の区別は難しく線引きはできないが，厳密には蓄積した線維で囲まれた肝細胞集団（結節）がたくさん生じて肝の構造が改築された場合に病理的に診断される．肝硬変になるまれな疾患として，原発性胆汁性胆管炎（PBC），原発性硬化性胆管炎（PSC），ヘモクロマトーシス，ウィルソン Wilson 病などがある．

■病態生理

肝硬変の初期は可逆的で，原因が取り除かれると次第に線維が溶解して元の肝臓へゆっくり回復する．しかし，進行すると非可逆的となり，慢性肝不全へと進行する．肝硬変は肝発がんの母地となるため，肝硬変では肝細胞がんの発生頻度が高い．いずれも根本的には肝移植が必要であるが，わが国ではドナー不足から肝硬変を維持する治療が行われている．

肝硬変の本質は，細胞の破壊と再生の繰り返しの結果，線維の蓄積が生じ，再生結節の形成に伴い小葉構造が改築されて血流や胆汁の流れが障害されることである．この際，類洞壁細胞のうち肝星細胞が活性化，形質転換して筋線維芽細胞となりコラーゲンを産生することが本体である（図 1-16）．活性化刺激としては，TGF-$\beta$（トランスフォーミング増殖因子 $\beta$），PDGF（血小板由来増殖因子），IGF-1（インスリン様成長因子），活性酸素，過酸化脂質などがある．プロテオミクス解析では肝星細胞からガレクチン，サイトグロビンなども産生されることが判明している．

わが国における肝硬変の原因は，約 6 割が HCV 感染，約 1 割が HBV 感染，約 1 割が

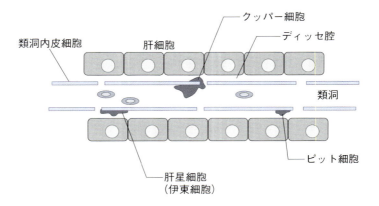

図 1-16　肝類洞壁細胞
類洞内皮細胞には所々に小穴が開いており，血漿成分のみが効率よく肝細胞に到達する（ディッセ腔）．

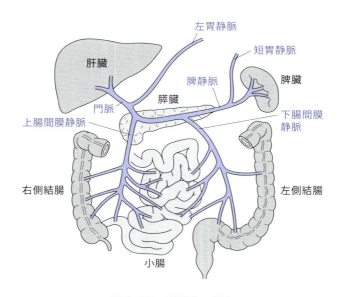

図 1-17　門脈系の構造

アルコールによるもので，その他にNASHや自己免疫性肝疾患などがある．HCV治療の進歩と生活習慣の変化に伴い次第にHCV感染の割合が減り，NASHの割合が増加しつつある．

　肝臓の改築に伴い肝血流が減少し，肝臓に流入できる門脈，肝動脈の血流量が減る．そのため門脈圧が亢進する．門脈系の血管は，腸管，脾臓，胃・食道などから血流を得ているため（図1-17），門脈圧亢進によりこれらの血管系にバックプレッシャーがかかる．門脈圧亢進症状はこれにより生ずる．また，血流が滞るとバイパス血管が発生しさまざまな場所にシャントが形成される．

■ 症　候
　慢性肝炎ではほとんど自覚症状はないが，進行した肝硬変になると人体最大の臓器が機能不全に陥るため全身症状として出現する．全身倦怠感，易疲労感に加え，腹水など

表1-8 慢性肝不全により生ずる機能障害と症候

| 障害の生ずる機能 | 症候 |
|---|---|
| 糖代謝 | 耐糖能低下，血糖上昇 |
| タンパク代謝 | 浮腫，出血傾向，肝性脳症（アンモニア） |
| 脂質代謝 | 脂質吸収不良 |
| ビリルビン代謝 | 黄疸 |
| ビタミン代謝 | とくにビタミンD，骨軟化 |
| ホルモン代謝 | 女性ホルモン：手掌紅斑，蜘蛛状血管腫，女性化乳房 |

表1-9 Child-Pugh分類による重症度判定

| | スコア | | |
|---|---|---|---|
| | 1 | 2 | 3 |
| 脳症 | (−) | I，II度 | III，IV度 |
| 腹水 | (−) | 軽症（コントロール容易） | 中〜高度（コントロール困難） |
| 血清ビリルビン (mg/dL) | 2.0未満 | 2.0〜3.0 | 3.0以上 |
| 血清アルブミン (g/dL) | 3.5以上 | 2.8〜3.5 | 2.8未満 |
| プロトロンビン（秒） | 4秒延長未満 | 4.1〜6.0秒延長 | 6.0秒延長以上 |
| 時間（%） | 70%以上 | 40〜70% | 40%未満 |

Child A：合計スコア 5〜6点，Child B：合計スコア 7〜9点，Child C：合計スコア 10〜15点
［浅香正博ほか（編）：カラー版 消化器病学, p.1189, 西村書店, 2013より］

細胞外水分の増加により消化管運動が低下し食欲低下，腹部膨満感，腹痛，悪心などがみられる．他覚所見としては，肝右葉の萎縮，左葉の腫大，水分・ガスの貯留などがある．門脈圧亢進に伴う症状としては，血流シャントの形成による腹壁静脈怒張および脾腫，食道静脈瘤がある．脾臓は不要となった血液を処理する臓器のため，肥大により過剰に血液を処理してしまい汎血球減少症を引き起こす．また，シャントのためアンモニア代謝が十分できず肝性脳症の原因となる．

慢性肝不全は肝臓機能の低下によるため，糖，タンパク，脂質，ビリルビン，ビタミン，ホルモン代謝に影響する（表1-8）．肝硬変では，① 腹水，② 特発性細菌性腹膜炎（SBP），③ 肝性脳症，④ 食道静脈瘤，⑤ 肝細胞がん，などの合併症対策が重要となる．

■ 検査・診断

汎血球減少，肝機能検査値異常（図1-12）に加え，画像検査（腹部超音波，CTあるいはMRI検査にて，肝臓の形態と脾腫，腹水），上部消化管内視鏡検査（食道静脈瘤）により診断される．肝硬変の進行は重症度分類にて行うが，Child-Pugh分類がよく使われている（表1-9）．血液検査値としてはビリルビン値，アルブミン値，プロトロンビン時間%と脳症の程度，腹水の程度をスコア化して合算値にて判定する．肝硬変では肝細胞がんの発生率が高くなるため，3ヵ月に1回の定期的な画像検査が推奨されている．

■ 治療

【使用される薬物】
・肝庇護薬

### a. 合併症対策

#### 1) 腹水

腹水は，門脈圧亢進，肝リンパ液産生亢進，低アルブミン血症，二次性アルドステロン症などが複合的に作用して生ずる．腹水は漏出液であり，腹水と血清のアルブミン濃度が 1.1 g/dL 以上差があることで診断される．

■ 治 療

【使用される薬物】
- 抗アルドステロン薬（スピロノラクトン，カンレノ酸カリウム）
- ループ利尿薬（フロセミド，トラセミド，アゾセミド）
- $V_2$ 受容体拮抗薬（トルバプタン）
- ヒト血清アルブミン製剤

単独投与では抗アルドステロン薬が推奨され，効果が少なければループ利尿薬を加える．最近の研究では $V_2$ 受容体拮抗薬は，あまり他の利尿薬の用量を増やさず腎血流を保った状態で投与を開始することが薦められている．アルブミン値が低く利尿薬で効果がみられない場合には，ヒト血清アルブミンを静脈投与してから利尿薬を投与する．さらに難治性の場合には，穿刺排液あるいは濃縮再静注（CART），経皮的肝内門脈シャント，門脈頸動脈シャントなどの外科的方法が考慮される．

#### 2) 特発性細菌性腹膜炎（SBP）

腹水貯留が長引くと腸管から腸内細菌が漏出して腹膜炎を起こすことがある．腹水中の好中球数やエラスターゼ活性などにより診断される．

■ 治 療

【使用される薬物】
- 第3世代セフェム系抗菌薬静注
- ヒト血清アルブミン静脈投与（血清 Cr 値 1.0 mg/dL 以上または BUN 30 mg/dL 以上もしくは血清総ビリルビン値 4 mg/dL 以上の場合）

#### 3) 肝性脳症

肝硬変では肝細胞におけるアンモニア処理能の低下，シャントによる全身への分配，腸管でのアミノ酸処理異常に伴うアンモニア産生亢進，アミノ酸異常に便秘や消化管出血，腹水の過剰な除去などが重なって生ずる．脳症はアンモニアの脳への直接的影響やアミノ酸代謝異常により多く生じた芳香族アミノ酸が脳で偽神経伝達物質として作用するためと考えられている．

■ 治 療

【使用される薬物】
- 非吸収性合成二糖類（ラクツロース，ラクチトール水和物）
- 非吸収性抗菌薬（リファキシミンなど）
- 分岐鎖アミノ酸製剤（経口，静注）

非吸収性合成二糖類は，腸管内の pH を下げ腸管運動の亢進，腸内細菌数の低下によ

**表 1-10　肝障害進行時の薬物治療の注意**

| 肝障害時の問題点 |
|---|
| 肝実質細胞数の減少（薬物代謝酵素チトクロム P450） |
| ・未変化体の増加 |
| シャント（門脈-静脈シャント） |
| ・未変化体の増加 |
| 肝性脳症の合併（中枢神経作用薬） |
| ・薬物感受性の変化 |
| 血漿中アルブミンの減少（産生低下） |
| ・遊離薬物量への影響 |
| 有効循環血流量の減少（腹水） |
| ・血中濃度の変化 |
| 腸管浮腫による吸収障害 |
| ・吸収の変化 |

り腸管でのアンモニア産生を減少させる．また，非吸収性抗菌薬による腸内細菌の殺菌も効果的である．分岐鎖アミノ酸（BCAA）製剤は，肝性脳症の改善効果があり，また栄養状態の改善にも役立つ．

#### 4）食道静脈瘤

門脈圧亢進により食道静脈瘤が形成されると，食物が食道を通過するたびに静脈壁が磨耗し，進行すると壁が薄くなり red-color sign と呼ばれるように静脈瘤が真赤に腫れあがる．これは静脈瘤破裂の前兆となるため，内視鏡的にゴムで結紮するか，静脈内に硬化物質を注入して固定する．この処置による静脈破裂の予防効果は大きい．

### b. 肝障害時（とくに肝硬変）の薬物療法

肝障害が進むと表 1-10 に挙げるような変化が生ずるため，薬物治療において考慮する必要に迫られることもある．とくに肝臓の初回通過効果を受けやすいプロプラノロール塩酸塩，リドカイン塩酸塩などは重度肝障害時には未変化体が体循環に多く入ることになる．一方，血漿クリアランスが肝血流量よりはるかに少ない薬物（ジアゼパム，テオフィリン，ワルファリンなど）では，繰り返し投与により血中濃度に影響が強くなる．

## 3. 胆道系疾患：胆石症 cholelithiasis，胆嚢炎 cholecystitis，胆管炎 cholangitis

胆道系は肝臓から排泄される胆汁の通り道をいう（図 1-18）．左右の肝管が合流後，胆汁は一時胆嚢に蓄えられ，約 10 倍に濃縮されて食物の胃通過に伴い胆嚢が収縮されてファーター Vater 乳頭から十二指腸へ排出される機構となっている．この調節は自律神経と消化管ホルモンによって行われ，胆嚢収縮は主に CCK-PZ（コレシストキニン・パンクレオザイミン）による．

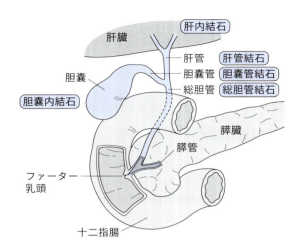

図 1-18　胆道系の解剖と結石の数々

表 1-11　胆石の種類

| コレステロール胆石 | 純コレステロール石，混成石，混合石 |
|---|---|
| 色素胆石 | 黒色石，ビリルビンカルシウム石 |
| まれな胆石 | 炭酸カルシウム石，脂肪酸カルシウム石，他の混成石，その他 |

［日本消化器病学会胆石症検討委員会，1984］

　胆汁は，胆汁酸，リン脂質，コレステロール，ビリルビンなどと電解質から成り，胆汁酸の割合が多い．胆汁酸はコレステロールから生合成されるステロイド化合物である．これは消化管内で石鹸の役割をし，脂質成分と結合して水分と親和させ油成分の吸収を助ける．胆汁酸は回腸末端以降から再吸収され，99％が門脈を介して肝臓に戻るリサイクル機構（腸肝循環）が発達している．胆汁酸はコール酸やケノデオキシコール酸などの一次胆汁酸が，腸内細菌によりデオキシコール酸やリトコール酸などの二次胆汁酸に変換される．

　胆石は，**表 1-11** に示すようにその成分に多くの種類がある．胆石症の要因は欧米では 5F（forty 40 歳代，female 女性，fatty 肥満，fair 白人，fecund 多産婦）といわれており，その他に脂肪代謝異常，妊娠，急激なダイエット，胃切除後がある．日本人の脂肪摂取量と胆石保有率には正の相関があり，昔の日本ではビリルビンカルシウム石が多かった．最近ではコレステロール胆石が多い．

### 病態生理

　コレステロール胆石は，食事，肥満，糖尿病，脂質異常症，胆汁酸再利用低下，胆汁うっ滞などにより過飽和胆汁が形成され，胆嚢内でさらに濃縮され，ムチン，カルシウムイオン，陰イオン増加などの環境で析出して形成される．胆汁中のコレステロール飽和度はコレステロール／（胆汁酸＋レシチン）で表す胆石形成指数にて判定し，1.0 以上でコレステロール過飽和を示す．

　一方，ビリルビンカルシウム石は，腸内から多くは逆行性に侵入した大腸菌などにより，菌のもつ β グルクロニダーゼの作用で直接ビリルビンが間接ビリルビンとなり析出

し，析出ビリルビンとカルシウムが反応して形成される．

したがって，胆管にはビリルビンカルシウム石が，胆嚢内にはコレステロール石ができやすい．近年，コレステロール石の比率は変わらないが，ビリルビンカルシウム石は減少し，黒色石（ビリルビン由来の重合体）が増えている．純コレステロール石は割面放射状の結晶で白色である．

また，混合石は，コレステロールとその他の成分が混じり合って割面放射状の結晶と層状の構造が混在している．混成石は，内層と外層が明らかに区別される．このように胆石の割面構造で石の種類が推定できる．

胆石の痛みは，食事，脂肪食などで胆嚢が収縮した際に石が移動して出口（胆嚢管）に嵌頓し，胆嚢が収縮しようとしても収縮できないために起こる．感染は多くの場合，腸管からの感染で，大腸菌，クレブシエラ Klebsiella，エンテロバクター Enterobacter などグラム陰性桿菌が起因菌となる．

### ■ 症　候

多くの胆石は無症状でサイレントストーンと呼ばれる．有症状の場合は，上腹部痛（いわゆる胃けいれん，癪）で，背部や右肩に放散する．感染が生じて胆嚢炎，胆管炎を起こすと，痛みに加え発熱，黄疸が出現する（シャルコー Charcot の 3 徴）．さらに，胆道系には血管が多く分布しており，細菌やエンドトキシンが血管内に侵入すると敗血症を生じ，播種性血管内凝固症候群（DIC），意識障害，ショックを引き起こす（シャルコーの 3 徴＋意識障害＋ショックをレイノルズ Reynolds の 5 徴と呼ぶ）．また胆管炎は重篤な急性閉塞性化膿性胆管炎（AOSC）に発展することがある．

### ■ 診　断

血液検査では，結石嵌頓などにより胆道系酵素（ALP，LAP，γ-GTP）の上昇，感染が加わると白血球数の増加，CRP の上昇，さらに敗血症，DIC では凝固系の異常（FDP 上昇，フィブリノゲン低下，血小板数減少など）が認められる．

胆嚢内胆石の存在診断は腹部超音波検査がもっとも鋭敏である．超音波像で胆石の分類をある程度判断できる（土屋の分類）．胆嚢炎を繰り返していると胆嚢壁が厚くなる．胆管内の石は非侵襲的には MRCP（核磁気共鳴胆道膵管造影）にて捕らえられる．胆道系を造影する他の手段として，排泄性胆道造影，内視鏡的逆行性胆道（膵管）造影，経皮経肝胆道造影がある．また，石の石灰化があると腹部単純 X 線撮影でも石がみえる（カルシウム含有量 4% 以上）が，CT ではカルシウム含有量が 1% あればみえる．

### ■ 治　療

【使用する薬物】
- ウルソデオキシコール酸
- ブチルスコポラミン臭化物
- 場合により抗菌薬（胆道系移行の良好なラタモキセフナトリウム，ピペラシリンナトリウムなど）

### a.　胆嚢内胆石症

多くの場合，経過観察とし，有症状であれば鎮痛鎮痙剤（ブチルスコポラミン臭化物）や抗菌薬の投与を行う．結石を溶解するために経口胆石溶解療法としてウルソデオキシ

**表 1-12　経口胆石溶解療法の適応**

1. 胆嚢内コレステロール胆石，浮遊胆石はよい適応
2. 症状がないか軽い
3. 胆石径は 20 mm 以下，15 mm 以下が望ましい
4. 石灰化なし，CT で石灰化がないのが最適
5. 造影検査，超音波検査で著しい変形がなく，収縮良好な胆嚢であること．充満胆石は手術適応
6. 胆管病変なし

注) 肝機能異常，妊娠中および妊娠予定者，アルコール多飲者には不可．

コール酸を長期間投与する．この場合，表 1-12 に示す条件が必要である．浮遊胆石では半年の投与で 24〜38% 溶解し，その後 12 年間で 61% が再発，服薬を続ければ 16% に抑えられたとの報告がされている．

以前は体外衝撃波胆石破砕療法（ESWL）が盛んに行われたが，10 年間の再発率は 55〜60% で，経過中胆嚢摘出術を行った症例が 36% あったと報告されており，近年ではあまり施行されていない．

最近では腹腔鏡下胆嚢摘出術が容易に施行されるようになり，症状の頻発する例，肝障害など検査異常の続く例，合併症を有する例では摘出術により治療が行われている．

### b. 総胆管結石症

胆管炎を起こして重篤になる危険性があるため除石することが原則である．現在，最も多く用いられるのが内視鏡的乳頭切開術あるいは拡張術により出口（ファーター乳頭のオッディ Oddi 括約筋）を開き，内視鏡的にバスケット鉗子などで石を取り除いたり，内視鏡的に機械式，電気水圧式，あるいはレーザーで石を破砕する．

腹腔鏡的あるいは開腹で胆石を除去することも少なくない．

## 4. 膵　炎　pancreatitis

### a. 急性膵炎　acute pancreatitis

膵臓は外分泌器官であると同時に内分泌器官である．外分泌腺は，腺房細胞から導管細胞に囲まれた導管を経て主膵管あるいは副膵管からファーター乳頭あるいは副乳頭へと分泌される．内容は消化液と $HCO_3^-$ に富む電解質成分で，それぞれコレシストキニン，セクレチンにより刺激される．内分泌腺としては，尾部に多く存在するランゲルハンス島の $\alpha$ 細胞からグルカゴン，$\beta$ 細胞からインスリン，$\delta$ 細胞からソマトスタチンが分泌される．消化液の主体は消化酵素であり多くの消化酵素が分泌されるが（表 1-13），この中で重要な酵素はトリプシンである．膵液は胃からの食物が十二指腸に入ると，CCK-PZ（コレシストキニン・パンクレオザイミン）やセクレチンが分泌されて膵液が出る仕組みで，胃からの食物の酸を中和し，消化酵素が働きやすい環境を作る．

## 4. 膵炎

表1-13 膵臓およびその他の臓器から分泌される消化酵素

| 栄養素 | 膵臓 | 唾液 | 胃 | 腸管粘膜 |
|---|---|---|---|---|
| 炭水化物 | アミラーゼ | アミラーゼ | | スクラーゼ<br>マルターゼ<br>ラクターゼ<br>トレハラーゼ<br>Aデキストリナーゼ |
| タンパク質 | トリプシン<br>キモトリプシン<br>カルボキシペプチダーゼ | | ペプシン | オリゴペプチダーゼ<br>ジペプチダーゼ<br>エンテロキナーゼ |
| 脂質 | リパーゼ<br>ホスホリパーゼ$A_2$<br>コレステロールエステラーゼ | リパーゼ | | |

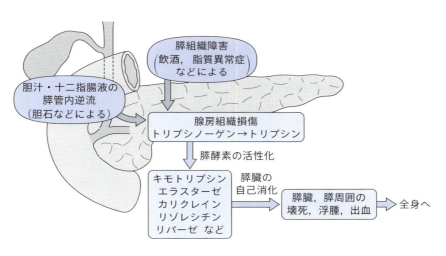

図1-19 膵炎発症の病態

### 病態生理

　膵炎は30〜50歳代の男性に多く，危険因子として胆石保有，大酒家，脂質異常症が挙げられる．男性の原因の半分は飲酒，約20%が胆石による．女性では胆石が約40%と多く占める．総胆管結石がファーター乳頭部に嵌頓すると，膵管の出口も塞ぐために膵管内圧が高まり，膵液が漏出する原因となりやすい．これらの因子が複合的に作用してトリプシノーゲンがエンテロキナーゼにより活性化してトリプシンとなることから始まる．腺房細胞の損傷とともに，各種消化酵素が活性化し，膵管から漏れでた消化酵素による自己消化が膵炎の病態である（図1-19）．トリプシンはキモトリプシン（タンパク分解，浮腫，出血），エラスターゼ（血管病変，出血），カリクレイン（浮腫亢進，血管透過性亢進，平滑筋れん縮），リゾレシチン（凝固，脂肪壊死），リパーゼ（脂肪壊死）などの活性化を起こし自己消化に向かう．膵臓自体および膵周囲の壊死，浮腫，出血は，サイトカインの嵐を起こし，全身に波及して全身性炎症反応症候群（SIRS），播種性血管内凝

**表 1-14 膵炎の予後因子（発症後 48 時間以内に判定）：各項目を各 1 点として合計を予後因子点数とする**

1. Base Excess≦−3 mEq/L またはショック
2. $PaO_2$≦60 mmHg（room air）または呼吸不全
3. BUN≧40 mg/dL（または Cr≧2.0 mg/dL）または乏尿
4. LDH≧基準値上限の 2 倍
5. 血小板数≦10 万/mm$^3$
6. 総 Ca 値≦7.5 mg/dL
7. CRP≧15 mg/dL
8. SIRS 診断基準における陽性項目数≧3
9. 年齢≧70 歳

臨床徴候は以下の基準とする．
・ショック：収縮期血圧が 80 mmHg 以下
・呼吸不全：人工呼吸を必要とするもの
・乏尿：輸液後も 1 日尿量が 400 mL 以下であるもの
予後因子 3 点以上を重症とする．

固症候群（DIC）を生じて多臓器不全にいたることもある．

■ 症　候

腹痛，背部痛（胸膝位で軽減），悪心，嘔吐，発熱などの症状が出る．とくに腹痛，背部痛は強烈であり，強力な鎮痛薬が必要である．

■ 検査・診断

血液尿検査にてアミラーゼ上昇，リパーゼ上昇，エラスターゼ上昇，トリプシン上昇は特異的な所見である．炎症とともに白血球数増加，脱水に伴いヘマトクリット上昇，BUN 上昇がみられるが，血清カルシウムは低下する．

腹部には特徴的な出血斑がみられることがあり，腹部単純 X 線検査では，特徴的なガス貯留像が認められる．造影 CT 画像は重要な診断法で，発症後 48 時間以内に撮像して，炎症の膵外進展度，膵の造影不良域の程度などでスコア化し，予後の判定を行う．予後の判定には**表 1-14** に示す各種検査を総合して判断する．

■ 治　療

【使用する薬物】
・副交感神経遮断薬（ブチルスコポラミン臭化物）
・鎮痛薬（NSAIDs，ペンタゾシン，ブプレノルフィン塩酸塩などオピオイド，クロルプロマジン塩酸塩）．麻薬性鎮痛薬はファーター乳頭にあるオッディ括約筋を緊張させるため禁忌．
・膵酵素阻害薬
　　キニン，線溶系阻害：アプロチニン液
　　トリプシン阻害：ウリナスタチン，ナファモスタットメシル酸塩，カモスタットメシル酸塩
　　トリプシン阻害，オッディ括約筋弛緩作用：ガベキサートメシル酸塩
・広域抗菌薬

急性膵炎は一刻も早く診断し，重症化を予測し，全身管理しなければならない．軽症

の場合には，膵の安静のため絶飲食，胃液吸引，胃酸抑制（$H_2$受容体拮抗薬など），栄養，電解質などの是正，鎮痛，膵酵素阻害薬の使用が行われる．場合により血液透析，腹膜灌流を考慮する．また，二次感染予防として広域の抗菌薬を使用する．重症例では，高次医療機関への搬送を行い集中治療室にて管理して治療が行われる．

### b. 薬剤性膵炎　drug-induced pancreatitis

【原因薬物】
- 毒性により起こると推定されたもの：コデインリン酸水和物，アセトアミノフェン，エリスロマイシン
- アレルギー性により起こると推定されたもの：アザチオプリン，メルカプトプリン水和物（6-MP），メサラジン（5-ASA），メトロニダゾール
- 原因不明：バルプロ酸ナトリウム

【危険因子】
- 消化器系疾患の既往，炎症性腸疾患，喫煙，とくに1日20本以上の喫煙，1週間に420 g以上のアルコール摂取
- 一般に，多くの薬剤を重複投与されることの多い症例，すなわち，高齢者，担がん患者，難病患者では薬剤性膵炎の発症リスクが重積する可能性が高く注意が必要である．

わが国で多いヘリコバクター・ピロリ感染患者にメトロニダゾールを用いた除菌を行うと膵炎発症リスクが高くなる報告もある．

### c. 慢性膵炎　chronic pancreatitis

■ 病態生理

慢性膵炎は，急性膵炎とは異なり膵臓機能が廃絶の方向に向いている状態である．炎症が残っていれば（上腹部痛が反復する）急性膵炎に準ずる対処が必要であるが，廃絶に向いていれば外分泌，内分泌の補充を行うことになる．膵実質は減少し，線維化が生じ，膵管にはタンパク栓や膵石ができる．膵管は拡張，増生，上皮化生を起こし，囊胞を形成する．これらの変化は膵の生検や切除組織の検討で明らかになる．

■ 症　候

反復する上腹部痛．非代償期になるとあまり症状はない．消化酵素の減少により下痢，脂肪便などがみられることもある．

■ 検査・診断

炎症を起こすと急性膵炎様の検査変化がみられる．機能低下に従い，重炭酸塩濃度の低下，膵酵素分泌量の低下，膵液量の低下がみられる．これらの機能はセクレチン試験や膵外分泌機能検査にて調べる．セクレチン試験はセクレチン静注後，十二指腸まで挿入した管から経時的にファーター乳頭から排出される膵液を採取して，膵液量，重炭酸塩濃度，アミラーゼ分泌量などを調べる検査である．十二指腸まで管を挿入することで患者に負担がかかるため，最近ではPFD (pancreatic function diagnosis) 試験を行うことが多い．これは経口的にBT-PABA（N-ベンゾイル-L-チロシル-p-アミノ安息香酸）を投与し，これが膵キモトリプシンにて加水分解されPABAとなり，腸管から吸収-肝

で抱合-尿中排泄され，尿中PABA排泄率にて評価する．正常下限値は70％である．その他，便中キモトリプシンや便中脂肪なども機能検査として使われる．また，内分泌機能は糖尿病に準じた検査を行う．

画像的には，腹部超音波，CTにて膵石が確認されれば慢性膵炎と診断される．MRCPでは，分岐膵管の不規則な拡張が認められる．

■ 治　療

【使用される薬物】
・代償期における諸症状に対しては急性膵炎に準ずる
・消化酵素薬
・経口血糖降下薬
・インスリン

代償期には腹痛など生じ，膵酵素の上昇がみられるため急性膵炎に準じた治療を行う．非代償期には補充療法となる．消化酵素薬は大量に投与が必要となる．ジアスターゼ，タカヂアスターゼ，パンクレアチン，パンクレリパーゼなど多くの薬剤がある．

# 2. 心臓・血管系疾患

## A 心臓・血管系疾患の検査法

### a. 12誘導心電図

　心電図は身体各部の電位記録で，心臓の電気的機能に関する検査法である．不整脈とは直接的な関係にあり，さらに心臓の病態一般についても有力な手掛かりを与える．

　日常の検査には標準の12誘導法が用いられる．6個の四肢誘導Ⅰ，Ⅱ，Ⅲ，$aV_R$，$aV_L$，$aV_F$と，6個の胸部誘導$V_1$，$V_2$，$V_3$，$V_4$，$V_5$，$V_6$の計12個である．誘導には双極誘導と単極誘導がある．双極誘導はⅠ，Ⅱ，Ⅲのように2点間の電位の差を求めるもので，Ⅰは左手の電位（L）の右手の電位（R）に対する値で，Ⅰ＝L-Rである．同様に左足をFとすると，ⅡはF-R，ⅢはF-Lである．単極誘導はある1点の電位を求めるものであるが，通常の測定器は2点間の電位差を求めるもので，不関電極として電位変動の少ない中心電極を用いる．$aV_R$のaはaugmented（増大された）を意味する．

　標準記録法では感度を1 mV/cm，紙送り速度を25 mm/秒（1 mmは0.04秒）とする．このようにして得られた心電図各波の名称と計測の方法は図2-1に示す．1心拍に相当してPQRSTUの波形が描かれる．Pは心房の興奮による．Q，R，Sは一括してQRS群と呼び，心室の興奮を表す（図2-2）．QRSのSからTの間をST部分 ST segment，QからTまでを心室群という．心房の興奮消退の波は小さいので通常みられない．T波の次に小さいU波をみることもある．TまたはUの終わりから次のPまでは電気的拡張期で，0電位であって基線に一致する．各波は上向きを陽性，下向きを陰性と呼び，上下に現れる場合は二相性という．

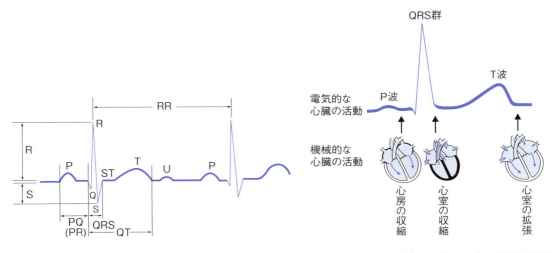

図2-1　P, QRS, ST, T, U波　　　　図2-2　P, QRS, T波と心房，心室の収縮と拡張

ST 部分は基線に一致するが，T への移行は明瞭ではなく次第に上昇していく形も多い．T 波は心室の興奮消退を表し，Q から T の終わりまでの時間は心室筋が興奮している時間である．QT 間隔は 0.3〜0.5 秒ぐらいあるが，心拍数によって変動する．頻脈のとき短く，徐脈のとき長い．RR 間隔の平方根と QT 間隔がほぼ平行関係にあるので，QT をルート RR で割ったものを修正 QT 間隔 corrected QT interval（QTc＝QT/$\sqrt{R-R}$）といい，0.40 程度の値（0.43 以下）になる．

### b. 運動負荷心電図

身体運動に際して心臓に負担がかかると心拍数増加とともに心電図に変化が起きる．これを観察し虚血性心疾患の診断やその他の目的に用いる．簡単には小さい階段を一定回数昇降し，直後および数分後に素早く記録する方法（マスター Master 法）がある．より定量的にはエルゴメーターやトレッドミルを用いて，多段階的に行う方法が多く用いられる．心電図のほか，血圧などの監視を並行して行い，より安全に負荷をかけることができる．心筋梗塞などのリハビリテーション，運動処方の目的にも用いられる．

段階的に強い負荷を加え，心拍数が増加するのを目安とし，年齢などから予想される最大心拍数の 80〜90% の負荷量を目標とする．中止徴候としては目標心拍数に達した場合，胸痛が起きたときや心電図に虚血性の変化（図 2-3）が現れたときなどであるが，疲労，呼吸困難あるいは血圧下降などがあって危険と思われるために中止する場合もある．

### c. ホルター Holter 心電図（24 時間心電図記録）

心電図信号を磁気テープや CD に録音あるいは機器にメモリーさせて保存し，長時間の変化を観察することができる．本法によって不整脈の実態や，狭心症の発作を記録し，分析することができる（図 2-4）．通常 24 時間の記録がよく用いられる．日常生活中の心電図を記録するため，動きの大きい四肢を避けて胸部から誘導する．目的により 1 誘導でもよいが 2 誘導あるいは 3 誘導を用いることができれば，多箇所（前壁と下壁など）の異常が同時に判定しやすくいっそう有利である．

### d. 心エコー法・ドプラー法

心エコー法・ドプラー Doppler 法は，超音波を用いて心血管系の情報を得ようとする方法である．魚群探知機や産科での胎児検査などに使用されているのと同じ原理である．心機能や弁逆流を非観血的に手軽に検査できるので，臨床現場で汎用されている．

### e. 胸部 X 線（レントゲン）検査

胸部 X 線検査は肺，心・血管系，骨を区別でき，最も短時間にできる画像診断法として広く用いられる．通常，患者は立位とし，深吸気時に撮影が行われる．撮影方向は正面（背腹方向，背側から X 線を照射し，フィルムを前胸部におく），側面（左右方向）が基本であるが，時に，右前斜位（第 1 斜位，フィルム面に斜めに右胸部をつける），左前斜位（第 2 斜位）を行う．

正面像での心陰影は右 1，2 号，左 1〜4 号からなる（図 2-5）．右 1 号は上大静脈陰影で，高年者では拡大し右方へ屈曲した上行大動脈よりなることがある．右 2 号は右房で

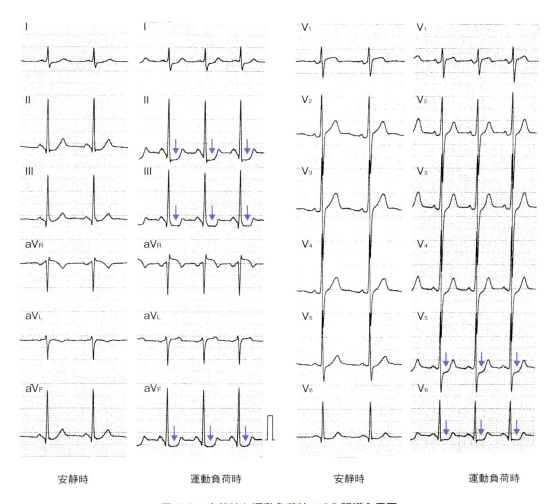

**図 2-3 安静時と運動負荷時の 12 誘導心電図**
安静時では正常波形を示す．運動負荷時には II, III, aV_F, V_5, V_6 の ST が低下し（矢印），胸痛が出現する（p. 114, 図 2-10 参照）．

あるが，横隔膜面に下大静脈の陰影をみる．左1号は大動脈弓，2号は肺動脈幹，3号は左房（左心耳），4号は左室である．また，心胸（郭）比 cardiothoracic ratio (CTR)（＝心臓径/胸郭径×100）は成人では 50% 以下であり，それを超す場合を心拡大という．心不全では左室の拡大が著明となるので，左4弓突出が起きやすい．

### f. 核医学（ラジオアイソトープ）検査

循環器疾患診断に主として用いられる核種は $^{201}$Tl（タリウム）と $^{99m}$Tc（テクネシウム）である．コンピュータを使った single photon emission CT (SPECT) が広く用いられている．

### g. 心臓カテーテル法

末梢動静脈よりカテーテルを大血管内や心腔内各部位に進め，カテーテル先端部の圧

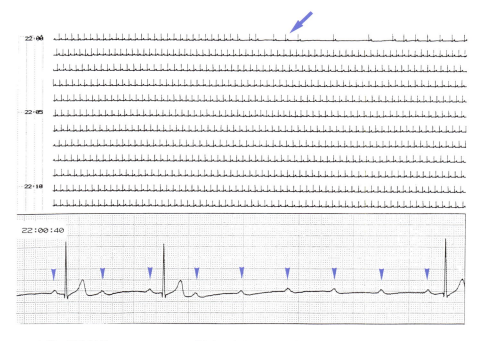

a:上段の圧縮記録にて 22:00 に RR 間隔が延長している(太矢印).下段の拡大記録では P 波が規則正しく出現しているが(小矢印),QRS は 2,4,5,6,7,8 拍目で欠落している(房室ブロック).

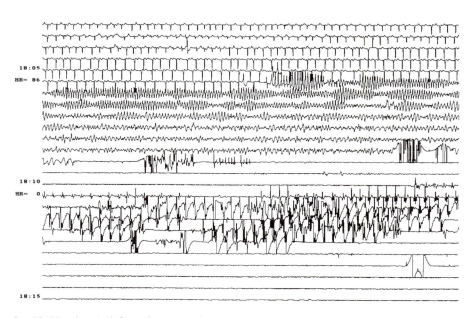

b:18:05 にトルサドポワン(☞ Memo 3),心室細動が発生し,18:09 に心停止となっている.18:10 にいったん心拍動が再開しているが,18:13 に再び心停止となり死亡した.

図 2-4 24 時間ホルター心電図

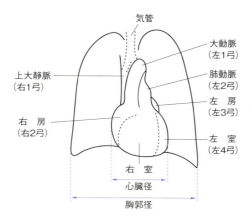
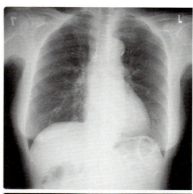
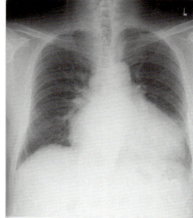

**図 2-5　胸部 X 線写真正面像**
左　　：模写図
右上：心不全なし．心胸(郭)比＝47％
右下：心不全患者．心胸(郭)比＝69％．心臓全体が
　　　拡大しているが，とくに左4弓の突出が著明．

力測定や造影検査を行い，心・血管系各部位の血行動態や形態学的異常を診断するものである（**図 2-10 参照**）．

## B 心臓および血管系の代表的な疾患

心臓および血管系の代表的な疾患として**表 2-1** の疾患がある．①～⑥は各項目でとくに詳細に記述してある．

### 1. 不整脈　arrhythmia

#### 病態生理

心臓が循環ポンプとして機能するには，数億に及ぶ心筋細胞が同期して，しかも単位時間当たりにおける一定の数とリズムで拍動する必要がある．不整脈とは，心臓の拍動数またはリズムが正常の範囲からはずれた状態である．

不整脈には数多くの種類があり，発生機序で分類するのが一般的であるが，発生部位や徐脈か頻脈かで分類するのも有用である．

不整脈の発生には，2つの大きな成因が挙げられる．その1つは心臓内のいずれかの

**表 2-1　心臓および血管系の代表的な疾患**

| 疾 患 名 |
| --- |
| ① 不整脈 |
| ② 心不全（急性および慢性心不全） |
| ③ 高血圧症（本態性および二次性高血圧） |
| ④ 虚血性心疾患（狭心症・心筋梗塞） |
| ⑤ 動脈硬化，閉塞性動脈硬化症，バージャー病 |
| ⑥ 心原性ショック |
| ⑦ 低血圧症 |
| ⑧ 血栓症・塞栓症 |
| ⑨ 心臓弁膜症 |
| ⑩ 感染性心内膜炎 |
| ⑪ 肥大型心筋症，拡張型心筋症 |
| ⑫ 心筋炎 |
| ⑬ 先天性心疾患 |

部位にて刺激生成の異常がみられる場合で，他方は興奮伝導の異常である．さらに両者の組み合わせで生じる不整脈もある．

　第一の刺激生成異常の中でもいくつかの異なる機序が考えられている．その1つは正常な自動能の異常な活動である．これは，カテコラミンなどにより洞結節の自動能が異常に亢進あるいは低下した場合，あるいは下位の刺激伝導系の自動能が亢進して補充調律を生じた場合である．これに対して，細胞に障害が生じたり，細胞外のイオン環境が変化したときなどの異常な状況で出現する自動能があり，異常自動能と呼ばれる．その具体的な例としては，心筋梗塞などで心筋が傷害されると静止膜電位が浅くなって緩徐拡張期脱分極が出現してくる場合がある．刺激生成異常のさらにもう1つの機序は，撃発活動 triggered activity と呼ばれるものである．これは，正常興奮の活動電位の終了直前（早期後脱分極）あるいは直後（遅延後脱分極）に発生する膜電位変動である．これらの後膜電位の振幅が大きくなって閾値に達すると，新たに自発興奮を引き起こして不整脈を発生する．早期後脱分極は QT 延長をきたす各種の病態時に，遅延後脱分極はジギタリス投与などによる細胞内 $Ca^{2+}$ 過負荷時などにみられる．

　第二の不整脈の発生機序としての興奮伝導異常にも，いくつかの因子が関与する．このうちで，興奮のブロックは心臓内の刺激伝導系の各部所で起こり，洞房ブロック，房室ブロック，ヒス His 束ブロック，脚ブロックなどを生じる．興奮の途絶が特定の方向のみに生じる場合を一方向性ブロックと呼び，不整脈の発生条件として非常に重要である．この現象は，伝導障害した心筋，心筋線維枝分かれ部，不応期の不均一部などでみられる．興奮伝導異常から生じる不整脈の機序としてはリエントリーが最も重要である．リエントリー（☞ Memo 1）とは，心臓内のある部分に発生した興奮が心臓内を旋回して再びもとの部分に戻ってその部分の再興奮を引き起こすことである．リエントリーの発生には4つの条件が必要で，一方向性ブロック，伝導遅延，不応期の不均一化そしてリエントリー回路の存在である．

## リエントリー，WPW症候群 　　　　　　　　　　　　　　　　Memo 1

　電気生理学的に異なる機能を有するα伝導路とβ伝導路が存在する．さらにその近位側と遠位側に2つの共通路があり，それぞれ近位共通伝導路 proximal common pathway（PCP），遠位共通伝導路 distal common pathway（DCP）と呼ばれている．ここでα伝導路はβ伝導路に比し，伝導速度が遅く，有効不応期が短いとする．心周期が長い場合，PCPからのインパルスはα（遅），β（速）両伝導路を伝達するが，伝導速度の速い（伝導時間の短い）β伝導路を介する伝導のみが，心電図上に表現される．ところがPCPを発するインパルスの連結期がβ（速）伝導路の有効不応期よりも短縮すると，β（速）伝導路で伝導が途絶し，インパルスは不応期の短いα（遅）伝導路を介して順伝導する．インパルスがα（遅）伝導路を十分な伝導時間を要し順伝導し，DCPに到達したとき，最初にブロックのみられたβ（速）伝導路がすでに不応期を脱していると，β（速）伝導路を介する逆伝導が可能となる（一方向性ブロック）．このようにして，リエントリーが発生する．

　このとき，α（遅），β（速）両伝導路の伝導速度と有効不応期の関係が適切であれば，α（遅）伝導路を順伝導路，β（速）伝導路を逆伝導路とするリエントリー回路が形成され，頻拍が持続する．① 房室結節，② 副伝導路［ウォルフ・パーキンソン・ホワイト Wolff-Parkinson-White（WPW）症候群のケント Kent 束など］，③ 洞結節などでリエントリーによる頻拍発作が生じる．

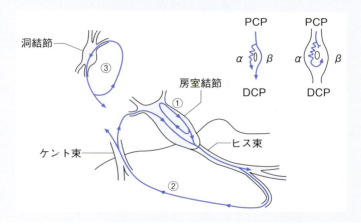

### a）心房性（上室性）期外収縮
洞結節以外の心房筋から発生する早期興奮である．心電図上，次の洞性P波より早く，形の異なるP波を認める．通常，洞調律時と同じ経路で心室へ伝わり，QRS波は，洞調律時と同じ形になる（図2-6a）．

### b）心室性期外収縮
心室から発生する早期興奮である．洞調律とはまったく異なる形となり，QRS波は幅広く，P波が先行しない（図2-6b）．

### c）心房細動（絶対性不整脈）
心房細動は，心房の各部分が統一を失って無秩序に細かに動いている状態の不整脈である．心電図上は心房の電気的興奮を示す波のP波が認められない状態になり，心房細動波（f波）がみられる（図2-7a）．常時RR間隔が不規則なので，絶対性不整脈ともいう．

### d）心房粗動
心房粗動は，心房が1分間に200～400回の速さで収縮を繰り返す状態をいう．心電図上は，基線が鋸歯状の波（ノコギリ歯状波，F波）が出る（図2-7b）．

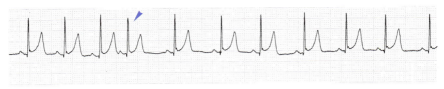

a. 心房性（上室性）期外収縮

4拍目に，間隔が異なるが洞調律時と同じ波形が出現している（矢印）．

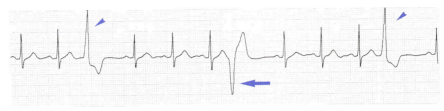

b. 心室性期外収縮

3, 11拍目（小矢印）と7拍目（大矢印）は基本とは異なる波形が出現している．

**図2-6 心房性期外収縮と心室性期外収縮**

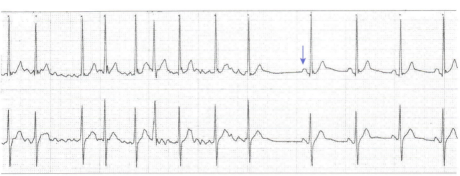

a. 心房細動

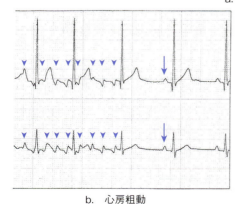

b. 心房粗動

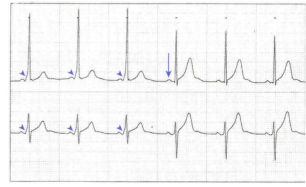

c. WPW症候群

**図2-7 同一症例における洞調律時と不整脈発症時のホルター心電図**

a：9拍までP波がみられず心房細動波（f波）がみられ，脈は不整となっている（絶対性不整脈）．10拍目から洞調律（P波）となっている（大矢印）．

b：3拍までP波がみられずノコギリ状の心房粗動波（F波）がみられる（小矢印）．4拍目から洞調律（P波）となっている（大矢印）．

c：3拍までケント束を通っているので，PQ短縮とデルタ（Δ）波がみられる（小矢印）．4拍目から正常伝導路となっている（大矢印）．

e) 心室性頻拍症

心室性の期外収縮が連発する．胸内苦悶，冷や汗，めまい，意識消失発作など重篤な症状が起きる．

f) 心室細動

心室筋が無秩序に興奮するもので，心室の収縮は消失し，血行動態上は心停止となる．心疾患における心臓性急死（突然死）の原因として重要である（図2-4b）．

g) 早期興奮症候群

本症候群を生じる解剖学的副伝導路としては，心房から心室に直接達するケント束（WPW症候群，☞ Memo 1），心房から房室結節下部に達するジェームス James束［ローン・ガノン・レバイン Lown-Ganong-Levine（LGL）症候群］，ヒス束から心室中隔上部に達するマハイム Mahaim線維などがある．これらの副伝導路をリエントリー回路の一部として興奮伝導の回帰が生じると上室性頻拍となる．WPW症候群ではケント束伝導によるPQ短縮とデルタ（Δ）波が特徴である（図2-7c）．

h) 洞不全症候群

洞結節の刺激発生異常や洞刺激伝導障害によって不整脈が発生するものをいう（図2-8a）．多くは徐脈のほか，ときどき心房細動や上室性の頻拍発作を起こしたり，徐脈と頻脈とを交互に起こしたりする．徐脈がひどくなると失神が生じ（アダムス・ストークス Adams-Stokes発作），人工ペースメーカ植込みの適応となる．

i) （心）房（心）室ブロック

心房の電気的興奮が心室へうまく伝わらずに，心房より遅いリズムで心室が独自に拍動する（図2-4a）．伝導が遅れるものを第Ⅰ度（PQ延長），ときどき伝導が途絶するものを第Ⅱ度，完全に伝導が途絶するものを第Ⅲ度とする．完全房室ブロック（第Ⅲ度）では失神が生じ，人工ペースメーカ植込みの適応となる．

j) ブルガダ症候群

心室細動の原因となり若年者の突然死（いわゆるポックリ病）を引き起こす．心電図では$V_{1-2}$にサドルバック Saddle back（馬鞍型，図2-8b）やCoved（谷底型）のST上昇がみられる．ナトリウムチャネルの先天的異常が原因と推定されている．

■ 症　状

不整脈に特徴的な症状として心悸亢進・動悸，胸部不快感，胸痛などの心臓に関する直接症状から，めまい，失神などの血行不全に由来する中枢神経症状（アダムス・ストークス症候群）として訴えることがある．通常，動悸は期外収縮，頻拍，粗動・細動などの頻脈性不整脈に，失神やめまいは洞不全症候群，房室ブロックなどの徐脈性不整脈に伴って出現しやすいが，共通の症状として出現することも多く，自覚症状からは両者を明確に区別することはできない．

■ 診断・検査

a) 12誘導心電図

洞（房）結節のペースメーカ活動による刺激が心房や心室へ順序正しく伝えられ，刺激を受けた心筋が電気的な興奮に続いて収縮することにより全身に血液を循環させるポンプとして機能する．徐脈性あるいは頻脈性不整脈の診断には，通常P波とR波に注目して心拍数を計測する．心拍数が50/分以下のものを徐脈，100/分以上の場合を頻脈とす

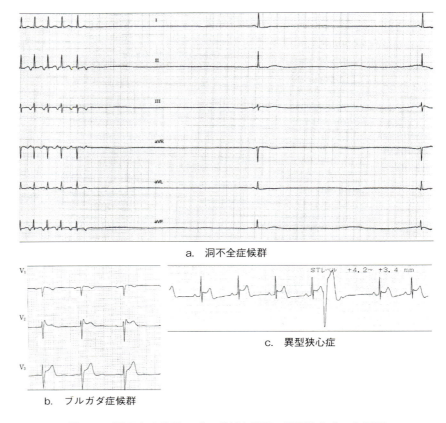

**図 2-8 洞不全症候群, ブルガダ症候群, 異型狭心症の心電図**
a：洞不全症候群. 5拍目以降P波が数秒間出現しない.
b：$V_2$で馬鞍(サドルバック)様のST上昇がみられる.
c：STの上昇がみられ, 4拍目の後に心室性期外収縮が出現している.

る. RR間隔が不規則なもの, RR間隔とPP間隔が等しくないもの, P波の形が一定していないもの, P波が先行しないQRS波形があるものなどを不整脈とする.

  b） ホルター心電図 (p.92 参照)

  標準12誘導心電図は30秒程度の記録が一般的である. したがって, 発作性あるいは一過性に出現する不整脈の場合には心電図に記録することはほとんど不可能である. ホルター Holter 心電図は単に記録時間が長いだけでなく, 日常生活の中で記録が行われるため, 食事, 睡眠, 運動などの種々の状況に対応した心電図記録が行える点が特徴である.

  c） 電気生理学的検査

  心臓電気生理学的検査は, 複数の電極カテーテルを患者の肘静脈や大腿静脈より挿入し心腔内電位を記録したり電気刺激を加えたりする観血的検査である. 不整脈の発生部位の同定, 機序の解明, 治療法の決定, 抗不整脈薬の薬効を評価するために行う.

■ 治　療

  a） 抗不整脈薬

  直接的な治療の対象となる不整脈とは, まず第一に心室細動などの致死性不整脈であ

る．次いで，これらの致死性不整脈に移行しやすい不整脈，たとえば心室頻拍などが挙げられる．その他の場合として，血行動態に障害をもたらしているもの，心臓内に血栓を形成する可能性があるもの，さらには胸部不快感などの自覚症状が強いために日常生活に支障をきたしている場合などである．一般的に抗不整脈薬とは頻脈性不整脈の治療薬を指すことが多い．

　頻脈性不整脈の治療薬は，異常な興奮の抑制，伝導の遅延，不応期延長による興奮リエントリーの遮断を目的として使用される．抗不整脈薬はシシリアンギャンビット Sicilian Gambit 分類が理解しやすいが煩雑であるため，ヴォーン・ウイリアムズ Vaughan Williams 分類を用いるほうが多い．ヴォーン・ウイリアムズ分類では第Ⅰ群から第Ⅳ群までの4種類に大別される（表2-2）．不整脈の種類に応じた抗不整脈薬の選択に関してはある程度の指針が確定しており，まず上室（心房）性不整脈にはⅠa薬剤，心室性不整脈にはさらに加えてⅠb薬剤が用いられることが多い．心房細動の除細動にはⅠa薬剤が有効である．心室細動の予防にはリドカインが用いられる．発作性上室性頻拍にはその成立機序によりⅠa群，第Ⅱ群，第Ⅳ群薬剤が区別して用いられる．心室頻拍には第Ⅰ～Ⅳ群の薬剤を選択して使用する．多くの抗不整脈薬は治療濃度レベルで複数のターゲット分子を有しており，ヴォーン・ウイリアムズ分類ではうまく分類できない．また，臨床現場ではジゴキシン，アトロピン硫酸塩水和物，アデノシン三リン酸二ナトリウム水和物（ATP）などが抗不整脈薬として使用されるので，シシリアンギャンビット分類も用いる．

　徐脈性不整脈には通常ペースメーカが用いられ抗不整脈薬の対象ではないが，軽い徐脈や房室ブロックの緊急時にアトロピン硫酸塩水和物，イソプロテレノールを試みることがある．

### 抗不整脈薬の功罪　Memo 2

　軽症・無症候性心室性不整脈を有する2,309例の心筋梗塞後（発症後6日～2年）患者にフレカイニド酢酸塩を投与して，不整脈死亡率・総死亡率を低下させるかを検討した［Cardiac Arrhythmia Suppression Trial (CAST) および CAST-Ⅱ］．その結果，プラセボ群の不整脈死亡率は予想を下回り良好で，さらに驚くべきことに治療群よりもプラセボ群の生存率が高かった（総死亡率 22/725例＝3.0％ と 56/730例＝7.7％，$p=0.0006$．2～5年の予定で開始したが10ヵ月で中断，評価可能症例数は1,727例）．この報告以後，抗不整脈薬の使用はより慎重になってきている．また，ヴォーン・ウイリアムズ分類には限界と問題点があり，より理論的な作用機序に基づくシシリアンギャンビットの分類も使用されている．

#### b）ペースメーカ植込み

　徐脈性不整脈の治療には一時的ペーシングやペースメーカ植込み（永久的ペーシング）が最も確実な方法である．植込み型ペースメーカは現在多種多様のものが開発されており，一時的心停止に備えて心室刺激を行うだけのものから，心房と心室が順序よくペーシングされるいわゆる生理的ペーシングを行うものや，左右両心室刺激を行うものまである．頻脈性不整脈の中で心室頻拍・心室細動は致死的不整脈であるので，植込み型除細動器 implantable cardioverter defibrillator（ICD）が使用される．

#### c）カテーテル電極による焼灼法（カテーテルアブレーション）

　頻脈性不整脈を治療するために心内に留置したカテーテル電極の先端と体表においた

**表 2-2　不整脈の治療**

| 薬物療法（ヴォーン・ウイリアムズ分類） | |
|---|---|
| 第Ⅰ群（Ia） | キニジン硫酸塩水和物，ジソピラミド，プロカインアミド塩酸塩，プロパフェノン塩酸塩，シベンゾリンコハク酸塩 |
| （Ib） | リドカイン，メキシレチン塩酸塩，アプリンジン塩酸塩 |
| （Ic） | フレカイニド酢酸塩，ピルシカイニド塩酸塩水和物 |
| 第Ⅱ群 | β遮断薬（プロプラノロール塩酸塩ほか） |
| 第Ⅲ群 | アミオダロン塩酸塩，ソタロール塩酸塩ほか |
| 第Ⅳ群 | カルシウム拮抗薬（ベラパミル塩酸塩ほか） |
| その他の薬物療法 | |
| アデノシン三リン酸二ナトリウム水和物（ATP），アトロピン硫酸塩水和物，イソプロテレノール，ジギタリス製剤など | |
| 非薬物療法 | |
| 迷走神経刺激操作 | |
| ペースメーカ植込み | |
| カテーテル焼灼法 | |
| 直流通電 | |
| 外科的治療 | |

電極の間に直流もしくは高周波電流を通電し，頻拍の起源や興奮旋回路を破壊する手技（カテーテル焼灼法）も用いられる．

適応としては，WPW症候群，心室頻拍，房室回帰性の上室性頻拍が挙げられる．

---

**Memo 3　トルサドポワン torsades de pointes**

　心電図上，QRS波の軸が，回旋するようにみえる特異な心室頻拍である（図2-4参照）．数秒～数十秒で停止する頻拍を繰り返すことが多い．心室細動へ移行することもある．基本調律のQT時間延長を伴う．薬物治療の有効性は症例によって，一定しない．電解質異常，内分泌異常のある場合はこれを是正し，薬物が原因と考えられる場合は中止する．一時的ペーシングの間に原因を治療すれば一過性で消失するものが多い．先天性QT延長症候群では，星状神経節切除とβ遮断薬の投与が有効とされる．

〈トルサドポワンの原因〉
① 薬物
　・抗不整脈薬（第Ⅰa群，第Ⅲ群に属する薬物）
　・向精神薬など（フェノチアジン系薬物，三環系・四環系抗うつ薬）
　・抗アレルギー薬
　・消化管機能調整薬
　・その他（プロブコール，ペンタミジンイセチオン酸塩など）
② 電解質異常：低カリウム血症，低マグネシウム血症
③ 徐脈：洞不全症候群，高度房室ブロック
④ 急性心筋虚血
⑤ 頭蓋内疾患：クモ膜下出血，脳内出血，頭部外傷
⑥ 代謝性疾患：甲状腺機能低下症，下垂体機能低下症，神経性食欲不振症
⑦ 先天性QT延長症候群：ロマノ・ワード Romano-Ward症候群（常染色体優性遺伝），ジャーベル・ランゲニールセン Jervell-Lange Nielsen症候群（常染色体劣性遺伝，ろうあを伴う）

# 2. 心不全　heart failure

## 病態生理

　心不全は，心臓のポンプ作用がなんらかの原因で低下し，身体が必要とする十分な血液量を駆出できない状態である．

　急性心不全とは，なんらかの原因（表2-3）により急に心臓のポンプ機能が低下し，身体の臓器，組織の需要に応じて十分な血流を拍出できない状態をいう．ポンプ機能の低下は心拍出量の減少や末梢循環不全を引き起こし，代償機序として，フランク・スターリング Frank-Starling（☞ Memo 4）の機序，交感神経系，レニン・アンジオテンシン・アルドステロン系，バソプレシンなどが作動するが，このような代償機序に破綻が生じると臨床症状として呼吸困難，急性肺水腫，心原性ショックなどに陥る．

　心機能障害時には心拍出量を維持しようとする代償機構が働く．すなわち，交感神経緊張亢進による心拍数の増加，心収縮力の増強，循環血液量の増加とそれによる心拡大と心筋の肥大である．循環血液量の増加は，腎血流量減少やその二次的効果による血中アルドステロン増加による腎の水，Na再吸収の増加と，交感神経緊張に基づく静脈の収縮によってもたらされ，結果として静脈還流量や，中心静脈圧が上昇し心拍数が増大する．慢性心不全ではこれらの代償機構が十分に働けなくなった状態である．

　心不全の成因は表2-4に示すように機能的には左心系，右心系それぞれの流入および流出障害，心臓外からの圧迫，高心拍出状態に分類され，さらに解剖学的には弁の障害，心筋の障害，心腔や血管内腔の閉塞などに分類できる．このように心不全をきたした原因を解剖学的，機能的に知ることは治療方針を立てる際にきわめて重要である．

### Memo 4　フランク・スターリング Frank-Starling 曲線

　心拍出量その他の心室機能を，任意の収縮レベルにおける心室充満度・関数として図示したもの．心房圧と静脈還流が増加するにつれてはじめ心拍出量に比例して増加し，やがてプラトーに達し，減少していく．

　心筋は拡張期において伸展されればされるほど，発生張力が大きくなり収縮性が増加する．図に示すようなフランク・スターリングの心機能曲線を描く．充満が十分に行えないと1回拍出量は減少する．心不全ではフランク・スターリング曲線は下方に移行してしまい，拡張末期容積が増加しても1回拍出量が十分に増加してこない状態となる．

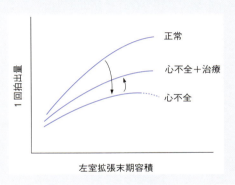

表2-3 急性心不全をきたす原因

| 分類 | 原因 |
|---|---|
| 急性左心不全 | 心筋不全<br>　：急性心筋梗塞，急性心筋炎<br>慢性心不全（下記の原因などによる）の急性増悪<br>　：弁膜症，先天性心疾患，心筋症，高血圧性心疾患<br>急性弁機能不全<br>その他（急速輸液，不整脈） |
| 急性右心不全 | 急性心筋梗塞（右室），肺血栓塞栓症，肺性心急性増悪 |
| 急性拡張不全 | 心タンポナーデ，急性心嚢炎 |

表2-4 心不全の成因

| 機能的成因 | 原因となる病態 |
|---|---|
| 左心系の異常 | |
| 　流入の障害 | 左房粘液腫，僧帽弁狭窄，肥大型心筋症，高血圧性心疾患 |
| 　流出の異常 | 大動脈弁狭窄，大動脈縮窄，大動脈弁閉鎖不全，僧帽弁閉鎖不全，動脈管開存，肥大型閉塞性心筋症，拡張型心筋症，虚血性心疾患，心室中隔欠損 |
| 右心系の異常 | 右房粘液腫，三尖弁狭窄，三尖弁閉鎖，エプスタイン奇形，肺動脈弁狭窄，肺塞栓，肺高血圧（原発性・続発性），三尖弁閉鎖不全，肺動脈弁閉鎖不全，右室梗塞，心房中隔欠損，肺静脈還流異常 |
| 心臓外からの圧迫 | 収縮性心膜炎，心タンポナーデ |
| 高心拍出状態 | 甲状腺機能亢進症，脚気心，パジェット病，貧血，動静脈瘻 |
| 不整脈 | 心房細動，高度頻脈，高度徐脈 |

### ■ 症　状

　心臓には大きな予備力があり，きわめて激しい労作時などを除けば，その予備力の範囲内で需要に応じて血液を送り出している．心臓のポンプとしての能力が低下すると予備力が低下し，その低下の度合に応じて対応しうる範囲が狭まり，極端な場合には安静時の需要にも応じられなくなる．

　このような心予備力の低下を，労作の程度と自覚症から分類したものが New York Heart Association の旧心機能分類（NYHA 分類，表2-5）で，現在でも広く使用されている．NYHA 分類では，少なくともⅡ度以上，あるいはⅢ度以上を心不全と呼ぶのが妥当である．

　うっ血性心不全は心不全の最も多い形であり，多くは慢性，亜急性に出現し，左心不全では肺うっ血，右心不全では体うっ血をきたす．心不全にはアダムス・ストークス Adams-Stokes 発作による瞬間死から，必ずしもうっ血を伴わない急性，重症の心機能不全である心原性ショックまで含まれる．

　左心不全であれば肺うっ血による呼吸困難，時に起坐呼吸を呈し，聴診上ギャロップ音やラ音を認める．横になると重力の関係で下体部血液が心臓に還流されてくるので，夜間呼吸困難（心臓喘息）が生じる．心原性ショックなどで低心拍出量になれば四肢や指の皮膚が冷たくなる．重篤になるとチアノーゼを呈する．右心不全では体うっ血による

表 2-5　NYHA (New York Heart Association) 心機能分類 (旧)

| Ⅰ度 | 心疾患を有するが，なんらの症状も伴わない患者．普通の身体活動によって疲労，動悸，呼吸困難あるいは狭心痛をきたすことはない |
|---|---|
| Ⅱ度 | 安静時には無症状であるが，普通の身体活動によって症状が出現する患者 |
| Ⅲ度 | 安静時には無症状であるが，軽い運動でも症状が出現する患者 |
| Ⅳ度 | 安静時にも症状のある患者 |

下腿や足背，安静臥位では背部の浮腫，肝腫大，頸静脈怒張が認められる．

このように左心不全と右心不全では異なる症状を呈するが，一般的に臨床では左心不全と右心不全が同時に生じている．

■ 診断・検査

まず身体所見，胸部 X 線写真，心電図等の一般検査から始める．胸部 X 線写真での心拡大と肺うっ血像は典型的所見である (図 2-5)．

次に心臓自体の機能の評価を行う．心エコーによる左室径，収縮率，駆出率などの指標の測定が簡便である．心プールシンチグラフィでも心室の容積，駆出率などの非侵襲的評価は可能である．心臓カテーテル法による血行動態測定，左室容積，駆出率などの測定は最も信頼できる評価法である．この際，左室収縮機能障害のみではなく拡張機能障害の程度についても評価することが重要である．

急性心不全の重症度の判定にはスワン・ガンツカテーテルを用いたフォレスター Forrester の分類，キリップ Killip の分類がよく用いられる．慢性心不全では NYHA 分類がよく用いられる．

■ 治　療

a)　一般療法

心不全の治療においては薬物療法が主体となるが，それ以前にあるいは並行して一般療法を行う．一般療法としてとくに重要なものは，塩分摂取制限と過度の運動の抑制である．

b)　薬物療法

一般的に慢性心不全には作用が弱くゆるやかで心筋保護に働く薬が，また急性心不全には救命の目的で作用が強く急速に作用する薬が使用される．したがって同じ病名の心不全でも慢性 ($\beta$ 遮断薬を使用) と急性 ($\beta$ 刺激薬を使用) では逆の作用を有する治療薬を使用することが多い．

① 慢性心不全の薬物療法

慢性心不全の薬物療法によって期待される効果は，端的にはうっ血の軽減と心拍出量の増大である．うっ血の軽減には利尿薬，および静脈系を拡張する血管拡張薬が用いられる (前負荷軽減，☞ Memo 5)．また心ポンプ機能の改善あるいは心拍量の増大には動脈系を拡張する血管拡張薬 (後負荷軽減) や強心薬が有効である．ジギタリス製剤，利尿薬，$\beta$ 遮断薬 (カルベジロール，ビソプロロールフマル酸塩)，アンジオテンシン変換酵素 (ACE) 阻害薬・アンジオテンシン Ⅱ 受容体拮抗薬さらにホスホジエステラーゼ阻害薬や $Ca^{2+}$ 感受性に関する薬 (ピモベンダン，デノパミンなど) などが使用される．

## Memo 5 前負荷と後負荷

① 前負荷は心室拡張末期容積である．

前負荷は心拍出量を決定する重要因子である．臨床では，前負荷として心房圧，肺動脈楔入圧，心室拡張末期圧または容積などが用いられるが，左心については，左室拡張末期圧あるいは肺動脈楔入圧がよく用いられる．

② 後負荷は心筋が収縮する際に直面する負荷である．

後負荷の定義は簡単ではなく，必ずしも統一されていない．その理由は，収縮時にかかる壁張力は，心収縮時の心内圧に依存しているが，その発生圧は心収縮性，心筋長（心室容積），血液流出時の抵抗などにより決められ，心臓自身が決めるものとそうでないものの2つの要因から成り立っているからである．一般的に大動脈圧，血圧，左室収縮期圧，末梢血管抵抗などが指標として用いられる．

## Memo 6 慢性心不全におけるβ遮断薬とアンジオテンシン変換酵素（ACE）阻害薬・アンジオテンシンⅡ受容体拮抗薬

心不全においては過度の交感神経緊張が悪循環形成の大きな原因となっていると考えられる．

それに対してβ遮断薬を用いるというアイデアはワーグスチンWaagsteinらによって試され，一部の心不全（拡張型心筋症など）には有効であることがわかってきた．ただし，β遮断作用による心機能抑制のため導入の段階で心不全が悪化し脱落してしまう症例があること，中止により心不全が悪化する症例があることなど注意が必要である．β遮断薬の投与方法や種類，適応となる基礎疾患などの問題は解決されていないが，カルベジロール，ビソプロロールフマル酸塩，メトプロロール酒石酸塩などは有効との報告が多い．

一方，ACE阻害薬であるカプトプリルは心筋梗塞後の患者に用いるといわゆるリモデリングつまり慢性期の左室の拡張を予防し心不全の発生を予防することが明らかとなった．さらにStudies of Left Ventricular Dysfunction（SOLVD）Ⅱのprevention studyの結果，エナラプリルマレイン酸塩は無症候性の心不全患者に対しても入院などの事象を減少させることが明らかとなった．このような報告から無症状の心機能不全患者でもACE阻害薬は早期から用いてよいと思われる．またアンジオテンシンⅡ受容体拮抗薬も頻用される．

## Memo 7 心不全の治療と心臓移植

心不全治療の当面の目標はうっ血を軽減し，かつ心ポンプ機能を増強することである．しかし，心機能の増強にのみ留意するよりも長い目でみて心臓を長持ちさせるかどうか，ひいては慢性的に患者の生活の質 quality of life（QOL）を改善し，最終的には予後の改善をめざすものでなければならない．そのためには心臓の負荷軽減を心がけることが最も大切である．わが国ではやっと心移植が年間数例（2015年は44例）行われるようになったが，重症心不全患者では内科的に治療を行った場合よりはるかに予後がよく，根本的治療法として欧米では年間3,500～4,000例ほど行われ定着している．心不全患者の予後を予測し時期を失せずに施行することが重要である．問題点としては拒絶のコントロール，ドナーの不足，慢性期に発生してくる冠動脈病変などが挙げられる．

最近，重症心不全患者に自己の広背筋を用いて心機能を補助しようとする手術（筋形成術myoplasty）や，左室の一部を切除して心臓を小さくするバチスタBatista手術などが臨床的にもなされている．

② 急性心不全の薬物療法

　急性心不全患者でに患者の症状軽減と救命が治療の主体となるので，薬効が速く強い薬が用いられる．したがって，これらの薬を慢性心不全患者に投与し続けると心筋障害が起き，かえって生命予後を悪くする場合があるので注意が必要である．

　急性心不全あるいに慢性心不全の急性増悪の際にドブタミン塩酸塩やドパミン塩酸塩などのカテコラミンを点滴静注で用いる．ニトログリセリンやさらにミルリノン，カルペリチドをはじめとする血管拡張作用をもつ強心薬の静脈内投与も単独あるいはカテコラミンと併用の形で用いられる．心筋自体の酸素需要－供給関係にとってもこれらの薬剤は純粋な強心薬より好ましい．

## 3. 高血圧症　hypertension

### 病態生理

　血圧とは大動脈とその分岐動脈内の圧力を意味し，血液を全身の組織に灌流させる原動力である．最高値に心臓の収縮期に，また最低値は拡張期にみられるので，それらは収縮期血圧（最高または最大血圧），拡張期血圧（最小血圧）と呼ばれる．健常成人の安静時血圧は収縮期 130 mmHg 以下，拡張期 85 mmHg 以下である．収縮期と拡張期血圧が 140 mmHg と 90 mmHg の場合 140/90 mmHg と表記する．

　収縮期と拡張期血圧の差を脈圧と呼ぶ．心収縮・拡張に伴う血圧値の経時変化を積分して心周期時間で除した値を平均血圧という．近似値として，（拡張期血圧）＋（脈圧）×1/3 すなわち｛（収縮期血圧）＋（拡張期血圧）×2｝×1/3 がよく用いられる．

　血圧は身体的・精神的活動状態に応じて変化する．また心身の活動性が高い日中は血圧が高く，夜間の睡眠時には低くなり，日内変動を示す．

　血圧はさまざまな因子により影響される．したがって，ある特定の血圧値をもって高血圧症と判定する方法は人為的であり無理がある．しかし実際の日常診療の場では，高血圧症の診断や治療方針の決定に際し，なるべく単純な高血圧症の基準が必要とされる．このため世界保健機関（WHO）の専門委員会，米国の高血圧症の発見・評価・治療のための合同委員会（JNC），WHO と国際高血圧学会の合同会議（WHO/ISH）の血圧値による診断基準が広く用いられている．

　日本高血圧学会は 2014 年に高血圧治療ガイドラインを作成した（表 2-6，表 2-7，表 2-8）．一般的に，血圧が高くなればなるほど脳卒中や心筋梗塞などの発症率が高くなる（図 2-9）．とくに収縮期血圧が 140 mmHg または拡張期血圧が 90 mmHg 以上ではその発症率が著明に増加する．収縮期血圧 140 mmHg 以上または拡張期血圧 90 mmHg 以上を高血圧，収縮期血圧 130 mmHg 未満かつ拡張期血圧 85 mmHg 未満を正常血圧と定義した．さらに，至適血圧を収縮期血圧 120 mmHg 未満かつ拡張期血圧 80 mmHg 未満，正常血圧と高血圧のいずれにも当てはまらない場合を境界域（正常高値血圧，収縮期血圧 130～139 mmHg または拡張期血圧 85～89 mmHg）とした．高血圧症の病期の把握は治療方針の決定や予後の推定において重要である．病期は高血圧症の進展に伴う血圧上昇や臓器障害の程度に基づいて分類されるので，重症度と同義語として用いられる．臓

### 表2-6 成人における血圧値の分類（mmHg）

| 分類 | 収縮期血圧 | | 拡張期血圧 |
| --- | --- | --- | --- |
| 正常域血圧 | | | |
| 　至適血圧 | <120 | かつ | <80 |
| 　正常血圧 | 120〜129 | かつ／または | 80〜84 |
| 　正常高値血圧 | 130〜139 | かつ／または | 85〜89 |
| 高血圧 | | | |
| 　Ⅰ度高血圧 | 140〜159 | かつ／または | 90〜99 |
| 　Ⅱ度高血圧 | 160〜179 | かつ／または | 100〜109 |
| 　Ⅲ度高血圧 | ≧180 | かつ／または | ≧110 |
| 　（孤立性）収縮期高血圧 | ≧140 | かつ | <90 |

［日本高血圧学会：高血圧治療ガイドライン2014より一部改変］

### 表2-7 高血圧に基づく臓器障害・心血管病

| | |
| --- | --- |
| 脳 | 脳卒中（脳出血・脳梗塞），無症候性脳血管障害，一過性脳虚血発作 |
| 心臓 | 左室肥大，狭心症・心筋梗塞，心不全 |
| 腎臓 | タンパク尿，腎障害・腎不全 |
| 血管 | 動脈硬化性プラーク，大血管疾患（大動脈解離など），閉塞性動脈疾患 |
| 眼底 | 高血圧性網膜症 |

［日本高血圧学会：高血圧治療ガイドライン2014を参考にして作成］

### 表2-8 主要降圧薬の禁忌や慎重投与となる病態

| 降圧薬 | 禁忌 | 慎重投与 |
| --- | --- | --- |
| Ca拮抗薬（ジヒドロピリジン系） | 徐脈（房室ブロックなど） | 心不全 |
| ARB（ロサルタンカリウム，カンデサルタンシレキセチルなど） | 妊娠，高カリウム血症 | 腎動脈狭窄症（両側性腎動脈狭窄は原則禁忌） |
| ACE阻害薬（カプトプリル，エナラプリルマレイン酸塩など） | 妊娠，血管神経性浮腫，高カリウム血症など | 同上 |
| 利尿薬（ヒドロクロロチアジドなどサイアザイド系） | 低カリウム血症 | 痛風，妊娠，耐糖能異常 |
| β遮断薬（アテノロールなど） | 喘息，高度徐脈（房室ブロックなど） | 耐糖能異常，閉塞性肺疾患，末梢動脈疾患 |

［日本高血圧学会：高血圧治療ガイドライン2014を参考にして作成］

器障害とは，左室肥大，タンパク尿などに引き続き，心臓では狭心症，心筋梗塞，心不全，脳では一過性脳虚血発作（TIA），脳卒中，高血圧性脳症，眼底の網膜出血，腎臓では血漿クレアチニン濃度上昇，腎不全などをいう（表2-6，表2-7，表2-8）．

　高血圧症は原因が明らかではない本態性高血圧症が大部分（90〜95％）を占める．原因の明らかな高血圧症を二次性高血圧症という．二次性高血圧症には腎疾患に基づく高血圧症，いわゆる腎性高血圧症の頻度が最も高く，とくに腎実質疾患（糸球体腎炎など）に

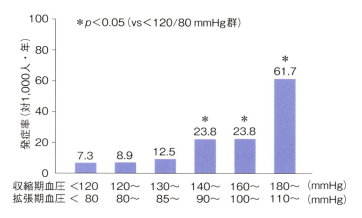

**図 2-9　血圧値別にみた脳卒中発症率**

久山町 60 歳以上の男女 580 名を 32 年追跡．性・年齢調整．
[日本高血圧学会：高血圧治療ガイドライン 2009 より一部改変して転載]

よる高血圧症が多い．最近，糖尿病性腎症に伴う高血圧症が増加しつつあること，また腎移植後や，合成エリスロポエチン投与に際して高血圧症が認められることが注目されている．アテローム動脈硬化，線維筋異形成，大動脈炎症候群が原因となり，腎動脈の狭窄，あるいは閉塞に伴う高血圧症は腎血管性高血圧症と呼ばれる．内分泌異常による高血圧症（☞ Memo 8）では，副腎のホルモン分泌過剰によるものが多く，原発性アルドステロン症およびその類似疾患，クッシング Cushing 症候群，褐色細胞腫がある．また大動脈縮窄症では血管抵抗の増大により高血圧症が生じる．動脈硬化では血管壁弾性の低下により，大動脈弁閉鎖不全や房室ブロックでは 1 回拍出量の増加により，甲状腺機能亢進症では心拍数の増加により収縮期高血圧が生じる．

---

### 内分泌性高血圧　　Memo 8

　二次性高血圧症は高血圧をきたす原因が明らかなもので，手術などの適切な治療により治癒が期待できる．主要なものに，慢性糸球体腎炎などの腎実質性高血圧症，腎動脈狭窄などの腎血管性高血圧症，非ステロイド抗炎症薬（NSAIDs）・甘草湯・グルココルチコイド・シクロスポリン・経口避妊薬などによる薬剤誘発性高血圧症，内分泌臓器の腫瘍や過形成が原因でホルモン過剰による内分泌性高血圧症がある．内分泌性高血圧症の中でも，アルドステロン過剰による原発性アルドステロン症，コルチゾールによるクッシング症候群，カテコラミンによる褐色細胞腫が代表的疾患である．
　① 原発性アルドステロン症：アルドステロンの過剰により，高血圧症・レニン分泌抑制・低カリウム血症・代謝性アルカローシスなどを呈する．従来考えられてきたよりも高頻度で高血圧症の約 3〜10% を占める．
　② クッシング症候群：コルチゾールの過剰分泌により，満月様顔貌などのクッシング徴候・高血圧症・糖尿病などを呈し女性に多い．副腎腺腫による副腎皮質刺激ホルモン（ACTH）非依存性（狭義のクッシング症候群）と，下垂体 ACTH 産生腫瘍によるクッシング病などがある．
　③ 褐色細胞腫：カテコラミン過剰による高血圧症や耐糖能異常を合併する．副腎外性・両側性・多発性・悪性の頻度がそれぞれ約 10% を占めることから，10% 病とも呼ばれている．

■ 症　状

　肩こり，頭重などを訴えることもあるが一般的には無症状で健康診断などで指摘されることが多い．

　悪性高血圧（☞ Memo 9）になると頭痛，悪心・嘔吐，倦怠感などに加え，網膜病変による視力障害，心不全による呼吸困難，腎不全による症状などが出現する．

---

**Memo 9　悪性高血圧**

　著しい高血圧とともに，フィブリノイド壊死を特徴とする血管障害を基盤として，高度の眼底病変や急速に進行する腎機能障害が認められる．拡張期血圧 120 mmHg 以上が持続し，キース・ワグナー Keith-Wagener 分類Ⅲ度以上の眼底病変および急速に進行する腎機能障害とともに全身状態の増悪を伴う1つの症候群であると定義される．

---

■ 診断・検査

　高血圧症患者の臨床検査として欠かせないものは，一般尿検査（タンパク，潜血，尿糖など），血算，肝機能，CK（CPK）のほかに血中尿素窒素，クレアチニン，尿酸，血清電解質（Na, K, Cl, Ca, P）と血糖，総コレステロール，LDL コレステロール，HDL コレステロール，中性脂肪などがある．それに胸部 X 線，心電図が加わる．これらは，二次性高血圧症を最初に除外するために必要な検査であるばかりでなく，患者のトータルの心血管系リスクを評価するのに必須である．

　二次性高血圧症は，高血圧症全体の約 10% にすぎないが，若年者では，より頻度が高く，予後や治療方針が本態性高血圧症とはかなり異なり，完全治癒も望めるので，これを見逃すことは患者にとって大きな損失となる．腎性高血圧症は，タンパク尿や血尿，尿円柱の陽性所見が著しく，腎機能低下が高血圧に先行する．原発性アルドステロン症では多尿，筋麻痺の症状と低カリウム血症が出現する．クッシング症候群では特徴的身体所見（体幹性肥満），褐色細胞腫では発作性高血圧や動悸，糖尿病，起立性低血圧などが出現する．中高年者で急激に発症した高血圧や，若年者の薬剤抵抗性高血圧は，腎血管性高血圧症の診断を除外する必要があり，腹部の血管雑音の有無が参考となる．

　血圧値の高さからは，Ⅰ度（軽症 140〜159/90〜99 mmHg），Ⅱ度（中等症 160〜179/100〜109 mmHg），Ⅲ度（重症 180/110 mmHg 以上）を区分し，治療の緊急性，開始時期を判定する．普段は正常血圧であっても，人前で緊張し診察時のみ血圧が高くなるものを白衣高血圧という．逆に診察室血圧は正常であり，非医療環境での血圧値が高血圧状態にあるものを仮面高血圧という．これらは，家庭血圧や 24 時間血圧を測定することにより区別できる．

■ 治　療

　高血圧治療の目標は単に血圧を下げることのみではなく，高血圧性合併症と死亡率を減少させることにある．その際，いまだ疾患が発症していない時期に高血圧を治療管理して，未然に疾患を防ぐことを一次予防という．すでに脳卒中や心疾患を発症してから，なお高血圧が持続している場合にそれを治療し，疾患の再発や他の臓器における障害の発生を予防することを二次予防と呼ぶ．

#### a) 非薬物治療

まず第一に，日常生活における食事，運動，喫煙，飲酒，ストレスへの対応などを理想的状態に改善することによって，血圧を下げる非薬物療法が重要である（ライフスタイルの改善）．

#### b) 降圧薬の種類と特徴（表2-8）

① カルシウム拮抗薬：血管平滑筋のカルシウムチャネルをブロックすることにより，血管拡張をきたす．ジヒドロピリジン系薬物（ニフェジピン，アムロジピンベシル酸塩など）の末梢血管拡張作用は，ジルチアゼム塩酸塩およびベラパミル塩酸塩よりも強力である．

② アンジオテンシンⅡ受容体拮抗薬（ARB：ロサルタンカリウム，カンデサルタンシレキセチルなど）：ACE阻害薬と同様の作用であるが，アンジオテンシンⅡ受容体を選択的に遮断する．ARBはACE阻害薬よりも空咳などの副作用が少なく臨床で頻用され，利尿薬（ヒドロクロロチアジド）やカルシウム拮抗薬（アムロジピンベシル酸塩）との合剤も使用されている．

③ アンジオテンシン変換酵素阻害薬（ACE阻害薬：カプトプリル，エナラプリルマレイン酸塩など）：アンジオテンシンの生成を阻害し，血管拡張およびアルドステロン減少を促進する．また，降圧性ペプチドであるブラジキニンの増加をきたす．

④ 利尿薬：チアジド（サイアザイド）系利尿薬（ヒドロクロロチアジドなど）とループ利尿薬（フロセミドなど）およびカリウム保持性利尿薬（スピロノラクトンなど）がある．

⑤ $\beta$遮断薬：心拍出量を低下させ，末梢血管抵抗を増大させる．血漿レニン活性を低下させる．$\beta_1$選択性（アテノロールなど）と非選択性（プロプラノロール塩酸塩など），内因性交感神経刺激作用を有する$\beta$遮断薬（ピンドロールなど），$\alpha\beta$遮断薬（ラベタロール塩酸塩など）などに分類される．

⑥ 配合剤：アンジオテンシンⅡ受容体拮抗薬＋利尿薬（ロサルタンカリウム＋ヒドロクロロチアジドなど），アンジオテンシンⅡ受容体拮抗薬＋カルシウム拮抗薬（カンデサルタンシレキセチル＋アムロジピンベシル酸塩など），カルシウム拮抗薬＋脂質異常症治療薬（アムロジピンベシル酸塩＋アトルバスタチンカルシウム水和物）などがある．

⑦ その他の降圧薬：アルドステロン拮抗薬（エプレレノン），レニン阻害薬（アリスキレンフマル酸塩），$\alpha_1$遮断薬（プラゾシン塩酸塩など），中枢性$\alpha_2$作動薬（クロニジン塩酸塩など），末梢性交感神経拮抗薬のラウオルフィア・アルカロイド（レセルピン）などがある．

## 4. 虚血性心疾患 ischemic heart diseases（狭心症 angina pectoris・心筋梗塞 myocardial infarction）

虚血性心疾患は心筋に相対的〜絶対的虚血を生じる病態をいう．病因にはさまざまなものがあるが，冠動脈硬化が圧倒的に多く，冠れん縮もよく知られるところである．

## a. 狭心症　angina pectoris

### ◼ 病態生理

　心筋虚血の発生要因たる基礎疾患ないし病態は数多くあるが，臨床的には冠動脈硬化が最も多く，典型的な狭心症の約 90％ に冠動脈造影上で有意の冠狭窄がみられている．

　心筋虚血の進展経過は，最初に左室拡張能不全を生じ，次いで左室収縮能不全が現れる．その後左室充満圧の上昇が出現し，続いて心電図変化をみて，最後に胸痛などの自覚症状が発症する経過をたどる．この間，少なくとも 25〜30 秒を要する．このような虚血侵襲が 15 分以内であれば，心筋障害は可逆性の状態にある（狭心症）．20 分を超えると，次第に不可逆性障害に進展していく（心筋梗塞）．

　狭心症の分類は，病勢経過からみた安定と不安定狭心症の分類がなされる．誘因からみた労作（性）狭心症と安静狭心症の分類とともに，病理・病態からみた冠動脈硬化性狭心症（労作狭心症が多い）と冠動脈れん縮性狭心症（安静狭心症が多い）に分類される．

　労作狭心症は，各種の身体的，精神的労作により生体の酸素消費量が増加し，心拍数増加，血圧上昇，心拍出量増加とともに心筋酸素消費量増加が生じたときに，冠動脈に狭窄があると需要に見合う供給量を維持できなくなり，相対的〜絶対的に心筋虚血を生じ，狭心症発作を発現する．安定労作狭心症では負荷量が一定の閾値に達すると発症する．その閾値は心拍数×収縮期血圧などにより簡単に把握することができる．狭心症では心筋虚血時に心電図で ST 低下がみられることが多い（トレッドミル運動負荷試験，図 2-3）．しかし初発型，増悪型などの不安定型の労作狭心症では，その閾値は絶えず変化する．日常，ごく軽い労作程度で狭心症発作の生じる場合には，安静時にも発症することが多く，不安定型として安静狭心症も並存する安静労作狭心症の形をとる．

　安静狭心症は，心筋の酸素需要増加のない安静時に供給減少により発現する．冠動脈れん縮による場合が大部分を占める．冠れん縮により生じる狭心症の典型は，発作時に ST 上昇を示す安静狭心症すなわち異型狭心症である（図 2-8c）．通常は責任冠動脈の近位部に器質的狭窄病変を認めるが，時には冠動脈造影上まったく正常にみえる症例も少なくない．

### ◼ 症　状

　胸骨裏面あるいは前胸部に圧迫感，絞扼感，鈍痛，時に灼熱感として訴えることが多く，典型的なものでは，その症状は左手の上腕から腕の内側を指先に向かって放散する．

　労作狭心症では，発作を引き起こした労作状態を軽減〜中止すると，通常 2〜3 分で消失する．持続時間は 2〜3 分が多く，長くとも 15 分以内である．発作が誘発される原因には身体的労作と精神的労作がある．前者では坂道や階段の昇降時に自覚することが多く，ことに急いだり荷物を持ったときに生じることが多い．食事，入浴でも発現しやすい．寒冷や高温も引き金となる．精神的緊張により起こることもよく知られ，地震などで胸痛発作から心不全が起きるたこつぼ型心筋症が有名である．これらの誘因のうち，1つあるいは複数が絡み合って発作を誘発するため，身体的には同じ程度の労作とみなされるにもかかわらず，発現する発作の程度に違いのでてくることが少なくない．

　不安定狭心症には次の 3 型がある．

① 新規労作狭心症：発作の初発か，6ヵ月以上無症状の後に再発したもの．

② 変動型労作狭心症：発作の頻度，持続，強度，易誘発性，放散などの増悪，およびニトログリセリンに対する反応性が低下してきたもの．

③ 新規安静狭心症：新規の安静狭心症．

発作が15分以上持続したり，ニトログリセリンにより寛解しないこともあり，しばしば一過性のST変化（上昇または下降）やT波の陰転を伴うものが挙げられる．これらが最近発症し，心電図や心筋逸脱酵素値（CK，トロポニンなど）に急性心筋梗塞所見を認めないものである．

不安定狭心症は急性心筋梗塞や突然死に移行する率が高いので，これら3病態を急性冠症候群 acute coronary syndrome として扱う（p.116，急性冠症候群を参照）．

■ 診断・検査

負荷心電図法，ホルター Holter 長時間心電図記録法，心筋シンチグラフィ，冠動脈造影法などが頻用される．

マスター Master 2階段試験，トレッドミルやエルゴメーターによる運動負荷心電図法は労作狭心症の診断にきわめて有用である（図2-3）．これらの負荷試験は，血圧と心電図の監視下に血圧，心拍数の反応をみながら負荷する．一般的に心電図上J点から80ミリ秒後におけるST変化が評価の基準となる．

ホルター長時間心電図記録法は，日常生活で生じる虚血性発作を非侵襲的に心電図変化としてとらえる方法で，ことに運動負荷により発作を誘発できない安静狭心症に有用である．

運動負荷 $^{201}$Tl 心筋シンチグラムでは，負荷直後の検査で欠損部があり，これが負荷終了3～4時間後の像で $^{201}$Tl の再分布がみられれば，その部は一過性虚血すなわち心筋の生存可能性 viability があると判断される（狭心症）．一方，恒常的な欠損部として示されれば，完全な壊死であると判断される（心筋梗塞）．

狭心症の確定診断には冠動脈造影が行われる（図2-10）．

■ 治 療

狭心症の治療は，ただちに処置の必要な狭心症発作の寛解と，長期予後を見据えた狭心症発作・急性心筋梗塞の予防と延命効果である．

a) 一般療法

日常生活における精神的・身体的負荷を避け，寒冷下の運動や過重労働，各種ストレスの減少など症例に合わせた指導を行う．不安定狭心症の場合には各種負荷などを除くことはもちろん，原則として入院治療を行う．また長期的見地から，高血圧症，脂質異常症（高脂血症），喫煙，糖尿病，肥満，高尿酸血症，食事内容などを症例に合わせて指導し，適宜運動を行わせるなど冠危険因子の是正・除去を図る．

b) 狭心症発作の寛解

労作時に生じる発作に対しては，ただちに労作を中止・安静とし，2～3分待つ．軽快しない場合には硝酸薬（ニトログリセリン，硝酸イソソルビドなど）の舌下錠またはスプレーを使用する．効果の発現は1～2分以内であることから，使用後5分程度待ち，症状がなお軽減しない場合には2～3度使用する．発作の持続時間が20分以上のときは心筋梗塞の可能性があり，速やかに濃厚治療に移行する．

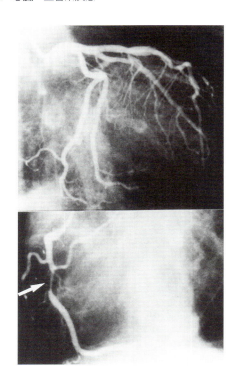

**図 2-10 左右冠動脈造影像**
上：左冠動脈，下：右冠動脈
図 2-3 の労作狭心症例の冠動脈造影で右冠動脈に狭窄がみられる（矢印）．

安静時に生じる発作に対しても，数分以内に治まらなければ同じく硝酸薬を使用し，同じく治療する．

### c）薬物療法

労作狭心症の発作予防にはβ遮断薬が第一選択薬に挙げられる．これに対して安静狭心症には，通常カルシウム拮抗薬が選択される．硝酸薬は両者に同様に用いられる．Kチャネル開口薬であるニコランジルも同様である．

### d）経皮的冠動脈形成術とステント

冠動脈狭窄部にバルーンカテーテルを用いて拡張する経皮的冠動脈形成術 [percutaneous coronary intervention (PCI)，percutaneous transluminal coronary angioplasty (PTCA)，心筋梗塞の項および図 2-13 参照] やネット状の防護壁（ステント）を埋め込む方法が一般的に行われている．PCI 施行後の再狭窄が多かったが，薬剤溶出性ステント drug eluting stent (DES) の出現で著しく再狭窄の頻度が減少した．

## b. 心筋梗塞　myocardial infarction

### ■ 病態生理

心筋梗塞とは心筋が遷延した虚血のために不可逆性の傷害つまり壊死に陥ったことを意味するが，そのほとんどが心筋表面を走行する冠動脈が血栓によって閉塞したために生ずる．

冠動脈血栓が急性心筋梗塞の主病因であると考えられている．その発症機序としては，粥状（アテローム）硬化を基盤とした病変においてアテローム（粥腫）の破裂が生じ，その上に血栓が付着して冠動脈を閉塞することにより急性心筋梗塞を生じるというのが主

る経路である．また，冠れん縮は，血栓形成や粥腫の破裂の引き金となり，また冠れん縮そのものにより冠動脈の閉塞が生じることによって急性心筋梗塞の発症要因となりうる．さらに，血栓形成や粥腫の破裂は冠れん縮を誘発する．すなわち，冠れん縮，血栓，粥腫の破裂は悪循環を形成し，急性心筋梗塞へと導いていくと考えられる．小児では川崎 Kawasaki 病による冠動脈瘤とそれに続く狭窄部の閉塞によるものなどがある．

　急性心筋梗塞は，通常，虚血に最も弱い心内膜側から始まり心外膜側に向かって波状に進展していく．心筋梗塞が発症すると左心室の収縮能の障害が起こるのみならず，拡張能も障害されてくる．その結果，左室の拡張終期圧が上昇する．左室拡張終期圧の上昇により，虚血部と正常部の心筋細胞が延長し，梗塞部は薄くなり拡大する（梗塞部拡大）．梗塞発症からの経過時間により，急性心筋梗塞と陳旧性心筋梗塞に分けられるが，一般的に梗塞発症1ヵ月以内を急性心筋梗塞と呼んでいる．

　左室の梗塞が主体である梗塞部位による分類では，前壁，前壁中隔，側壁，下壁，後壁に分けられ，さらに右室梗塞が加わったものもある．

　梗塞部位が左室の貫壁性に及ぶものを貫壁性梗塞，また左室壁の一部で終わったものを非貫壁性梗塞と呼び，とくに心内膜下に限局するものを心内膜下梗塞と呼ぶ．そして，一般的に異常Q波の出現したものを貫壁性梗塞とし，異常Q波の出現しないものを非貫壁性梗塞とする（図2-11）．

■ 症　状

　臨床症状としては突然の強い胸痛が特徴的である．この胸痛は，締めつけられる，押さえつけられる，焼ける，重苦しいなどと表現され，その強さは，激烈で患者は苦悶様となる．痛みは前胸部から心窩部にかけて出現し，時には胸全体に及ぶ．一般に胸痛はニトログリセリンの舌下投与では消失せず，30分以上持続する．胸痛は，麻薬性鎮痛薬，主にモルヒネ塩酸塩水和物の投与により初めて軽減することが多い．ただし，高齢者，糖尿病患者などが急性心筋梗塞を発症した場合には胸痛を自覚しないこともある（☞Memo 10）．

　さらに呼吸困難を初発症状とする症例や，発症早期に完全房室ブロック，心停止や心室細動によるアダムス・ストークス Adams-Stokes 症候群（心臓由来の失神）を呈する症例もある．

　急性心筋梗塞発症予防の意味から，急性心筋梗塞発症前の臨床症状が問題となってくるが，狭心症の既往がまったくなくいきなり発症してくる症例が全体の約1/3を占める．残りの2/3は狭心症の既往があるが，その約半分は，狭心症の発作の頻度，強度，持続時間が増強し，また安静時にも出現するようになる，いわゆる不安定狭心症である．とくに，ニトログリセリンの効き目が悪くなってくる不安定狭心症には注意を要する．不安定狭心症以外の通常の狭心症からの急性心筋梗塞発症の頻度は低い．したがって，急性心筋梗塞の発症を予防するためには，不安定狭心症に対する診断と治療が重要になってくる．

　従来，安定狭心症または無発作の状態から不安定狭心症，さらには心筋梗塞へと活動性の病像に進展する過程には，冠動脈硬化病変の増悪，冠動脈内血栓形成が関与すると考えられてきた．ところが，最近，これらの病像の急激な進展には，冠動脈硬化病変の粥腫損傷とこれに基づく血栓形成がその発症機序として重要な役割を果たしており，こ

れは不安定狭心症と急性心筋梗塞の発症に共通する病態であることがわかってきた．また，心筋虚血による突然死はその延長線上にあると考えられる．そこで，不安定狭心症，急性心筋梗塞，突然死の 3 者を冠動脈損傷を基盤とする急性冠動脈閉塞ないし亜閉塞の病態として包括し，急性冠症候群 acute coronary syndrome という (p.113, 狭心症を参照).

> **Memo 10　無症候性心筋虚血**
>
> 従来，狭心症の診断や不安定化の判定には，狭心痛の出現や推移が最も重要なよりどころとされてきた．しかし，近年，心筋虚血を生じながら狭心痛を伴わない病態のあることがわかってきた．これは無症候性心筋虚血あるいは無痛性心筋虚血と呼ばれ，臨床において高頻度に存在する．
>
> 一般的に無症候性心筋虚血の心筋障害の程度は有症候性のものに比べて軽度とみなされるが，心筋シンチグラムにより巨大な灌流欠損像がみられるにもかかわらず，無症候性の症例も少なくない．この場合には痛みの刺激に対する痛覚閾値や，求心性伝播に個体差のあることが考えられる．これは末梢から脳にいたる求心性神経伝導路のどの部分の障害でも生じうる．事実，糖尿病を合併した虚血性心疾患例では，無症候性心筋梗塞の発生頻度は糖尿病のない場合の 6〜15% に対して 34〜42% と高率である．

## ■ 診断・検査

急性心筋梗塞の診断のためには，心電図と血液生化学検査が最も重要となってくる．その他，心エコー，心臓核医学（アイソトープ）検査，冠動脈造影も重要である．急性心筋梗塞の診断のポイントは次の 3 点である．① 自覚症状としては 30 分以上続く強い胸痛があり，ニトログリセリン舌下錠が無効である．② 心電図では ST 上昇，次いで異常 Q 波，さらには冠性 T 波の出現．③ 心筋由来の逸脱酵素である creatine kinase [CK (CPK)]，AST [glutamic oxaloacetic transaminase (GOT)]，lactic dehydrogenase (LDH) などやタンパク（ミオシン軽鎖，ミオグロビン，トロポニン T）の血中での上昇．

### a) 心電図

さまざまな診断技術が進歩した現在においても心電図は急性心筋梗塞の診断上最も有力な検査法である．急性期の心電図変化は発症直後では，ST 上昇を示す（図 2-11）．その後，ST 上昇の軽減とともに異常 Q 波が出現し，それとともに ST の終わりの部分が陰性化して，やがて対称性の深い陰性 T 波である冠性 T 波が出てくる（図 2-11）．

したがって，急性心筋梗塞の早期診断と治療を行うためには，異常 Q 波の出現する前の ST 上昇の時期に診断することが大切となってくる．なお，左心室に心室瘤を形成したときは，慢性期でも ST 上昇が持続する．

### b) 血液検査

血液生化学診断は心筋梗塞により壊死に陥った心筋細胞より血中に流出する物質を検出するもので，心筋壊死の存在を的確に診断するのみでなく，梗塞巣の大きさの指標にもなりうる．CK (CPK)，AST (GOT)，LDH などの心筋逸脱酵素や心筋逸脱タンパクであるミオグロビン，ミオシン軽鎖やトロポニン T の測定が行われる．

CK は筋肉 (CK-MM) と神経 (CK-BB) にも多量に含まれる酵素であるが，アイソザイムの違いで急性心筋梗塞の診断 (CK-MB) に広く用いられている．発症後 3〜6 時間で上

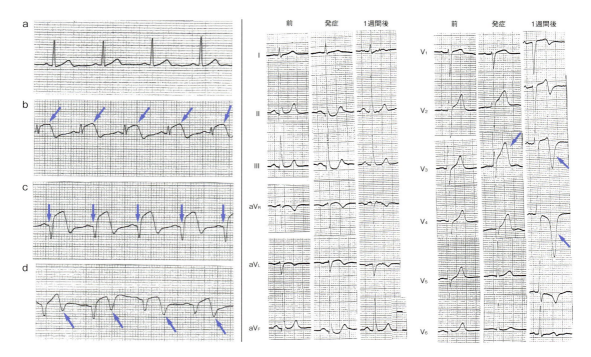

**図 2-11　急性心筋梗塞の心電図（$V_5$）**

（左）　46 歳，男性（貫壁性心筋梗塞）
a：急性心筋梗塞前には $V_5$ で ST 上昇がみられない．
b：急性心筋梗塞発症時に $V_5$ で R 波の減高と ST 上昇が出現（矢印）．
c：時間の経過とともに，$V_5$ で異常 Q 波が出現（矢印）．
d：さらに，$V_5$ で冠性 T 波出現（矢印）．軽度の ST 上昇も持続している．
（右）　65 歳，男性（非貫壁性心筋梗塞）
発症前には ST 上昇がみられない．発症時 $V_3$ で ST 上昇（矢印）がみられるが，非貫壁性心筋梗塞のため 1 週間後には異常 Q 波はみられず，冠性 T 波（矢印）のみみられる．

昇し始め，12～24 時間でピークに達し，3～4 日で正常に戻る．ピーク値が基準値の上限の 2 倍以上になったときに，心筋梗塞と判定する．血中 CK ピーク値と心筋梗塞のサイズはほぼ相関し，そのため重症度の判定に用いられている．

### c）心エコー

心エコーは，心筋虚血の検出のみならず，心機能の推定や種々の合併症の診断にも有用である．心エコーによる心筋虚血の検出は，梗塞部の壁運動異常によってなされる．

### d）心臓核医学検査

$^{99m}$Tc ピロリン酸は梗塞部位に取り込まれ，発症後数時間から 1 週間くらいまで陽性像を示す．$^{201}$Tl は正常心筋に摂取され，梗塞部は急性心筋梗塞または陳旧性心筋梗塞にかかわらず欠損像を示す．

### e）冠動脈造影および左心室造影

近年，急性心筋梗塞の早期に，冠動脈の閉塞を血栓溶解療法 percutaneous transluminal coronary recanalization（PTCR；図 2-12）や経皮的冠動脈形成術（PCI，PTCA；図 2-13）などにより解除することで梗塞巣の縮小，心機能および生存率の改善がもたらされることが明らかにされ，診断と治療を兼ねた緊急冠動脈造影が盛んに行われるように

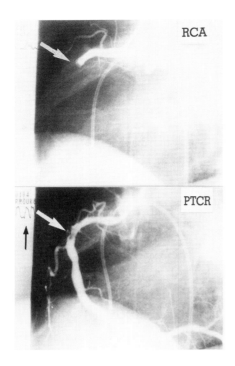

**図 2-12　冠動脈血栓溶解療法（PTCR）**

右冠動脈（No.1）に完全閉塞がみられ（上，白矢印），ウロキナーゼなどの冠動脈内投与により血栓が溶解し開通した（下）．ただし開通時の危険な不整脈（黒矢印）や冠動脈狭窄残存（白矢印）などに注意が必要である．

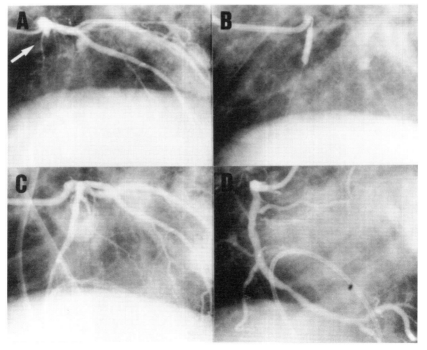

**図 2-13　経皮的冠動脈形成術（PCI，PTCA）**

左冠動脈（左前下行枝 No.6）に完全閉塞がみられ（A，矢印），バルーンで閉塞部を拡張し（B），ほぼ正常冠動脈となる（C）．右冠動脈も軽度の狭窄がみられる（D）．

なってきた．また，慢性期にも，その後の治療法決定のために冠動脈造影および左室造影が行われている．

## ■ 治　療

急性心筋梗塞の治療の目標は，梗塞の結果として生じる胸痛などの自覚症状，左室機能不全によるポンプ失調とその合併症および不整脈の除去ないし改善，そして究極的には死亡率を減少させることである．急性心筋梗塞の根本的治療は梗塞巣を縮小することであり，しかも梗塞巣は冠動脈の閉塞後4～6時間で完成するのでこの時間帯以内に一刻も早くPCIなどで冠動脈の閉塞を解除し，梗塞巣を縮小させる最大限の努力をする必要がある．

### a) 苦痛・不安の除去

急性心筋梗塞の自覚症状(主として胸痛)は，しばしば激烈であり耐え難い．したがって再灌流が盛んに行われる今日においても急性心筋梗塞の治療において真っ先に行うべきことは苦痛ならびに不安の除去である．このためには静脈ラインを確保し，モルヒネ塩酸塩水和物の静注を行う．酸素吸入も開始する．

### b) 梗塞巣の縮小

梗塞巣を縮小するためには心筋の再灌流と酸素需要の減少が必要である．

① 心筋再灌流療法

心筋再灌流療法としては冠動脈血栓溶解療法(PTCR)，経皮的冠動脈形成術(PCI, PTCA)ならびに冠動脈バイパス術 coronary aortic bypass graft (CABG) がある．

ⓐ 冠動脈血栓溶解療法(PTCR)：発症後6時間以内のST上昇を伴う急性心筋梗塞患者が最も適応がある．しかし，発症6～12時間後でも血栓溶解療法は死亡率を低下させることが明らかにされている．組織プラスミノーゲン活性化因子 tissue-type plasminogen activator (t-PA) やウロキナーゼなどの静注や冠動脈内投与が行われる．

血栓溶解療法は副作用として，再灌流時重症不整脈(心室性頻拍症など，図2-12)や出血をきたす可能性がある．脳出血，消化管出血，後腹膜出血などに注意を要し，とくに高齢者では出血の危険が増大する．それゆえPTCRよりも，次のPCIが頻繁に行われている．

ⓑ 経皮的冠動脈形成術 [percutaneous coronary intervention (PCI), PTCA]：バルーンを高圧力にて膨らませること(風船療法)により機械的に狭窄部を広げる再灌流療法が最も盛んに行われている．PCI後に再狭窄が生じやすいので，冠動脈内に防護ネット(ステント)を留置することも多い(p.114，狭心症治療の項参照)．

② 心筋の酸素需要の減少

心筋酸素需要を減少させることも梗塞巣を減少させる．この目的で亜硝酸薬，β遮断薬，カルシウム拮抗薬などが用いられている．

### c) 不整脈の治療

心室性期外収縮の頻発に対してはリドカイン1 mg/kgを急速静注後，1～2 mg/分の点滴静注を行う．

## 5. 動脈硬化 arteriosclerosis，閉塞性動脈硬化症 arteriosclerosis obliterans，バージャー病 Buerger's disease

### 病態生理

大動脈の動脈硬化は程度の差はあるが，年齢とともに増加する．硬化巣は平滑筋細胞，脂質，線維成分，プロテオグリカンなどで構築される．灰白色を呈した硬く盛り上がった内膜病変がみられるようになり，年齢とともに数と大きさが増加する．アテローム（粥腫）と呼ばれる変化である．

大動脈の動脈硬化病変の程度は部位によって異なる．通常，上行大動脈では軽く，弓部より腹部大動脈にかけて増強し，大動脈分岐部より腸骨動脈にかけてが最も強い．

#### a) 大動脈瘤
大動脈壁が限局的に本来の太さより拡張した状態である．

#### b) 大動脈解離
内膜に亀裂を生じ，そこから血液が流入することにより大動脈壁が内外2層に解離するものである．激痛が生じ，ショック状態から死にいたることが多い．上行大動脈に解離部が及んでいると予後不良である（スタンフォードStanford分類，ドベーキーDeBakey分類）．

#### c) 閉塞性動脈硬化症
粥状硬化病変は内膜に脂質や血漿成分が沈着し，これに加えて壊死と線維性肥厚をきたす病変であり，粥腫形成，潰瘍形成，石灰沈着，血栓形成など多彩な病変を示す．粥腫形成とその崩壊，出血，潰瘍形成の過程での内腔狭窄と血栓形成による閉塞で生じる．血栓閉塞を伴う血管の全層炎である場合は，閉塞性血栓血管炎（バージャーBuerger病）という．重症度に応じて下肢の冷感のみから壊死まで，フォンテインFontaine 1～4度に分類される．

### 症状

症状は両下肢の易疲労感，腰部・殿部以下に疼痛の生じる型の間欠跛行，下腿や足の冷覚，しびれ感および皮膚の蒼白化，両下肢筋萎縮，下肢動脈拍動の触知不能，傷が治りにくいなどで，重症では安静時痛や潰瘍，壊死をきたす．

### 診断・検査

大動脈硬化は胸部単純X線写真で大動脈陰影の蛇行，延長，拡張，大動脈頭部の突出，大動脈壁の石灰化像として観察される．超音波心エコー法，経食道心エコー法も有用である．大動脈内腔の細かい所見には大動脈造影が必要で辺縁の不規則な狭窄や拡張あるいは閉塞した大動脈像が得られる．

### 治療

高血圧症，脂質異常症（高脂血症），糖尿病など動脈硬化を促進する疾患の治療と喫煙などの危険因子の除去が中心となる．外科治療では血栓内膜摘除，代用血管置換による血行再建，バイパス形成が行われることがある．

## 6. 心原性ショック　cardiogenic shock

### 病態生理
ショックとは，医学的には末梢循環不全とそれに伴うさまざまな病態を意味する．
① 交通事故などによる循環血液量減少性（出血性）ショック
② 心臓が原因の心原性ショック
③ 菌血症による敗血症性（エンドトキシン）ショック
④ ペニシリンアレルギーなどのアナフィラキシーショック
⑤ 交感神経系作用低下などによる神経原性ショック

がある．

　心原性ショックは急性心筋梗塞，劇症心筋炎，心タンポナーデなどが原因で，急激なポンプ失調が起こり循環維持ができない状態をいう．持続性で著しい血圧低下，著しい心拍出量の低下，左室充満圧の上昇が起きる．

### 症状・診断・検査
　最も酸素不足に弱いのは脳である．そのために人体にはさまざまな形で脳を保護する仕組みがある．たとえば循環血液量が減少すると，脳を除く全身の血管を収縮させて脳血流を残すようにする．そのために，冷たく蒼白な皮膚，尿量減少（腎臓血流減少）などが起きる．収縮期血圧は 80 mmHg 以下または測定不能となる．
　ショック状態にあれば，苦悶しているか逆にもうろう状態となる．呼吸促迫，頻脈となるが，より重体になれば逆に極端に少なくなる．

### 治　療
　ドパミン塩酸塩，ドブタミン塩酸塩などのカテコラミンで，血圧の維持を優先する．状態は刻々と変化するので，原因疾患に応じて迅速な対処が必要である．


## 7. 低血圧症　hypotension

### 病態生理
　安静時収縮期血圧が 100 mmHg 以下でなんらかの自覚症状を伴う場合，低血圧症と診断する．拡張期血圧についてはとくに基準は決められていない．収縮期血圧が低くても日常生活にまったく支障をきたさず健康な生活を送っている場合は，体質的な低血圧状態であって低血圧症には含めない（若い女性に多い）．一方，起立時に著しい血圧下降を伴う場合は起立性低血圧症であり，通常，起立直後に収縮期血圧が 20 mmHg 以上低下した場合をいう．

### 症　状
　全身倦怠感，易疲労感，集中力低下，顔面蒼白，多汗，熱感，肩こり，朝起きにくいなどの一般的症状のほか，不安感，いら立ち，頭痛，頭重感，不眠，耳鳴り，四肢の冷感などの神経症状や，動悸，息切れ，立ちくらみなどがある．

### ■ 診断・検査

　安静時臥位で血圧を測定し起立後10分間，2分ごとに血圧と脈拍の測定を行い，起立時の収縮期圧が20 mmHg 以上低下する場合（シェロン Schellong 試験）を起立性低血圧とする．シャイ・ドレガー Shy-Drager 症候群は脳，脊髄の広汎な退行性変性がみられ，基底核，錐体外路，交感神経節などにも変性が及んでいる．

### ■ 治　療

　規則正しい生活を送り，十分な睡眠をとり，食生活を改善する．症状が強い場合は，エチレフリン塩酸塩，ミドドリン塩酸塩，およびアメジニウムメチル硫酸塩などの昇圧薬が用いられる．

## 8. 血栓症 thrombosis，塞栓症 embolism

### ■ 病態生理

　血栓症とは粥状硬化病変，閉塞性血栓血管炎（バージャー Buerger 病），動脈瘤など慢性動脈病変を基盤として発生する場合や外傷，解離性動脈瘤，血液凝固異常などにより血液の固まり（血栓）が生じてその血栓が動脈につまり，組織の壊死が生じることをいう．一方，塞栓症は上流より遊出した血栓（塞栓子）によって動脈内腔が閉鎖され支配領域の血流途絶をきたした状態をいう．塞栓源は心臓とくに左房内血栓，上流の動脈壁の血栓などが主である．塞栓症と血栓症は，先行する心房細動，心筋梗塞，発症の様式，患肢の血行障害による症状（主に間欠跛行）があったかどうか，健側肢に慢性動脈病変がないかどうかを参考にして臨床的に区別しているが実際は区別し難い．

### ■ 治　療

　急性期にはウロキナーゼ，組織プラスミノーゲン活性化因子（t-PA），ヘパリンなど（静脈投与）を使用する．慢性期にはワルファリンカリウム，アスピリン，チクロピジン塩酸塩など（経口投与）の血栓溶解薬や抗凝固薬を使用する．

## 9. 心臓弁膜症 cardiac valve disease

### ■ 病態生理

　心臓には，僧帽弁，三尖弁，大動脈弁，肺動脈弁の4種類の弁がある．弁口面積が狭くなり血液の流入障害が起きるのが狭窄症であり，弁閉鎖が不完全で血液が逆流するのが閉鎖不全症である．最も頻度が多いのは，幼少期のリウマチ熱後遺症による僧帽弁狭窄症である．心不全や不整脈（とくに心房細動）の原因となることが多い．

### ■ 治　療

　随伴する心不全や不整脈の治療を行うが，外科的に弁形成術や人工弁置換術を行うこともある．

## 10. 感染性心内膜炎　infective endocarditis

### 病態生理
　菌血症を契機として，心臓弁や心臓内膜に菌塊 vegetation を形成する全身性敗血症性疾患である．発熱，全身倦怠感などだけでなく，菌塊が全身に播種され脳梗塞，腎梗塞などが起きる．

### 治療
　血液培養にて起因菌を同定しペニシリンなどの抗菌薬投与や，外科的に人工弁置換術や菌塊切除術を行う．

## 11. 肥大型心筋症　hypertrophic cardiomyopathy，拡張型心筋症　dilated cardiomyopathy

### 病態生理
　心臓弁膜症や高血圧症などの原因がないにもかかわらず，特発的に心臓が肥大（肥大型心筋症）や，拡張・拡大（拡張型心筋症）する．肥大型心筋症が左室拡張および収縮能低下を併発する拡張相肥大型心筋症という重篤な病態に進行することがある．そのほかに，左室の拡張障害を基本的な病態とする拘束型心筋症，心疾患の既往のない女性が，周産期に心不全を発症し，拡張型心筋症に類似した病態を示す産褥性心筋症などがある．

### 治療
　$\beta$ 遮断薬（カルベジロール）などで治療されるが突然死などが起きやすい．心臓移植の適応となる．

## 12. 心筋炎　myocarditis

### 病態生理
　ウイルス・細菌などの感染，薬物中毒，放射線障害などが原因で心筋に炎症が起きる．最も多いのはコクサッキー Coxsackie ウイルスによる心筋炎である．無症状の例もあるが，ウイルス感染1週間後に感冒様症状で発症し心不全，不整脈，ショックなどを併発する劇症型は重篤で死にいたる．治癒してもこの心筋炎から拡張型心筋症に移行する例がある．

### 治療
　対症療法を行うが，心原性ショックや致死性不整脈を合併したら大動脈バルーンポンプ，経皮的心肺補助装置 percutaneous cardiopulmonary support（PCPS），ペースメーカなどを使用する．

## 13. 先天性心疾患　congenital heart disease

### 病態生理
　左右心房の隔壁は胎児期には穴が開いているが出生直後に閉鎖する．この心房中隔が閉鎖せず開いているのが心房中隔欠損症である．左右心室中隔が閉鎖せず開いているのが心室中隔欠損症である．その他，ファロー Fallot 四徴症，動脈管開存症などがある．新生児期に発症する先天性心疾患の大半は唇が紫色になるチアノーゼが出現する．

### 治　療
　新生児期や小児期に治療手術を行うが，成人期に処置することもある．

# 3. 腎疾患・泌尿器疾患

## 1. 腎疾患・泌尿器疾患の検査法

### a. 腎臓の機能を評価する検査

#### 1) 血中尿素窒素, 血清クレアチニン (BUN, Cr)

最も汎用される腎機能検査である．いずれも血液検体から測定され腎機能が低下すると上昇する．

#### 2) 糸球体濾過量 glomerular filtration rate (GFR)

単位時間あたりに腎臓のすべての糸球体より濾過される血漿量のこと．

##### a) (内因性) クレアチニンクリアランス (Ccr)

血清と尿のクレアチニンを測定し，クレアチニンの尿中への排出能力をみる検査である．この方法は24時間尿の保存を必要とし煩雑だが，血清のみの検査よりも正確といえる．Ccrはクレアチニン値をもとに算出されるGFRである．

$$Ccr (mL/分) = U \times V/S \times (1.73/A)$$

U：尿中クレアチニン濃度 (mg/dL)
V：1分間尿量 (mL/分)
S：血清中クレアチニン濃度 (mg/dL)
A：体表面積 ($m^2$)
1.73：日本人の平均体表面積 ($m^2$)

##### b) 推算糸球体濾過量 estimated glomerular filtration rate (eGFR)

血清クレアチニン，性別および年齢から算出される腎機能の指標で，日本人に適用できる以下の計算式が定められている．

$$eGFR (mL/分/1.73 m^2) = 194 \times Cr^{-1.094} \times 年齢^{-0.287}$$

（女性はこれに0.739をかける）

慢性腎臓病 chronic kidney disease (CKD) の病期はこの指標をもとに定義されている．

### b. 腎臓の障害を評価する検査

#### 1) 尿検査 (尿定性試験)

タンパク尿や尿潜血反応の有無などのスクリーニングに有用である．簡便だが偽陽性も多く，尿の希釈や濃縮により結果が異なる可能性がある．

#### 2) 尿沈渣

尿沈渣の直接鏡検により尿中の血球などの半定量的測定を行う．尿細管円柱の出現は腎障害の鑑別に有用である．

### 3) 尿タンパク定量・尿生化学検査

尿タンパクの排出には日内変動があり，24時間尿による定量が最も信頼できる．一方で随時尿でも尿中クレアチニンとの比（尿中タンパク濃度／尿中クレアチニン濃度）から1日の尿タンパク量をある程度近似できる．尿中の各種電解質の定量は尿細管機能障害や体液異常の鑑別に有用である．

### c. 腎臓の形態異常や器質的病変を評価する検査

#### 1) 画像検査

腎の形態検査には単純X線，腎尿路造影，超音波，CT，MRIなどがある．腎の萎縮や腫大などのほかに結石，嚢胞，腫瘍性病変なども評価される．腎血管の評価には3DCT，MRアンギオグラフィが，腎血流の評価にはドップラーエコーやシンチグラフィが有用である．膀胱内の病変の評価には膀胱鏡検査が有用である．

#### 2) 腎病理組織診断（腎生検）

超音波ガイド下での経皮的腎生検が一般的に行われている．腎病理組織診断により腎臓病の病型診断のみならず，その活動性や重症度も評価できる．

## 2. 慢性腎臓病　chronic kidney disease（CKD）

慢性腎臓病（CKD）の概念は2002年に米国で提唱され，その後急速に全世界に広がりをみせている．その背景にあるのは，①透析や腎移植を必要とする末期腎不全患者が著しく増加しており，世界各国において医療経済上の大きな圧迫要因となっていること，②CKDが末期腎不全への進行リスクであるばかりでなく，心血管疾患 cardio vascular disease（CVD）の発症リスクでもあることが明らかにされたこと，③CKDの有病率が予想以上に高く，今後も増加する可能性が高いこと，などが挙げられる．すなわちCKDが今や社会問題となっていることを広く認識する必要性があるといえる．このような背景から，腎臓専門医を含む医療者のみならず患者や一般市民もCKDについて容易に理解できることが重要視されている．したがって，CKDの定義や診断基準は従来の複雑な腎臓病の疾患体系とは対照的にきわめて簡明なものになっている．

### ■ 病態生理

慢性経過の腎臓病については，古くより慢性腎不全 chronic renal failure（CRF）という用語が使われてきた．しかし，CRFにいたるまでの原因は，腎臓特有の病気のほか，全身性疾患に伴う腎障害など多岐にわたる．慢性腎臓病とは，慢性経過の腎不全について，その未病状態から末期までを包括するより大きな概念のことをいう．CKDにおいて，その原因となる疾患によらず共通する病態について以下に述べる．

#### a) 高血圧

高血圧はCKDのリスク因子であり，CKDの進行とともに高血圧の合併頻度は高まる．したがって，降圧療法はCKDの腎予後および生命予後を改善するうえで重要である（後述）．

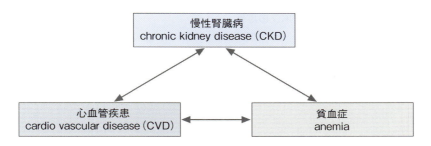

**図 3-1　心腎貧血症候群 cardio-renal-anemia syndrome**
慢性腎臓病，心血管疾患，貧血症は互いに増悪因子となり悪循環を形成する．

### b）貧　血

CKDでは腎機能低下に伴って腎から産生される内因性エリスロポエチン量が低下し貧血となる．このような機序による貧血を腎性貧血と呼ぶ．CKDでは栄養状態の悪化，鉄欠乏，出血傾向，赤血球寿命の短縮なども貧血の原因になりうる．通常CKDステージが進展するほど貧血の程度は強くなる．貧血は腎虚血により腎障害の進行を促進する危険因子であり，さらに心不全の増悪因子でもある．このような観点から，腎疾患，貧血，心疾患が互いに悪循環を形成しうるとする心腎貧血症候群 cardio-renal-anemia syndromeという概念が提唱され，CKDにおいても早期から貧血治療を行うべきとの考えが主流となってきている（**図 3-1**）．しかしながら，造血薬による過度の貧血治療は患者の生命予後の改善に寄与しないばかりか，血栓性合併症の発症をも増加させる可能性も報告されており，注意が必要である．そのため，治療目標となるヘモグロビン（Hb）値をどの程度に設定すべきかについて，現在のところ一定した見解が得られていない．

### c）骨ミネラル代謝異常　CKD-mineral and bone disorder（CKD-MBD）

CKDでは腎機能低下に伴い，血清リン濃度の上昇や活性型ビタミンDの低下などから二次性副甲状腺機能亢進症を発症し，難治性骨病変や大血管の病的石灰化がみられるようになる．これらの病変は進行すると病的骨折やCVDの原因となりうる．したがって，これらの血液検査異常がみられる場合には，血清リンやカルシウム値を補正するための治療が必要となる．

### d）脂質異常症

脂質異常症はCKDの新規発症，CKDの進行のみならず，CVD発症の危険因子である．近年では，コレステロール降下薬であるスタチンによる腎機能障害進行抑制効果について，大規模臨床試験による良好な成績が示されている．

## ■症　候

初期のCKDでは尿異常のみでほとんど症状を呈さないことが多い．したがって，健診による尿検査によって初めて診断される例が多い．しかし，高度のタンパク尿を伴う場合には下腿や顔面の浮腫（むくみ）を伴うこともある．一般に，腎機能障害が進展しても末期腎不全とならなければ，ほとんど自覚症状がないことも多いが，末期腎不全にいたると，倦怠感，食思低下，息切れ，皮膚の瘙痒感，心不全や肺水腫からくる呼吸苦などの自覚症状を呈するようになる．CKDの進展につれて，高血圧，貧血，骨ミネラル代謝異常，脂質異常症などの検査値の異常がみられるようになる（前述）．

表 3-1　CKD の定義

① 尿異常，画像診断，血液，病理で腎障害の存在が明らか．とくに 0.15 g/gCr 以上の蛋白尿（30 mg/gCr 以上のアルブミン尿）の存在が重要．
② GFR＜60 mL/分/1.73 m$^2$
①，②のいずれか，または両方が 3 ヵ月以上持続する．

［日本腎臓学会（編）：CKD 診療ガイド 2012，東京医学社，2012］

表 3-2　CKD の重症度分類

| 原疾患 | 蛋白尿区分 | | A1 | A2 | A3 |
|---|---|---|---|---|---|
| 糖尿病 | 尿アルブミン定量<br>(mg/日) | | 正常 | 微量アルブミン尿 | 顕性アルブミン尿 |
| | 尿アルブミン/Cr 比<br>(mg/gCr) | | 30 未満 | 30〜299 | 300 以上 |
| 高血圧<br>腎炎<br>多発性嚢胞腎<br>移植腎<br>不明<br>その他 | 尿蛋白定量<br>(g/日) | | 正常 | 軽度蛋白尿 | 高度蛋白尿 |
| | 尿蛋白/Cr 比<br>(g/gCr) | | 0.15 未満 | 0.15〜0.49 | 0.50 以上 |
| GFR 区分<br>(mL/分/<br>1.73 m$^2$) | G1 | 正常または高値 | ≧90 | | |
| | G2 | 正常または軽度低下 | 60〜89 | | |
| | G3a | 軽度〜中等度低下 | 45〜59 | | |
| | G3b | 中等度〜高度低下 | 30〜44 | | |
| | G4 | 高度低下 | 15〜29 | | |
| | G5 | 末期腎不全（ESKD） | ＜15 | | |

重症度は原疾患・GFR 区分・蛋白尿区分を合わせたステージにより評価する．CKD の重症度は死亡，末期腎不全，心血管死亡発症のリスクを □ のステージを基準に，□，□，□ の順にステージが上昇するほどリスクは上昇する．

（KDIGO CKD guideline 2012 を日本人用に改変）
［日本腎臓学会（編）：CKD 診療ガイド 2012，東京医学社，2012］

■ 診断・検査

CKD とは，糸球体濾過量（GFR）で表される腎機能の低下があるか，あるいは腎臓の障害を示唆する所見が慢性的に（3 ヵ月以上）持続するものと定義される．具体的な診断基準を**表 3-1** にまとめた．CKD の診断の基本は推算糸球体濾過量（eGFR）による腎機能評価による．わが国においても，より正確な GFR の推算を目的として，日本腎臓学会によって独自の「日本人の GFR 推算式」が決定された．eGFR は血清クレアチニン（Cr），年齢，性別の 3 つのデータから p.125 の式により算出される．ただし，小児の場合や他人種では計算式が異なるので注意が必要である．

CKD の病期分類には，腎機能の評価指標である GFR と腎障害の指標であるタンパク尿（アルブミン尿）を用いる．**表 3-2** に CKD の病期分類を示す．

したがって，CKD の診断に最低限必要な検査として，血液検査，尿検査（タンパク尿，血尿）が挙げられる．

■ 治　療

日本腎臓学会の CKD 診療ガイドラインでは各病期分類において推奨される診療計画

が示されており，腎機能障害の進展阻止のみならずCVDを中心とした合併症（貧血，高血圧，二次性副甲状腺機能亢進症など）の治療も重要視されている．

　一般に腎機能障害を有する患者に対しては低タンパク・減塩食が勧められている．CKD患者に対して摂取タンパクの制限をすることによって腎機能低下やタンパク尿を抑制したとする報告が多くなされている．

　降圧療法はCKDの腎予後および生命予後を改善するうえで重要である．降圧薬として，降圧効果のみならず尿タンパク減少効果も併せ持つレニン・アンジオテンシン（RA）系阻害薬［アンジオテンシン変換酵素 angiotensin converting enzyme（ACE）阻害薬もしくはアンジオテンシンⅡ受容体拮抗薬 angiotensin Ⅱ type I receptor blocker（ARB）］が第一選択薬として推奨されている．RA系阻害薬によっても降圧目標が達成されない場合には，第二選択薬（利尿薬やカルシウム拮抗薬）との併用療法を考慮する．高齢の患者では過度の降圧治療が末梢循環不全をきたしやすく，生命予後を悪化させる可能性が指摘されている．したがって，降圧療法は徐々に，十分な観察のもとに行う．

　CKDにおける腎性貧血の治療にあたっては，赤血球造血刺激因子製剤 erythropoiesis stimulating agent（ESA）の投与を行う．

　CKDに伴う骨ミネラル代謝異常の治療にあたっては，血清リン濃度の上昇に対してリン吸着薬の投与を行い，血清リンのコントロールがなされたのちにも血清カルシウムの低値や副甲状腺ホルモン（intact PTH）の高値を認める場合には，活性型ビタミン$D_3$製剤の投与による治療を行う．

　適切な食事療法によっても脂質異常が是正されない場合にはスタチンによる薬物療法を考慮する．

## 3. 腎不全（急性・慢性）　renal failure

　腎機能低下すなわち腎不全をその進行速度から分類すると急性腎不全と慢性腎不全に分けられる．急性腎不全とは数時間から数日の経過で急速に腎機能が低下する病態である．慢性腎不全とは，年単位で腎機能が低下する病態である．

### a. 急性腎不全　acute renal failure, acute kidney injury

#### ■ 病態生理

　急性腎不全は急激なGFRの低下した病態を総称した症候群である．急性腎不全の概念は表3-3のような診断基準が主に広く使用されている．つまり，腎機能の急激な低下

**表3-3　急性腎不全の診断基準**

1. 血清クレアチニン値が2.0～2.5 mg/dL以上へ急速に上昇したもの
2. 基礎に腎機能低下が存在する場合には血清クレアチニン値が50%以上前値より上昇したもの
3. 血清クレアチニン値が0.5 mg/dL/日以上，または血中尿素窒素（BUN）が10 mg/dL/日以上の速度で上昇するもの

上記のいずれかに該当するものを急性腎不全として扱う．

表 3-4 腎前性急性腎不全の原因

| 循環血液量の減少 | 出血,熱傷,脱水 |
| --- | --- |
| | 消化管からの喪失:嘔吐,下痢,外科ドレナージ |
| | 腎臓からの喪失:利尿薬,高血糖,副腎不全 |
| | 血管外への移動:膵炎,腹膜炎,熱傷,低アルブミン血症 |
| 心拍出量の低下 | うっ血性心不全,心筋梗塞,肺梗塞,心タンポナーデ |
| 末梢血管の拡張 | 全身性血管拡張:敗血症,ショック,エンドトキシン血症,降圧薬,アナフィラキシー |
| | 腎血管れん縮:高カルシウム血症,ノルアドレナリン |
| | 肝腎症候群 |
| 臓器不全 | 急性膵炎,急性肝不全,イレウス |
| 血管病変 | 血栓症,塞栓症,大動脈解離 |
| 薬 剤 | 非ステロイド抗炎症薬(NSAIDs) |

表 3-5 腎性急性腎不全の原因

| 障害部位による分類 | 原 因 |
| --- | --- |
| 糸球体障害 | 急性腎炎症候群 |
| | 急速進行性糸球体腎炎[抗好中球細胞質抗体(ANCA)関連腎炎,ループス腎炎など] |
| | ネフローゼ症候群 |
| 尿細管・間質障害 | 急性尿細管壊死(虚血,腎毒性薬剤など) |
| | 急性間質性腎炎(薬剤など) |
| | 尿細管閉塞(多発性骨髄腫,尿酸結石など) |
| | 腎毒性物質(抗菌薬,造影剤,抗がん薬など),虚血,炎症(感染),腫瘍 |
| 血管障害 | アテローム性プラーク |
| | 血管炎など(抗リン脂質抗体症候群,多発性動脈炎) |
| | 播種性血管内凝固症候群(DIC),溶血性尿毒症症候群, |
| | 血栓性血小板減少性紫斑病,コレステロール結晶塞栓症 |

により高窒素血症,水電解質代謝異常(高カリウム血症など),酸塩基平衡異常(代謝性アシドーシス)を引き起こす疾患群の総称である.広義の急性腎不全は原因により,腎前性,腎性,腎後性に分類される.狭義には虚血や腎毒性物質により引き起こされる急性尿細管壊死をいう.

### a) 腎前性急性腎不全

腎前性急性腎不全は腎血流量の低下によりGFRが低下した状態である.この腎血流量の低下する原因を表3-4に示す.つまり,体循環血液量の減少,心拍出量の低下,末梢血管の拡張などにより腎血流量が低下すると血流を回復させるため自動調節能が働くが,その調節能が破綻するほどの腎血流量の低下により糸球体内圧が低下することで発症する.そして原因の除去により腎血流が回復すると,急速に腎機能も回復する.

### b) 腎性急性腎不全

腎性急性腎不全は腎実質の障害により引き起こされる.原因は糸球体,尿細管・間質,血管のどの部位から障害されるかにより,分類される(表3-5).しかしながら,これらは単独に障害されることは少なく複合的に障害される.

糸球体障害には,急性腎炎症候群や急速進行性糸球体腎炎が含まれる.狭義の急性腎

表 3-6　腎後性急性腎不全の原因

| 異常部位 | 原因 |
|---|---|
| 尿管の異常 | 結石，尿管腫瘍，先天奇形（腎盂尿管移行部狭窄症），後腹膜線維症 |
| 膀胱の異常 | 神経因性膀胱，結石，膀胱がん |
| 尿道の異常 | 尿道狭窄，前立腺肥大，前立腺がん，結石 |

表 3-7　急性腎不全の鑑別に有用な検査所見

| 検査 | 腎前性 | 腎性 |
|---|---|---|
| BUN/Cr 比 | >20 | 10〜15 |
| 尿沈渣 | 正常またはヒアリン円柱 | 顆粒円柱，腎上皮細胞 |
| 尿浸透圧 | >500 mOsm/kg | <350 mOsm/kg |
| 尿中ナトリウム | <20 mEq/L | >40 mEq/L |
| FENa | <1% | >2% |
| FEUN | <30% | >50% |

不全には尿細管・間質障害である急性尿細管壊死が同義語として用いられる．尿細管壊死は，腎臓の虚血によるものと，腎毒性物質によるものに大別される．これらの原因により生じた円柱などによる尿細管腔の閉塞は GFR を低下させ，さらに原尿は壊死尿細管から周囲間質に逆拡散し尿量は減少する．腎前性腎不全である虚血性腎不全は通常，尿細管壊死に移行し，時間経過とともに腎前性と腎性の鑑別が困難となることがある．腎性急性腎不全では原因が取り除かれてもその回復に数週間を要することが多い．

c）腎後性急性腎不全

腎からの下部尿路の閉塞により引き起こされる腎不全の総称である．原因は表 3-6 のように分けられる．早期に発見し閉塞機転が解除できれば速やかに回復するが，長期にわたれば腎性腎不全となり回復は困難となる．

■ 症　候

急性腎不全の進行により全身倦怠感，息切れ，悪心・嘔吐などを引き起こすが，そのほか，腎不全の原因によりさまざまな症状がみられる．しかしながら，多くは血清のクレアチニン値や，血液尿素窒素の急激な上昇により診断される．

■ 診断・検査

血液所見，尿所見，画像診断が重要な検査となる．急性腎不全では血液中のクレアチニンの上昇，尿素窒素の上昇，高カリウム血症，代謝性アシドーシス，腎性貧血によるヘモグロビンの低下が認められる．これらの所見がみられたとき，問診により発症様式を確認し，数日から数週間以内の発症ならば急性腎不全と診断できる．腎後性腎不全の鑑別には画像検査が有用である．超音波やCT 検査により尿路閉塞を示唆する腎盂や尿管の拡張を認めれば，腎後性腎不全の診断がつく．また，通常急性腎不全では腎腫大が認められる．一方，慢性腎不全では腎萎縮が観察される．

腎前性急性腎不全と腎性急性腎不全の鑑別には表 3-7 に示すような尿所見が重要となり，とくにナトリウム（Na）排泄率 fractional excretion of sodium（FENa）が多く用いられる．

$$FENa(\%) = \frac{尿中ナトリウム / 血清ナトリウム}{尿中クレアチニン / 血清クレアチニン} \times 100$$

で表され，糸球体で濾過されたナトリウムのうち何％が尿中に排泄されるかを意味する．腎前性急性腎不全では，体液量を維持するため尿中のナトリウム排泄が低下してFENaは通常1％未満になるが，腎性急性腎不全では尿細管が機能しないため尿中ナトリウムの再吸収が障害され尿中へのナトリウム排泄が亢進し，1％以上を呈する．利尿薬などを使用しているときにはナトリウム排泄異常を認めるため尿素窒素排泄率（FEUN）が用いられる．

$$\text{FEUN}(\%) = \frac{\text{尿中尿素窒素} / \text{血中尿素窒素}}{\text{尿中クレアチニン} / \text{血清クレアチニン}} \times 100$$

腎前性急性腎不全では尿細管機能が残っているため，尿素窒素は再吸収されて血中尿素窒素／血清クレアチニン比（BUN/Cr）は増加する．

■ 治 療

急性腎不全は，早期診断・早期治療に努め，速やかな原因除去が必要である．

① 腎前性急性腎不全では，血行動態改善のために適切な輸液・輸血，強心薬や，昇圧薬を使用する．

② 腎性急性腎不全では，薬剤によるものでは原因薬剤の中止，腎炎などに対しては原疾患に対する治療（副腎皮質ステロイドや免疫抑制療法など）が行われる．

③ 腎後性急性腎不全に対してはバルーンや腎瘻などによる閉塞機転の解除が行われる．

【急性尿細管壊死の治療】

とくに狭義の急性腎不全である急性尿細管壊死では有効な治療法はなく，以下に述べる対症療法が行われる．

　a）保存的治療

① 電解質管理：急性腎不全で最も注意しなければならないのは高カリウム血症である．高カリウム血症は不整脈を誘発し，時に致死的となる．高カリウム血症の治療としてまず，グルコン酸カルシウム静注による心筋保護を行い，グルコース・インスリン療法により，血中カリウムの細胞内移動の促進や，陽イオン交換樹脂内服による血中カリウムの体外への排泄により血中カリウムを速やかに低下させる．

② 水分管理：水分管理として，脱水を認めていれば適正な体液量まで速やかに是正する．体液過剰であれば飲水制限を行い利尿薬を投与する．腎不全の回復期には乏尿期から利尿期になり，この際尿量は1日10Lを超えることもある．利尿期には尿中ナトリウムやカリウムの排泄量も増加するため適切な輸液が必要となる．

③ 食事療法：血液中の尿素窒素の上昇を防ぐために食事のタンパク制限を行う．また，体液過剰であれば食事の塩分制限，高カリウム血症や高リン血症を認めれば，カリウム・リン制限を行う．

　b）透析療法

以上のような保存的治療に反応しない場合透析療法が必要となる．乏尿が続き体液コントロールが行えない場合や，電解質異常の調節が困難な場合は透析療法を速やかに施行する．急性腎不全の死亡率は50％と高く，尿細管壊死ではとくに多臓器不全に起因するものが多くみられる．腎前性腎不全や腎後性腎不全は適切な治療が速やかに行われれば予後良好な疾患である．

## b. 慢性腎不全　chronic renal failure

### ■ 病態生理

さまざまな原因により腎機能の不可逆性の低下が数ヵ月以上継続して，体液の恒常性維持が不可能になった病態をいう．一般にはGFR（＝Ccr）が，20 mL/分以下の障害が持続的にあるものをいい，血清クレアチニンで3 mg/dL以上が持続している．近年，慢性的持続的な腎障害を慢性腎臓病 chronic kidney disease（CKD）としてとらえて広く診療する考え方が米国よりわが国に導入されてきている．しかしながらCKDは腎機能低下がない症例も含まれており，慢性腎不全の概念とは若干相違があり，CKDの末期の状態が慢性腎不全であると定義されている．慢性腎不全の病態は表3-8にあるように大きく分類される．

慢性糸球体腎炎や糖尿病性腎症などさまざまな原因により残存ネフロン数が低下してさまざまな病態を引き起こす（表3-9）．

① 糸球体濾過障害によりGFRが低下する．そのため，タンパク排泄低下を認めるため血液中の尿素窒素（BUN）の上昇，クレアチニン（Cr）の上昇を認め，尿毒素と呼ばれる尿中へ排泄されるべきさまざまな毒素の蓄積により尿毒症を引き起こす．また，水排泄低下により水貯留を起こし，希釈性低ナトリウム血症，高血圧，肺うっ血，肺水腫を引き起こす．

② 尿細管障害により電解質・酸の排泄障害が起こる結果，血中カリウムの上昇，リン上昇，高尿酸血症が引き起こされる．酸の排泄障害により血中有機酸が上昇し代謝性アシドーシスを引き起こす．

③ 髄質障害により尿の濃縮力障害が起こり等張尿がみられる．

④ その他の実質障害として，腎臓におけるエリスロポエチン（EPO）の産生低下により，正球性正色素性の腎性貧血が認められる．またビタミンDの活性化障害により低カルシウム血症を惹起するため，二次性副甲状腺機能亢進症が引き起こされ，その結果，腎性骨異栄養症と呼ばれる骨の障害を認める．

### ■ 症　候

通常，慢性腎不全では進行は緩徐で年余にわたるため，かなり進行するまで症状に乏しいことが多い．初期には，夜間多尿，浮腫，倦怠感などの自覚症状を認めるが検査値

表3-8　慢性腎不全の病期分類（セルディン分類）

|  | 第1期<br>（腎予備力減少期） | 第2期<br>（代償期） | 第3期<br>（非代償期） | 第4期<br>（尿毒症期） |
| --- | --- | --- | --- | --- |
| GFR（Ccr） | ＞50 mL/分 | 50〜30 mL/分 | 30〜10 mL/分 | ＜10 mL/分 |
| Cr | 正常 | 2〜3 mg/dL | ＞3 mg/dL |  |
| 尿量 | 正常から多尿傾向 | 多尿 | 減少 | 乏尿 |
| 血清電解質 | 正常 | 正常，時にNa↓ | K↑，P↑，Mg↑<br>Na↓，Ca↓ | 同左増悪 |
| 症状 | 無症状 | 夜間尿<br>（濃縮力障害） | アシドーシス，貧血 | 同左増悪 |
| 治療 | 食事療法，保存的治療主体 |  | 透析療法を考慮する |  |

表 3-9　慢性腎不全の病態

| 糸球体濾過障害 |
|---|
| GFR 低下 → タンパク代謝終末産物排泄低下 → BUN 上昇，Cr 上昇 → 尿毒症 |
| 　　　　→ 水排泄低下　　　　　　→ 水貯留　　　　→ 希釈性低 Na 血症 |
| 　　　　　　　　　　　　　　　　　　　　　　　　→ 高血圧 |
| 　　　　　　　　　　　　　　　　　　　　　　　　→ 肺うっ血，肺水腫 |
| 　　　　　　　　　　　　　　　　　　　　　　　　→ ANP（心房性 Na 利尿ペプチド）上昇 |
| 糸球体濾過亢進 |
| タンパク漏出（タンパク尿）→ 低タンパク血症・低アルブミン血症，浮腫 |
| 血尿・尿円柱 |
| 尿細管障害 |
| 電解質・酸の排泄障害 → K 上昇，Pi 上昇 |
| 　　　　　　　　　　→ 有機酸上昇 → 高尿酸血症 |
| 　　　　　　　　　　→ 尿中アミノ酸 |
| 　　　　　　　　　　→ 代謝性アシドーシス |
| 髄質障害 |
| 尿の濃縮力障害 → 等張尿 |
| その他の実質障害 |
| EPO 産生低下　　　　　→ 正球性正色素性貧血 |
| ビタミン D 活性化障害 → 低 Ca 血症 → 腎性骨異栄養症 |
| 　　　　　　　　　　　　　　　　→ intact PTH 上昇 → 二次性副甲状腺機能亢進症 |

表 3-10　尿毒症の症状

| 出現部位 | 症　状 |
|---|---|
| 全身症状 | 全身倦怠感 |
| 神経・精神症状 | 頭痛，意識障害，知能低下，けいれん |
| 呼吸器症状 | クスマウル大呼吸，尿毒症性肺（蝶形陰影），胸水貯留，肺炎 |
| 循環器症状 | 高血圧，心膜炎，うっ血性心不全，虚血性心疾患 |
| 血液症状 | 貧血，易出血性，高尿酸血症 |
| 消化器症状 | 悪心，口内炎，アンモニア性口臭，便秘，下痢，消化管出血，潰瘍，腹痛 |
| 皮膚症状 | 瘙痒症，出血斑，茶褐色化，皮膚出血，紫斑 |
| 腎性骨異栄養症 | 異所性石灰化，線維性骨炎，骨軟化症 |

異常のみを呈することがある．進行例では下記に示すような尿毒症症状を呈する（**表 3-10**）．

① 全身症状：全身倦怠感を呈する．また尿毒症により皮膚の瘙痒感，色素沈着などを引き起こす．

② 神経・精神症状：尿毒症の進行により頭痛，意識障害，知能低下，けいれん，羽ばたき振戦，むずむず脚，昏睡を呈する．

③ 呼吸器症状：代謝性アシドーシスにより代償作用としての呼吸促迫，クスマウル Kussmaul の大呼吸，尿毒症性肺 uremic lung（蝶形陰影 butterfly shadow），胸水貯留による呼吸困難を認める．

④ 循環器症状：高血圧は初期から認められ，ナトリウム貯留に伴い，薬物抵抗性へと

進行する．また，水分貯留に伴ううっ血性心不全や，尿毒症による心膜炎を併発することがある．

⑤ 血液症状：エリスロポエチンの産生低下により正球性正色素性の腎性貧血を引き起こす．また，尿毒症による骨髄機能低下により貧血も引き起こす．また，尿毒症による凝固能低下に伴う易出血性，細胞性免疫能低下による易感染性も引き起こす．尿酸排泄低下による高尿酸血症もみられる．

⑥ 消化器症状：尿毒症により悪心・嘔吐，口内炎，アンモニア性口臭，便秘，下痢が認められる．また，消化管出血，潰瘍による腹痛もみられる．

⑦ 腎性骨異栄養症：高リン血症と低カルシウム血症の結果，二次性副甲状腺機能亢進症が引き起こされて，異所性石灰化，線維性骨炎がみられる．

■ 診断・検査

腎臓の機能は，推算糸球体濾過量（eGFR）またはクレアチニンクリアランス（Ccr）にて評価する．（eGFR，Ccr → p.125 参照）

また，画像診断としては，組織の硬化に伴う腎萎縮が超音波や CT にて観察される．例外として多発性嚢胞腎では，腎臓に多数の嚢胞が観察される．また，腎不全の進行に伴い表3-9 に示すようなさまざまな検査値の異常を呈する．

■ 治 療

腎不全の進行を抑えるための治療（保存的治療）と腎不全状態への腎代替療法に大別される．

【保存的治療】

それぞれの原疾患に対する治療を行うとともに食事療法，薬物療法が中心となる．

a） 食事療法

慢性腎不全の食事療法は体液過剰を是正するための塩分制限と尿毒症症状の軽減のためのタンパク制限が中心となる．塩分制限は 1 日当たり 6 g 以下を目標とする．タンパク制限は標準体重当たり 0.6〜0.8 g/kg に制限する．エネルギー量の低下は腎不全を進行させるため，通常 35 kcal/kg/日を目標とする．

b） 薬物療法

① 降圧薬：慢性腎不全では全身血圧を一定に保つための腎臓での自動調節能が障害されているため，全身の高血圧が糸球体高血圧を生じて糸球体硬化を引き起こす．そのため厳密な降圧療法が必要である．降圧目標としては，尿タンパクが 0.15 g/gCr 未満の場合には 140/90 mmHg 未満に，0.15 g/gCr 以上では 130/80 mmHg 未満が推奨されている．降圧薬はとくに糸球体の輸出細動脈拡張作用を認め，腎保護作用を有するレニン・アンジオテンシン系（RA）阻害薬［アンジオテンシン変換酵素（ACE）阻害薬，アンジオテンシンⅡ受容体拮抗薬（ARB）］が第一選択とされる．しかし，これらの薬物は高カリウム血症を増悪させる可能性があるため，注意して使用する．また，体液過剰に対しては，利尿薬を用いることがある．

② 経口吸着炭素製剤（活性炭）：尿毒症物質の腸管からの吸着を目的として活性炭が使用される．

③ 高リン血症・低カルシウム血症：腎不全に伴う高リン血症に対しては炭酸カルシウムや炭酸ランタンなどのリン吸着剤を投与して腸管からのリンの排泄を促す．低カルシ

表 3-11 慢性維持透析療法の導入基準

| I. 臨床症状 | 1) 体液貯留（全身性浮腫，高度の低タンパク血症，肺水腫） |
| --- | --- |
| | 2) 体液異常（管理不能の電解質・酸塩基平衡異常） |
| | 3) 消化器症状（悪心，嘔吐，食思不振，下痢など） |
| | 4) 循環器症状（重篤な高血圧，心不全，心包炎） |
| | 5) 神経症状（中枢・末梢神経障害，精神障害） |
| | 6) 血液異常（高度の貧血症状，出血傾向） |
| | 7) 視力障害（尿毒症性網膜症，糖尿病性網膜症） |
| | これら 1)〜7) 小項目のうち 3 個以上のものを高度 (30 点)，2 個を中等度 (20 点)，1 個を軽度 (10 点) とする． |

| II. 腎機能 | 血清クレアチニン濃度 (mg/dL)　[クレアチニン・クリアランス (mL/分)] | 点数 |
| --- | --- | --- |
| | 8 以上 (10 未満) | 30 |
| | 5〜8 未満 (10〜20 未満) | 20 |
| | 3〜5 未満 (20〜30 未満) | 10 |

| III. 日常生活障害度 | 尿毒症のため起床できないものを高度 (30 点) |
| --- | --- |
| | 日常生活が著しく制限されるものを中等度 (20 点) |
| | 通勤，通学あるいは家庭内労働が困難となった場合を軽度 (10 点) |

上記の I. 臨床症状，II. 腎機能，III. 日常生活障害度の点数を合計して 60 点以上を透析導入とする．
注：年少者 (10 歳以下)，高齢者 (65 歳以上)，全身性血管合併症があるものについては 10 点を加算する．

[厚生科学研究・腎不全医療研究班，1991 より一部改変]

ウム血症に対しては活性型ビタミン $D_3$ 製剤などが投与される．

④ 高カリウム血症，代謝性アシドーシス：カリウム排泄低下に伴う高カリウム血症には陽イオン交換樹脂などが用いられる．代謝性アシドーシスに対しては炭酸水素ナトリウムを投与する．

⑤ 腎性貧血：エリスロポエチン産生低下に伴う腎不全に対して，遺伝子組換えエリスロポエチンの投与が行われる．

【腎代替療法】

これらの保存的治療に抵抗し，表 3-11 に示すような導入基準を満たす場合，腎代替療法が選択される．腎代替療法には，血液透析，腹膜透析，腎移植がある．

① 血液透析：血液透析は透析膜（ダイアライザー）と透析液により，拡散と限外濾過を同時に行い，尿毒素の除去，体液バランスの是正（水分の除去），電解質異常の是正（高カリウム血症，高リン血症など），代謝性アシドーシスの是正を行う．通常週 3 回，3〜4 時間行う．血液透析施行時には，血液が凝固するのを防ぐために抗凝固薬（ヘパリン，低分子ヘパリンなど）が使用される．

② 腹膜透析：腹膜透析は腹腔内にカテーテルを留置して，自己の腹膜を透析膜の代わりとして腹腔内に透析液を自分で貯留させることで拡散を行い尿毒素の除去，電解質の是正，代謝性アシドーシスの是正を行う．浸透圧格差により限外濾過を行うため透析液にブドウ糖や，ブドウ糖の重合体であるイコデキストリンが含まれている．腹膜透析は自宅で行えて患者の QOL は高いが，長期にわたり使用すると腹膜劣化を起こすため 5〜7 年程度の使用が望まれる．

③ 腎移植：わが国では健康なドナー（臓器提供者）から腎臓を提供してもらう生体腎移植と，脳死を含む死体腎から提供される死体腎移植がある．国内では献腎の提供者が少なく，ドナー不足が深刻な問題である．近年免疫抑制薬の進歩により移植腎の拒絶反応は劇的に少なくなった．腎移植時には，免疫抑制薬として副腎皮質ステロイド，カルシニューリン阻害薬，代謝拮抗薬，分化増殖阻害薬，抗体療法などを組み合わせて使用する．

## 4. 糸球体腎炎 glomerulonephritis

大動脈から腎動脈に分岐した動脈は分岐を繰り返し，腎皮質の毛細血管構造である糸球体にいたる．糸球体は毛細血管から成る集合体であり，1つの腎臓あたり約100万個あるとされる．糸球体になんらかの原因で炎症が起こり機能異常を呈する病態が糸球体腎炎である．代謝疾患や自己免疫性疾患など全身性の疾患の合併症として糸球体腎炎を呈することがあるが，ここでは腎を中心に組織障害を呈する疾患（一次性または原発性糸球体疾患）を中心に概説する．

### 病態生理

糸球体毛細血管は血管内側より糸球体内皮細胞，糸球体基底膜 glomerular basement membrane（GBM），糸球体上皮細胞（足細胞）による3層の隔壁（ふるい）構造をつくり血液より尿（原尿）を濾過している．糸球体腎炎ではさまざまな免疫学的機序による原因によりこれらの構造が障害され，血尿やタンパク尿などの症状が現れる．糸球体で濾過された大量の原尿は尿細管で濃縮され尿となり排出される．腎臓における尿生成はこの糸球体と尿細管から成る基本ユニットであるネフロンによってなされているため，糸球体腎炎が進行して糸球体構造が廃絶することによりネフロン全体の機能不全にいたる．糸球体数は進行性に減少すると，残存する糸球体の血行動態的負荷が増大し，非免疫学的機序による腎障害が起こる．原因疾患や疾患重症度の程度によって最終的には腎機能低下から末期腎不全にいたる．いまだ多くの糸球体腎炎の根本的な病因は不明である．

### 症候

糸球体腎炎の症状として，血尿，タンパク尿，浮腫，高血圧，腎機能低下などが挙げ

表 3-12 糸球体腎炎の症候分類と原因疾患の関係

| 臨床分類 | 臨床的特徴 | 原因疾患 |
| --- | --- | --- |
| 急性腎炎症候群 | 先行感染兆候 | 溶連菌感染後急性糸球体腎炎 |
| 急速進行性腎炎症候群 | 急速な腎機能低下・発熱・肺出血 | ANCA 関連腎炎，抗 GBM 抗体腎炎 |
| 慢性腎炎症候群 | 持続する顕微鏡的血尿・タンパク尿 検診尿異常で指摘 | IgA 腎症 巣状分節性糸球体硬化症 膜性増殖性糸球体腎炎 |
| ネフローゼ症候群 | 大量のタンパク尿・低タンパク血症・浮腫 | 微小変化型ネフローゼ 巣状分節性糸球体硬化症 膜性腎症 膜性増殖性糸球体腎炎 |

られる．以下のような臨床経過から原因疾患がある程度推測できることも多い（**表3-12**）．

　　a）急性腎炎症候群

　血尿，タンパク尿，浮腫，高血圧などの症状が数日〜数週間の間に急激に出現するタイプである．溶連菌感染後糸球体腎炎ではこのような臨床経過を呈することが多い．

　　b）急速進行性腎炎症候群

　血尿，タンパク尿に伴い，腎機能低下が数週〜数ヵ月の間に出現し腎不全にいたる．全身性の血管炎による発熱や肺出血による喀血をみることもある．ANCA関連腎炎や抗GBM抗体腎炎ではこの臨床経過を呈することが多い．

　　c）慢性腎炎症候群

　血尿，タンパク尿を示し，しばしば無症状のまま数年から数十年にわたり遷延し，徐々に腎機能障害が進行する．タンパク尿の程度は1g/日未満が多く，軽症例では腎機能低下がみられない非進行例もある．無症状のため検診時の尿異常としてみつかる例が多い．IgA腎症ではこの臨床経過を呈することが多い．巣状分節性糸球体硬化症，膜性増殖性糸球体腎炎でもこの臨床経過を呈することがある．

　　d）ネフローゼ症候群

　大量のタンパク尿（3.5g/日以上）を呈し，低タンパク血症，浮腫などを伴う（詳細はネフローゼ症候群の項を参照）．微小変化型ネフローゼ，巣状分節性糸球体硬化症，膜性腎症，膜性増殖性糸球体腎炎ではこの臨床経過を呈することが多い．

■ 診断・検査

　糸球体腎炎の診断では，血尿およびタンパク尿の存在が重要であり，尿検査は必須である．一般に尿タンパクが0.5g/日以上，または進行性の腎機能低下を呈する場合には腎生検を含め精密検査が必要である．腎機能の低下に伴い血清クレアチニン値の上昇，高尿素窒素血症，糸球体濾過量（eGFR，Ccr）の低下を認める．画像検査では，腹部単純X線検査，腹部超音波検査，腹部CTスキャンなどにより腎の形態変化と合併症の有無を調べる．原疾患の確定には腎生検による病理組織診断が必要となる．

■ 治　療

　糸球体腎炎の治療は食事療法（減塩・低タンパク食）および薬物療法が基本となる．重症例ほど食事の制限は厳しく，副腎皮質ステロイド薬や免疫抑制薬の適応となることが多い．

　　a）急性腎炎症候群

　大半の急性糸球体腎炎では自然経過で治癒する．急速に腎機能低下を生じる例やネフローゼ症候群を呈する例では，副腎皮質ステロイド薬による治療が奏功することがあるため適応となりうる．

　　b）急速進行性腎炎症候群

　一般に予後が悪く，可及的早期に診断し治療することが求められる．副腎皮質ステロイド薬，免疫抑制薬，血漿交換などを行う．

　　c）慢性腎炎症候群

　IgA腎症では副腎皮質ステロイド薬による治療が奏功することが多い．また，慢性扁桃炎を合併する例が多い．扁桃摘出術が行われ有効なことがあるが，科学的根拠は必ずしも明らかにされていない．また，併発する高血圧や非免疫学的機序による糸球体高血

圧を是正するためにアンジオテンシン変換酵素（ACE）阻害薬かアンジオテンシンⅡ受容体拮抗薬（ARB）が用いられる．

### d) ネフローゼ症候群

自然寛解する例もあるが，遷延する場合の治療の第一選択薬は副腎皮質ステロイド薬である．難治例では免疫抑制薬を併用する．

## 5. 糖尿病性腎症　diabetic nephropathy

糖尿病性腎症は微小血管障害に基づく糖尿病の慢性合併症である．近年，生活習慣の変化などから糖尿病の患者数は著しく増加している．その合併症である糖尿病性腎症から慢性腎不全へと移行する患者数も増加の一途をたどっており，1998年以降，慢性透析導入患者の原因の第1位となっている．2014年では糖尿病性腎症を原因とする透析導入は全体の43.5％を占めている．

### ■病態生理

糖尿病性腎症の発症に最も重要なかかわりがあるのは高血糖である．高血糖に長期曝されることによって腎の微小血管である糸球体に組織障害が生じる．さらに，高血圧や脂質異常症，肥満などの増悪因子が複雑にかかわり合い，腎障害が進行するものと考えられている．糖尿病性腎症における病理学的初期所見としては，メサンギウム基質の増生と糸球体毛細血管壁の肥厚を認めるびまん性病変であり，病期の進行に伴い特徴的な結節性病変を認め，最終的には糸球体は荒廃する．

### ■症　候

糖尿病性腎症の主な症状は，尿タンパクの持続，腎機能低下および高血圧である．病初期には微量のアルブミン尿の排出を認める時期から，長期の経過により徐々にタンパク尿排出が多くなる．ネフローゼ症候群を呈し浮腫をきたすこともある．糖尿病性腎症が顕性化すると多くの症例が進行性となり10年以内に末期腎不全にいたる．

### ■診断・検査

日本糖尿病学会・日本腎臓学会による糖尿病性腎症合同委員会により糖尿病性腎症の病期分類が示されている（**表3-13**）．糖尿病性腎症の早期診断には微量アルブミン尿検査が重要である．1日尿中アルブミン排泄量が30〜299 mgであれば微量アルブミン尿（早期腎症期）と判定する．1日尿中アルブミン排泄量が300 mg以上では顕性タンパク尿（顕性腎症期）と診断される．腎機能の低下に伴い血清クレアチニン値の上昇，高尿素窒素血症，糸球体濾過量（eGFR，Ccr）の低下を認める．糖尿病の長期罹病歴や他の糖尿病合併症などがあれば，腎生検による組織診断がなくともある程度の診断は可能である．他の腎疾患の合併が疑われる場合には治療方針の決定のために腎生検を行うことがある．

### ■治　療

糖尿病性腎症の発症防止には食事・運動療法に加え，経口血糖降下薬あるいはインスリン療法により血糖値を良好にコントロールすることが最も重要である．さらに，糖尿病性腎症の進展を抑制するうえでは血圧の管理が大切であり，とくに，微量アルブミン尿を認める早期腎症以降では血圧の管理がより大切となる．降圧薬としては，アンジオ

表 3-13 糖尿病性腎症病期分類

| 病期 | 尿アルブミン値（mg/gCr）あるいは尿タンパク値（g/gCr） | GFR（eGFR）（mL/分/1.73 m²） |
|---|---|---|
| 第1期（腎症前期） | 正常アルブミン尿（30未満） | 30以上 |
| 第2期（早期腎症期） | 微量アルブミン尿（30〜299） | 30以上 |
| 第3期（顕性腎症期） | 顕性アルブミン尿（300以上）あるいは持続性タンパク尿（0.5以上） | 30以上 |
| 第4期（腎不全期） | 問わない | 30未満 |
| 第5期（透析療法期） | 透析療法中 | |

［日本糖尿病学会・日本腎臓学会による糖尿病性腎症合同委員会 2013 より一部改変］

テンシン変換酵素（ACE）阻害薬およびアンジオテンシンⅡ受容体拮抗薬（ARB）が第一選択薬となる．そのほか，糖尿病性腎症の増悪因子である脂質異常症に対してはHMG-CoA還元酵素阻害薬などの脂質異常改善薬による治療が行われる．腎機能低下時には慢性腎不全に準じた治療が行われるが，糖尿病性腎症による腎不全では心不全や肺水腫，消化器症状などの尿毒症症状が高度であることが多いため，腎不全の比較的早い時期から透析導入を必要とすることが多い．

## 6. ネフローゼ症候群　nephrotic syndrome

　ネフローゼ症候群とは，糸球体のタンパク透過性亢進による大量のタンパク尿と，それに起因する低タンパク（アルブミン）血症，脂質異常症（高LDLコレステロール血症），および浮腫に特徴づけられる病態のことをいう．ネフローゼ症候群は原因疾患により，糸球体疾患による一次性（原発性）ネフローゼ症候群と全身性疾患の一部分症としてみられる二次性（続発性）ネフローゼ症候群に分けられ，さまざまな疾患が原因となる（表3-14）．

### 病態生理

　正常な状態では血液中のタンパク質はほとんど糸球体で濾過されることなく血液中に保持される．これは，糸球体にはタンパク質を通さない2種類のバリアがあるからである．1つはサイズバリアと呼ばれる糸球体血管壁にある穴のサイズである．もう1つはチャージバリアと呼ばれる電気的なバリアである．糸球体基底膜は電気的にマイナスに荷電していて，マイナスに荷電しているタンパク質と電気的に反発し合うため糸球体の血管壁を通過できない．ネフローゼ症候群はこれらのいずれかのバリアの障害によって起こる．一次性ネフローゼ症候群の代表的疾患として，微小変化型ネフローゼ，巣状分節性糸球体硬化症，膜性腎症がある．微小変化型ネフローゼではチャージバリアのみが障害され，巣状分節性糸球体硬化症，膜性腎症，その他の原因疾患では糸球体基底膜構造または糸球体上皮細胞が障害されることによるサイズバリアの障害が生じてネフロー

**表 3-14　ネフローゼ症候群の原因疾患**

I. 先天的要因（遺伝子変異）によるネフローゼ症候群
II. 後天的要因によるネフローゼ症候群
　（1）一次性ネフローゼ症候群：腎臓特有の障害によるもの
　　　微小変化型ネフローゼ，巣状分節性糸球体硬化症，膜性腎症など
　（2）二次性ネフローゼ症候群：全身性の疾患または外的要因によるもの
　　　代謝疾患，自己免疫性疾患，血管炎，悪性疾患，感染症，薬物など

**表 3-15　成人ネフローゼ症候群の診断基準**

① タンパク尿：3.5 g/日以上が持続する．
　（随時尿において尿タンパク/尿クレアチニン比が 3.5 g/gCr 以上の場合もこれに準ずる）．
② 低アルブミン血症：血清アルブミン値 3.0 g/dL 以下．血清総タンパク量 6.0 g/dL 以下も参考になる．
③ 浮腫
④ 脂質異常症（高 LDL コレステロール血症）
注）1. 上記のタンパク量，低アルブミン血症（低タンパク血症）の両所見を認めることが本症候群の診断の必須条件である．
　　2. 浮腫は本症候群の必須条件でないが，重要な所見である．
　　3. 脂質異常症は本症候群の必須条件でない．
　　4. 卵円形脂肪体は本症候群の診断の参考となる．

［平成 22 年度厚生労働省難治性疾患克服研究事業進行性腎障害に関する調査研究班，2010］

ゼ症候群を発症する．

### ■ 症　候

高度のタンパク尿によって低タンパク血症が遷延することで，血漿膠質浸透圧の低下から浮腫を呈し，肝臓でのリポタンパクの合成亢進から脂質代謝異常を呈する．凝固因子の産生亢進により過凝固状態になり，静脈血栓症や動静脈塞栓症を発症することがある．また，循環血漿量が急激に減少すると急性腎不全をきたすことがある．

### ■ 診断・検査

わが国における成人ネフローゼ症候群の診断基準を示す（**表 3-15**）．検査所見として，高度のタンパク尿，血清総タンパクとアルブミンの低下，血清コレステロールと中性脂肪の増加などがみられ，これらの程度は病状をよく反映する．また，尿タンパクの選択性（IgG とトランスフェリンのクリアランス比）は病型診断および副腎皮質ステロイド薬の効果を予測するうえで有用である．微小変化型ネフローゼでは尿タンパクの選択性が高い．ネフローゼ症候群の治療に際して腎生検は必須であり，治療に対する反応性や腎予後を予測するうえでも有用である．

### ■ 治　療

一般にネフローゼ症候群の治療導入期は入院治療が原則である．入院による安静はタンパク尿と浮腫の軽減，および腎機能の安定化をもたらす．食事療法としては，減塩および十分なエネルギー摂取が推奨される．一次性の場合は副腎皮質ステロイドが第一選択薬になるが，二次性の場合は原疾患に対する治療が優先される．一般に，微小変化型ネフローゼではステロイド反応性は良好であるが，ステロイドの減量や中止によって再

発が多く認められる．巣状分節状糸球体硬化症や膜性腎症ではステロイド抵抗性を示すことも多い．ステロイド抵抗例や頻回再発例ではステロイドに免疫抑制薬を併用する．浮腫に対しては利尿薬を，血栓形成の予防に抗凝固薬を，脂質異常症に脂質異常症治療薬を投与する．

## 7. 薬物性腎障害　drug-induced nephropathy

### a. 薬物性腎障害の分類

腎は本来排泄臓器であること，尿濃縮機構により尿中に排出される物質が尿細管腔内にきわめて高濃度となることなどから薬物による障害が生じやすい臓器といえる．薬物性腎障害は，臨床型により急性腎不全型と慢性腎不全型に，腎の障害部位により糸球体性と尿細管（間質）性に，発症機序によりアレルギー性と中毒性に，それぞれ分類することができる（表3-16）．アレルギー性とは免疫機序が関与して発症する場合であり，薬剤の量によることなく個人の体質により発症するか否かが決まる．中毒性とは個人の免疫学的差異ではなく，ある一定量以上の負荷が生じると腎臓に障害が出るような場合である．本項では，以下に薬物性腎障害のうち日常臨床において遭遇する頻度の高いものを中心に概説する．

### b. 造影剤による腎障害（造影剤腎症）

CTスキャンなどの画像検査のために使用されるヨード剤によって，急性腎不全型の腎障害がみられることがある．一般に投与後2～3日以内に血清クレアチニンの上昇をみる例が多く，その発症頻度は10%未満とされる．しかし，腎機能低下，高齢，糖尿病，脱水などの存在によりその発症リスクは高くなる．したがって，ヨード剤の使用に際してはこれらのリスクを十分に考慮する必要があり，高度の腎機能低下が存在する場合には原則として使用しない．一般に，造影剤腎症の予防として輸液療法が推奨されている．リスクが考えられる場合には，造影剤使用前後6～12時間程度の生理食塩水などによる輸液が行われることが多い．一方，MRI検査に使用するガドリニウムによる腎障害は一般に少ないといわれているが，使用量によっては腎障害が生じる可能性が指摘されてい

表3-16　薬物性腎障害の分類

| |
|---|
| 臨床型による分類 |
| 　急性腎不全型：数日から数週の経過で急速に腎機能低下を呈する場合 |
| 　慢性腎不全型：数ヵ月から数年の経過で徐々に腎機能低下を呈する場合 |
| 障害部位による分類 |
| 　糸球体性：膜性腎症や微小変化型ネフローゼなど |
| 　尿細管（間質）性：急性尿細管壊死や間質性腎炎など |
| 発症機序による分類 |
| 　アレルギー性：個人の体質に依存して発症 |
| 　中毒性：薬剤の投与量に依存して発症 |

#### c. 非ステロイド抗炎症薬（NSAIDs）による腎障害

　　非ステロイド抗炎症薬（NSAIDs）は，血管拡張作用のあるプロスタグランジンの作用を阻害することにより相対的に血管収縮を誘導する．このためNSAIDsは腎血流量を減少させることによる，急性腎不全型の腎障害の原因薬剤となることがある．一般に，腎機能低下，ネフローゼ症候群，肝硬変，高齢，脱水などの存在によりNSAIDsによる腎障害発症のリスクが高くなることが知られている．したがって，これらのリスクを有する例，とくに高度腎機能低下を有する場合には使用を避けるべきである．近年，腎障害などの副作用を軽減する目的で，炎症や疼痛の原因となる誘導型COX-2を選択的に阻害する新型のNSAIDsが開発された．従来のNSAIDsに比べ，腎障害を起こす頻度が減少することが期待されているが，現時点における実際の臨床効果については一定した見解が得られていない．また，NSAIDsによって，微小変化型ネフローゼや急性間質性腎炎が誘発されることもある．

#### d. 抗菌薬による腎障害

　　アミノグリコシド系抗菌薬は尿細管障害による腎障害をきたす頻度が高いことが知られている．ゲンタマイシン硫酸塩やバンコマイシン塩酸塩による腎障害は7日以上の比較的長期の使用例に多く，尿濃縮による中毒性機序により急性尿細管壊死を起こすと考えられている．腎機能低下などのリスクを有する患者にこれらの薬物を使用する際には，腎機能に応じて投与量の減量または投与間隔の延長による調節を行い，薬物の血中濃度のモニターをする必要がある．このような対応をすることにより腎障害の発症を低下させることが示されている．抗真菌薬のアムホテリシンBも急性尿細管障害をきたしやすい薬物として知られており，腎障害などのハイリスク症例に対しては十分な輸液などの対応が必要である．

#### e. 抗がん薬による腎障害

　　抗がん薬として使用される頻度が高いシスプラチン（CDDP）は，投与量に依存して約20％と高率に腎障害をきたすことが知られている．尿細管壊死による機序のほかに，レニン・アンジオテンシン（RA）系の亢進による血管収縮および腎組織の虚血による機序も考えられている．腎障害の軽減のためにCDDP投与前より大量の輸液を行い，十分な利尿をつけることが推奨されている．一方，抗がん性抗菌薬であるマイトマイシンCによる腎障害として，血栓性血小板減少性紫斑病（TTP）あるいは溶血性尿毒症症候群（HUS）が知られており，いずれの病態も腎障害の原因となりうる．

#### f. 抗リウマチ薬による腎障害

　　金チオリンゴ酸ナトリウム，D-ペニシラミン，ブシラミンはいずれも抗リウマチ薬として使用される免疫調節薬であるが，これらの薬物は膜性腎症を誘発しタンパク尿をきたすことがある．しかし，実際にこれらの薬物は糸球体に沈着する免疫複合体内に証明されてはいないことから，これらの薬物は直接的に抗原として認識されて病態に関与す

るのではなく，免疫系の異常を惹起することで膜性腎症の発症に関与すると考えられている．これらの薬物による膜性腎症が疑われた場合には，薬物投与を中止する必要がある．

### g. 免疫抑制薬による腎障害

シクロスポリンやタクロリムス水和物はネフローゼ症候群の治療や腎移植の拒絶反応の抑制を目的として使用される免疫抑制薬であるが，血中濃度の上昇によって腎障害をきたすことが知られている．これらの薬物の過剰投与は，血管内皮障害により血管内腔の狭小化をきたし，腎虚血による尿細管障害や間質線維化の進展に関与する．腎障害の予防として血中トラフ濃度のモニターが推奨されている．腎毒性に十分に配慮し，かつ免疫抑制効果を維持するために投与する方法や回数に工夫を必要とする場合もある．

### h. 降圧薬による腎障害

アンジオテンシン変換酵素（ACE）阻害薬やアンジオテンシンⅡ受容体拮抗薬（ARB）などのレニン・アンジオテンシン（RA）系阻害薬は，全身血圧の低下とともに腎糸球体の輸出細動脈を拡張することにより，糸球体内圧を低下させ，尿タンパクを減少させる．したがって，慢性腎臓病における降圧薬では第一選択薬として推奨されている．しかし，その過剰な作用による糸球体濾過量の減少から一過性に腎機能低下をきたすことがある．一般に血清クレアチニン値の30％程度までの上昇ならば，その機序から考えて長期腎保護効果が期待でき，継続使用は可能と考えられている．しかし，それ以上の腎機能低下がみられる場合には，非可逆性の障害にいたる可能性も考えられるため投与を中止する必要がある．このようなRA系阻害薬による腎機能低下のリスク因子として，高度腎機能低下例，利尿薬使用例，極端な減塩などが挙げられる．これらのリスクが考えられる場合には，適応について十分に検討を行う．また，RA系阻害薬の投与開始数日から数週間後には採血による腎機能のモニターが必要である．

### i. 漢方薬による腎障害

近年，アリストロキア酸という成分を含む漢方薬（俗称：チャイニーズハーブ）による腎障害の報告例が増加しており，チャイニーズハーブ腎症またはアリストロキア酸腎症と呼ばれる．組織学的に慢性間質性腎炎を呈し，末期腎不全にいたる例も少なくない．

## 8. 尿路感染症　urinary tract infection（UTI）

腎臓でつくられた尿は，腎盂，尿管を経由して膀胱に貯められる．膀胱に集まった尿は尿道から体外に排泄される．この尿の通り道のことを尿路 urinary tract という．細菌が外尿道口より逆行性に侵入し，尿路に発生する感染症を総称して尿路感染症（UTI）といい，発症のタイプ別に急性と慢性に分類される．また，尿路に明らかな基礎疾患がないものを単純性UTI，がんや結石などの基礎疾患があるものやカテーテル留置例に起こるものを複雑性UTIと分類する．一般に，単純性は急性，複雑性は慢性であることが多

く，前者の起炎菌は大腸菌が圧倒的に多く，後者の起炎菌には弱毒グラム陰性桿菌と腸球菌が多い．

## a. 腎盂腎炎 pyelonephritis

### ■ 病態生理

急性単純性腎盂腎炎は，尿道長が短いという解剖学的特徴を有する女性に圧倒的に多い．一方，慢性複雑性腎盂腎炎は尿路基礎疾患を反映するため，女性のみならず男性にもみられる．

### ■ 症　候

急性単純性腎盂腎炎は，悪寒，戦慄を伴う38℃以上の発熱と腎部の叩打痛を伴う．慢性複雑性腎盂腎炎は，無症候群の場合も少なくない．

### ■ 診断・検査

急性単純性腎盂腎炎は，症状（前述），検尿所見，尿培養所見が診断に重要である．膿尿はフローサイトメトリー法で尿中白血球10個/$\mu$L以上または尿沈渣法で尿中白血球10個/強拡大鏡検以上，細菌尿は$10^4$/mL以上の細菌の存在をいう．また，血液検査では白血球増多とCRP高値を認める．慢性複雑性腎盂腎炎では，検尿所見，尿培養所見以外にも画像検査法などで基礎疾患の有無を確認することが重要である．

### ■ 治　療

急性単純性腎盂腎炎は，原則として注射薬を第一選択とする．初期には大腸菌を想定し，腎排泄型の抗菌薬（第二世代までのセフェム系薬ないし$\beta$-ラクタマーゼ阻害薬配合ペニシリン系薬など）を使用する．起炎菌が同定され，その薬剤感受性検査確定後は感受性のある腎排泄型の抗菌薬に切り替える．重症感のない本症では，ニューキノロン系抗菌薬による外来内服治療も可能である．慢性複雑性腎盂腎炎では，基礎疾患に対する配慮も重要である．

## b. 膀胱炎 cystitis

### ■ 病態生理

急性単純性膀胱炎は，女性に圧倒的に多く，とくに若い性的活動期に多くみられる．老年期では，前立腺疾患（前立腺肥大症など）による残尿量増加をきたす男性でも増加する．一方，慢性複雑性膀胱炎は，膀胱腫瘍，尿路結石，カテーテル留置などの尿路基礎疾患を反映するため，女性のみならず男性にも多くみられる．

### ■ 症　候

急性単純性膀胱炎は，排尿痛，頻尿，残尿感などの膀胱刺激症状を呈し，尿混濁，時に肉眼的血尿を伴う．通常発熱を伴わず，あっても微熱である．慢性複雑性膀胱炎は，これらの症状が軽微であるか無症状のこともある．

### ■ 診断・検査

特徴的な症候と検尿での膿尿の存在で診断される．近年増加している耐性菌の可能性を考慮し，初診時に尿培養検査を施行し薬剤感受性を確認することが重要である．

### ■ 治　療

急性単純性膀胱炎は内服薬治療が推奨され，ニューキノロン系薬とセフェム系薬が用

いられる．通常 3 日間ほどの投与で完治するが，症状が遷延する場合，起炎菌の薬剤感受性に合わせて抗菌薬を切り替える必要がある．慢性複雑性膀胱炎，とくにカテーテル留置に伴う尿路感染では抗緑膿菌作用を有する広域抗菌薬の使用を考慮する．治療には 1 週間以上を要することが多く，起炎菌の薬剤感受性に合わせて抗菌薬の使用が必須である．

### c. 前立腺炎　prostatitis

■ 病態生理

前立腺炎は，細菌培養と炎症所見から，急性細菌性前立腺炎，慢性細菌性前立腺炎，慢性非細菌性前立腺炎，前立腺痛に分類される．本項では前 2 者について解説する．

■ 症　候

急性細菌性前立腺炎の起炎菌の多くが大腸菌で，38℃ 以上の発熱，排尿痛，残尿感，頻尿などの症状が急激に出現する．腫脹した前立腺による尿道の圧迫で尿閉になることがあり，敗血症に移行する場合もある．慢性細菌性前立腺炎では排尿に関する症状は少なく，下腹部不快感や会陰部痛などの尿路外症状が多い．

■ 診断・検査

急性細菌性前立腺炎の診断は症候より比較的容易であるが，慢性細菌性前立腺炎の診断には前立腺分泌液中の白血球と細菌の有無をチェックする必要がある（ステイミイの三杯分尿法）．しかし，急性細菌性前立腺炎が疑われる場合には，マッサージによる敗血症への移行を避けるため本法は禁忌である．

■ 治　療

急性細菌性前立腺炎で重症感のない場合にはニューキノロン系薬あるいはセフェム系薬による内服薬治療を 2 週間行う．重症感がある場合には入院のうえ，静注用のセフェム系薬かカルバペネム系薬を投与する．慢性細菌性前立腺炎の除菌は経口抗菌薬を急性細菌性前立腺炎同様に使用するが，これによって必ずしも症状が改善するとは限らず，抗炎症薬や生活指導等が必要となることが多い．

### d. 尿道炎　urethritis

■ 病態生理

尿道炎は性感染症としての発症がほとんどであり，本項では男性における淋菌性およびクラミジア尿道炎について概説する．淋菌は潜伏期間が約 1 週間，クラミジアは 2〜3 週間であり，通常の性行為のみならず，オーラルセックスも感染経路となることが知られている．また両者の合併感染が 30% 前後認められる．

■ 症　候

尿道炎の特徴的な症候として，尿道からの排膿あるいは分泌物，排尿痛が挙げられる．淋菌性尿道炎のほうが排尿痛は強く，膿性の分泌物が特徴である．クラミジア尿道炎では症状が軽微で，分泌物は漿液性のものが多い．

■ 診断・検査

尿道分泌物があり，初尿沈渣で白血球を認めれば尿道炎と診断されるが，起炎微生物の同定は同一尿を検体とした PCR 法で行う．

■ 治　療

　淋菌においては多剤耐性菌がまん延しており，有効な内服治療は存在しない．アジスロマイシン徐放製剤2g単回投与は保険適用があるものの耐性淋菌の報告も多い．第一選択はセフトリアキソン点滴静注1回1g単回投与で，次いでセフォジジム点滴静注1回1g単回投与ないしスペクチノマイシン筋注1回2g単回投与が推奨されている．クラミジア尿道炎には，マクロライド系，テトラサイクリン系，ニューキノロン系薬の内服治療が有効とされている．

## 9. 尿路結石　urolithiasis

　腎臓でつくられた尿の通り道で腎から尿管までを上部尿路，膀胱から尿道までを下部尿路という．尿路結石を部位別にみると，上部尿路結石が95％と多く，下部尿路結石は5％に過ぎない．

■ 病態生理

　結石の成因については不明であるが，多くが腎で形成される．結石の構成成分（シュウ酸カルシウムやリン酸カルシウムなど）が尿中で飽和状態となると，これらの結晶が析出し，結石形成の核となると考えられている．膀胱で結石形成が起こるのは，残尿を発生させるような基礎疾患（前立腺肥大症や神経因性膀胱など）が存在する場合である．その他のリスク・ファクターとしては，尿路感染，高尿酸血症，原発性副甲状腺（上皮小体）機能亢進症，長期臥床などがある．結石の成分では，シュウ酸カルシウム結石とリン酸カルシウム結石を合わせたカルシウム結石が80％を占め，尿酸結石とリン酸マグネシウム・アンモニウム結石が5％台で続く．

■ 症　候

　上部尿路結石では，血尿と腎部（肋骨脊柱角 costovertebral angle：CVA）〜側腹部の疼痛または疝痛が特徴的である．結石により尿流が停滞し，腎皮膜が伸展されるために痛みが生じる．結石が膀胱近傍まで下降した下部尿管結石では，排尿痛，残尿感，頻尿などの膀胱刺激症状を伴うことが多い．下部尿路結石では，血尿のほか排尿困難，尿線中絶，残尿感，排尿痛などの症状を伴う．

■ 診断・検査

　検尿で血尿を証明することが重要であるが，腎結石や尿管嵌頓結石では血尿を認めないこともあるので注意を要する．

　尿路X線撮影 kidney ureter bladder（KUB）は，腎，尿管，膀胱に相当する第12肋骨から恥骨までの単純X線撮影で，結石は尿路の走行に一致した石灰化像として描出される．90％以上の尿路結石の診断が可能であるが，尿酸結石はKUBで描出されない．また，腸骨に重なる中部尿管の結石は判別しにくいため，排泄性尿路造影 drip infusion urography（DIU）やCT検査での確認が必要である．

■ 治　療

　結石の治療において，発作時には疼痛や嘔気などの症状の緩解が優先されるが，最終的に腎機能を確保することが最も重要ある．長径10mm以下の結石は，水腎症が高度で

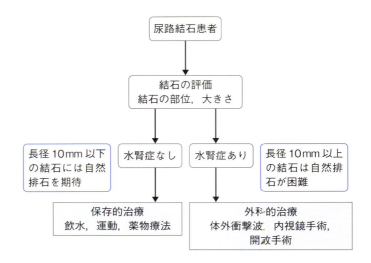

図 3-2　尿路結石の治療

なく腎機能が正常であれば，自然排石が期待できるため保存的治療を優先する．しかし，同一部位に3ヵ月以上とどまる尿管結石や，長径10 mm以上の結石では手術的治療を行う（図3-2）．

　保存的治療には結石発作時の症状緩和のための治療と，尿管結石の自然排石を促進させるための治療がある．前者には腎部温罨法と薬物治療があり，疼痛を抑えるために，ジクロフェナクナトリウム坐剤50 mgの投与，ブチルスコポラミン臭化物注射液1A＋20％ブドウ糖液20 mL静注などが行われる．後者には飲水，運動などの行動療法と薬物治療があり，尿管を拡張させて排石を促す抗コリン薬（ブチルスコポラミン臭化物錠など）などが使用される．また，尿酸結石に対しては，炭酸水素ナトリウムやクエン酸カリウム，クエン酸ナトリウム水和物などで，尿をアルカリ化して結石溶解を促進させる治療もある．

　手術的治療は従来開腹手術が行われていたが，最近では体外衝撃波結石破砕術 extracorporeal shock wave lithotripsy（ESWL），経尿道的尿管結石破砕術 transurethral lithotripsy（TUL），経皮的腎結石破砕術 percutaneous nephrolithotripsy（PNL）などが主流である．

　ESWLは自然排石が期待できない中部〜上部尿管結石と腎結石（10〜30 mm）に対し，体外から透視装置で焦点を合わせ衝撃波で結石を破砕する方法である．結石は小破砕片となり体外に排石される．

　TULは自然排石が期待できない下部〜中部尿管結石（10 mm以上）に対し，麻酔下に尿道から尿管鏡を挿入し，各種破砕装置（レーザー，圧縮空気による破砕装置など）を用いて結石を破砕する方法である．

　PNLは自然排石が期待できない腎結石（30 mm以上）に対し，麻酔下に腎部背面の皮膚より腎盂にトラックを作製し，これより挿入した腎盂鏡下にTULと同じく各種破砕装置を用いて結石を破砕する方法である（図3-3）．

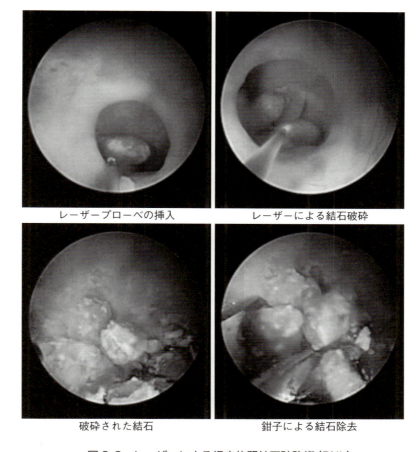

|レーザープローベの挿入|レーザーによる結石破砕|
|破砕された結石|鉗子による結石除去|

図 3-3　レーザーによる経皮的腎結石破砕術（PNL）

## 10. 過活動膀胱および低活動膀胱

### a. 過活動膀胱　overactive bladder（OAB）

#### 病態生理

　膀胱の機能には，尿を排出する排尿機能と尿を貯める蓄尿機能とがある．各々の機能が障害されると，尿勢低下などの排尿症状や頻尿，尿意切迫感，尿失禁などの蓄尿症状が起こる．これらの症状と残尿感などの排尿後症状を合わせて下部尿路症状というが，このうち蓄尿症状を呈する病態・疾患として頻度の高いものの1つに過活動膀胱 overactive bladder（OAE）がある．原因となる病態・疾患は多彩であり，大別して神経疾患に起因する神経因性と非神経因性に分けられ，前者では脳血管障害，パーキンソン病などの神経変性疾患，種々の脊髄疾患などが含まれる．後者には加齢，骨盤底の脆弱化，下部尿路閉塞が原因となる場合があるが，原因不明のものも少なくない．近年の高齢化社会を反映し，その有病率は増加している．

### ■症　候

過活動膀胱は尿意切迫感を必須とし，通常は頻尿や夜間頻尿を伴い，時に切迫性尿失禁を伴う症状を示す症候群である．その原因は多彩であるが，病態は基本的に排尿筋過活動であるから，悪性腫瘍，尿路結石，下部尿路炎症性疾患などは除外されなければならない．

### ■診断・検査

過活動膀胱は症状症候群であり，患者の自覚症状にのみ基づいて診断される．尿意切迫感を有するか否かの診断や治療効果判定には，過活動膀胱症状質問表 overactive bladder symptom score（OABSS）が用いられる．男性では前立腺肥大症が過活動膀胱の原因となることがあるので，前立腺肥大の有無も重要なチェックポイントである．

### ■治　療

治療は行動療法と薬物療法が中心となる．行動療法は生活指導と膀胱訓練，骨盤底筋体操に分けられる．

男性とくに前立腺肥大症を伴う過活動膀胱に対する治療の第一選択薬は，交感神経 α 遮断薬であり，その後に抗コリン薬を併用することが一般的である．これは抗コリン薬による残尿増加で逆に頻尿が増悪するのを防ぐためであるが，女性においては抗コリン薬が過活動膀胱に対する第一選択薬となる．

排尿時の膀胱収縮は，副交感神経由来のコリン作動性ニューロンから放出されたアセチルコリンが，膀胱排尿筋のムスカリン受容体と結合して起こるが，抗コリン薬によりムスカリン受容体が遮断されると膀胱収縮は抑制される．現在，わが国で使用できる内服の抗コリン薬は 6 種類である．

2011 年に発売された $\beta_3$ アドレナリン受容体作動薬であるミラベグロンは，抗コリン薬にみられる口渇，排尿困難などの副作用がなく，抗コリン薬継続困難例には有用で，今後併用療法による治療成績の向上が期待される．

以下にわが国で使用可能な過活動膀胱治療薬を示す．

① 抗コリン薬：オキシブチニン塩酸塩（経口，経皮吸収型製剤），プロピベリン塩酸塩，トルテロジン，フェソテロジンフマル酸塩，ソリフェナシン，イミダフェナシン
② $\beta_3$ アドレナリン受容体作動薬：ミラベグロン
③ その他の薬剤：フラボキサート塩酸塩，牛車腎気丸（ゴシャジンキガン），エストロゲン
（①，②は過活動膀胱診療ガイドラインの推奨グレード A，③は推奨グレード C1）．

## b. 低活動膀胱　underactive bladder

### ■病態生理

膀胱の機能には，排尿機能と蓄尿機能があるが，前者の機能が障害されると尿勢低下などの排尿症状が起こる．病態としては，下部尿路閉塞か排尿筋低活動のいずれかが考えられる．また，後者によるものを低活動膀胱といい，原因は神経因性（脳血管障害，骨盤手術による骨盤神経障害，糖尿病性末梢神経障害など）と非神経因性（加齢，心因性など）に分けられる．

### ■症　候

低活動膀胱で尿勢低下などがあっても腹圧排尿で排尿が可能な場合が多いため，それ

のみで日常生活に困ることはない．しかし，残尿過多になると溢流性尿失禁や尿閉となり，腎後性腎不全に陥ることもある．

■ 診断・検査

問診にて神経性疾患，骨盤手術，糖尿病の有無などを確認し，尿流測定検査や残尿検査を行うことが重要である．

■ 治　療

治療は薬物療法が中心となるが，残尿過多で溢流性尿失禁や尿閉の場合には，自己導尿やバルーン留置による管理が必要となる．

薬物治療では，排尿筋のムスカリン受容体に働き収縮力を増強させる薬剤や尿道抵抗を減弱させる薬剤が用いられる．前者ではムスカリン受容体に直接働きかけるベタネコール塩化物や，コリンエステラーゼを阻害することでアセチルコリンの作用を増強するジスチグミン臭化物などが用いられる．後者では，男性で前立腺肥大症を伴う場合には交感神経α遮断薬が広く用いられるが，女性で使用可能なα遮断薬はウラピジルのみである．

# 11. 前立腺肥大症　benign prostatic hyperplasia（BPH）

前立腺は男性にだけある臓器で，前立腺液を分泌することより精子の運動・保護に関与している．解剖学的には膀胱直下で尿道を取り巻くようにして存在するため，前立腺肥大症（BPH）ではさまざまな下部尿路症状が出現する．

■ 病態生理

前立腺の肥大には加齢と男性ホルモンの関与が示唆されており，60歳の男性で50％以上，85歳までに約90％に認められ，その1/4に臨床症状が出現するとされている．前立腺肥大症は前立腺の移行領域（従来いわれていた内腺）から発生し，辺縁領域（従来いわれていた外腺）から発生する前立腺がんとは各々独立した疾患である．

■ 症　候

前立腺肥大症は，前立腺の解剖学的腫大 benign prostatic enlargement（BPE）と排尿障害を主とした下部尿路症状 lower urinary tract symptom（LUTS）と膀胱出口部閉塞 bladder outlet obstruction（BOO）による構成因子が相互に関係して排尿困難，頻尿，尿意切迫感，夜間頻尿などの症状が発生する．初期には頻尿などの刺激症状が主で排尿困難は軽度で残尿はない．残尿が発生するようになると排尿困難が増強し，腹圧排尿となる．さらに進行すると慢性尿閉期となり腎機能に障害を発生するようになる．

■ 診断・検査

BPE（腫大）の診断は，直腸診 digital rectal examination（DRE）と経直腸的超音波検査 trans rectal ultrasonography（TRUS）が一般的である．LUTS（下部尿路症状）の診断には，国際前立腺症状スコア international prostate symptom score（IPSS）が用いられる．IPSSでは，7項目の自覚症状をスコア化し，重症度を定量的に評価するものである．また，スコアが同じでも患者の満足度は個々に異なるので，同時にQOLスコア（QOL index）を評価する．BOO（閉塞）の診断には尿流測定検査 uroflowmetry を用いる．ま

た，尿流測定検査後には超音波残尿測定器を用いて残尿をチェックする．

前立腺肥大症の重症度は，IPSS，QOL index，最大尿流率，残尿，前立腺体積の各々の領域別重症度を考慮したうえで，総合的な全般重症度を判定し治療上の指標としている．

### ■ 治　療

軽症の前立腺肥大症では，生活指導で排尿状態や QOL が改善する例もあるが，軽度～中等度では薬物療法の適応である．また，薬物治療の効果が不十分な中等度～重度は低侵襲治療や手術治療の適応となる．

前立腺肥大症における薬物治療の第一選択薬は $\alpha_1$ 受容体遮断薬である．$\alpha_1$ 受容体遮断薬は膀胱頸部および前立腺部尿道の平滑筋を弛緩させ，尿道抵抗が低下することにより排尿障害が改善する．効果の発現が早いことが特徴で，副作用には起立性低血圧，めまい，逆行性射精などがある．5α-還元酵素阻害薬は前立腺肥大症を進行させるジヒドロテストステロンを抑制することで前立腺の容積を縮小させ，下部尿路通過障害が改善することにより排尿障害が低下する．効果の発現は比較的緩徐で，副作用には性欲減退，勃起障害などがみられる．本薬剤は前立腺がんの腫瘍マーカーである血清 PSA を低下させるため，この点に配慮した投与が必要である．PDE-5（ホスホジエステラーゼ）阻害薬は，膀胱頸部および前立腺部尿道などの下部尿路組織や血管に分布する PDE-5 を阻害して cGMP 濃度を上昇させる．この結果，血管平滑筋弛緩による血流改善が起こることが主たる作用機序であるが，膀胱頸部および前立腺部尿道などの平滑筋弛緩作用や膀胱求心性神経活動に対する抑制作用による蓄尿症状の改善にも関与している．その他，抗アンドロゲン薬，植物エキス製剤，アミノ酸製剤，漢方薬などがあるが効果は少なく使用頻度は低い．

以下にわが国で使用可能な前立腺肥大症治療薬を示す．

① $\alpha_1$ 受容体遮断薬：タムスロシン塩酸塩，ナフトピジル，シロドシン，テラゾシン塩酸塩水和物，ウラピジル，プラゾシン塩酸塩

② 5α-還元酵素阻害薬：デュタステリド

③ その他の薬剤：クロルマジノン酢酸エステル徐放剤，オオウメガサソウエキス・ハコヤナギエキス配合剤錠，セルニチンポーレンエキスフラボキサート，グルタミン酸・アラニン・アミノ酢酸配合剤カプセル，八味地黄丸，牛車腎気丸

（①，②はプラゾシン塩酸塩を除き前立腺肥大症診療ガイドラインの推奨グレード A，プラゾシン塩酸塩は推奨グレード C1，③は推奨グレード C1）

手術治療は，薬物治療の効果が不十分な中等度～重度の症例や尿閉の場合が適応となり従来の開腹手術が行われることはほとんどなく，経尿道的な内視鏡手術が行われている．

# 4. 呼吸器疾患

## 1. 呼吸器機能の検査法

### a. スパイロメーター

患者の呼気および吸気を測定する機械で，その結果(スパイログラム，図4-1)を健常者の予測値と比較し患者の肺機能を判断することができる．

肺活量[vital capacity(VC)または"slow" VC]は，最大に努力して吸気を行った後に，ゆっくりと呼出したときの最大呼気量である．拘束性肺疾患(肺水腫，間質性肺線維症など)の病態の経過と治療に対する反応を追跡する際などにモニターされる．さらに，VCは呼吸筋の強さを反映するため，胸部の神経および筋疾患の病状経過のモニターにも用いる．年齢，身長および体重から補正した予測される肺活量に対する実際の肺活量の割合を，%肺活量(%VC)と呼び，一般に80%未満は拘束性肺機能障害とされる．

強制肺活量(努力肺活量)[forced vital capacity(FVC)またはforced expiratory volume(FEV)]は，最大に努力して吸気を行った後に，最大努力によって一気に呼出された空気の量である．FVCに気道閉塞患者においてVCよりも小さくなる傾向がある．その原因は，これらの患者では努力して呼気を行った際に終末気道が早期に閉じて，気道より末梢の肺胞のガスが呼出できなくなるためである．

残気量 residual volume(RV)は努力して最大に呼気を行ったときに肺内に残った空気の量で，一方，通常の呼気を行ったときに肺内に残った空気の量を機能的残気量 functional residual capacity(FRC)といい，これらはスパイロメーターで測定できない．また，肺活量に残気量を加えたものを全肺気量 total lung capacity(TLC)と呼び，最大吸気時の胸郭内の全空気容量である(RVは通常，全肺気量TLCの約25%)．また，機能的残気量から残気量を引いたものを予備呼気量 expiratory reserve volume(ERV)と呼ぶ．

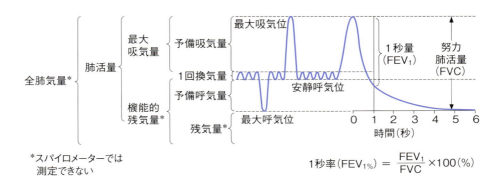

図4-1 スパイログラム

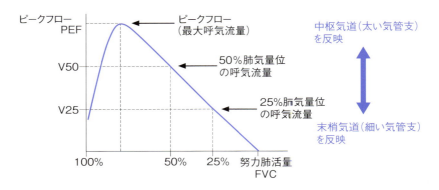

図4-2 フローボリューム曲線

### b. フローボリューム曲線

フローボリューム曲線は，努力吸気またはVC手技の間，スパイロメーターで流量と容量を連続的に記録してつくられる（図4-2）．このループの形状は呼吸サイクルを通じての肺気量の状態と気道の状態を反映している．拘束性障害や閉塞性障害（☞ Memo 1）では，特徴的な変化が生じる．また，このループの変化は，喉頭と気管の病変をみつけるのにも役立つ．これにより，物理的狭窄（例：気管狭窄）と上気道の変動する狭窄（例：気管軟化症，声帯麻痺）を鑑別できる．

> **Memo 1　閉塞性換気障害と拘束性換気障害**
>
> 閉塞性障害とは，1秒率が70％以下で，かつ％肺活量が80％以上の場合で，このような状態では，気道の閉塞（気道抵抗の上昇）があるため空気は通過しにくくなり，1秒率は減少するが肺活量は低下しない．肺気腫，慢性気管支炎，気管支喘息などに認められる．また，通過障害のために呼気時間の延長を認めることが多い．一方，拘束性障害とは1秒率が70％以上で，かつ％肺活量が80％以下の場合で，肺が拘束されて広がることができない状態を意味し，これには肺組織の硬化または肺実質減少のように肺の実質に障害がある場合と，重症筋無力症など呼吸筋に異常がある場合があり，さらに，胸郭の伸展障害，横隔膜の運動制限も原因となりうる．肺実質の拡張が制限されるために肺活量は低下するが1秒率は減少しない．拘束性肺疾患としては，肺実質病変が原因の肺線維症，間質性肺炎，肺水腫，および肺実質外病変が原因の胸水，胸膜肥厚，気胸，肥満，神経筋疾患などが代表的なものである．また，気管支喘息でアレルギー性炎症により気道壁肥厚が生じた場合も拡張障害が原因で拘束性障害を起こしうる．

### c. ピークフロー

ピークフロー peak expiratory flow (rate)［PEF(R)；最大呼気流量］とは，力いっぱい息を吐き出したときの息の強さ（速さ）の最大値のことである（図4-2）．ピークフローの値を測定することにより，息苦しさや発作の有無にかかわらず，気管支の状態を客観的に知ることができる．ピークフローの測定には，スパイロメーターやピークフローメーターを使用し，スパイロメーターは以下のような項目を測定することができる．

1秒量（$FEV_1$）は，最大吸気後，最初の1秒間で努力呼出した空気の量であり，通常VCの75％を超える．この値は絶対値そのものや，努力肺活量に対するパーセンテージ

表 4-1 アシドーシスおよびアルカローシスの分類

| 分類 | もととなる異常反応 | 修復するための体の反応 | 発症機序 | 原因となる病態例 |
|---|---|---|---|---|
| 呼吸性アシドーシス | $CO_2 \uparrow$ | $HCO_3^- \uparrow$ | ガス交換不全 | 呼吸抑制 |
| 呼吸性アルカローシス | $CO_2 \downarrow$ | $HCO_3^- \downarrow$ | 呼吸促進 | 過呼吸（中枢刺激） |
| 代謝性アシドーシス | $HCO_3^- \downarrow$ | $CO_2 \downarrow$ | 酸の蓄積またはアルカリの損失 | 下痢（$HCO_3^-$ の過量の排泄） |
| 代謝性アルカローシス | $HCO_3^- \uparrow$ | $CO_2 \uparrow$ | 酸の損失またはアルカリの蓄積 | 嘔吐（HCl 損失） |

（$FEV_1/FVC \times 100$：ゲンスラーの 1 秒率 Gaensler $FEV_{1\%}$），および肺活量に対するパーセンテージ（$FEV_1/VC \times 100$：ティフノーの 1 秒率 Tiffeneau $FEV_{1\%}$）として記録され，これらを 1 秒率と呼ぶ．$FEV_1$ や $FEV_{1\%}$ は再現性がよく，ばらつきも少ないので，気道閉塞の程度を示す指標として用いられるが，呼吸筋障害により呼出力は影響されるため，気道抵抗を 100% 反映するものではない．

気管支拡張薬の吸入前後に肺機能を検査すれば，気道の収縮が可逆性か否かの情報が得られる（気管支喘息の診断基準の 1 つ）．吸入後に FVC または $FEV_1$（L）が 15〜20% 以上改善すれば，通常，有意な可逆性の気道収縮反応ありとみなされる．

また，患者が手軽に持ち運べるタイプのピークフローメーターは，操作が簡単で，日々の気道の状態の評価や，治療薬の効果の判定に有用である．ピークフロー［PEF（R）］は，1 秒量とよく相関し，再現性がよいことが知られている．

### d. 動脈血ガス分析

$Pao_2$ と $Paco_2$ は，動脈血中のそれぞれ酸素と二酸化炭素の分圧で，肺のガス交換が適当か否かをほぼ反映している．$Paco_2$ は，通常 35〜45 mmHg の狭い範囲に維持されている．通常，成人の $Pao_2$ はおよそ 90 mmHg で，70 歳の健常 $Pao_2$ は約 75 mmHg である．最も一般的な低酸素血症の原因は換気/血流の不均衡で，たとえば，気管支収縮，および濃縮した分泌物により換気が低下し，換気/血流の低下した領域ができガス交換がうまく行われない．一方，高い比の領域は換気は行われるが，血液の流れが悪いためガス交換の効率が悪くなる．

### e. 酸塩基平衡

$Paco_2$ が増加した状態を呼吸性アシドーシス，低下した場合を呼吸性アルカローシスと呼び，$HCO_3^-$ の濃度が増加した状態を代謝性アルカローシス，低下した場合を代謝性アシドーシスと呼ぶ（表 4-1）．

① 呼吸性アシドーシス：ガス交換不全（呼吸抑制）の結果，肺 $CO_2$ 呼出量が低下し，体液中の炭酸（$H_2CO_3$）が上昇する．この補正のために，体は $HCO_3^-$ の再吸収を増加させ pH の修復を行う．

原因：麻酔薬，睡眠薬などによる呼吸抑制，気管支喘息，肺気腫などにより生じる．

② 呼吸性アルカローシス：過換気などにより，$H_2CO_3$ を二酸化炭素として体外に過量に排出した結果生じる．この補正のために，体は腎臓での $HCO_3^-$ の再吸収を低下させ，

pHの修復を行う．

原因：過換気症候群など．

③ 代謝性アシドーシス：体内の酸性物質が過量に産生され，それを中和するためにアルカリの$HCO_3^-$が消費され減少し，また下痢などにより$HCO_3^-$の排泄が増加し，血液が酸性となりアシドーシスが生じた状態である．この補正のために，体は呼吸を促進し$H_2CO_3$を二酸化炭素として体外に排出しpHを回復させようとする．また，腎での$H^+$排泄量の増加や$HCO_3^-$の再吸収促進によってもpHを修復させようとする．

原因：サリチル酸製剤中毒，糖尿病や飢餓状態でのケトン体の増加，胃液を除く消化液の大量損失（下痢）．

④ 代謝性アルカローシス：$HCO_3^-$上昇により生じる．pHの上昇は呼吸抑制を誘発し，その結果$Pa_{CO_2}$が増加して炭酸が産生される．するとpHが低下し，pHを回復させる．しかし，一方で呼吸抑制により$Pa_{O_2}$が低下するので，修復には限度がある．

原因：嘔吐による胃液の損失，$HCO_3^-$の投与または体内産生増加（乳酸，酢酸，クエン酸などの投与も代謝により$HCO_3^-$を産生する）．

10〜20分で呼吸性の調節は行われるが，腎臓による修復には3〜5日間かかる．

## 2. 急性気管支炎 acute bronchitis

### ■ 病態生理
上気道炎に続発して，炎症が気管から気管支に波及することによって起こる．

### ■ 症候
咳，喀痰，発熱などがみられる．

### ■ 診断・検査
主に臨床症状により診断する．

発熱などの症状が長引く場合は，肺炎の合併などの鑑別のため，胸部X線検査，胸部CT検査を行う．

### ■ 治療
ウイルス感染によることが多いため，対症療法が中心である．症状に応じ，去痰薬，鎮咳薬などを用いる．発熱は免疫力の向上のために必要な生体反応であるので，高熱の場合にのみ非ステロイド性消炎鎮痛薬を投与する．細菌感染を併発している場合は，適宜，抗菌薬を使用する．

---

**Memo 2**

**かぜ症候群**

かぜ症候群は急性の上気道炎症であり，全身倦怠感，頭痛，咽頭痛，鼻水，咳などを引き起こす疾患群で，原因のほとんど（約90％）はウイルスである．広義ではインフルエンザもかぜ症候群に含めるが，インフルエンザは熱が高く，全身症状が強く，発症が急激で感染性が強いため普通感冒と区別する．インフルエンザを含めたかぜ症候群の予防は手洗い，うがいである．治療は対症療法が主体となるが，インフルエンザでは抗ウイルス薬を用いることも多い．

# 3. 肺　　炎　pneumonia

### ■ 病態生理

肺炎は肺胞および肺間質に生じる炎症で，その原因は感染，化学物質，物理的または免疫学的要因などさまざまである．その病態はきわめて多様で，臨床的には原因菌（物質），宿主の因子，臨床症状・経過，および予後などがことごとく異なる．多くは急性に発症し，発熱，悪寒，全身違和感などの全身症状や呼吸困難，咳，痰，胸痛，喘鳴などの呼吸器症状を認める．重症では局所の毛細血管からの滲出液が末梢気管支肺胞腔を満たしガス交換が障害され，$Pao_2$ は低下し，呼吸困難が出現し，感染微生物の毒素や菌血症により生命に危険を及ぼすことがある．

### ■ 診断・検査

問診（有病者との接触，旅行歴など），肺炎の診断は臨床症状，X線，胸部CTなどから比較的容易であるが，起炎菌の同定は必ずしも容易ではなかった．近年免疫学的方法や遺伝子学的方法の発達により，その同定方法がかなり進歩している．これに加え，喀痰検査，気管支肺胞洗浄液検査などが同定に役立つ場合がある．

### ■ 分類・症候

#### a）炎症部位による分類

① 気管支肺炎

肺炎のうち，気管支に広がるものを気管支肺炎という．

② 間質性肺炎

肺炎のうち，間質に炎症が生じているものを間質性肺炎 interstitial pneumonia という．間質性肺炎は，皮膚筋炎・多発性筋炎，強皮症，関節リウマチなどの膠原病，アスベストの吸入など原因がわかっている場合もあるが，特発性間質性肺炎といって原因不明のものも多い．間質性肺炎は医薬品によっても起こる．医薬品によって間質性肺炎が起こる機序は大きく2つに分けられる．1つは医薬品によって肺の細胞自体が傷害を受けて生じるもので，医薬品を使用してからゆっくり（数週間～数年）発症するものである（ブレオマイシン，ブスルファン，シクロホスファミドなど）．間質性肺炎に特異的といわれ，近年臨床応用されている KL-6（糖鎖抗原）は，肺胞壁の線維化，構造変形のマーカーとして注目されており，確定診断に役立つことがある．もう1つは，薬に対する免疫反応が原因となるもので，多くは医薬品の使用後早期（1～2週間程度）に発症する（テトラサイクリン系，ペニシリン系，セフェム系，ニューキノロン系などの抗菌薬，アミオダロン，金製剤，メトトレキサート，インターフェロン，小柴胡湯など）．

---

**Memo 3**

**肺線維症**

　間質性肺炎が比較的長く続いた場合，侵されている肺胞が線維組織に置き換えられる．これを肺線維症 pulmonary fibrosis という．肺胞の減少や肺運動性の低下から，進行すると肺のガス交換機能が低下する．肺線維症を発病すると，低酸素血症や拘束性換気障害などが引き起こされる．また何かの作業を行ったときに，呼吸困難，乾いた咳，息切れなどの症状が起こる．治療薬としてはピルフェニドン，ニンテダニブエタンスルホン酸塩などの薬が使われる．

### b） X線所見による分類

#### ① 大葉性肺炎

病変が短期間に一葉全体に拡がり，胸部X線写真で肺葉に一致した均等な濃い（レントゲンフィルムでは白い）浸潤陰影を呈する．

#### ② 気管支肺炎（小葉性肺炎）

吸入された病原体が末梢の気管支のいずれかに引っかかり気管支周囲の肺胞内に炎症が広がり，気管支の枝の周辺で不鮮明な2 cm以下の多発性の小葉性陰影がみられる．

#### ③ 間質性肺炎

散布性（びまん性）に左右の肺が同時に侵されることが多い．侵される間質が気管支壁では路面電車の線路のような陰影 tram line が，肺胞壁ではスリガラス様陰影と呼ばれる微細顆粒影が生じる．

### c） 感染の仕方による分類

#### ① 市中肺炎

肺炎のうち，通常の健康成人にみられる院外感染によって発病するものを市中肺炎 community acquired pneumonia という．インフルエンザ菌，肺炎球菌，ブドウ球菌，レンサ球菌，マイコプラズマ，クラミジアなどが注目すべき代表的起炎菌である．

#### ② 院内肺炎

肺炎のうち，病院で入院生活を送っている者に発病するもの（一般的に入院後48時間以後に発症したものを指す）を院内肺炎 hospital acquired pneumonia という．グラム陰性桿菌，メチシリン耐性黄色ブドウ球菌（MRSA），ニューモシスチス・イロヴェチ（*Pneumocystis jirovecii*），サイトメガロウイルスなどが代表的起炎微生物である．

#### ③ 嚥下性肺炎（誤嚥性肺炎）

食道に行くべき食べ物などが間違って肺に送られてしまい，それに細菌などが増殖して肺炎が引き起こされることがある．このような肺炎のことを嚥下性肺炎または誤嚥性肺炎 aspiration pneumonia という．

### d） 原因微生物による分類

肺炎は，病原微生物で分類した場合，「細菌性肺炎」「非定型肺炎」「ウイルス性肺炎」の3タイプに分けられる．非定型肺炎とは，マイコプラズマやクラミジア・レジオネラ・リケッチアなどの細菌とウイルスの中間に位置する微生物によって引き起こされる肺炎のことをいう．また$\beta$-ラクタム系の効果がみられない肺炎を総称して非定型肺炎と呼ぶという見方もあるが，肺結核，非結核性抗酸菌症は一般的な非定型肺炎の治療では治癒しないため，非定型肺炎には含めない．

## a. 細菌性肺炎

### 1） インフルエンザ菌性肺炎

市中肺炎の原因菌としては，肺炎球菌に次いで頻度が高い．また，生後6ヵ月から4歳の乳幼児では細菌性肺炎の原因の第1位を占める．インフルエンザ菌（*Haemophilus influenzae*）感染症には全身型（深在性）感染症と粘膜型（表在性）感染症とがあり，全身型感染症の95%は最も強いインフルエンザ菌b型（Hib）で起こる．全身型感染症では菌は通常鼻咽腔から血流に入り，身体各部に広がり菌血症になり，肺炎をはじめ多くの臓

器で炎症が起こる．Hib は急性喉頭蓋炎の原因となる．

■ 治　療

　インフルエンザ菌に細胞壁を有するので原則 β-ラクタム系抗菌薬が有効であることが多いが，上述のように耐性菌が増加する傾向にある．最近 Hib も抗菌薬に対して耐性化が認められる．予防接種が現在最良の手段であるが，わが国での導入が期待される．

### 2）黄色ブドウ球菌性肺炎

　発症すれば進行の早い重症感染症で，最近は院内感染が問題となる．ウイルス性上気道炎の2次感染によるものが最も多く，膿痂疹（とびひ）などの感染巣から血行性感染により発病する場合もある．感染初期は上気道感染症状であるが，肺炎を起こすと急変し呼吸困難，多呼吸，胸内苦悶が現れ，急速に大葉性肺炎から肺膿瘍，膿胸となることもある．*mecA* 遺伝子（メチシリン耐性遺伝子）を持ち，メチシリンをはじめとする β-ラクタム系抗菌薬に耐性を示す黄色ブドウ球菌をメチシリン耐性黄色ブドウ球菌（methicillin-resistant *Staphylococcus aureus*：MRSA）と呼び，メチシリンが効くものをメチシリン感受性黄色ブドウ球菌（methicillin-susceptible *Staphylococcus aureus*：MSSA）と呼ぶ．

■ 治　療

　MSSA には，原則，グラム陽性菌に対し抗菌作用のスペクトルを持つ第一世代セフェム系薬またはペニシリンで治療を行う．MRSA に対しては，アルベカシン硫酸塩，バンコマイシン塩酸塩，リネゾリド，テイコプラニンで治療をする．また鼻腔内の MRSA の除菌に対しては，ムピロシンカルシウム水和物が使われることがある．

### 3）肺炎球菌性肺炎

　成人では細菌性肺炎の第1位を占める菌で，症状としては高熱や咳が激しく，初期は乾いた咳，その後は膿性の痰咳となる．胸部 X 線写真では肺葉に一致した均等な陰影を呈することが多い（大葉性肺炎）．また，中耳炎，髄膜炎，副鼻腔炎，心内膜炎などを合併することがある．以前は抗菌薬で容易に治療できた肺炎球菌は，β-ラクタム系抗菌薬に対する耐性を有するペニシリン耐性肺炎球菌（PRSP：penicillin-resistant *Streptococcus pneumoniae*）の出現により様相が変わってきた．PRSP の耐性機構は主に細菌のペニシリン結合タンパク（PBP：penicillin-binding protein）の変化によるものとされている．

■ 治　療

　ペニシリンやカルバペネムの大量投与療法が一般的であるが，重症例ではカルバペネムとグリコペプチドなどの併用療法などが試みられることがある．またニューキノロン系薬の投与が有効な場合も多い．予防手段として肺炎球菌多価ワクチンが認可されており，ワクチンは肺炎球菌に感染した場合に重症化を防ぐため，とくに高齢者や COPD の患者には推奨されている．

---

**Memo 4**

**肺炎球菌ワクチン**

　抗菌薬が多用されたため，耐性菌による肺炎が増加し，戦後一貫して減少し続けてきた肺炎の死亡数も，近年では増加する年もでてきた．肺炎球菌ワクチンはこれらの耐性菌にも有効である場合が多く，期待を集めている．

> 70歳未満の市中肺炎の起炎菌の2番目に多いのが肺炎球菌で，70歳以上では第一の起炎菌であり，高齢者の慢性肺疾患患者には，インフルエンザと肺炎の両ワクチンの接種が望ましい．
> 抗体価は接種1ヵ月後に最高となり，5年後にピーク時の80％に低下する．肺炎球菌は80種類以上の型があり，ワクチン接種で23種に対して免疫を得ることができ，これですべての肺炎球菌による肺炎の8割くらいに有効とされている．

### 4）レジオネラ肺炎

レジオネラ（*Legionella pneumophila*）はグラム陰性桿菌で，肺炎を起こす場合（レジオネラ肺炎）と，肺炎を起こさず一過性の発熱ですむ場合（ポンティアック熱）がある．健常者も罹患するが，乳幼児，高齢者など抵抗力の弱い人，喫煙者，大酒家に罹患しやすく，病気の進行が早いため急激に重症になり，死亡することもある．貯水槽，浴槽および配管の内壁に「ぬめり（生物膜）」があると，その内部で増殖したレジオネラは塩素剤等の殺菌剤で除去できない．臨床症状では他の細菌性肺炎との区別は困難であり，全身倦怠感，頭痛，食欲不振，筋肉痛などの症状に始まり，乾性咳嗽（2～3日後には，膿性～赤褐色の比較的粘稠性に乏しい痰の喀出），38℃以上の高熱，悪寒，胸痛，呼吸困難がみられるようになる．傾眠，昏睡，幻覚，四肢の振戦などの中枢神経系の症状や下痢がみられるのも本症の特徴とされる．

■治療

レジオネラ属菌は細胞内寄生細菌であるので，宿主細胞に浸透するニューキノロン系，マクロライド系などの抗菌薬を使用する必要がある．

## b．非定型肺炎

### 1）マイコプラズマ肺炎

肺炎マイコプラズマ（*Mycoplasma pneumoniae*）の感染で起こる肺炎である．マイコプラズマはウイルス程度の小さな病原体だが細菌に分類される．ウイルスと異なり増殖に生きた細胞を必要とせず，一方で一部の抗菌薬が有効である．熱発で発症し，長引くしつこい乾いた咳が特徴である．咳は早朝，夜間就寝時に増強する．職場内・家族内感染の傾向が強い．経過は一般に良好であるが，心筋炎・心外膜炎，中耳炎，鼓膜炎，多形紅斑，スティーブン・ジョンソン症候群，髄膜炎，脳炎，血小板減少症など多彩な病変を起こすこともある．

■治療

有効な抗菌薬は，タンパク合成阻害薬のマクロライド系やテトラサイクリン系，ニューキノロン系抗菌薬である．

### 2）クラミジア肺炎

クラミジアはウイルスのように寄生した生物の細胞内でのみ増殖可能であるが，ウイルスとは増殖する細胞内で2分裂することが異なり，マイコプラズマとは増殖に生きた細胞を要し，細胞壁を持つことが異なる．クラミジアは細胞壁を持っているが，ペプチドグリカンを欠くためマイコプラズマ同様β-ラクタム系の抗菌薬が効かない．鳥類および哺乳類に広く不顕性，持続感染を示す．トラコーマクラミジア（*Chlamydia trachoma-*

*tis*），オウム病クラミジア（*Chlamydophila psittaci*），肺炎クラミジア（*Chlamydophila pneumoniae*）の3種のクラミジアによる肺炎がある．

### a) クラミジア・トラコマチス肺炎

*C. trachomatis* は，成人では非淋菌性尿道炎などの性感染症の病原体として知られている．感染妊婦（不顕性感染が多い）から出産時に産道感染で母から子に感染し肺炎を発症する．鼻水や軽い咳で発症し，次第に咳がひどくなり百日咳のようなけいれん性の咳や多呼吸を認めることが多いが，無熱性経過が普通である．診断には鼻咽腔分泌物中のクラミジア・トラコマチス抗原を検出する．

### b) オウム病

*C. psittaci* が，オウム，インコ，ハトなどの鳥類からヒトや動物に感染し，潜伏期間は1～2週間で肺炎を起こす．まれにヒトからヒトへの感染も起こる．高熱で発症しクラミジア感染症の中では最も重症化しやすい．診断は喀痰中の *C. psittaci* 分離，抗原検出，遺伝子検査（PCR），血清抗体価の有意な上昇などで行う．

### c) クラミジア・ニューモニエ肺炎

*C. pneumoniae* はヒトからヒトへ感染し，*C. trachomatis* と同様に熱はあまり出ず，比較的軽症で経過し，発症は緩徐で，乾性の咳が遷延し，咽頭痛やしわがれ声が長く続く．小児よりも成人に多い．診断は鼻咽腔あるいは咽頭擦過物中の *C. pneumoniae* の分離培養あるいは PCR 法，ELISA 法による抗体価測定で行う．

■ 治 療

クラミジアの治療はテトラサイクリン系，マクロライド系抗菌薬を用いる．クラミジアは潜伏感染するので治療が不十分であると再燃する可能性があり，症状消失後も抗菌薬を投与する必要（約1週間）がある．

### 3) リケッチア肺炎

リケッチアは細菌細胞壁を有し，細菌に分類されるが，ほとんどの細菌よりも小さく，生きた細胞の中でしか増殖できない．ウイルス，クラミジアなどとは異なり，クエン酸回路を構成するすべての遺伝子を持つ．ダニ，シラミ，ノミ等の節足動物を媒介とするものが多い．乾性の咳やしゃがれ声が長く続く肺炎の症状のほかに，発症の仕方の特徴として，発熱し激しい頭痛や悪寒，極度の脱力感，筋肉痛，胸痛などの症状を伴って突然発症することが挙げられる．確定診断は抗体検査によってなされる．

■ 治 療

テトラサイクリン系の抗菌薬が第一選択である．その他，クロラムフェニコールも使用される．早期に十分量・必要期間服用しないと悪化するケースがある．

## c. ウイルス性肺炎

ウイルス性肺炎はインフルエンザを除き一般に新生児や小児に多い．呼吸器感染症の病原ウイルスのうち，RS ウイルス，パラインフルエンザウイルス，インフルエンザウイルス，アデノウイルスなどが肺炎を起こしやすいウイルスである．このほかに免疫力が低下した患者にはサイトメガロウイルスも注意が必要となる．診断は免疫学的検査で行われる．ウイルスには抗菌薬が効かず，インフルエンザウイルスおよびサイトメガロウ

イルス以外のウイルス性肺炎に効果的な薬はないため，通常それ以外のウイルスに対する感染に対しては，症状を和らげる対処療法となるが，細菌感染による2次感染を防ぐ目的で，抗菌薬も投与される．重症肺炎の際に副腎皮質ステロイドが抗炎症作用を期待して短期間に使用されることがある．また免疫グロブリン（ガンマグロブリン）製剤が投与されることもある．

### 1）インフルエンザウイルス肺炎

インフルエンザは毎年流行を繰り返し，ウイルスにはA，B，およびCの3型がある（10章参照）．A型には表面のタンパク質の違いにより，さらにいくつかの亜型がある[A香港かぜ（AH3N2），Aソ連かぜ（AH1N1），Aアジアかぜ（AH2N2）]．悪寒，咽頭痛，頭痛，筋肉痛などを伴って発熱し，嘔吐，下痢の消化器症状もしばしばみられる．重症な場合，肺炎となり，インフルエンザウイルスによる一次性肺炎と細菌の二次感染による細菌性肺炎があるが，後者の頻度が高い．4～5日過ぎても高熱が続くこともあり，いったん軽快しても再び発熱し，咳が続き呼吸困難を訴える．診断はインフルエンザウイルスの分離培養，免疫血清検査法，直接免疫蛍光法などで行う．

■ 治　療

ノイラミニダーゼ阻害薬が用いられ，インフルエンザウイルスが感染したヒトの細胞から他の細胞に感染できなくすることにより，ウイルスの増殖を抑える．吸入タイプはザナミビル水和物およびラニナミビルオクタン酸エステル水和物，内服タイプはオセルタミビルリン酸塩があり，これらの薬は感染者と感染予防の両方の目的に用いることができる．また，静脈内注射用としてペラミビル水和物があり感染者の治療にのみ用いられる．これらの抗インフルエンザ薬も発病48時間以内に投与を始めないと効果はない．また安静，室内の保温と換気，十分な水分や栄養の補給が大切で，咳，鼻水や熱には対症療法を行い，細菌感染が考えられるときは抗菌薬を用いる．

■ 予　防

ワクチンはインフルエンザの発症は防げないこともあるが，少なくとも重症化は防ぐことができるので，心疾患，呼吸器疾患，糖尿病，腎疾患，血液疾患などの基礎疾患を有する人や高齢者はワクチン接種が推奨される．

### 2）サイトメガロウイルス肺炎

出産や授乳時に母親からもらうなどして，成人の90％以上はサイトメガロウイルスを持っている．通常体内にいて健康に影響はないが，重い病気や免疫抑制状態で免疫が低下すると，体内のサイトメガロウイルスが活性化され，急速に増加して発病する．悪化すると，網膜炎，肝炎，肺炎，腸炎，脳炎などを起こす．なかでも肺炎は重症で，治療しなければ90％以上が死亡する．症状としては，発熱，乾性の咳，呼吸困難，チアノーゼが生じる．診断は通常免疫学的な方法で行い，必要であれば気管支肺胞洗浄と肺生検を行う．

■ 治　療

まず体の抵抗力を弱めている，がんなどの病気を治療することが重要である．そのうえで，抗ウイルス薬であるホスカルネットナトリウム水和物，ガンシクロビルを使用する．

### d. 真菌性肺炎

#### 1) ニューモシスチス肺炎（旧名：カリニ肺炎）

病原微生物は，ニューモシスチス・イロヴェチ（*P. jirovecii*）（旧名：*Pneumo-cystis carinii*）と呼ばれる真菌である．間質性肺炎にあてはまる．免疫力が弱っている場合この菌が日和見感染を起こす．ニューモシスチス肺炎の3主徴は，発熱，乾性咳嗽，呼吸困難で，呼吸音は通常正常である．胸部X線やCT検査では両側の肺全体に肺炎像が認められるようになり，呼吸状態が悪くなる．診断は気管支肺胞洗浄液を染色し菌体が証明できれば確定する．HIV感染者に合併したニューモシスチス肺炎は，他の免疫不全患者に合併した場合と比べて比較的ゆっくりとした経過で発症する場合が多い．

■治　療

治療薬としてスルファメトキサゾールとトリメトプリムの合剤（ST合剤）やペンタミジンを使用する．

## 4. 気管支喘息　bronchial asthma

■病態生理

喘息は原因抗原すなわちアレルゲンに対するIgE抗体を確認できるもの［アトピーまたはアレルギー型喘息（30〜40％）］とIgE抗体を確認できない非アレルギー型喘息に分類される．喘息患者では健常者には無反応もしくはわずかな反応しか生じさせないような刺激に対して，気道が過敏な閉塞を示す「気道過敏性 bronchial hyperresponsiveness」が認められる．

喘息は慢性の炎症性気道障害で，マスト細胞，好酸球およびリンパ球などが主体のアレルギー性の炎症により，咳嗽，喘鳴，息切れ，胸部圧迫感などがとくに夜間あるいは早朝に繰り返し起こる．喘息による気道狭窄は少なくとも一部は可逆性である．近年，軽症や無症状の喘息患者において程度の差こそあるが，共通の気道炎症が確認され，とくに好酸球が重要な役割を果たすことが示唆されている．好酸球から主要塩基性タンパク major basic protein（MBP），好酸球性陽イオンタンパク eosinophil cationic protein（ECP），好酸球性ペルオキシダーゼ eosinophil peroxidase（EPO）などの組織傷害活性を有する物質が放出され，これらが気道上皮を損傷・脱落させ，また，好酸球をはじめとする炎症細胞からロイコトリエンや種々の物質が放出され，気道炎症が増幅されると考えられている．さらに気道上皮細胞も単なる外界とのバリアでなく，サイトカイン，ケモカイン，化学伝達物質を産生することにより気道炎症へ関与している．また，炎症細胞が血管内から組織に浸潤する過程に，接着分子が重要な役割をしている．これらに加え，気道上皮の損傷と修復過程に線維芽細胞，筋線維芽細胞が遊走し基底膜下層の線維化・肥厚，平滑筋の肥厚，腺細胞の肥大などが起こり，これが気道狭窄や気道過敏性さらに難治化の原因となる．この変化は気道壁リモデリングと呼ばれる（図4-3，図4-4）．

■症　候

急性喘息発作の症状は，喘鳴 wheezing を伴う発作性の咳，呼吸困難，喀痰および胸

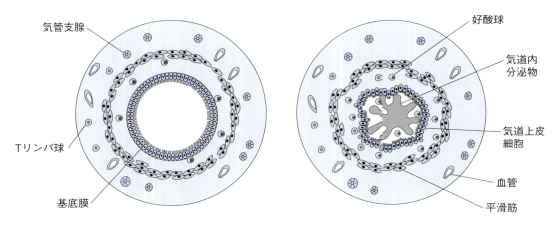

図4-3 正常な気道　　　　図4-4 喘息の気道

痛などである．寛解期では健常者とまったく変わりがない．呼吸困難は主に「息が出づらい」と訴える呼気性のものであるが，「空気を捕え難い」という吸気性の場合もある．運動時に顕著であるが安静時にもみられる．気管支喘息発作は夜間から明け方に好発し，概して，① 息苦しいが横になれる場合は小発作で，② 息苦しくて横になれない場合は中発作であり，さらに，③ 息苦しくて動けず，会話も困難な場合は大発作である．これらの症状は短時間で自然に消失したり，重症・遷延化し生命にかかわることもあり，重症ではチアノーゼ，および意識障害なども生じる．喘鳴は主に呼気時に自覚され，重症になれば聴診器なしに聴取される．聴診では主に呼気時に高い連続性の笛音（ラ音）を全肺野に聴取するが，気道閉塞が重症になると，かえって空気の出入りが低下して喘鳴が聴取されなくなることもある．したがって，発作の強さと喘鳴の程度は必ずしも相関しない．気道内容物が多い場合は低音性の不連続音（「ブツブツ」，「ゴロゴロ」）が聴取される．喀痰は通常，感染を伴わなければ透明・粘稠・少量であるが，感染や好酸球増加のために黄緑色を呈することもある．痰の量が多いことよりも，痰が切れにくいことを訴えることが多い．若年発症のアレルギー性喘息例では，アレルギー性疾患の家族歴を有するものが多い．また喘息のほかにアトピー性皮膚炎，アレルギー性鼻炎の既往を有するものも多い．

■ 診断・検査

① 一般血液検査所見：感染の合併がない限り赤沈・CRP などの炎症反応は正常で，白血球数も正常範囲である．

② 末梢血好酸球数：アトピー型喘息患者の多くは末梢血好酸球が増加を示している．非アトピー型でも時に増加を示す．いずれにせよ増加は中等度で 10 数％ である．高度の好酸球増加は他疾患の存在・合併を考慮すべきである．

③ 喀痰検査：喀痰中にも好酸球の増加を認める．喀痰は塗抹標本をギムザ Giemsa 染色し，好酸球の好中球に対する出現頻度を検討する．

④ 皮膚テスト：原因アレルゲンとして頻度の高いものを，少量皮膚に注射して，即時型皮膚反応から判定する．掻爬反応 scratch test，プリックテスト prick test，皮内反応がある．

表4-2 喘息コントロール状態の評価

| | コントロール良好<br>(すべての項目が該当) | コントロール不十分<br>(いずれかの項目が該当) | コントロール不良 |
|---|---|---|---|
| 喘息症状(日中および夜間) | なし | 週1回以上 | コントロール不十分の項目が3つ以上当てはまる |
| 発作治療薬の使用 | なし | 週1回以上 | |
| 運動を含む活動制限 | なし | あり | |
| 呼吸機能($FEV_1$およびPEF) | 予測値あるいは自己最良値の80%以上 | 予測値あるいは自己最良値の80%未満 | |
| PEFの日(週)内変動 | 20%未満[*1] | 20%以上 | |
| 増悪<br>(予定外受診, 救急受診, 入院) | なし | 年に1回以上 | 月に1回以上[*2] |

[*1] 1日2回測定による日内変動の正常上限は8%である.
[*2] 増悪が月に1回以上あれば他の項目が該当しなくてもコントロール不良と評価する.

[日本アレルギー学会：喘息予防・管理ガイドライン2015]

⑤ 免疫血清学的検査：血清総IgEはアトピー型喘息でしばしば高値を示すが，正常値であってもアレルギー性を否定できない場合もある．血清中総IgE値を調べる放射性免疫吸着試験 radioimmunosorbent test (RIST) により血清中のIgEを測定し，高値の場合，放射性アレルゲン吸着試験 radioallergosorbent test (RAST) によりアレルゲン特異的IgE抗体を調べる．

⑥ 肺機能検査：発作時には閉塞性障害を示し，寛解時は正常であることが多い．発作時は1秒量($FEV_1$)，強制肺活量(FVC)，1秒率($FEV_1$/FVC×100)，最大呼気速度 peak expiratory flow rate (PEFR) の低下，気道抵抗の増加など，気道閉塞の所見がみられる．通常は$β_2$刺激薬を吸入させ，吸入後に前値に比し，15〜20％以上の改善を認めるとき，可逆性ありと判定する．

■ 治 療

a) 慢性期の治療

日本アレルギー学会の「喘息予防・管理ガイドライン」の2015年改訂ガイドライン(JGL2015)に従うと，現在，薬物治療を受けている患者では，「コントロール状態の評価」(表4-2)を参考にして治療ステップを選択する．コントロール良好であれば現在の治療を続行し，良好な状態が3〜6ヵ月持続している場合はステップダウンを考慮する．一方，コントロール不十分であれば現行の治療ステップを1段階アップ，コントロール不良であれば2段階アップする．ただし薬物療法で指示した投与量や投与方法のアドヒアランスや，増悪因子の回避の実行などを確認してからステップアップする．また「現在の治療を考慮した喘息重症度の分類(成人)」(表4-3)を参考に，現在の重症度も把握し，治療ステップを考慮することも重要である(表4-4, 表4-5)．最近，気道の炎症が喘息の主要な病因としてとくに重視されるため，その抑制を目的として慢性喘息の治療に吸入ステロイド薬(ブデソニド，シクレソニド，ベクロメタゾンプロピオン酸エステル，フルチカゾン)が広く用いられるようになってきた．慢性の好酸球性気道炎症が持続すると，線維性の非可逆性病変，気管支平滑筋や気道分泌腺の肥大など気道壁全体が肥厚する気道壁リモデリングが誘導される．吸入ステロイド薬を気道壁リモデリングが

表 4-3　現在の治療を考慮した喘息重症度の分類（成人）

| 現在の治療における患者の症状 | 現在の治療ステップ | | | |
|---|---|---|---|---|
| | 治療ステップ1 | 治療ステップ2 | 治療ステップ3 | 治療ステップ4 |
| コントロールされた状態[*1]<br>・症状を認めない<br>・夜間症状を認めない | 軽症間欠型 | 軽症持続型 | 中等症持続型 | 重症持続型 |
| 軽症間欠型相当[*2]<br>・症状が週1回未満である<br>・症状は軽度で短い<br>・夜間症状は月に2回未満である | 軽症間欠型 | 軽症持続型 | 中等症持続型 | 重症持続型 |
| 軽症持続型相当[*3]<br>・症状が週1回以上, しかし毎日ではない<br>・症状が月1回以上で日常生活や睡眠が妨げられる<br>・夜間症状が月2回以上ある | 軽症持続型 | 中等症持続型 | 重症持続型 | 重症持続型 |
| 中等症持続型相当[*3]<br>・症状が毎日ある<br>・短時間作用性吸入$\beta_2$刺激薬がほとんど毎日必要である<br>・週1回以上, 日常生活や睡眠が妨げられる<br>・夜間症状が週1回以上ある | 中等症持続型 | 重症持続型 | 重症持続型 | 最重症持続型 |
| 重症持続型相当[*3]<br>・治療下でもしばしば増悪する<br>・症状が毎日ある<br>・日常生活が制限される<br>・夜間症状がしばしばある | 重症持続型 | 重症持続型 | 重症持続型 | 最重症持続型 |

[*1] コントロールされた状態が3～6ヵ月以上維持されていれば, 治療のステップダウンを考慮する.
[*2] 各治療ステップにおける治療内容を強化する.
[*3] 治療のアドヒアランスを確認し, 必要に応じ是正して治療をステップアップする.

［日本アレルギー学会：喘息予防・管理ガイドライン 2015］

完成される以前の早期に導入すれば, 気道炎症を改善し, 気道壁リモデリングへの進行を抑制して, 非可逆的気流制限をも抑制する可能性が考えられる.

小児の成長に対する副腎皮質ステロイドの影響は明らかにされていないが, 身長に関しては影響はあまりないとの報告もある (N Engl J Med 343：1064-1069, 2000).

b）急性発作時の治療

標準的治療の1つ（表4-6）として, $\beta_2$刺激薬の常用量吸入（4時間程度間隔をあける）またはアドレナリンの皮下注0.2～0.3 mL（20～30分ごと, 3回まで）を行う. これらの治療は, 高血圧, 頻脈（140/分以上）, 不整脈, 虚血性心疾患の既往者, 甲状腺機能亢進症には禁忌である.

他の治療としてアミノフィリン（テオフィリン＋エチレンジアミン）の静注を試みる. 患者がキサンチン系薬物を服用していなければ, 5～6 mg/kgを20～30分以上かけて静注し（速すぎると動悸, 振戦, 嘔吐, 頭痛, 胸痛を生じる）, その後0.5～0.9 mg/kg/時持続点滴を行う. キサンチン系製剤内服ずみであれば, 初めから持続点滴を行う. キサ

表4-4 喘息治療ステップ

|  |  | 治療ステップ1 | 治療ステップ2 | 治療ステップ3 | 治療ステップ4 |
|---|---|---|---|---|---|
| 長期管理薬 | 基本治療 | 吸入ステロイド薬（低用量） | 吸入ステロイド薬（低〜中用量） | 吸入ステロイド薬（中〜高用量） | 吸入ステロイド薬（高用量） |
|  |  | 上記が使用できない場合は以下のいずれかを用いる<br>・LTRA<br>・テオフィリン徐放製剤<br>※症状がまれなら必要なし | 上記で不十分な場合に以下のいずれか1剤を併用<br>・LABA（配合剤使用可）[5]<br>・LTRA<br>・テオフィリン徐放製剤 | 上記に下記のいずれか1剤，あるいは複数を併用<br>・LABA（配合剤使用可）[5]<br>・LTRA<br>・テオフィリン徐放製剤<br>・LAMA[6] | 上記に下記の複数を併用<br>・LABA（配合剤使用可）<br>・LTRA<br>・テオフィリン徐放製剤<br>・LAMA[6]<br>・抗IgE抗体[2,7]<br>・経口ステロイド薬[3,7] |
|  | 追加治療 | LTRA以外の抗アレルギー薬[1] | LTRA以外の抗アレルギー薬[1] | LTRA以外の抗アレルギー薬[1] | LTRA以外の抗アレルギー薬[1] |
| 発作治療[4] |  | 吸入SABA | 吸入SABA[5] | 吸入SABA[5] | 吸入SABA |

ICS：吸入ステロイド薬，LTRA：ロイコトリエン受容体拮抗薬，LABA：長時間作用性$\beta_2$刺激薬，LAMA：長時間作用性抗コリン薬，SABA：短時間作用性$\beta_2$刺激薬．

[1] 抗アレルギー薬は，メディエーター遊離抑制薬，ヒスタミン$H_1$拮抗薬，トロンボキサン$A_2$阻害薬，Th2サイトカイン阻害薬を指す．
[2] 通年性吸入アレルゲンに対して陽性かつ血清総IgE値が30〜1,500 IU/mLの場合に適用となる．
[3] 経口ステロイド薬は短期間の間欠的投与を原則とする．短期間の間欠投与でもコントロールが得られない場合は，必要最小量を維持量とする．
[4] 軽度の発作までの対応を示し，それ以上の発作についてはガイドラインの「急性増悪（発作）への対応（成人）」の項を参照．
[5] ブデソニド・ホルモテロール配合剤で長期管理を行っている場合には，同剤を発作治療にも用いることができる．長期管理と発作治療を合せて1日8吸入までとするが，一時的に1日合計12吸入まで増量可能である．ただし，1日8吸入を超える場合は速やかに医療機関を受診するよう患者に説明する．
[6] チオトロピウム臭化物水和物のソフトミスト製剤．
[7] LABA，LTRAなどをICSに加えてもコントロール不良の場合に用いる．

[日本アレルギー学会：喘息予防・管理ガイドライン2015]

表4-5 気管支喘息の治療薬

| LTRA（ロイコトリエン受容体拮抗薬） | プランルカスト水和物，モンテルカストナトリウム |
|---|---|
| LABA（長時間作用性$\beta_2$受容体刺激薬） | サルメテロールキシナホ酸塩吸入（遅行性なので発作の緩解に使わない），プロカテロール塩酸塩錠，ツロブテロールの経皮吸収剤 |
| SABA（短時間作用性$\beta_2$受容体刺激薬） | サルブタモール塩酸塩吸入，フェノテロール臭化水素酸塩吸入，プロカテロール塩酸塩吸入，トリメトキノール塩酸塩吸入 |
| 抗アレルギー薬 | メディエーター遊離抑制薬 | アンレキサノクス，クロモグリク酸ナトリウム，トラニラスト，イブジラスト，ペミロラストカリウム |
| | $H_1$受容体拮抗薬 | ケトチフェンフマル酸塩，アゼラスチン塩酸塩，エピナスチン塩酸塩，メキタジン |
| | $TXA_2$受容体拮抗薬 | セラトロダスト |
| | $TXA_2$合成阻害薬 | オザグレル |
| | Th2サイトカイン阻害薬 | スプラタストトシル酸塩 |
| | 抗IgE抗体 | オマリズマブ |
| 抗コリン吸入薬 | | イプラトロピウム，オキシトロピウム，チオトロピウム |

表 4-6 急性増悪期の喘息の管理（一例）

| | 検査値 | 状態 | 治療 | 成果目標 |
|---|---|---|---|---|
| 軽症 | PEF 70〜80% | 苦しいが横になれる | $\beta_2$ 刺激薬吸入頓用<br>テオフィリン薬頓用 | 自宅療養可 |
| 中等症 | PEF 50〜70%<br>$Pao_2$ 60 mmHg 以上<br>$Paco_2$ 45 mmHg 以下<br>$Sao_2$ 90% 以上 | 動作は困難，歩行はかろうじて可能，苦しくて横になれない | $\beta_2$ 刺激薬ネブライザー吸入<br>$\beta_2$ 刺激薬皮下注<br>アミノフィリン点滴<br>副腎皮質ステロイド薬静注考慮<br>酸素考慮<br>抗コリン薬吸入考慮 | 1 時間の治療で症状が改善すれば帰宅<br>4 時間の治療で反応不十分または 2 時間の治療で反応しない場合，入院させる |
| 中等重症 | PEF 50% 以下<br>$Pao_2$ 60 mmHg 以下<br>$Pao_2$ 45 mmHg 以上<br>$Sao_2$ 90% 以下 | 苦しくて動けない | $\beta_2$ 刺激薬皮下注<br>アミノフィリン持続点滴<br>副腎皮質ステロイド薬反復静注<br>酸素<br>$\beta_2$ 刺激薬ネブライザー反復吸入 | 救急外来，1 時間以内に改善傾向なければ入院治療<br>悪化した場合重症の治療に準じる |
| 重症 | | チアノーゼ<br>錯乱<br>意識障害<br>失禁<br>呼吸停止 | 上記治療継続<br>症状，呼吸機能悪化の場合，挿管，人工呼吸，気管支洗浄，全身麻酔，ICU 管理などを考慮 | ただちに入院<br>ICU 管理 |

［大田 健：臨床医 25：2112，1999 より一部改変］

ンチン系薬物の投与量は，併用薬，喫煙歴，肝機能，心機能などにより増減し，血中濃度をモニターしながら（有効血中濃度 10〜20 μg/mL），患者ごとの最適治療量や投与速度（間隔）を決定することがきわめて重要である．

大発作や反応不良の中発作では，これに副腎皮質ステロイドを追加するが，副腎皮質ステロイドの効果発現には少なくとも 4 時間程度を要する．重篤な発作では，初めから副腎皮質ステロイドの全身投与を気管支拡張薬に追加する．ヒドロコルチゾンの場合，通常 4 mg/kg で 2〜4 時間ごと（200〜500 mg/日，状態の悪いときは初回 500〜1,000 mg/日）の静注投与で開始し，投与期間が 4 日以上に及ぶときには漸減する．

発作中は発汗と過呼吸により水分が喪失し，水分，食事の摂取が不十分となり脱水を引き起こし，これがさらに痰の濃縮を誘発し去痰困難を生じるので，中発作以上では，痰の喀出をよくするために輸液を 2〜3 L/日程度行う．上記の治療にもかかわらず，発作の改善がみられず，呼吸停止，意識障害，呼吸筋の高度の疲労が生じてきた場合や動脈血ガス分析で $Paco_2$ が 60 mmHg 以上，あるいは pH 7.250 以下となるような場合は気管挿管・人工呼吸器使用を行う．

## 5. 慢性閉塞性肺疾患　chronic obstructive pulmonary disease（COPD）

国際的な定義としては，1987 年に米国胸部学会が「COPD は肺気腫，慢性気管支炎，末梢気道病変によって起こる非可逆的な気流閉塞を特徴とする疾患」とした．それ以来，

表 4-7　喘息と COPD の特徴

|  | 喘　息 | COPD |
| --- | --- | --- |
| 発症年齢層 | 全年齢 | 中高年 |
| 主病因 | アレルギー，感染 | 喫煙，大気汚染 |
| アレルギー歴 | ある場合とない場合あり | 通常なし |
| 気道炎症に関与する細胞 | 好酸球，$CD4^+$ T リンパ球 | 好中球，$CD8^+$ T リンパ球，マクロファージ |
| 症状の特徴 | 日内変動で変化 | 進行性 |
| 症状の出現 | 発作性 | 労作性 |

　COPD は肺気腫と慢性気管支炎を合わせた疾患で，喘息と異なり非可逆的な気道閉塞を特徴とする概念が広く受け入れられていたが，新しい国際ガイドラインである Global Initiative for Chronic Obstructive Lung Diseas (GOLD) 2011 では，「COPD は完全に可逆的ではない気流閉塞を特徴とする疾患である．この気流閉塞は通常進行性で，有害な粒子またはガスに対する異常な炎症性反応と関連している」と，可逆性のある部分を認めた定義になっている．また，気道閉塞が通常進行性であるという新しい概念も取り入れられている．一方で肺気腫や慢性気管支炎の言葉が入っておらず，近年では慢性気管支炎や肺気腫であっても，進行性の気流閉塞を伴わないものは COPD ではないとされている．一方，国内においても日本呼吸器学会が 2009 年に COPD を「タバコ煙を主とする有害物質を長期に吸入曝露することで生じた肺の炎症疾患である」とし，喫煙との因果関係を強調した定義を述べている．典型的な COPD は喘息と鑑別しやすいが，COPDと喘息が合併している症例もあり，オーバーラップ症候群と呼ばれている（**表 4-7**）．

### ■ 病態生理

　本症の正確な病因は明らかでないが，喫煙は COPD 最大の危険因子であり，患者の約 90％ に喫煙歴ありとの報告があり，また COPD による死亡率も喫煙者では非喫煙者に比較して約 10 倍高いとされ，経年の喫煙量（pack 数×年数）が高ければ，COPD の罹患率も高くなるが，遺伝的な素因も関係しているようである．他の危険因子として，大気汚染，職業上の粉塵や化学物質への曝露，受動喫煙，気道過敏性，$α_1$-アンチトリプシン欠損症などがある．好中球やマクロファージなどが遊離する，タンパク分解酵素（エラスターゼ，コラゲナーゼ）と，この阻害物質（例：$α_1$-アンチトリプシン）との肺におけるバランスで，タンパク分解酵素が優位になると気道および肺胞組織野破壊が生じることが，原因の 1 つとして示唆されており（**図 4-5**），$α_1$-アンチトリプシン欠損症の患者が COPD を発症しやすいのもこのような原因によるものと考えられる．喫煙は炎症をまねき，タンパク分解酵素の放出を促進するとともに，喫煙で発生する活性酸素が肺胞組織障害を促進する．COPD が進行すると，肺の弾性の減少により呼気閉塞が生じ，また肺胞破壊によるガス交換面積の減少からガス交換障害を伴い，労作時呼吸困難が高度となり，呼吸不全，右心不全などによって死にいたる（**図 4-6**）．また経過中に気道感染，咳などを伴いやすくこれらにより進行が促進される．COPD にみられる病態生理は多彩で，換気障害，換気と血流のバランスの破綻，拡散障害によるガス交換障害，肺循環障害，肺性心（肺疾患のため肺動脈末梢部の血管が収縮し，血管抵抗が増加して右心に負担が増えるため，代償性に右心が肥大して血液を強く駆出しようとするが，肥大が過剰になっ

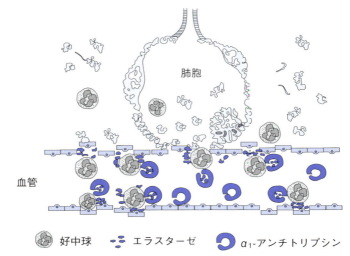

図 4-5　好中球エラスターゼによる組織破壊とエラスターゼ阻害物質 $α_1$-アンチトリプシン

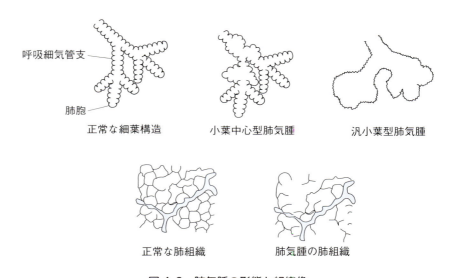

図 4-6　肺気腫の形態と組織像

て運動性が低下した心臓の状態）などが生じる．また COPD の患者における TNF-α や IL-6 などの炎症性メディエーターの血液中への放出により，肺だけに留まらない炎症を誘発する可能性も注目されている．

■ 症　候

　軽度の気道閉塞の状態である第 1 期では無症状であることが多く，咳や痰が呼吸困難に先攻して現れることがある．中程度の気道閉塞が起こっている第 2 期では労作時呼吸困難（息切れ）を感じるようになり，高度の気道閉塞が起こる第 3 期になると症状は持続性で呼吸困難の悪化とともに呼吸不全，右心不全，体重減少などがみとめられるようになる．他覚症状としては，チアノーゼ，樽状になった胸郭，口すぼめ呼吸，バチ状指などがみられることがある．

### ■ 診断・検査

長期にわたる喫煙歴がある場合をはじめ，環境上の有害物質の長期にわたる危険因子の曝露歴があり，慢性の咳，喀痰，労作時呼吸困難などがみられる患者に対してはCOPDを疑う．そのような患者に気管支拡張薬を吸入させ，スパイロメトリーで1秒率が70％未満であればCOPDと診断する．なお正確な診断にはX線やCT検査などで気流閉塞をきたす他の疾患を除外する必要がある．なお，肺線維症が合併した症例などでは，$FEV_1$の低下とともにFVCの低下も起こり1秒率の低下が軽度または低下しない症例もあるので，注意が必要である．またCOPDの増悪期の最も多い原因はウイルスや細菌による気道感染症と考えられており，そのような場合は，喀痰検査や免疫学的検査も重要である．

### ■ 治療

#### a) 生活の改善

感染環境を避け，喫煙をやめ，気温の変化を避ける．

#### b) 運動療法，呼吸リハビリテーション

患者は労作時の息切れのため，活動性が低下しがちである．しかし運動は重要で，例えば筋肉量の指標である除脂肪体重の低値が高死亡率と関連するとの報告があり，また活動性の低下は廃用症候群などの身体機能の失調をまねき，社会的孤立，抑うつなどにつながる．このようなことから呼吸法の習得，ストレッチ，呼吸体操，全身持久力トレーニングなどが行われる．

#### c) 気道のクリーニング

気道内分泌物の停滞は，気道閉塞を誘発し，病原菌の温床となり気道感染を起こし，またはさらに気道炎症を悪化させ，換気と血流のアンバランスをきたすので，不用意に鎮咳薬を投与せず積極的に去痰を図る．必要であればネブライザー療法，ドレナージなどを行う．

① ネブライザー療法：水蒸気のみで去痰が困難な場合は，気管支拡張薬や喀痰溶解薬の吸入を行う．

② 体位ドレナージ：頭が低くなるようにベッドを傾斜させ，患者を寝かせ重力によって去痰を図る方法で，あらかじめネブライザー療法を行っておくと，より効果的に排痰できる．さまざまな体位をとらせ，腹式呼吸をすると同時に，胸部・背部を軽く叩くか，バイブレーターなどで振動を与える．

#### d) 薬物療法

① 抗菌薬

気道感染症の抑圧のケアを抗菌薬を用いて行う．喀痰が膿性のときは喀痰細菌叢や免疫学的検査に基づいて，抗菌薬を投与することが原則で（抗菌薬選択に関しては肺炎の項を参照），COPDの増悪期ではインフルエンザ菌，肺炎球菌が起炎菌となる頻度が高く，アンピシリン水和物やアモキシシリン水和物などの投与が有効かもしれない．またマクロライド系抗菌薬はCOPDの重症の増悪頻度の抑制，入院頻度の抑制，増悪持続期間の短縮，次の増悪が生じるまでの期間の延長などが報告されている．またマクロライド系抗菌薬の中でエリスロマイシンは少量（200〜400 mg/日）の長期投与により，予後が不良であったびまん性細気管支炎が1〜3ヵ月で症状の改善と生存率の向上が認められる

ようになった．

② 気管支拡張薬

　喘息を合併したようなCOPDなどは例外であるが，一般にCOPD患者の気管支拡張の反応性は，$\beta_2$刺激薬よりも抗コリン薬のほうが優れている．また，抗コリン薬による吸入であれば全身性の副作用も生じにくく，$\beta_2$刺激薬のように心臓に対する影響が少ないため，通常増悪予防としては第一選択薬は抗コリン薬の吸入を使用するが，$\beta_2$刺激薬のほうが反応性が高ければ近年作用の長いホルモテロールフマル酸塩水和物のような$\beta_2$刺激薬が使用できるようになったため，この吸入薬でコントロールを行う．増悪期の呼吸困難などに関しては，通常作用が早い$\beta_2$刺激薬を優先的に用いる．増悪期に$\beta_2$刺激薬や抗コリン薬で呼吸困難が抑えられなかった場合，キサンチン系の薬や副腎皮質ステロイドを用いることがある．キサンチン系の薬は気管支広張作用のみでなく呼吸筋の筋力増強作用も期待できる．副腎皮質ステロイドの吸入に関しては2016年現在COPDの保険適用外の薬であるが，おおむね中程度以上の気流閉塞を有するCOPD患者で吸入ステロイドの定時使用で，自覚症状，呼吸機能，QOLが改善され，増悪の頻度を減らしたとの報告がある．一方で死亡率には優位な低下がないとの報告も多く，有効性は意見が分かれている．ステロイドの長期の経口での（高用量）使用は，有効性が定かでなく副作用を考えると利が少ないように思える．とくに副作用のミオパシーで呼吸筋の筋力低下や機能低下で呼吸不全などが生じると危険である．

③ 去痰薬

　気道クリーニングの項で述べた理由により，去痰薬の投与は重要である．ブロムヘキシン塩酸塩，カルボシステイン，アセチルシステイン，L-エチルシステイン塩酸塩，アンブロキソール塩酸塩などを用いる．

## 【COPDと慢性気管支炎および肺気腫】

　慢性気管支炎は咳や痰などの臨床症状で診断され，肺気腫は胸部画像所見などから病理形態学的に診断される．そのため，同じ患者に医師（病院）により別の疾患名がつけられている可能性があったが，COPDの提唱によりこのようなリスクが改善された．なお慢性気管支炎でCOPDであるものを「閉塞性慢性気管支炎」と呼び，COPDでないものを「単純性慢性気管支炎」と呼ぶ．一方，肺気腫に関しては，高分解能CT胸部画像所見で気腫病変が認められた場合，気流閉塞があればCOPDと診断され，なければ肺気腫または肺囊胞と診断される．薬の適応症にも慢性気管支炎や肺気腫が含まれる薬があり，それぞれの概念はいまだに重要である．そこで以下に，COPDの特徴を症状からとらえた慢性気管支炎と，病理学的にとらえた肺気腫の2種類の病態生理について述べる．

### 1）慢性気管支炎　chronic bronchitis

■ 定　義

　慢性気管支炎の定義としては，「少なくとも2年間，毎年3ヵ月以上ほとんど毎日，咳，痰がある状態」が広く用いられている．慢性気管支炎は，気道がある原因に長期曝露される結果，気道分泌の亢進をきたし，慢性的な咳・痰症状を呈する病態で，その発症，増悪に関与する諸因子としては，高齢，喫煙，環境（気象条件，生活様式，職業条件，大

気汚染など）、感染などがある．慢性気管支炎の基本的な病理像は気道分泌構造（気管支腺と杯細胞）の肥大で、その結果、気道分泌の亢進をきたし、咳、痰が発生する．臨床病態は次の3型に大別される．

① 単純な気道分泌過多の状態で、咳、痰のみを呈するもの（慢性カタル性気管支炎）．
② 慢性感染性気管支炎で、①に加え細菌感染を合併するもの．
③ 気道分泌過多に加えて気道閉塞を伴うもの（慢性閉塞性気管支炎）．

また、気道閉塞は可逆的な場合と非可逆的な場合に分けられ、可逆的な気道閉塞は気管支けいれん、気道内分泌物貯留、気管支粘膜浮腫などが関与し、非可逆的な場合では肺気腫の合併が疑われる．一般に予後は良好であるが、慢性気管支炎で細気管支炎や肺気腫を伴うと不良となることもある．

■ 症　候

最も基本的な症状に慢性の気道分泌過多による咳・痰症状で、一般に漿液性、あるいは漿液粘液性で、感染が加わると粘膿性、膿性となる．気道閉塞症状が加わると、喘鳴、息切れを伴うことが多く、胸部の聴診により乾性ラ音（☞ Memo 5）が聴取される．

### ラ音　Memo 5

気管支壁の腫脹、分泌物の付着、けいれんなどにより、末梢気道の閉塞が生じたときに、呼吸とともに聞かれる雑音で、乾性ラ音と湿性ラ音に分けられる．乾性ラ音は狭くなった気道を空気が通るときに生じる連続的なピーピー（piping）という音で、湿性ラ音は気道内の分泌物による水泡がはじける断続的なブツブツという音である．

### 2）肺気腫　pulmonary emphysema

■ 定　義

肺気腫とは、終末気管支より末梢の気腔、すなわち呼吸細気管支、導管、肺胞が破壊されて、そのために拡張した状態で、明らかな線維化を伴わないものと定義される．

## 6. 肺真菌症　fungal infections of the lungs

■ 病態生理

肺真菌症はわが国ではまれな疾患であるが、近年増加傾向がみられる．その背景には抗菌薬、副腎皮質ステロイドの使用量が増加したことや、免疫抑制薬を投与され感染抵抗力が低下した人（易感染性宿主；compromised host）が増加していることなどが原因として考えられる．わが国でみられる主要な肺真菌症は、アスペルギルス症、クリプトコックス症、ムコール症などの外因性感染で、しかも、これらの原因菌の多くは、いわば二次病原体ないし日和見病原体であることが多く、compromised hostがおかされることが多い．これに対し、人体の正常フローラ中の菌によって起こるものを内因性感染と呼び、カンジダ症、放線菌症、ゲオトリクム症などがある．真菌の胞子は吸入により体内に侵入しやすいため、深在性真菌症ないし内臓真菌症は肺に発生することが最も多い．

### a. 肺カンジダ症　pulmonary candidiasis

カンジダ属，とくに *Candida albicans* によって起こるが，元来カンジダは正常な皮膚，粘膜などに存在しており，基本的には，敗血症や播種性カンジダ症の部分症状として肺病変をきたす．

■ 治　療

抗真菌薬を投与する．

### b. アスペルギルス症　pulmonary aspergillosis

#### 1）肺アスペルギローマ

免疫能が正常な個体にも発生する．アスペルギルス属，とくに *Aspergillus flavus*, *A. fumigatus* などによって起こる感染がアスペルギルス症であり，肺における真菌菌糸増殖の球状物を肺アスペルギローマ（真菌球）pulmonary aspergilloma と呼び，肺の空洞や嚢胞内にアスペルギルスが侵入し，増殖することによって起こる．空洞化の原因は肺結核が多く，その他サルコイドーシス，気管支拡張症，肺悪性腫瘍などがある．

■ 症　候

ほとんど無症状で検診の際，胸部Ｘ線写真で偶然発見されることも多い．症状のみられるものでは血痰や喀血，時に咳，痰をみるが発熱はないかあっても軽い．

■ 診断・検査

胸部Ｘ線やCTで，円形，楕円形の菌球陰影がみられる．診断は特徴のあるＸ線像，喀痰培養および免疫血清学的検査による．

■ 治　療

外科的切除が原則である．手術ができない症例では，ボリコナゾールやイトラコナゾールなどの抗真菌薬を投与する．

#### 2）侵襲性肺アスペルギルス症

■ 症　候

ほとんどが免疫が低下した患者に発生し，主要症候は発熱と咳嗽，喀痰，呼吸困難などの呼吸器症状が急速に増悪する．肺梗塞が起こると高熱，胸痛，血痰，喀血が現れることがある．

■ 診断・検査

胸部Ｘ線やCTで単発性あるいは多発性の結節性陰影や空洞性陰影を認める．血清診断では $\beta$-D-グルカンが陽性となることが多い．確実な診断法は肺生検である．

■ 治　療

ボリコナゾール，アムホテリシンＢなどの抗真菌薬を投与する．

### c. 肺クリプトコックス症　pulmonary cryptococcosis

国内では *Cryptococcus neoformans* によることがほとんどである．約半数は基礎疾患をもたない健常者に，残りは免疫能の低下した患者に発症する．本真菌はハトをはじめ，鳥類の糞の中ではきわめてよく増殖し土壌に分布する．免疫機能の低下した患者に発病

した場合には，髄膜炎を併発することがある．

■ 症　候

無症状であることも多いが，基礎疾患のある例では微熱，咳，胸痛，全身倦怠，体重減少などがみられることがある．胸部 X 線写真では，結節状影，空洞影などを呈する．

■ 診断・検査

血清や胸水の *Cryptococcus neoformans* 抗原価の測定は診断に役立つ．喀痰や気管支肺胞洗浄液の培養や髄液の培養を行い，診断を確定する．

■ 治　療

フルコナゾール，イトラコナゾール，ボリコナゾールなどの抗真菌薬を投与する．

### d. 肺接合菌症（ムコール症） pulmonary mucormycosis

接合菌類によって起こり，白血病や重症糖尿病など重篤な免疫不全状態に合併することが多い．本症の特徴は，菌が管腔内に発育して動脈炎や血栓症を起こし，出血性梗塞をきたすことである．

■ 症　候

肺梗塞を起こすと発熱，胸痛，血痰，喀血などをみる．発病後 2～10 日で死亡することが多い．

■ 診断・検査

診断は困難で，喀痰培養は通常陰性であり，病変局所の生検が必要である．侵襲性アスペルギルス症とは臨床像が類似しており鑑別が問題となるが，接合菌は菌糸の幅が広く，隔壁を欠き，直角に分岐するという特徴をもつ．

■ 治　療

アムホテリシン B 静注で他の抗真菌薬は無効である．

## 7. 肺 結 核　pulmonary tuberculosis

■ 病態生理

結核菌の感染は通常，結核患者の咳嗽時などに喀出された喀痰が空気中で乾燥し，結核菌の飛沫核となり，これを吸入し感染する（飛沫核感染あるいは空気感染）．初感染では，吸入された結核菌は大部分は繊毛輸送により喉頭まで運ばれ，痰とともに喀出あるいは嚥下され便とともに排出される．一部は肺実質領域に沈着し増殖する．この部位では通常，好中球の血管外への遊走，感染部位への集積が生じる．結核菌は好中球やマクロファージに貪食されるが死滅せず，マクロファージの細胞内で増殖するものもある．取り込まれた菌はこの状態でマクロファージごと繊毛輸送で気道から排除されるものもあり，一部の結核菌はリンパ流に乗りリンパ節に運ばれ，抗原として認識され細胞性免疫が成立する．感作 T 細胞は全身に分布し，この細胞免疫成立までの期間は感染後 4～9 週間である．この成立後にはツベルクリン反応が陽性化し，初感染原発巣では感作 T 細胞の活性化により単球，マクロファージなどの遊走を中心とした滲出反応により，凝固壊死（乾酪壊死）が起こる．結核菌は乾酪壊死中に閉じ込められ増殖を停止する．また

壊死部位を取り囲む部位にリンパの浸潤を伴った肉芽組織の形成が起こり，健常な組織と明瞭に分かれた結節が形成され，これは結核結節 tubercle と呼ばれる．その後，増殖反応は炎症細胞の消退につれ，線維組織に置き換わり，さらに炎症組織の消失とともに，肉芽組織が膠原線維組織に置き換わり硬い組織となる．この際，石灰沈着をきたすこともある．また，消化管に大量の結核菌が流入した場合などに，結核菌が腸壁リンパ濾胞に入り込み腸結核を生じることもある．

これら初期変化を経て大部分の患者（70～90％）は感染しても発病することはない．しかし，繰り返し菌の曝露を受けたり，大量の菌を吸入した場合や，免疫機能が正常でない場合には，周辺組織への病巣の拡大，胸膜への浸潤による胸膜炎の発症，さらにはリンパ節より血液中に侵入し散布され（粟粒結核 miliary tuberculosis），全身性に菌が拡散することもある．

初期感染の際に被包化された小病巣内の乾酪巣内で持続性残菌 persisters として死滅することなく生存し，数年～数十年後に再び増殖を始める．これを内因性再燃と呼ぶ．臨床的には大部分の患者はこの内因性再燃である．初期感染が起こった人に再び他の感染源から感染して発病する患者は少なく数％である．

■ 症　候

肺結核に特有な自覚症状はなく，咳，痰，胸痛，血痰，発熱，倦怠感などさまざまな症状がみられるが，これらの自覚症状は肺がんをはじめ，多くの呼吸器疾患でもみられることにも注意すべきである．咳，痰が2週間以上続く場合は，結核も念頭において検査する．高齢者では自覚症状が乏しいことも多い．

■ 診断・検査

臨床的には，患者の体外に結核菌の排出があって感染源になりうるかどうかという点がきわめて重要で，結核の診断は喀痰や生検組織からの結核菌の分離により確定する．痰，胃液などの塗抹標本をチール・ニールセン Ziehl-Neelsen 染色や蛍光法で鏡検する．菌が認められれば，菌数の多少はガフキー Gaffky 号数で表現され（少数から多数になるに伴い，1～10号に分類する），排菌のあることが明確に示される．また，同時に培養検査を行うが，培養検査の結果は判明までに4～8週を要する．精製ツベルクリン purified protein derivative of tuberculin（PPD）は結核菌培養濾液から精製された結核菌由来の複数のタンパク質の混合物で，これを結核菌に感染していない人に皮下注射しても無変化であるが，感染した人では，注射後約48時間をピークとする発赤硬結が現れ，結核に感染したことがわかる．しかし，結核予防の目的でわが国で用いられている BCG 接種（Bacille de Calmette-Guérin；パスツール Pasteur 研究所で13年間230代培養されほとんど無毒化されたウシ型結核菌）を受けていた場合も，発赤硬結が現れ，結核感染との区別ができない．そのため，国によっては学童や医療専門職などには，結核感染があるレベル以下に下がれば，BCG の集団接種を行わないところもある．

■ 治　療

肺結核治療の目標は，① 結核の進展，再燃を防止し，心肺機能障害をきたさないようにする，② 結核を広める感染源にならないようにする，③ 患者の社会生活に支障をきたさないようにする，ことにある．肺結核治療の対象者は，① 排菌患者，② 胸部X線写真上肺結核が疑われる所見があり有症状で排菌のない患者，③ 異常陰影を有するが無

症状の患者，である．肺結核治療において最も重要な指標は排菌の有無であり，次に自覚症状，胸部X線写真所見である．排菌があっても治療開始2週間で感染性は失われることが多く，肺結核治療の必要性が理解でき，副作用への理解と速やかな対応が期待できれば，原則として入院は必要なく外来治療で対応可能である．入院はその背景を考慮し決定すればよいが，排菌陰性化後の長期入院は不要である．

### a) 治療薬の選択とその期間

一般に結核菌には $10^5$ から $10^6$ に1個の自然耐性菌が存在し，活動期の病巣には $10^7$ から $10^8$ の結核菌が存在する．理論上は2剤併用すると $10^5 \times 10^5 = 10^{10}$ の菌が存在しないと耐性を獲得できないことになり，この数字 ($10^{10}$) は活動期病巣の菌数 ($10^8$) を上回っている．そこで，結核治療においては耐性菌の増殖を避けるために必ず多剤併用が行われる．

【初回治療例】

① 結核菌塗抹検査が陰性で空洞化を伴わない場合：リファンピシン (RFP) (0.45 g，1日1回)，イソニアジド (INH) (0.3〜0.5 g，1〜2回分服) を6〜9ヵ月間投与．

② 結核塗抹検査が陽性または空洞化を伴う場合：リファンピシン (RFP) (0.45 g，1日1回)，イソニアジド (INH) (0.3〜0.5 g，1〜2回分服)，エタンブトール塩酸塩 (EB) (0.5〜1.0 g，2〜3回分服) を6ヵ月間投与し，INH，RFP の2剤併用療法を3〜6ヵ月続ける．

重症例では治療開始後2ヵ月間，ピラジナミド (PZA) (1.5〜2 g/日) などを加えた4剤併用が必要な場合もある．

EB に替えてストレプトマイシン硫酸塩 (SM) を使うことも可能で，SM 1 g (2〜3回/週) または 0.5〜0.75 g を連日投与する．

副作用に注意し，毎月喀痰検査を行う．糖尿病などの合併症，compromised host など特殊な条件が加わっている場合には治療期間は延長する．INH，RFP のいずれかが使用不能な場合は1年半以上，さらに空洞残存例では2年以上の治療期間が必要である．

### b) 肺結核治療における留意点

① 治療効果の確認

毎月の喀痰検査（塗抹，培養）陽性例なら耐性検査が不可欠である．

② 治療薬の副作用

ⓐ INH：副作用は少ないが末梢神経炎，肝機能障害が比較的多い．末梢神経炎はビタミン $B_6$ の予防的投与が推奨される．

ⓑ RFP：肝機能障害，アレルギー反応（発熱，発疹，風邪様症状，血小板減少，白血球減少など）に留意する必要がある．

INH，RFP 使用の可否は治療計画に大きく影響するため，肝機能障害などの副作用が発生した場合，いったん中止し，少量より再開を試みる必要がある．

ⓒ EB：視力障害（視力低下，中心暗点，色覚異常）の発生には最も注意しなければならない．投与前十分に患者に副作用の可能性を説明し，その兆候があれば中止するように指導する．

ⓓ SM (KM：カナマイシン硫酸塩)：腎障害および第8脳神経障害（平衡障害，難聴，耳鳴）であり，聴力検査などで定期的に評価する．

c) 初期悪化

RFPを含む強化治療の初期(1, 2ヵ月)に咳，発熱などの自覚症状，胸部X線所見の悪化がみられることがある．結核の悪化ではなく一種のアレルギー反応と考えられており，治療継続により改善する．

# 5. 内分泌・代謝疾患

## 1. 糖尿病　diabetes mellitus

　糖尿病とは，インスリン作用不足により慢性に血糖値が上昇する代謝疾患である．インスリンは，膵臓ランゲルハンス島β細胞から分泌される，唯一の血糖降下作用を有するホルモンである．インスリン作用不足の原因には，インスリン分泌低下（インスリンが分泌されにくい状態）とインスリン抵抗性（インスリンは分泌されるが効きにくい状態）の増大とがある．慢性の高血糖状態の持続は糖尿病合併症を引き起こし，患者のQOLの低下を引き起こす．

　わが国における糖尿病患者数は，2012年の調査では糖尿病および糖尿病予備群の合計数は2,050万人と推計され，これまでは患者数は増加の一途をとっていたが，2007年の2,210万人と比較するとわずかに減少傾向となった．糖尿病患者数の増加とともに糖尿病合併症を患う患者数も増加しており，糖尿病および合併症治療が急務であると考えられる．

### 病態生理

　インスリンは，脂肪細胞や筋細胞におけるグルコースの細胞内への取り込みをグルコース輸送体4 glcose transporter 4（GLUT4）を介して促進し，また肝臓における糖新生および肝糖放出を抑制する作用を有する．糖尿病状態ではインスリン作用不足により，これらの作用が抑制され，血糖値が上昇する．

　糖尿病は成因と病態の両面から分類される．

　　a）　糖尿病の成因分類

　糖尿病の成因に基づく分類には以下の4種類が挙げられる．わが国の糖尿病患者の95％が2型糖尿病である．

　①　1型糖尿病：主として自己免疫性の機序により，リンパ球が自己の膵β細胞を攻撃するためβ細胞が破壊され，インスリン欠乏にいたる．若年に発症し，肥満とは関連が少なく，インスリンの絶対的欠乏にいたる場合が多い．自己抗体として抗グルタミン酸脱炭酸酵素（GAD）抗体やIA-2抗体などの陽性率が高い．

　②　2型糖尿病：インスリン分泌低下やインスリン抵抗性をきたす遺伝因子の存在に加えて，過食や運動不足などの生活習慣の悪化や肥満，ストレス，加齢により発症する．中高年の発症が多く，インスリン分泌低下は存在していても相対的欠乏に留まる場合が多い．2型糖尿病では自己抗体は陰性である．

　③　その他糖尿病：特定の機序や疾患による糖尿病で，遺伝因子として遺伝子異常が特定されたものには膵β細胞機能に関わる遺伝子異常やインスリン作用伝達機構の遺伝子異常が挙げられる．また，膵炎などの膵外分泌疾患，クッシングCushing症候群などの内分泌疾患，肝硬変などの肝疾患やプレドニゾロンなどの薬剤性がこれに含まれる．

　④　妊娠糖尿病：妊娠中に初めて発見または発症した糖尿病にいたっていない糖尿病の

ことである．糖尿病が妊娠前から存在している場合は，糖尿病合併妊娠と呼び，妊娠糖尿病とは区別する．

### b) 糖尿病の病態分類

糖尿病の病態に基づく分類には，1型および2型に関わらず以下の2つの病態が存在する．

① インスリン依存状態：インスリン分泌が絶対的に欠乏しており，生命維持のためにはインスリン治療が不可欠な病態．1型糖尿病ではこのインスリン依存病態である場合が多い．

② インスリン非依存状態：インスリン分泌が相対的に欠乏しているが，ある程度は分泌が残存しているため，生命維持のためにはインスリン治療が必ずしも必要でない病態．

## ■ 症　候

発症初期にはほとんど自覚症状は認めない場合が多い．進行すると口渇，多飲，多尿，体重減少，易疲労感などの症状を認め，合併症により多種多様な症状が出現する（糖尿病合併症の項参照）．

## ■ 診断・検査

### a) 糖尿病の検査

① 血糖値：早朝空腹時の測定値が診断および血糖コントロールの指標として重要である．

② HbA1c値：血糖コントロール状態を判断するための最も重要な指標である．ヘモグロビンがグルコースと非酵素的糖化反応により結合した糖化率であり，過去1～2ヵ月の血糖値の平均を反映する．

③ 尿糖：血糖値が170～180 mg/dLを超えると，尿中に糖が排出され尿糖が陽性となる．

④ 75g経口ブドウ糖負荷試験（75g OGTT）：75gブドウ糖を経口摂取し，その前後の血糖値とインスリン値を測定することにより耐糖能異常の判定と糖尿病の診断を行う．空腹時血糖値と2時間値が診断に重要である．

⑤ インスリン分泌指標：血中インスリン値，血中C-ペプチド値および尿中C-ペプチド値などが用いられる．

### b) 糖尿病の診断基準

① 早朝空腹時血糖値126 mg/dL以上，② 75g OGTTで2時間値200 mg/dL以上，③ 随時血糖値200 mg/dL以上，④ HbA1c値6.5%以上のいずれかを認めた場合は，「糖尿病型」と判定する．糖尿病の診断には慢性の高血糖持続の証明が必要であることから，別の日に行った検査で再度「糖尿病型」と判定された場合に糖尿病と診断される（図5-1）．ただし，血糖値とHbA1c値を同時測定し両者が糖尿病型である場合，典型的な糖尿病症状を認める場合，確実な糖尿病網膜症を認める場合は，初回検査のみでも糖尿病と診断される．

## ■ 治　療

### a) 糖尿病の治療目標とコントロール目標（表5-1）

糖尿病治療の目標は，健常人と変わらない日常生活の質（QOL）の維持と健常人と変わらない寿命の確保である．このためには糖尿病合併症の発症・進展の阻止が必要であり，

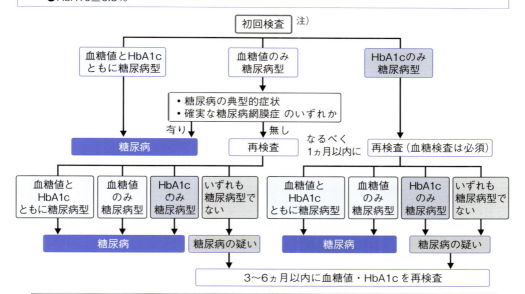

**図 5-1　糖尿病臨床診断のフローチャート**

［日本糖尿病学会編・著：糖尿病治療ガイド 2016-2017, p.21, 文光堂, 2016］

### 表 5-1　糖尿病の治療目標

1. 血糖コントロール（65歳以上の高齢者については「高齢者糖尿病の血糖コントロール目標」を参照）

| 目標 | コントロールの目標値[注4] | | |
| --- | --- | --- | --- |
| | 血糖正常化を目指す際の目標[注1] | 合併症予防のための目標[注2] | 治療強化が困難な際の目標[注3] |
| HbA1c（％） | 6.0 未満 | 7.0 未満 | 8.0 未満 |

（注釈）　治療目標は年齢、罹病期間、臓器障害、低血糖の危険性、サポート体制などを考慮して個別に設定する．
注1）　適切な食事療法や運動療法だけで達成可能な場合、または薬物療法中でも低血糖などの副作用なく達成可能な場合の目標とする．
注2）　合併症予防の観点からHbA1cの目標値を7%未満とする．対応する血糖値としては、空腹時血糖値130 mg/dL未満、食後2時間血糖値180 mg/dL未満をおおよその目安とする．
注3）　低血糖などの副作用、その他の理由で治療の強化が難しい場合の目標とする．
注4）　いずれも成人に対しての目標値であり、また妊娠例は除くものとする．

2. 体　重

   標準体重（kg）＝身長（m）×身長（m）×22

   BMI（body mass index）＝体重（kg）/ 身長（m）/ 身長（m）　← 22 を目標とする

3. 高血圧

   収縮期血圧：130 mmHg 未満，拡張期血圧：80 mmHg 未満

4. 脂質異常症

   LDL コレステロール　　：120 mg/dL 未満（冠動脈疾患がある場合 100 mg/dL 未満）
   HDL コレステロール　　：40 mg/dL 以上
   中性脂肪　　　　　　　：150 mg/dL 未満（早朝空腹時）
   non-HDL コレステロール：150 mg/dL 未満（冠動脈疾患がある場合 130 mg/dL 未満）

1：日本糖尿病学会編・著：糖尿病治療ガイド 2016-2017, p.27, 文光堂, 2016 より．2-4：同書 p.28 より．

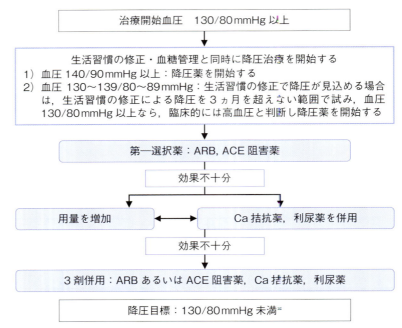

**図 5-2 糖尿病に合併する高血圧の治療**
[日本高血圧学会高血圧治療ガイドライン作成委員会編：高血圧治療ガイドライン2014, p. 78, 2014]

血糖のみならず血圧，血清脂質の良好なコントロールが必須であることから，糖尿病治療とともに高血圧や脂質異常症の治療も同時に行う必要がある．**表 5-1** に糖尿病患者の治療目標値を示す．

血糖コントロール目標値は，血糖正常化を目指す際の目標として HbA1c 6.0% 未満，合併症予防のための目標値として 7.0% 未満，治療強化が困難な際の目標として 8.0% 未満の3段階になっている．この基準値の中で合併症予防のための目標値は，Kumamoto study の EBM に基づく基準設定となっており，HbA1c 値 7% 未満，空腹時血糖値 130 mg/dL 以下，食後2時間血糖値 180 mg/dL 以下を目標とする．

b) 糖尿病に合併する高血圧の治療（図5-2）

糖尿病患者に高血圧が合併した場合の降圧目標は 130/80 mmHg 未満である．第一選択で使用する降圧薬はアンジオテンシン変換酵素（ACE）阻害薬あるいはアンジオテンシンⅡ受容体拮抗薬（ARB）を用い，コントロールが不十分な場合は増量あるいは作用機序の異なる長時間作用型ジヒドロピリジン系 Ca 拮抗薬あるいは少量のサイアザイド系利尿薬を併用，さらに降圧を要する場合は3薬を併用する．

c) 糖尿病の治療法

糖尿病の治療法は食事療法，運動療法および薬物療法が挙げられる．1型糖尿病と2型糖尿病では治療方針が異なる．治療を開始するにあたり，心血管疾患の有無や，糖尿病合併症の有無を精査する．

2型糖尿病の場合は，基本的には食事療法および運動療法などの生活習慣改善から開始し，これらを2～3ヵ月継続しても血糖値の改善がみられない場合には，薬物療法を開

始する.

1型糖尿病の場合は，インスリン分泌が枯渇しているインスリン依存状態であることが多く，速やかにインスリン治療を開始する．通常インスリンを頻回に注射するインスリン強化療法が行われる．α-グルコシダーゼ阻害薬など経口血糖降下薬を併用する．

① 食事療法

糖尿病治療の基本は，適切な食事療法の実行である．適切なエネルギー摂取量は，性別，年齢，肥満度，身体活動量，血糖値，合併症の有無などを考慮して，下記の計算式を用いて決定する．

 エネルギー摂取量＝標準体重×身体活動量
 標準体重＝身長(m)×身長(m)×22
 身体活動量：軽労作  25～30 kcal/kg 標準体重
      普通の労作 30～35 kcal/kg 標準体重
      重い労作  35～40 kcal/kg 標準体重

通常，標準体重に身体活動量 30 kcal/kg 前後の数字を乗じて計算する．男性では 1,400～1,800 kcal/日，女性では 1,200～1,600 kcal/日程度となる．

② 運動療法

運動療法の効果として，血糖降下作用，インスリン抵抗性の改善，筋萎縮（サルコペニア）予防，骨粗鬆症の予防，高血圧や脂質異常症の改善，心肺機能の向上などが期待できる．運動には以下の2種類がある．

 ⓐ 有酸素運動：酸素供給に見合った強度の運動で，継続によりインスリン抵抗性が改善する．具体的な運動指導として，歩行運動（早歩き）を1回15～30分，1日2回，運動量として万歩計で一万歩を目安として，可能ならば毎日，少なくとも週に3回は行うようにする．また運動強度は，少し汗が出て軽く息が切れる程度が有酸素運動として望ましい．

 ⓑ レジスタンス運動：荷重や抵抗負荷に対して行う運動で，強負荷では無酸素運動となる．筋肉量増加，筋力増強させるとともにインスリン抵抗性を改善し，血糖コントロールを改善する．腹筋，ダンベル，スクワットなど筋肉トレーニングが該当する．

有酸素運動とレジスタンス運動の両方がミックスされた運動には，水中歩行が挙げられる．これは膝など関節への負担も少なく肥満患者に有効である．有酸素運動とレジスタンス運動の併用により運動療法の有効性がより高まることが示されている．

③ 薬物療法

糖尿病治療薬には経口血糖降下薬，注射薬にはGLP-1作動薬およびインスリンが挙げられる．血糖値やHbA1c値を参考に調節を行う．

糖尿病治療薬の重大な副作用として低血糖がある．インスリン拮抗ホルモン分泌による交感神経刺激症状として発汗，不安，動悸，手指振戦などが，また中枢神経症状として頭痛，眼のかすみ，空腹感，眠気，めまいなどが認められ，症状が進行すると意識消失に陥る．低血糖時にはグルコースあるいはスクロースの摂取，ジュースや補食を速やかに行う必要がある．自己摂取が不能な状態ではグルコース静脈内投与あるいはグルカゴンの筋肉注射が行われる．高齢者や小児では，低血糖の症状に気づきにくいため，とくに注意を要する．

ⓐ 経口血糖降下薬

現在，7種類の経口血糖降下薬が使用可能である（**表5-2**）．これらの作用機序と患者の病態を考慮して薬剤が選択される（**図5-3**）．

**表5-2　経口血糖降下薬の作用と副作用**

| | 作　用 | 副作用 |
|---|---|---|
| スルホニル尿素（SU）薬<br>　グリメピリド<br>　グリクラジド<br>　グリベンクラミド | 膵β細胞のSU受容体（SUR1）に結合し，ATP感受性K$^+$チャネルを閉じて，脱分極を起こし，膜電位依存性Ca$^{2+}$チャネルを開口して，インスリン分泌を促進する | インスリン過剰分泌による低血糖，遷延性低血糖，長期投与時の膵β細胞の疲弊による二次無効，インスリンの脂肪合成作用による体重増加に注意が必要 |
| 速効型インスリン分泌促進薬<br>　ナテグリニド<br>　ミチグリニドカルシウム水和物<br>　レパグリニド | SU薬と同様に膵β細胞のSUR1に結合しインスリン分泌を促進する．速効性に効果を発揮し血中からの消失も早いため，食後血糖値の改善に適した薬剤である．食直前の内服が必要である | 低血糖，とくに腎障害では低血糖を起こす場合があるためナテグリニドは禁忌，ミチグリニドカルシウム水和物とレパグリニドは慎重投与 |
| α-グルコシダーゼ阻害薬<br>　アカルボース<br>　ボグリボース<br>　ミグリトール | 小腸において二糖類（ショ糖や麦芽糖）を単糖類に分解する酵素であるα-グルコシダーゼを競合阻害することにより，消化管におけるグルコースやフルクトースへの分解が抑制され，食後の血糖上昇を抑える．内服は食直前に行う | 腹部膨満感，下痢，放屁，腸閉塞を起こす可能性があり高齢者や開腹手術後の患者には注意が必要．アカルボースでの肝機能障害が報告されているため，投与後の定期的な採血が必要．単独では低血糖を起こす可能性はきわめて低いが，インスリンなど他の糖尿病薬との併用で低血糖は起こることもあるが，その場合にはグルコースの摂取が必要である |
| ビグアナイド薬<br>　メトホルミン塩酸塩<br>　ブホルミン塩酸塩 | 肝臓でAMP依存性プロテインキナーゼのシグナル伝達を活性化するとともに肝での糖新生を抑制し，筋肉での糖の取り込みを促進，さらに腸管でのグルコース取り込みを抑制する．インスリン抵抗性を改善し，体重増加をきたしにくいため，肥満糖尿病患者に対してよい適応である | 下痢などの消化管症状がある．重篤なものには乳酸アシドーシスを起こす可能性があるため，肝・腎・心・肺機能障害がある患者，大量飲酒者，75歳以上の高齢者では投与を避ける．血中Cr値が男性1.3 mg/dL，女性1.2 mg/dL以上の患者にも推奨されず，また造影剤使用時の前後の2日間も休薬が必要である |
| チアゾリジン薬<br>　ピオグリタゾン塩酸塩 | 脂肪細胞の核内受容体PPARγを活性化し脂肪細胞の分化誘導を促進，アディポネクチン分泌を増加させる．主に脂肪組織や筋肉組織でのインスリン抵抗性を改善し，糖取り込みを増加させて血糖降下作用を発揮する．インスリン抵抗性を呈する肥満糖尿病患者に対して有用である | 水分貯留傾向があり浮腫，体重増加を認めるため心不全患者では禁忌である．また女性での骨折頻度の増加も報告されており注意が必要．膀胱がん発症リスクを高める可能性が論じられていたが，10年間の調査研究で膀胱がんリスクは否定された |
| DPP-4阻害薬<br>　シタグリプチンリン酸塩水和物<br>　ビルダグリプチン<br>　アログリプチン安息香酸塩<br>　リナグリプチン | DPP-4はインクレチンであるGLP-1とGIPを分解するが，DPP-4阻害薬はDPP-4を阻害することにより活性型GLP-1と活性型GIP濃度を上昇させ，血糖値依存的にインスリン分泌増強作用およびグルカゴン分泌低下作用を発揮する | 便秘，急性膵炎．単独では低血糖を起こすことはまれであり，体重を増加させない．SU薬との併用や高齢者や軽度腎機能低下症例で重篤な低血糖が報告されており，併用時にはSU薬の減量が必要である |

**表 5-2 （つづき）**

| | 作　用 | 副作用 |
|---|---|---|
| テネリグリプチン臭化水素酸塩水和物<br>アナグリプチン | （前頁を参照） | （前頁を参照） |
| SGLT2 阻害薬<br>　イプラグリフロジン L-プロリン<br>　ダパグリフロジンプロピレングリコール水和物<br>　ルセオグリフロジン水和物<br>　トホグリフロジン水和物<br>　カナグリフロジン水和物<br>　エンパグリフロジン | 腎臓近位尿細管のナトリウムグルコース共役輸送隊（SGLT）の SGLT2 を阻害することにより，糸球体で濾過・産生された原尿からのグルコースの再吸収を抑制，尿中にグルコースを排泄することにより血糖降下作用を発揮する．エネルギー量が減少することから体重減少が認められる．また脂質低下作用や血圧降下作用も認められ，インスリン抵抗性の改善も期待されている | 低血糖，空腹感，頻尿，多尿，尿路感染症，陰部潰瘍，薬疹，ケトアシドーシス，脱水による脳梗塞が報告されていることから，十分な水分摂取が必要である．尿に糖を排泄するため尿糖は陽性化する．また腎機能低下患者では尿糖排泄ができないため血糖低下効果は減弱する |

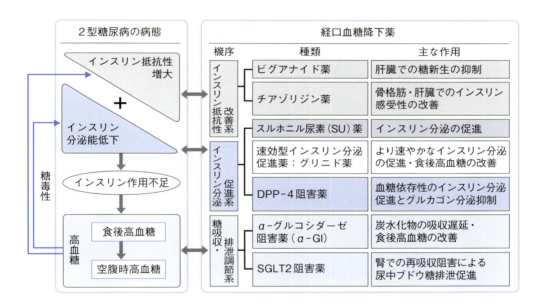

**図 5-3　病態に合わせた経口血糖降下薬の選択**
［日本糖尿病学会編・著：糖尿病治療ガイド 2016-2017, p.31, 文光堂, 2016］

ⓑ 注射薬療法

・GLP-1 作動薬

　リラグルチド，エキセナチド，持続性エキセナチド，リキシセナチドが使用されている．グルカゴン様ペプチド-1 glucagon-like peptide-1（GLP-1）作動薬は，膵 β 細胞の GLP-1 受容体に内因性 GLP-1 に代わり結合，cAMP 産生を増加させてグルコース濃度依存的なインスリン分泌を増強させる．グルカゴン分泌抑制作用や胃内容物排泄遅延効果，食欲抑制効果とそれに伴う体重減少効果も有する．リラグルチドは自己会合により

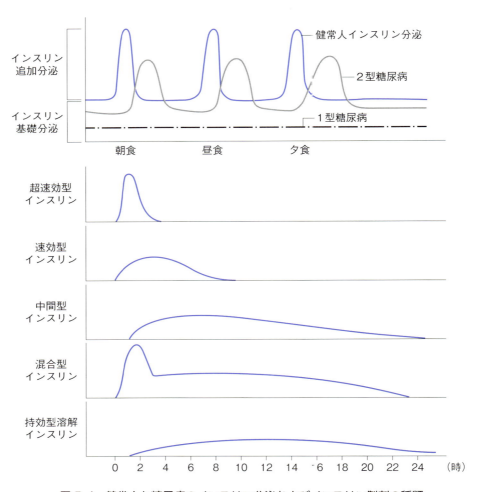

図 5-4 健常人と糖尿病のインスリン分泌およびインスリン製剤の種類

持続的に効果が発揮される．副作用として悪心，嘔吐，便秘，下痢などの胃腸障害の頻度が高い．膵炎，腎障害の報告もある．

・インスリン療法

インスリン療法は，1型糖尿病患者全般に対して使用される．また2型糖尿病患者においてもインスリン分泌が枯渇したインスリン依存状態の場合，あるいはインスリン抵抗性が強く，インスリン分泌が残存しているインスリン非依存状態でも血糖コントロールに必要な場合には使用する．

インスリン製剤の種類：インスリン製剤は，作用発現時間や作用持続時間によって，超速効型，速効型，中間型，混合型，持効型溶解に分類される（図 5-4）．これらのインスリンを正常なインスリン分泌プロファイルに近づけるように単独あるいは併用で投与する．

インスリン治療法：インスリン強化療法は，1日1～2回持効型インスリンを使用しインスリンの基礎分泌を補い，毎食前の超速効型インスリン投与で追加分泌を補い食後血糖上昇を抑える最も強力なインスリン治療法である．1型糖尿病や血糖コントロールが

不良な2型糖尿病に対して用いることが多い．1日1回の持効型インスリンと経口血糖降下薬を併用する治療法は，経口血糖降下薬のみでコントロールが困難な患者に用いられる．また1日2回混合型インスリンを朝夕使用する方法，朝と昼に超速効型を夕には混合型を用いる方法もあり，患者の病状に合わせて治療方法を選択する．

インスリンの調節方法は，そのインスリン効果が及ぶ時間帯の血糖値を指標にしてインスリン量を調節する"責任インスリン"により決定する．通常少量2～4単位ずつ徐々に変更・調節を行う．

### d) 糖尿病合併症

① 急性合併症

ⓐ 糖尿病性ケトアシドーシス

極度のインスリン欠乏のため，著明な高血糖と脱水を認め，脂肪分解によるケトン体（βヒドロキシ酪酸）の増加によりアシドーシスにいたり意識障害をきたして昏睡に陥る．動脈血液ガスのpHは7.3未満となり，尿ケトン体が強陽性となる．治療には，十分量の生理的食塩水の点滴による脱水補正とインスリンの静脈内持続投与が基本となる．インスリン持続投与により血清K値が低下するため，Kを含めた電解質の補正を行う．1型糖尿病の発症時やインスリン中断時などに多く発症する．

ⓑ 高血糖高浸透圧症候群（非ケトン性高浸透性昏睡）

著しい高血糖と高度の脱水により循環血流量が著明に低下し，意識低下や昏睡をきたす．アシドーシスは認めても軽度である．高齢の2型糖尿病患者が感染症，手術，高カロリー輸液，副腎皮質ステロイド投与などを契機として起こしやすい．治療はケトアシドーシスと同様に脱水補正，電解質補正とインスリンの静脈内持続投与を行う．

② 慢性合併症

ⓐ 細血管障害

細い血管の障害により発症する合併症であり，三大合併症である糖尿病神経障害，糖尿病性腎症と糖尿病網膜症が含まれる．

・糖尿病神経障害：糖尿病神経障害は，糖尿病合併症の中でも最も合併頻度が高い．感覚運動神経の障害による両下肢のしびれ，疼痛，知覚低下，異常感覚などの症状，自律神経の障害による起立性低血圧による立ちくらみ，神経因性膀胱，無痛性心筋梗塞，勃起障害（ED），便秘，下痢，こむらがえりなどの多種多様な徴候が出現する．神経障害から下肢組織の感染，潰瘍が生じ壊疽により下肢切断にいたる場合もある．

治療薬にはポリオール代謝の律速酵素であるアルドース還元酵素を阻害するアルドース還元酵素阻害薬のエパルレスタット，ビタミン$B_{12}$，$PGE_1$製剤などが使用される．また，有痛性神経障害に対しては抗不整脈薬でもあるメキシレチン塩酸塩，セロトニン・ノルアドレナリン再取り込み阻害薬（SNRI）のデュロキセチン塩酸塩および$Ca^{2+}$チャネル$\alpha_2\delta$リガンドのプレガバリンが用いられる．

・糖尿病性腎症：糖尿病性腎症による透析導入患者数は11.5万人以上となっており，透析導入の原因疾患では糖尿病性腎症が第1位である．糖尿病性腎症の初期症状として微量アルブミン尿が出現し，その後尿タンパク量が徐々に増加して，ネフローゼ症候群となる．やがて腎機能が低下すると血清クレアチニン値が上昇し糸球体濾過量（GFR）が低下する．糖尿病性腎症の透析導入患者の5年生存率は50％であり予後がきわめて悪

い．糖尿病性腎症の治療には，血圧コントロール（130/80 mmHg 未満）とアンジオテンシン変換酵素（ACE）阻害薬あるいはアンジオテンシンⅡ受容体拮抗薬の使用，塩分制限およびタンパク摂取制限を行う．

・糖尿病網膜症：糖尿病網膜症は中途失明の原因疾患では緑内障に次いで第2位であり，年間3,000人が糖尿病網膜症で失明している．高血糖持続により網膜血管壁の細胞障害による血流障害や血液成分の漏出により毛細血管瘤，出血，白斑，網膜浮腫などが発症する．やがて黄斑症，網膜・硝子体での新生血管を生じ，硝子体出血や網膜剥離を起こして視力障害や失明にいたる．適切な時期に光凝固術を施行することが重要であるが，進行した場合には硝子体手術が行われる．近年，副腎皮質ステロイド（トリアムシノロンアセトニド）の硝子体内注射，抗 VEGF 薬のベバシズマブの硝子体内注射が行われている．

ⓑ 大血管障害

糖尿病は冠動脈疾患および脳血管疾患を含む動脈硬化性疾患の危険因子であり，メタボリックシンドロームの合併により，さらにリスク上昇が認められる．

・心筋梗塞：糖尿病患者でのリスクは健常者の3倍以上，神経障害により発作時の疼痛を自覚しない無痛性心筋梗塞を発症することがあるため注意が必要である．

・脳血管障害：脳出血よりも脳梗塞の頻度が高く，リスクは非糖尿病患者に比べて糖尿病患者では2〜4倍である．小梗塞が多発するラクナ梗塞を多く認め，進行すると脳血管性認知症にいたる場合がある．

## 2. メタボリックシンドローム　metabolic syndrome

肥満とは過剰に脂肪が蓄積した状態をいう．これは長期にわたり摂取エネルギー（食事）が消費エネルギー（身体活動，運動）を上回った状態が続くことで，余剰のエネルギーが体脂肪となって生じる病態である．脂肪は，皮下脂肪と内臓脂肪に大別される．皮下脂肪は腰まわり，太ももに多く存在し，内臓脂肪は腸間膜周囲に存在する．内臓脂肪からは種々の生理活性物質アディポサイトカインが分泌されている（アディポとは脂肪の意味）．内臓脂肪量が増加すると，善玉の生理活性物質アディポネクチン（アディポサイトカインの一種）の分泌が減少し，悪玉の生理活性物質アディポサイトカイン（TNF-$\alpha$，PAI-1，レジスチン，アンジオテンシノーゲンなど）の分泌が増加する．この分泌の乱れが高血糖，高血圧，脂質代謝異常を招き，動脈硬化を進展させると考えられている．この病態をメタボリックシンドローム（内臓脂肪症候群）という（図 5-5）．日本人の死因の第2位心疾患，第4位脳血管障害の多くは動脈硬化によるものと考えられている．つまり日本人の3人に1人は，動脈硬化で亡くなっているため，その対策が重要不可欠といえる．

### 診断基準

メタボリックシンドロームの発症は内臓脂肪の増加にある．その評価は X 線 CT 検査による内臓脂肪面積の測定が最も正確とされているが，この検査は被曝，費用，設備の点で限界がある．よってその代替がへその高さでの腹囲径とされた．内臓脂肪面積 100 cm$^2$

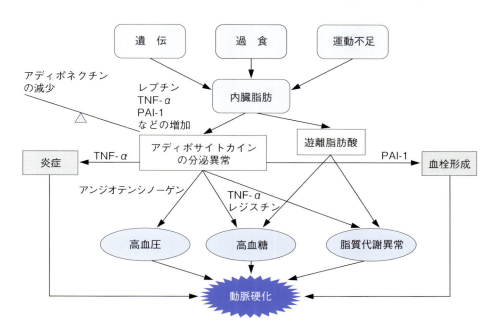

図 5-5　メタボリックシンドロームの病態

表 5-3　メタボリックシンドロームの診断基準

| 腹囲：男性 85 cm 以上，女性 90 cm 以上 | | |
|---|---|---|
| かつ下記の A・B・C 項目のうち 2 項目を満たすとき | | |
| A. 脂質代謝異常 | 中性脂肪（トリグリセライド） | 150 mg/dL 以上 |
| | あるいは | |
| | HDL コレステロール | 40 mg/dL 未満 |
| | あるいは | |
| | これらの薬物治療を受けている場合 | |
| B. 高血圧 | 収縮期（最高）血圧 | 130 mmHg 以上 |
| | あるいは | |
| | 拡張期（最低）血圧 | 85 mmHg 以上 |
| | あるいは | |
| | 高血圧の薬物治療を受けている場合 | |
| C. 高血糖 | 空腹時血糖 | 110 mg/dL 以上 |
| | あるいは | |
| | 糖尿病の薬物治療を受けている場合 | |

［日内会誌 94：794-805，2005］

が腹囲径男性 85 cm，女性 90 cm に相当することより，このカットオフ値が診断基準に採用されている（表 5-3）．なお女性は皮下脂肪が男性に比べ多いため，男女差が生じている．

　平成 27 年度の特定健康診査受診者に占めるメタボリックシンドロームおよび予備群該当率（年齢調整後）は男性 39.7％，女性 11.5％，全体で 25.4％ である．平成 20 年度時点と比較して 2.7％ 減少している．この中には服薬をしている者も含まれ，特定保健指導

の効果の評価として，服薬者を除いた者で調べるとその減少率は 12.7% である．

■ 治 療

　内臓脂肪を過剰に保有した者が増加している主な原因は，自家用車や交通機関の発達による身体活動・運動量の減少，いつでもどこでも好きなだけ食事ができる過食にある．メタボリックシンドロームのライフスタイルには，過食，飲酒量過多，早食い，動物性脂肪を好む，バランスの悪い食生活，喫煙，運動不足，歩行量が少ない，などの特徴がみられる．患者の多くは自分の価値観をもっていて，これは我慢できるけれどもこれだけは譲れないといった優先順位がある．実行できる改善方法を聞き出して一緒に考え，最終的には本人に決めてもらい，目標（腹囲を何月までに何 cm にする）を立てて，具体的な数値（1 日歩数，飲酒量など）を記録させることが成功の秘訣である．

## 3. 脂質異常症

### a. 脂質異常症　hyperlipidemia

　脂質異常症とは，血清コレステロール値の異常高値および血清中性脂肪値（トリグリセライド：TG）の異常高値と血清 HDL コレステロール値の異常低値を総称して呼ぶ．これらの病態は高脂血症と呼ばれていたが，血清 HDL コレステロールの低値が高脂血症に含まれることは問題があるため，2007 年に高脂血症から脂質異常症へ名称が変更となった．血清総コレステロールの異常高値を高コレステロール血症，血清 LDL コレステロールの異常高値を高 LDL コレステロール血症，血清 HDL コレステロール血症の異常低値を低 HDL コレステロール血症，血清トリグリセライド（中性脂肪）の異常高値を高トリグリセライド（中性脂肪）血症と呼ぶ．

　脂質異常症は，脳梗塞，狭心症や心筋梗塞などの動脈硬化性疾患の最も重要な危険因子である．脂質異常症は通常自覚症状は認めないため，治療が遅れてしまい動脈硬化性疾患が進行し重症化することも多く，脂質異常症に対する早期からの治療が重要となる．

■ 病態生理

　高 LDL コレステロール血症や高トリグリセライド血症，低 HDL コレステロール血症の多くは，多様な遺伝素因，生活習慣の欧米化，運動不足，内臓脂肪蓄積や肥満などが原因として発症・悪化する．

　脂質は血液には不溶性であるが，脂質とタンパク質であるアポタンパクが結合することにより血液中に溶解できるリポタンパクとなる．リポタンパクは，比重により軽いものからカイロミクロン，VLDL，IDL，LDL，HDL に分類されるが，これらのリポタンパクの代謝異常により脂質異常症が発症する（図 5-6）．

　高 LDL コレステロール血症では，酸化などにより変性した LDL 由来のコレステロールなどが血管壁に蓄積して粥状動脈硬化を発症・進展させる．一方，HDL は，血管壁に蓄積したコレステロールを取り出し，粥状動脈硬化を抑制する作用を有する．LDL の他にレムナント，small dense LDL，Lp(a)，変性 LDL（酸化 LDL，糖化 LDL）などのリポタンパクも動脈硬化を促進する．また高トリグリセライド血症によっても粥状動脈硬化

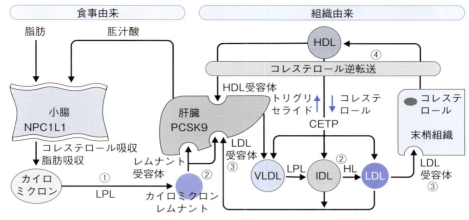

**図5-6　リポタンパク代謝と脂質異常症**
［日本動脈硬化学会（編）：脂質異常症治療ガイド2013年版, p.13, 2013］

が進展することが明らかとなっている.

### a）脂質異常症の分類

脂質異常症の分類には，発症病因に基づいた分類とリポタンパク異常の種類と程度により分類する表現型による分類が用いられている.

#### ① 病因に基づく分類

脂質異常症の病因に基づく分類には，他の基礎疾患を否定できる原発性（一次性）高脂血症と他の基礎疾患に基づいて発症する続発性（二次性）高脂血症に分類される．原発性高脂血症は，主に遺伝因子や遺伝子異常により発症するものであり，明らかな基礎疾患や薬剤使用を認めず個人の素因により発症するものをいう．家族性リポタンパクリパーゼ（LPL）欠損症や家族性高コレステロール血症（後述）は，原発性高脂血症に分類される．続発性高脂血症は飲酒，過食など生活習慣の乱れや糖尿病，甲状腺機能低下症，ネフローゼ症候群，クッシング症候群などの他の基礎疾患，利尿薬，コルチコステロイド，経口避妊薬などの薬剤など，他の要因による高脂血症をいう.

#### ② 表現型分類

表現型分類とは血中リポタンパクの種類と増加の程度により脂質異常症をⅠ～Ⅴ型に分類したWHOによる分類であり，病因を考慮していないため同じ表現型でも複数の病因が存在する場合がある（表5-4）．血清LDLコレステロール値および血清トリグリセライド値を測定し，アポタンパクやリポタンパク電気泳動法により増加しているリポタンパクを確認して判断する.

糖尿病の場合はどの表現型でも示すが，とくにⅡb型とⅣ型が多い．また，家族性高脂血症はⅡa型とⅡb型の表現型を示す.

表 5-4 脂質異常症の表現分類

| 表現型 | I | IIa | IIb | III | IV | V |
|---|---|---|---|---|---|---|
| 増加するリポタンパク分画 | カイロミクロン | LDL | LDL<br>VLDL | CMレムナント<br>VLDLレムナント | VLDL | カイロミクロン<br>VLDL |
| LDLコレステロール | ↓↓ | ↑↑ | ↑ | ↓ | 正常 | ↓ |
| トリグリセライド | ↑↑↑ | 正常 | ↑↑ | ↑↑ | ↑↑ | ↑↑↑ |
| 総コレステロール | 正常〜↑↑ | ↑〜↑↑↑ | ↑〜↑↑ | ↑↑ | 正常〜↑ | ↑ |
| 血清外観 | 上層クリーム層と下層透明 | 透明 | やや白濁 | 白濁 | やや白濁〜著しい白濁 | 上層クリーム層と下層白濁 |
| 主要な疾患 |  | 家族性高コレステロール血症，胆石症 | 糖尿病，家族性高コレステロール血症 |  | 糖尿病 |  |

### ■ 症　候

　脂質異常症は，一般的に無症状であることから，脂質異常症の発症に長期間気づかれずに経過し動脈硬化が進行することも多い．高コレステロール血症，とくに家族性高コレステロール血症では皮膚症状としては眼瞼黄色腫，角膜輪，結節性黄色腫，腱黄色腫が，また胆石症も認められる．高トリグリセライド血症では1,000 mg/dL以上で急性膵炎を合併する場合がある．

　脂質異常症は粥状動脈硬化を発症・促進する強いリスクファクターであり，冠動脈硬化による狭心症や心筋梗塞，脳動脈硬化による一過性脳虚血発作(TIA)や脳梗塞，大動脈の動脈硬化による大動脈瘤や大動脈解離，腎動脈や腎組織の動脈硬化による慢性腎臓病(CKD)，腎硬化症や腎血管性高血圧，下肢動脈硬化による閉塞性動脈硬化症などさまざまな動脈硬化性疾患を引き起こす．

### ■ 診断・検査

#### a）脂質異常症の診断基準

　脂質異常症の診断基準値は，動脈硬化発症リスクを判断するためのスクリーニングのための基準値であり，疫学調査などからの将来の動脈硬化性疾患，とくに心筋梗塞などの冠動脈疾患の発症促進の危険性の高い脂質レベルが設定されている．

　脂質異常症診断のための血清脂質は，空腹時(10〜12時間以上絶食)の静脈血からの採血において以下のように設定されている．

- LDLコレステロール：140 mg/dL以上で高LDLコレステロール血症，120〜139 mg/dLで境界域高LDLコレステロール血症
- HDLコレステロール：40 mg/dL未満で低HDLコレステロール血症
- トリグリセライド：150 mg/dL以上で高トリグリセライド血症

　LDLコレステロールに関する診断基準に関しては，高LDLコレステロール血症(LDLコレステロール値140 mg/dL以上)に加えて境界域高LDLコレステロール血症(LDLコレステロール値は120〜139 mg/dL)が設定されている．この境界域高LDLコレステロール血症では糖尿病など高リスク病態の存在を考慮して治療を判断する．

　以前の診断基準には総コレステロール値(220 mg/dL以上)も入っていたが，LDLコ

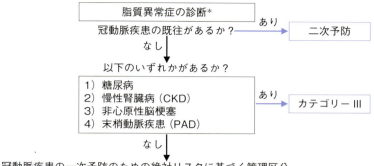

**図 5-7 LDL コレステロール管理目標設定のためのフローチャート**
*家族性高コレステロール血症 (FH) については本フローチャートを適用しない.
[日本動脈硬化学会 (編)：脂質異常症治療ガイド 2013 年版, p. 27, 2013]

レステロールや HDL コレステロールがリスクファクターとしてより正確で本質的であることから診断基準値から削除された.

### b) 脂質異常症の病態把握のための検査

上記のごとく空腹時における LDL コレステロール, HDL コレステロール, トリグリセライドを測定, 次にリポタンパク電気泳動でアポタンパク, Lp(a) やリポタンパクリパーゼ (LPL) などの測定を行い脂質異常症の病型分類を決定する (I〜V型, 低 HDL コレステロール). さらに基礎疾患の有無, 家族歴などの調査を行い, 続発性高脂血症と原発性高脂血症の鑑別診断を行い診断する.

## ■ 治 療

### a) 脂質異常症の絶対リスクによるカテゴリー分類

脂質異常症の管理目標値の設定に関しては, 動脈硬化性疾患の危険因子と個々の患者背景により, 個別の絶対リスクを評価して脂質管理目標値を設定する (図 5-7). 動脈硬化性疾患の危険因子に関しては, 性別, 年齢, 喫煙, 冠動脈疾患家族歴, 脂質異常症, 高血圧, 糖尿病, 耐糖能異常, 慢性腎臓病 (CKD), 冠動脈疾患の既往などが挙げられる.

このフローチャートでは, 冠動脈疾患の既往歴ありの場合は,「二次予防」のカテゴリーとなる. 既往歴なしの場合は, 糖尿病, 慢性腎臓病 (CKD), 非心原性脳梗塞や末梢性動脈疾患の高リスク状態の有無を確認, 高リスク状態の疾患を認める場合は「カテゴ

表 5-5　リスク区分別脂質管理目標値

| 治療方針の原則 | 管理区分 | 脂質管理目標値（mg/dL） | | | |
| --- | --- | --- | --- | --- | --- |
| | | LDL-C | HDL-C | TG | non HDL-C |
| 一次予防<br>まず生活習慣の改善を行った後，薬物療法の適用を考慮する | カテゴリーⅠ | <160 | ≧40 | <150 | <190 |
| | カテゴリーⅡ | <140 | | | <170 |
| | カテゴリーⅢ | <120 | | | <150 |
| 二次予防<br>生活習慣の改善とともに薬物療法を考慮する | 冠動脈疾患の既往 | <100 | | | <130 |

＊これらの値はあくまでも到達努力目標値である．
＊LDL-C は 20〜30％ の低下を目標とすることも考慮する．
＊non HDL-C の管理目標は，高 TG 血症の場合に LDL-C の管理目標を達成したのちの 2 次目標である．
＊TG が 400 mg/dL 以上および食後採血の場合は，non HDL-C を用いる．

［日本動脈硬化学会（編）：脂質異常症治療ガイド 2013 年版，p.29，2013］

リーⅢ（高リスク）」となる．認めない場合は，冠動脈疾患絶対リスクチャート（NIPPON DATA80 による 10 年間の冠動脈疾患による死亡確率）を参照して，性別，喫煙の有無，収縮期血圧，総コレステロール値に基づき 10 年間の冠動脈疾患死亡率を決定．さらに低 HDL コレステロール血症，早発性冠動脈疾患家族歴や耐糖能異常の追加リスクの有無を考慮して「カテゴリーⅠ（低リスク）」「カテゴリーⅡ（中リスク）」「カテゴリーⅢ（高リスク）」に分類する．

b) 脂質異常症のカテゴリー分類による管理目標値

表 5-5 にはリスク区分別脂質管理目標値を示す．一次予防と二次予防に分類され，さらに一次予防ではカテゴリーⅠ，Ⅱ，Ⅲに分類されており，これらの分類に基づいて LDL コレステロール値が 100 mg/dL 未満〜160 mg/dL 未満に段階的に設定されている．HDL コレステロールは 40 mg/dL 以上，トリグリセライドは 150 mg/dL 未満と管理目標値は一次予防と二次予防やカテゴリーにかかわらず同一の値となっている．

c) 脂質異常症の治療

既往歴と基礎疾患の有無に基づき，図 5-7 のフローチャートに従って治療を開始する．

基礎疾患の治療を行うと同時に，食事療法および運動療法を含む生活習慣の改善を行う．生活習慣改善には，① 禁煙，② 食生活の改善，③ 適正体重の維持と内臓脂肪の減少，④ 身体活動度の増加を目標とする．これらの生活習慣の改善で脂質異常症が管理目標値を達成しない場合は，薬物療法を開始する．

① 食事療法

食事療法は以下に記載する要領で行う．

- 総摂取エネルギーの適正化：総摂取エネルギー＝標準体重（kg）×25〜30 kcal
- エネルギー配分：脂肪 20〜25％，炭水化物 50〜60％
- 脂質の選択：飽和脂肪酸（肉の脂）を摂りすぎない（4.5％ 以上 7％ 未満），$n$-3 系多価不飽和脂肪酸（魚油）摂取を増やす，トランス脂肪酸の摂取を抑える．
- 炭水化物の選択：グライセミックインデックスの低い食事を摂る，食物繊維を多く摂取する，スクロースやフルクトースなどの糖類の過剰摂取に注意する．

・大豆・大豆製品，野菜，果物を十分に摂取する．
・塩分摂取を 6 g/日未満にする．
・アルコールを 25 g/日以下に抑える．

　高 LDL コレステロール血症に対しては，肉の脂身，内臓，皮，チーズやバターなどの乳製品や牛乳，卵黄などを控え，未精製穀類，大豆，海藻，野菜類の摂取を増やす．

　高トリグリセライド血症には，菓子・飲料，米などの穀類の摂取を減らし，アルコールの摂取も控える．また魚類の摂取を増やす．

### ② 運動療法

　運動療法は，HDL コレステロールを増やしトリグリセライドを減らす作用をもつ．

　実際の運動療法としては，中等度の有酸素運動を毎日 30 分以上継続する．運動の種類としては早歩き，水中歩行，サイクリング，ジョギングなどが推奨される．運動強度は，最大酸素摂取量の 50% 強度が適している．50% 強度とは，① 心拍数（138 − 年齢/2），② ボルグ・スケール（主観的運動強度）で 11（楽である）～13（きつい）を指標とする運動である．

### ③ 薬物療法

　食事療法や運動療法を含む生活習慣改善でも脂質コントロールが不十分の場合は，絶対リスクに応じて薬物治療を考慮する．高リスク群では早期治療が望ましい．

　脂質異常症に対する薬剤は，高 LDL コレステロール血症に対して使用する薬剤（HMG-CoA 還元酵素阻害薬，小腸コレステロールトランスポーター阻害薬，陰イオン交換樹脂，プロブコール）と高トリグリセライド血症に対して使用する薬剤（フィブラート系薬，EPA・DHA 製剤，ニコチン酸誘導体）に分類される．「脂質異常症治療ガイド 2013」ではニコチン酸誘導体は，高 LDL コレステロールおよび高トリグリセライド血症の両方に使用されると記載されているが，トリグリセライド低下作用のほうが強いため，便宜上，高トリグリセライド血症の薬剤に分類した．

#### ⓐ 高コレステロール血症の治療薬

HMG-CoA 還元酵素阻害薬（スタチン）：いわゆる"スタンダードスタチン"であるプラバスタチンナトリウム，シンバスタチン，フルバスタチンナトリウムや，"ストロングスタチン"であるアトルバスタチンカルシウム，ピタバスタチンカルシウム水和物，ロスバスタチンカルシウムが使用されている．コレステロール生合成の律速酵素である HMG-CoA 還元酵素を特異的に拮抗阻害し，主として肝臓のコレステロール合成を抑制，また肝 LDL 受容体活性を増加し LDL 取り込みを増加させ血中 LDL 濃度を低下させる．副作用として腹痛，発疹，横紋筋融解症（脱力，筋肉痛，褐色尿，血中 CPK 増加など），肝機能障害，ミオパシー，血小板減少症などが認められる．横紋筋融解症など重篤な副作用が認められた場合はただちに使用を中止，受診が必要である．高コレステロール血症の第一選択として使用されるが，最初にスタンダードスタチンを使用，効果不十分な場合にストロングスタチンを使用する．代謝酵素としては，CYP3A4（シンバスタチン，アトルバスタチン），CYP2C9（フルバスタチン，ピタバスタチン，ロスバスタチン），CYP2C19（ロスバスタチン）が知られており，併用薬に注意が必要である．

小腸コレステロールトランスポーター阻害薬：エゼチミブが使用されている．小腸壁細胞のコレステロールトランスポーター Niemann-Pikc 1 like 1 protein（NPC1L1）に結

合，コレステロール輸送を阻害することにより小腸壁の食事性・胆汁性コレステロールの吸収を阻害する．スタチンで効果不十分な症例でも併用効果が期待できる．副作用は胃腸症状が挙げられる．横紋筋融解症も報告されており，とくにスタチンやフィブラート系薬との併用時に注意が必要である．

陰イオン交換樹脂：コレスチラミン，コレスチミドが使用されている．消化管で胆汁酸を吸着，糞便中へコレステロール排泄を促進，胆汁酸の腸肝循環を阻害し，肝でのコレステロールからの胆汁酸への異化を促進する．肝 LDL 受容体の増加で血中 LDL 取り込みが亢進する．副作用には便秘，嘔吐，腹満感など消化器症状が多いが，腸穿孔や腸閉塞，横紋筋融解症も認められている．

プロブコール：コレステロールの胆汁中への異化排泄促進作用が主で，また，コレステロール合成の初期段階の抑制作用も有する．黄色腫退縮ならびに動脈硬化退縮の作用を認めるが，機序として血清総コレステロール低下作用，HDL を介する末梢組織より肝臓へのコレステロール逆転送の促進作用および LDL の酸化抑制に基づくマクロファージの泡沫化抑制作用が考えられている．副作用として発疹，胃腸症状，末梢神経炎，横紋筋融解症，QT 延長症候群がある．

ⓑ 高トリグリセライド血症の治療薬

フィブラート系薬剤：クリノフィブラート，ベザフィブラート，フェノフィブラートが使用されている．核内受容体 peroxisome proliferator-activated receptor $\alpha$（PPAR$\alpha$）を活性化し脂肪酸の $\beta$ 酸化を亢進，トリグリセライドと VLDL の合成低下などにより血清トリグリセライドを低下させる．副作用として横紋筋融解症が認められるが，とくにスタチン併用時や腎障害のある場合は注意が必要である．妊婦では禁忌である．その他副作用に嘔吐，下痢などの腹部症状，肝障害，胆石形成などがある．

EPA・DHA 製剤：イコサペント酸エチルと $\omega$-3 脂肪酸エチルが使用されている．肝臓でのトリグリセライドおよび VLDL 合成と分泌を抑制，脂肪酸合成低下，アポタンパク B の合成抑制などさまざまな作用を有する．さらに抗血小板作用も有することから動脈硬化進展抑制作用を発揮する．副作用として胃不快感などの消化器症状，皮下出血や歯肉出血などの出血傾向がある．

ニコチン酸製剤：ニコモールやニセリトロールが使用されている．ホルモン感受性リパーゼの活性化を抑制，脂肪細胞での脂肪分解を抑制，遊離脂肪酸の肝臓への流入を減少させ，肝でのリポタンパク合成を抑制する．またリポプロテインリパーゼ活性を上昇させトリグリセライド分解を促進する．Lp(a) 低下作用および血小板凝集抑制作用も有する．副作用として顔面や上半身の紅潮や瘙痒感，肝機能障害，胃腸障害などがある．

### b. 家族性高コレステロール血症　familial hyperlipidemia（FH）

LDL 受容体異常により著明な高コレステロール血症（主に II a 型）を呈する常染色体優性遺伝性疾患で，重篤な動脈硬化を引き起こし，とくにホモ型では若年での死亡率が高い．腱黄色腫（アキレス腱肥厚），皮膚結節性黄色腫，若年性角膜輪が認められる．早期診断と治療がきわめて重要であり LDL コレステロール管理目標設定のためのフローチャートは適応しない．生活習慣改善を行うとともに，ヘテロ型に対する治療はスタチン，エゼチミブ，陰イオン交換樹脂などを併用する．ホモ型に対しては，スタチンの効

果は少ないため，体外循環によりLDL吸着するLDLアフェレーシスを行い，エゼチミブなどを服用する．

## 4. 高尿酸血症　hyperuricemia

　高尿酸血症とは，プリンヌクレオチドの最終代謝産物である尿酸が，産生の過剰または排泄の低下により，血中に増大した状態（血清尿酸濃度7.0 mg/dLを超えた場合）である．高尿酸血症の発症には，過食，アルコール飲料の過剰摂取，運動不足などの生活習慣が関与しており，これらは肥満に伴うメタボリックシンドロームの発症にも関与することから，高尿酸血症の発症時には，高血圧や糖・脂質代謝異常も併発していることが多い．高尿酸血症が持続すると，関節内で尿酸塩が結晶化し，突然の激痛を伴った炎症反応が生じる．この尿酸塩の結晶による急性の関節炎を痛風 goutといい，放置すると再発を繰り返すことにより関節障害をきたす．また，腎尿細管においても尿酸塩結晶の沈着がみられ，この沈着は痛風腎という腎障害へと進展していく．

### ■ 病態生理

　尿酸は，プリンヌクレオチド代謝の最終産物として肝臓などで産生され，その多くは腎臓から排泄されることから，尿酸の過剰な産生や排泄の低下により血中の尿酸濃度は上昇する．したがって，高尿酸血症はその成因から尿酸の産生過剰型と排泄低下型，および混合型に大別され，頻度はそれぞれ約10，60，30％である．また，各病型は原発性（一次性）と続発性（二次性）に分けられる．

#### a）尿酸産生過剰型

　ヒトにおけるプリンヌクレオチド代謝の概略を図5-8に示す．この代謝過程の異常により尿酸が過剰に産生される場合が原発性の高尿酸血症であり，特発性のものと，以下に示すプリンヌクレオチド代謝酵素の異常によるものがある．また，細胞崩壊などの核酸分解の亢進により尿酸が増大する場合が続発性の高尿酸血症である．

①　プリンヌクレオチド生合成の亢進

　プリンヌクレオチドの生合成の初発は，ホスホリボシルピロリン酸（PRPP）を産生するPRPP合成酵素により担われており，合成されたプリンヌクレオチドは，ヒポキサンチン，キサンチンを経て尿酸へと異化代謝される（図5-8）．原発性の高尿酸血症では，PRPP合成酵素の先天的な異常により，その活性の亢進や酵素量の増加がみられる場合があり，結果的にプリンヌクレオチドの生合成が亢進することで尿酸の産生が過剰となる．

②　再利用経路の障害

　プリンヌクレオチドから尿酸への代謝過程において，中間産物であるヒポキサンチンやグアニンは，それぞれPRPPとともにヒポキサンチン-グアニンホスホリボシルトランスフェラーゼ（HGPRT）の作用によりイノシン酸（IMP）およびグアニル酸（GMP）へと回収される（図5-8）．この経路を再利用 salvage経路というが，遺伝子の異常によりHGPRTの部分欠損が生じると，尿酸の前駆体であるヒポキサンチンが増加し，尿酸が過剰に産生されることになる．HGPRTがほとんど完全に欠損したレッシュ・ナイハン

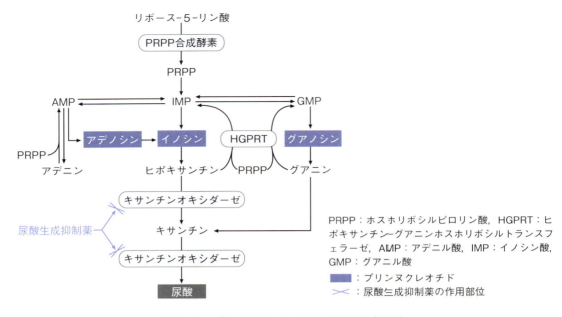

図 5-8　プリンヌクレオチドの代謝経路（概略）

Lesch-Nyhan 症候群は，X 染色体劣性の遺伝性代謝異常疾患であり，高尿酸血症に伴い痛風を発症するのみならず，精神遅滞，舞踏病様運動，唇や指をかみちぎる自傷行為などの症状が現れる．

③ 核酸分解の亢進

核酸の分解亢進を伴う疾患においては，プリンヌクレオチドの異化代謝が促進されることになり，結果的に尿酸の産生が増大し，続発性の高尿酸血症となる．原因疾患としては，白血病，骨髄腫や多血症などがある．さらに，抗悪性腫瘍薬投与による細胞の崩壊などでも核酸の分解が亢進し，高尿酸血症をきたす．また，一部の糖原病（筋ホスホリラーゼ欠損症，筋ホスホフルクトキナーゼ欠損症）ではアデニンヌクレオチドの分解が亢進し，アデニル酸（AMP）の増加のために尿酸の産生が増大する（筋原性高尿酸血症 myogenic hyperuricemia という）．

b) 尿酸排泄低下型

1 日に排泄される尿酸のうち約 70％（約 500 mg/日）は腎臓より排泄されるが，尿酸は糸球体での濾過，近位尿細管上皮細胞での種々の尿酸トランスポーターを介した血中への再吸収および尿細管への分泌を経て尿中へ排泄される（図 5-9）．このような尿酸の排泄過程に異常が生じると尿酸排泄低下型の高尿酸血症となるが，その原因から原発性と続発性とに分けられる．原発性は，主に尿酸トランスポーターの遺伝子異常であり，URAT1 の異常による尿酸の再吸収促進または ABCG2 の異常による尿酸の分泌障害に起因すると考えられている（図 5-9 中の①）．また，原発性には，家族性若年性高尿酸血症性腎症（常染色体優性疾患）がある．一方，続発性は，原因疾患に伴い尿酸の排泄が低下する場合であり，腎不全などでの糸球体濾過量の低下（図 5-9 中の②）や，糖尿病でのケトアシドーシス，糖原病（グルコース-6-ホスファターゼ欠損症）での乳酸の増加が，結果的に尿酸の排泄低下の原因となる．また，薬物（サイアザイド系利尿薬，サリチル酸）

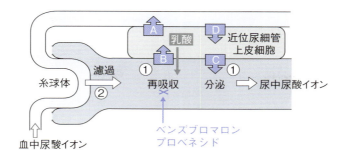

**図5-9 腎における尿酸イオンの輸送・排泄概略**

　血中の尿酸イオンは糸球体で濾過された後，近位尿細管上皮細胞に存在する種々のトランスポーター（図中A〜D）を介した血中への再吸収および尿細管への分泌を経て，尿中へ排泄される．なお，乳酸は尿酸トランスポーターBの交換基質であり，乳酸の増加は尿酸イオンの再吸収の促進につながる．図中の①および②は，それぞれ原発性高尿酸血症と続発性高尿酸血症（腎不全）での排泄障害部位を示す．また，図中にはベンズブロマロンとプロベネシドの作用部位を示した．
　A：電位依存性尿酸排出トランスポーター1 voltage–driven urate efflux transporter (URATv1)，B：尿酸トランスポーター1 urate transporter 1 (URAT1)，C：アデノシン三リン酸結合カセットサブファミリーGメンバー2 adenosine triphosphate (ATP)–binding cassette sub–family G member 2 (ABCG2)，D：有機アニオントランスポーター1 organic anion transporter 1 (OAT1)

の副作用によっても尿酸の排泄が低下することがある．

### ■ 症　候

　高尿酸血症が長期に及ぶと，臨床症状としての痛風を発症する．痛風とは，就寝時などの安静時に関節に突然の激痛を伴って腫脹や発熱が生じる疾患であり，この急性関節炎を痛風発作という．痛風は男性に多発し（90%以上），発症部位の多くは下肢の関節で，とくに第1中足趾節間関節（足親指のつけ根）に好発する．発作の数時間前から関節に違和感を感じることが多く（前兆期），症状は発症後，数時間から24時間以内に急速に増悪化する（極期）．関節炎は2〜3日続くが，その後軽快し，1〜2週間で自然寛解するのが特徴である．放置すると数年に1回から年に数回発作を再発し，繰り返すたびに無症状の期間（間欠期）が短くなる（図5-10b）．やがて手足の関節や耳介に沈着した尿酸塩の結晶が主体となって痛風結節 tophus という隆起物ができ，とくに関節では変形の原因となる．また，尿中の尿酸の増加により尿細管での尿酸塩結晶の沈着や尿路・膀胱での尿酸結石の形成が生じ，腎や尿路での障害を併発する．この腎障害（痛風腎）は痛風の予後を左右する重要な合併症であり，腎機能の低下に伴い腎不全へと重症化すると生命維持に透析が必要になる場合がある．

　高尿酸血症での急性関節炎は，尿酸塩の結晶が生体の自然免疫機構を活性化することにより起こる（図5-10a）．関節液中では尿酸が過飽和状態にあり，関節滑膜などの組織に尿酸塩結晶が沈着しているが，関節液中で析出した尿酸塩結晶や沈着物から遊離した（はがれた）結晶が滑膜細胞や常在するマクロファージに認識され，結晶の貪食や細胞の活性化が誘起される．細胞からは，インターロイキン類（IL-1β，IL-6，IL-8など）やプロスタグランジンなどの生理活性物質が産生放出される．これらの反応に続いて好中球の遊走が起こり，浸潤した好中球が尿酸塩結晶を貪食すると，種々の生理活性物質，活性酸素やリソソーム酵素が放出され，組織の破壊など炎症の増悪化をまねく（図5-10a）．

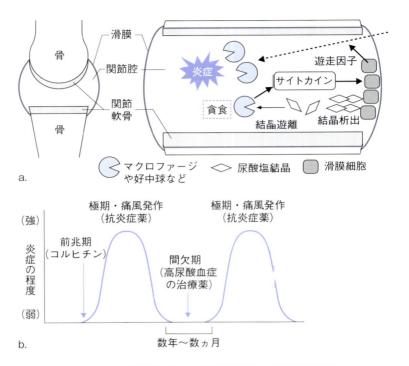

**図 5-10 高尿酸血症における関節炎の発症進展過程**

a：関節腔内での尿酸塩結晶の析出や，沈着した結晶の遊離が引き金となる炎症反応の発症進展過程を示す．遊離した結晶をマクロファージが貪食することでサイトカインを産生し，これを介した滑膜細胞の活性化（遊走因子の産生）や浸潤した好中球の活性化により炎症が生じる．
b：関節炎に伴う痛風発作の経過および治療薬の投与時期を示す．

高尿酸血症は，遺伝的素因など種々の要因を背景に発症するが，高プリン食（肉類，魚介類）やアルコール飲料の持続的な摂取なども尿酸を増加させる環境要因となり，発症を促進させる．アルコール飲料の摂取に伴うエタノールの代謝は，AMPの増加による尿酸産生亢進と乳酸の増加による尿酸排泄低下の一因となる．

### ■ 診断・検査

血清中の尿酸濃度は平均して男性で約 5 mg/dL，女性で約 4 mg/dL であり，7 mg/dL を超えるものを高尿酸血症とする．本症を背景とした痛風の診断は，血清中の尿酸値の上昇，関節液内の尿酸塩結晶の存在，痛風結節の存在などを証明することにより行われる．これら以外に，関節炎の発症部位の特異性（片側の第1中足趾節間関節に多発）や発作の自然寛解などの特徴的な症状からも診断される．

高尿酸血症は成因の違いにより尿酸の産生過剰型と排泄低下型に大別されるが，その鑑別のために，尿中尿酸排泄量および尿酸クリアランスを測定する．産生過剰型では尿中尿酸排泄量が増加（>0.51 mg/kg/時）し，排泄低下型では尿酸クリアランスが低下（<7.3 mL/分）する．

### ■ 治療

高尿酸血症が原因となる痛風の治療としては，急性関節炎に対する炎症反応の抑制と血中尿酸濃度のコントロールが主体となり，尿酸濃度 6 mg/dL 以下を治療目標値とす

表5-6 高尿酸血症および痛風の治療薬

| 分類 | 一般名 | 作用機序や特徴など |
|---|---|---|
| 痛風発作治療薬 | コルヒチン | 好中球の遊走阻害．痛風発作の前兆期に投与（図5-10b） |
| 尿酸生成抑制薬 | プリン型：アロプリノール<br>非プリン型：フェブキソスタット，トピロキソスタット | キサンチンオキシダーゼ阻害薬（図5-8） |
| 尿酸排泄促進薬 | ベンズブロマロン，プロベネシド，ブコローム | 尿細管での尿酸再吸収阻害（図5-9）．尿酸結石形成予防に尿アルカリ化薬（クエン酸製剤）を併用 |
| 尿酸分解酵素薬 | ラスブリカーゼ | がん化学療法に伴う高尿酸血症に投与（点滴静注用） |
| 非ステロイド抗炎症薬 | ナプロキセン，プラノプロフェン，ブコローム | 発作時に投与．ブコロームは尿酸排泄促進作用も有する |

る．表5-6に治療薬を示す．

## 5. 甲状腺機能亢進症 hyperthyroidism・甲状腺機能低下症 hypothyroidism

　甲状腺は前頸部の甲状軟骨の下に，気管を前面から囲むように存在する蝶形の内分泌腺で，左葉と右葉からなる（図5-11）．甲状腺からの甲状腺ホルモンの分泌は，脳に存在する視床下部と下垂体に支配されている（図5-12，図5-13）．視床下部より分泌されたチロトロピン放出ホルモン thyrotropin-releasing hormone（TRH）は，下垂体前葉を刺激して甲状腺刺激ホルモン thyroid-stimulating hormone（TSH）の分泌を促進し，分泌されたTSHが甲状腺細胞表面のTSH受容体に結合して甲状腺細胞（濾胞上皮細胞）を刺激する．その刺激に伴い，チログロブリン thyroglobulin と呼ばれるタンパク質の合成と，甲状腺ペルオキシダーゼによるチログロブリン分子上のチロシンのヨード化が促進される（図5-14）．その後，甲状腺細胞内でチログロブリンの加水分解により，トリヨードチロニン 3, 5, 3'-triiodothyronine（$T_3$）と，チロキシン thyroxine［テトラヨードチロニン 3, 5, 3', 5'-tetraiodothyronine（$T_4$）］の2種類の甲状腺ホルモンが合成され分泌される

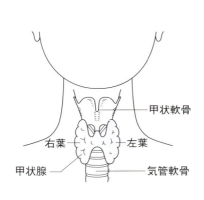

図5-11 甲状腺の存在部位

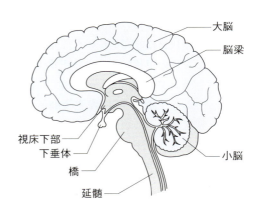

図5-12 視床下部と下垂体の位置

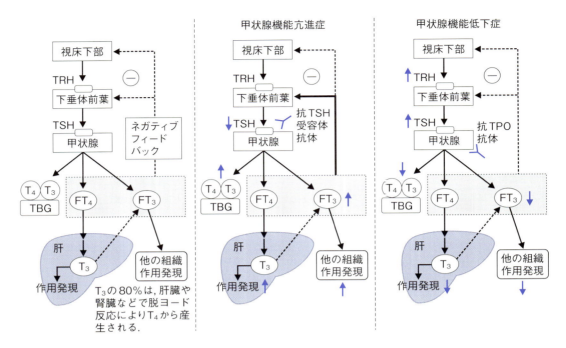

**図5-13 甲状腺ホルモンの分泌調節と異常症**

TRH：甲状腺刺激ホルモン（チロトロピン）放出ホルモン thyrotropin-releasing hormone, TSH：甲状腺刺激ホルモン thyroid-stimulating hormone, $T_3$：トリヨードチロニン 3, 5, 3'-triiodothyronine, $T_4$：テトラヨードチロニン 3, 5, 3', 5'-tetraiodothyronine（チロキシン thyroxine）, $FT_3$・$FT_4$：遊離型の $T_3$・$T_4$

（図5-14）. 生理的には $T_3$ が $T_4$ より 3～8 倍高い活性を有している. 血中の $T_3$ および $T_4$ は，そのほとんどがチロキシン結合タンパク質（チロキシン結合グロブリン，プレアルブミン，アルブミン）と結合するが，遊離型（$FT_3$, $FT_4$）が標的細胞に作用する. その一方で，視床下部や下垂体前葉へのネガティブフィードバック機構によりそれぞれのホルモン分泌を抑制する（図5-13）. この機構により甲状腺ホルモンの分泌が調節され，恒常性が保たれている. したがって，甲状腺機能異常は甲状腺細胞そのものの異常（原発性）以外に，視床下部-下垂体-甲状腺の支配系の異常（中枢性）によってももたらされることになる. また，この支配系のそれぞれのホルモン分泌量を測定することにより，甲状腺機能異常の原因を検索する重要な検査指標となる.

甲状腺機能亢進症の大部分はバセドウ Basedow 病である. このほかに，甲状腺にできた良性の甲状腺腫により甲状腺ホルモンの合成・分泌が亢進されて機能亢進症を呈するプランマー Plummer 病や，下垂体からの TSH 過剰分泌に起因した中枢性の機能亢進症である下垂体 TSH 産生腫瘍がある. 甲状腺ホルモンの合成亢進によるもの以外に，甲状腺濾胞が破壊されて血中に甲状腺ホルモンが増大するために，甲状腺ホルモン過剰症がみられる甲状腺中毒症（☞ Memo 1）がある. 一方，甲状腺機能低下症のほとんどが原発性で，なかでも慢性甲状腺炎（橋本病とも呼ばれる）が大部分を占める. そのほかに先天的な異常であるクレチン症 cretinism（☞ Memo 2）がある.

TSH：甲状腺刺激ホルモン
TBG：チロキシン結合グロブリン

3,5,3′-トリヨードチロニン（$T_3$）

3,5,3′,5′-テトラヨードチロニン
（チロキシン，$T_4$）

血中に分泌された$T_3$，$T_4$の大半はTBGなどのタンパク質と結合し血中を移動するが，生理活性を示すのは遊離型の$T_3$，$T_4$であり，$FT_3$，$FT_4$と略される．

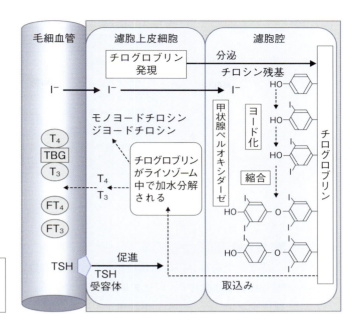

**図5-14　甲状腺ホルモンと生合成経路**

> **Memo 1　甲状腺中毒症**
>
> 　甲状腺中毒症は，血中の甲状腺ホルモン濃度の上昇により，甲状腺ホルモン過剰症が出現する病態で，甲状腺の機能亢進によるもの（バセドウ病など）と，機能亢進を伴わないものがある．後者には，甲状腺の濾胞細胞の破壊により細胞内の甲状腺ホルモンが血中に逸脱する場合と，甲状腺ホルモン薬の過剰服用による場合とがある．甲状腺濾胞の破壊を引き起こす原因としては，ウイルスによると思われる亜急性甲状腺炎と原因不明の無痛性甲状腺炎とがある．両者ともに甲状腺ホルモン過剰症の発現は一過性で，漏出した血中ホルモンが消失すると症状は回復する．

> **Memo 2　クレチン症**
>
> 　先天的な甲状腺の欠損，または甲状腺ホルモン合成酵素の欠損による先天性甲状腺機能低下症である．特異な顔貌，知能障害，巨舌，腹部膨満などの症状と，$T_3$，$T_4$の低値，TSHの高値を示す．甲状腺ホルモン薬の補充療法を生涯継続する．本症は新生児マススクリーニング対象疾患に指定されており，早期診断が可能となっている．生後3ヵ月以内に治療を開始すれば知能障害を回避できる．発症頻度は新生児約7,000人に1人である．

### a.　バセドウ病　Basedow's disease

#### ■ 病態生理

　バセドウ病はグレーブスGraves病とも呼ばれ，甲状腺細胞のTSH受容体に対する抗体（抗TSH受容体抗体）の産生が原因となる自己免疫疾患である．この自己抗体（IgG）はTSH受容体に対する刺激性抗体で，下垂体からのTSH刺激とは無関係に甲状腺ホルモンの過剰分泌を引き起こす．患者は女性に多く（好発年齢は20〜30歳代），男性の5〜

表 5-7　甲状腺機能異常疾患とホルモン分泌の関係

| 疾　患 | TSH | $T_3$, $T_4$ |
|---|---|---|
| 甲状腺機能亢進症 | | |
| 　バセドウ病 | 低下 | 増大 |
| 　プランマー病 | 低下 | 増大 |
| 　下垂体 TSH 産生腫瘍 | 増大 | 増大 |
| 甲状腺機能低下症 | | |
| 　慢性甲状腺炎（橋本病） | 増大 | 正常または低下 |
| 　クレチン症 | 増大 | 低下 |

7倍である．

### ■ 症　候

　バセドウ病特有の症状は，甲状腺がびまん性に腫大するびまん性甲状腺腫，眼球の突出，頻脈の3徴候（メルゼブルグ3徴）である．しかし，顕著な眼球突出がみられる患者数は少ない．このほか，甲状腺ホルモン受容体が多くの臓器に存在するため，心悸亢進，息切れ，多汗，皮膚湿潤，体重減少，手指振戦などがみられる．肝細胞への作用を介した代謝異常としては血清コレステロールの低下や，糖新生の亢進などによる血糖の上昇がみられる．

### ■ 診断・検査

　びまん性甲状腺腫や頻脈など上記の症候は本症診断の指標となる．検査では，血中 $T_3$，$T_4$ の増加の有無を測定するが，血中のチロキシン結合グロブリンと結合していない遊離型が生理活性を示すので，遊離 $T_3$，$T_4$ も測定する．いずれも本症では上昇する．血中の TSH は，$T_3$，$T_4$ によるネガティブフィードバックにより低値となる．これらの変動は診断上重要である（図 5-14，表 5-7）．抗 TSH 受容体抗体は陽性となる．このほか，$^{123}I$ 摂取率は上昇し，シンチグラフィで甲状腺腫大がみられる．

### ■ 治　療

　薬物療法，放射線療法，手術療法の3種があり，いずれも甲状腺ホルモンの過剰合成を抑制する目的である．薬物療法に用いる抗甲状腺薬としては，主に以下の2種である．
　① チアマゾール：第一選択薬．
　② プロピルチオウラシル：妊娠初期での第一選択薬．
　いずれも甲状腺ペルオキシダーゼを阻害してホルモンの生合成を抑制する．薬物療法に難治性か副作用が強い場合に，$^{131}I$ を用いる放射線療法や，甲状腺亜全摘の手術療法を行う．

## b. 慢性甲状腺炎　chronic thyroiditis

### ■ 病態生理

　橋本病 Hashimoto's thyroiditis とも呼ばれる原発性甲状腺機能低下症であり，甲状腺機能低下症の大部分を占める．本症は，甲状腺細胞のチログロブリンに対する自己抗体（抗チログロブリン抗体）や，チロシンのヨード化に関与するペルオキシダーゼに対する自己抗体（抗甲状腺ペルオキシダーゼ抗体，以前は抗ミクロソーム抗体と呼ばれていた

もの）の産生により，細胞傷害性 T 細胞が甲状腺を徐々に破壊していく自己免疫疾患である．成人女性に多い．

■ 症　候

本症の病態はさまざまで，発症の初期では上記の自己抗体が陽性であっても甲状腺機能は正常であるが，甲状腺の破壊が徐々に進行していくのに伴って，甲状腺機能も徐々に低下する．甲状腺ホルモンの分泌は，まず $T_4$ の減少が先行し，代償的なフィードバック機構により TSH は増大する．さらに病状が進行すると $T_3$ も減少し，甲状腺機能低下症状が発現する．症状としては，TSH 分泌増大による甲状腺腫大が認められ，症状の進行に伴い無力感，皮膚乾燥，発汗減少，徐脈，耐寒性の低下，低体温，顔面浮腫，食欲低下，体重増加，便秘，血清コレステロールの増大などがみられる．

■ 診断・検査

発症初期では血中 $T_3$, $T_4$ は正常であるが，病状の進行に伴い血中 $T_3$, $T_4$ および遊離 $T_3$, $T_4$ は低値となり，TSH は高値を示す（図 5-14，表 5-7）．甲状腺は腫大が認められる．抗チログロブリン抗体，抗甲状腺ペルオキシダーゼ抗体は，病態の初期から陽性となり，診断の指標となる．甲状腺の生検による組織学的検査で組織破壊を認めると診断が確実となる．

■ 治　療

甲状腺ホルモン（合成甲状腺ホルモン製剤）の補充療法を行う．

① レボチロキシンナトリウム（$T_4$）水和物：血中 TSH が十分に減少するまで徐々に増やす．

② リオチロニンナトリウム（$T_3$）：即効性であるが，持続時間は短い．

## 6. 副腎皮質機能亢進症　hyperadrenocorticism・副腎皮質機能低下症　hypoadrenocorticism

副腎 adrenal gland は左右の腎臓の上端に接着して存在する小さな三角形をした1対の臓器である（図 5-15）．皮質 adrenal cortex と髄質 adrenal medulla からなり，皮質は外側から球状層，束状層，網状層に区分される．皮質からはコルチコイド corticoid と総称される副腎皮質ホルモンが，髄質からは副腎髄質ホルモンとしてのカテコラミンが合成分泌される．副腎皮質ホルモンには，球状層から分泌されるミネラルコルチコイド（鉱質コルチコイド mineralcorticoid）と，束状層から分泌されるグルココルチコイド（糖質コルチコイド glucocorticoid），網状層から分泌される性ホルモンがある．グルココルチコイドとしてはコルチゾール cortisol とコルチコステロン corticosterone が，ミネラルコルチコイドとしてはアルドステロン aldosterone が，性ホルモンとしてはテストステロン testosterone やエストラジオール estradiol が主なものであり，これらはすべてコレステロールから合成される（図 5-16）．グルココルチコイドは糖新生や肝グリコーゲン合成の亢進，脂肪分解やタンパク質異化の促進，血糖上昇，抗炎症作用，免疫抑制などのさまざまな生理作用を有しており，ミネラルコルチコイドは腎遠位尿細管や集合管における $Na^+$ 再吸収の促進，$K^+$ や $H^+$ の排泄増加などの作用を有し，体液の恒常性に関与

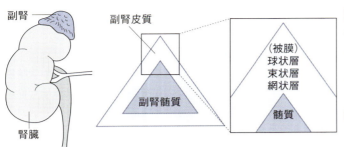

副腎
腎臓
副腎皮質
副腎髄質
(被膜)
球状層
束状層
網状層
髄質
副腎皮質
球状層：ミネラルコルチコイド
(アルドステロン)
束状層：グルココルチコイド
(コルチゾール)
網状層：性ホルモン
(テストステロン，エストラジオール)
副腎髄質
クロム親和性細胞：カテコラミン
(アドレナリン)

図 5-15　副腎の位置

コレステロール
プレグネノロン
17α-ヒドロキシプレグネノロン
デヒドロエピアンドロステロン
プロゲステロン
17α-ヒドロキシプロゲステロン
アンドロステンジオン
11-デオキシコルチコステロン
11-デオキシコルチゾール
テストステロン
コルチコステロン
コルチゾール
エストラジオール
アルドステロン
17-OH
21-OH
11-OH

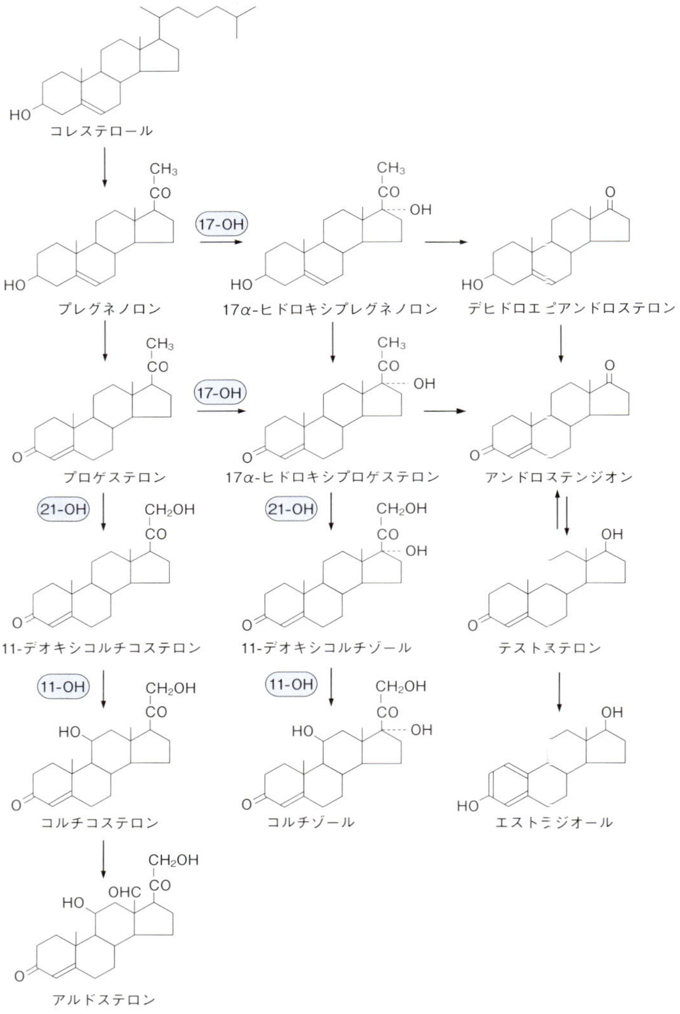

図 5-16　副腎皮質ホルモンと生合成経路

17-OH：17α-水酸化酵素 17α-hydroxylase，21-OH：21-水酸化酵素 21-hydroxylase，11-OH：11β-水酸化酵素 11β-hydroxylase

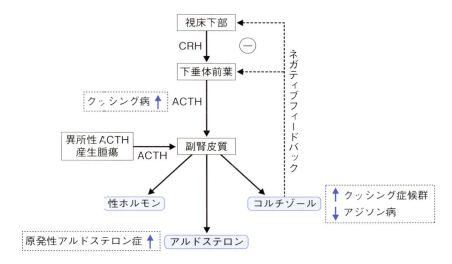

**図 5-17 副腎皮質ホルモンの分泌調節と異常症**
CRH：副腎皮質刺激ホルモン放出ホルモン corticotropin-releasing hormone，ACTH：副腎皮質刺激ホルモン adrenocorticotropic hormone

している．

グルココルチコイドの分泌は，視床下部-下垂体-副腎皮質系により調節されており，視床下部より分泌される副腎皮質刺激ホルモン放出ホルモン corticotropin-releasing hormone（CRH）の刺激により下垂体前葉から副腎皮質刺激ホルモン adrenocorticotropic hormone（ACTH）が分泌され，これが副腎皮質を刺激してホルモンの合成分泌を促進する（図 5-17）．分泌されたコルチゾールは視床下部，下垂体に作用して，そのネガティブフィードバック作用により自らの分泌調節を行う．ミネラルコルチコイドの分泌はこの系によっても調節されるが，主にはレニン-アンジオテンシン系によって調節されている．

副腎皮質機能異常症としては，グルココルチコイドの過剰分泌によるクッシング Cushing 症候群や，分泌低下による先天性副腎過形成症，アジソン Addison 病がある．一方，ミネラルコルチコイドの異常についてはアルドステロンの過剰分泌による原発性アルドステロン症がある．

### a. クッシング症候群　Cushing's syndrome

#### ■ 病態生理

コルチゾールの過剰産生により発症する疾患であり，その原因としては，副腎皮質自体の腺腫やがんによる持続的な産生によるものと，副腎皮質ホルモンの分泌を促進する ACTH の過剰分泌による ACTH 依存性とがある．後者には，下垂体腺腫による ACTH の過剰分泌（この場合をクッシング病という）や，異所性 ACTH 産生腫瘍（☞ Memo 3）による ACTH 依存的刺激によるものがある（表 5-8）．これとは別に，外因的なコルチゾール投与による医原性のものがある．

表 5-8 副腎皮質機能異常疾患とホルモン分泌の関係

| 疾患 | ACTH | コルチゾール |
|---|---|---|
| 副腎皮質機能亢進症 | | |
| 　クッシング症候群 | | |
| 　　副腎皮質の腺腫・がん | 低下 | 増大 |
| 　　クッシング病 | 増大 | 増大 |
| 　　異所性 ACTH 産生腫瘍 | 増大 | 増大 |
| 副腎皮質機能低下症 | | |
| 　先天性副腎過形成症 | 増大 | 低下 |
| 　アジソン病 | 増大 | 低下 |

> **Memo 3　異所性 ACTH 産生腫瘍**
>
> 臓器の腫瘍によりホルモンやサイトカインが過剰産生され，症状が出現する腫瘍随伴症候群である．ホルモン産生臓器の腫瘍により，その臓器で本来産生されないホルモンが産生される場合（例：甲状腺髄様がんにおける ACTH 産生）と，本来ホルモンを産生しない臓器の腫瘍によりホルモンが産生される場合（例：肺がんにおける ACTH 産生）を異所性ホルモン産生腫瘍という．これに対して，ホルモン産生臓器の腫瘍により本来のホルモン産生が増大する場合を正所性ホルモン産生腫瘍という．

### ■ 症　候

コルチゾールの過剰分泌による症状が発現し，満月様顔貌，中心性肥満，水牛様脂肪沈着の症状は，いずれの原因においても高率に発症する．そのほか，赤紫の皮膚伸展線条，多毛，痤瘡（にきび），浮腫，高血圧，耐糖能異常，色素沈着，月経異常，骨粗鬆症などの症状がみられる．

### ■ 診断・検査

上記の症状が出現し，血中コルチゾールおよびその尿中代謝産物である 17-ヒドロキシコルチコステロイド 17-hydroxycorticosteroid（17-OHCS）は増大する．原因としての下垂体および副腎皮質の異常の鑑別は，血中コルチゾール量および ACTH 量の表 5-8 に示した関係，およびデキサメタゾン dexamethasone 抑制試験から行う．本試験は，合成ステロイドであるデキサメタゾンを投与し（8 mg，2 日），下垂体へのネガティブフィードバックにより ACTH 分泌を抑制したときの，コルチゾール分泌量（尿中 17-OHCS 量）の低下の有無をみる試験で，非下垂体性である副腎皮質の腺腫やがん，異所性 ACTH 産生腫瘍ではコルチゾール分泌（尿中 17-OHCS 量）の低下がみられず，クッシング病では抑制がみられる．

### ■ 治　療

下垂体腺腫，副腎皮質の腺腫やがん，異所性 ACTH 産生腫瘍では，可能であれば腫瘍の摘出を行う．薬物療法としては，コルチゾール合成阻害薬としてメチラポン，トリロスタン，ミトタンを用いる．

### b. 先天性副腎過形成症 congenital adrenal hyperplasia（副腎性器症候群 adrenogenital syndrome）

■ 病態生理

　副腎皮質ホルモンの生合成系に関与する21-水酸化酵素 21-hydroxylase，11β-水酸化酵素 11β-hydroxylase などの酵素の先天的な異常または欠損により発症する疾患である．この異常によりコルチゾールやアルドステロンの合成が阻害され，このためフィードバック機構により下垂体からのACTHの分泌が促進されて副腎への刺激が持続的に起こり副腎は過形成となる．このうち男性ホルモン合成系が正常である場合は，コレステロールからの代謝経路がアンドロステンジオンやテストステロン合成系に進行し（図5-16），ACTHの過剰分泌でさらに促進されるため，女児では外陰部の男性化が，男児では早熟化が生じる．この病態を副腎性器症候群という．本症患者のうちわが国では21-水酸化酵素欠損が最も多く約90％を占め，新生児マススクリーニング対象疾患に指定されている．発症頻度は新生児約19,000人に1人である．

■ 症　候

　21-水酸化酵素欠損症では欠損の程度により病態が異なる．活性が残存している場合は男性ホルモンの合成系が促進され，女児の男性化や男児の性早熟が生じ，これを単純男性型という．活性がまったく消失している場合は，アルドステロンの合成低下を生じて低ナトリウム・高カリウム血症や脱水症状をまねき，これを塩喪失型という．このほか不妊，多毛，月経不順などもみられる．11β-水酸化酵素欠損症では，コルチゾール，アルドステロンの合成は低下し，付随的に男性ホルモン合成が促進されて女児の男性化や男児の性早熟が生じる．また11-デオキシコルチコステロン 11-deoxycorticosterone の蓄積により高血圧がみられる．

■ 診断・検査

　21-水酸化酵素や11β-水酸化酵素の欠損により，血中ではそれら酵素の基質となる前駆体が蓄積して高値となり，コルチゾールは低値となる（図5-16）．アンドロステンジオンやテストステロンの男性ホルモンも高値を示す．また，これらの尿中代謝産物であるプレグナンジオール pregnanediol，プレグナントリオール pregnanetriol，17-ケトステロイド 17-ketosteroid（17-KS）は増加し，17-OHCSは低下する．デキサメタゾン抑制試験で，血中および尿中におけるこれら物質の増加は抑制される．

■ 治　療

　コルチゾールの不足を補充し，ACTHの過剰分泌を抑制するため，合成ステロイドであるデキサメタゾンなどを投与する．塩喪失型にはこれらに加えて糖質コルチコイドのフルドロコルチゾン酢酸エステルを投与する．副腎性器症候群の女児には，外性器形成術を行う．

### c. アジソン病 Addison's disease

■ 病態生理

　副腎皮質の結核やがんの転移，自己免疫機序，真菌感染などにより，組織が広範囲に破壊されて生じる副腎皮質機能低下症である．近年では自己免疫機序（抗17α-水酸化酵

素抗体の産生など）による特発性のものが多い．グルココルチコイドのコルチゾール，ミネラルコルチコイドのアルドステロン，副腎アンドロゲンのデヒドロエピアンドロステロンなどのほとんどの副腎皮質ホルモンの分泌が低下する．このためフィードバック機構により下垂体からのACTHや$\beta$-リポトロピン $\beta$-lipotropin の分泌は増大する．

■ 症　候

　副腎皮質ホルモンの分泌低下に基づくさまざまな症状を引き起こすが，組織の90%以上の破壊で症状が発現するので，発症は徐々に起こる．コルチゾールの分泌低下により，易疲労感，脱力感，食欲不振，嘔吐，便秘，下痢，体重減少，低血圧，低血糖などが，アルドステロンの分泌低下で，$Na^+$再吸収不全，低血圧，脱水などが，女性では副腎アンドロゲンの分泌低下で恥毛や腋毛の減少などが生じる．また，ACTHや$\beta$-リポトロピンの分泌増加は皮膚の色素沈着を引き起こす．

■ 診断・検査

　上記のさまざまな症状が診断の手がかりとなる．とくに色素沈着は著明で，皮膚，顔面，手掌のしわ，爪，肘，膝，頬粘膜，歯肉，外陰部，乳輪などに特徴的である．検査では，血中コルチゾール値や尿中17-OHCS排泄は低値を示し，ACTH投与に対しても無反応でこれらの増大はみられない．血中のACTHは高値を示す．このほか，低ナトリウム・高カリウム血症，好酸球の増加，貧血がみられる．

■ 治　療

　ヒドロコルチゾン（コルチゾール）の補充療法を行う．ミネラルコルチコイドの補充はコルチゾールにその活性があるのでとくに行わないが，食塩は補充する必要がある．副腎アンドロゲンの補充は通常行う必要はない．

### d. 原発性アルドステロン症　primary aldosteronism

■ 病態生理

　本症は，アルドステロンの合成分泌を担う副腎皮質球状層の腺腫や過形成によるアルドステロン産生腫瘍である．アルドステロンの分泌は，体液$Na^+$の減少，循環血液量の減少，血圧の低下によるレニン-アンジオテンシン系の刺激（一部はACTHによっても刺激される）により促進されるが，本疾患ではこの調節系に無関係にアルドステロン合成酵素の活性が亢進し，アルドステロンの過剰分泌が生じる．中年女性に多く発症する疾患である．

■ 症　候

　アルドステロンは，生理的には腎の遠位尿細管での$Na^+$の再吸収と$K^+$や$H^+$の排泄を促進することから，本症ではこの作用の亢進による高ナトリウム・低カリウム血症，これによる代謝性アルカローシス，高血圧の主症候を呈する．このほか多飲，多尿，筋力の低下，四肢麻痺，アルカローシスによるテタニーがみられる．

　近年，本症による内分泌性高血圧患者が，高血圧患者（約3,500万人）の5%以上にもなり，一般の降圧薬に難治性で，血清アルドステロン量の高値と血清カリウム量の低値がみられる場合は本症による高血圧を疑うことが推奨されている．

■ 診断・検査

　高血圧，高ナトリウム・低カリウム血症，代謝性アルカローシス，耐糖能異常などの

特徴的な症状がみられる．内分泌検査では，血中アルドステロンの高値，レニンの低値は診断の指標となる．副腎CT，アドステロールシンチグラフィなどにより腺腫の存在を検査する．

■治　療

片側の副腎の腺腫や過形成の場合は，外科手術により組織を摘出する．両側の場合は抗アルドステロン薬としてスピロノラクトンまたはカンレノ酸カリウムが用いられる．

## 7. 尿崩症　diabetes insipidus

■病態生理

本症は，下垂体後葉から分泌される抗利尿ホルモン antidiuretic hormone（ADH）であるバソプレシン vascpressin の分泌または作用の障害に起因し，中枢性と腎性に大別される．バソプレシンは，視床下部で合成され下垂体後葉に貯蔵されており，視床下部の浸透圧受容体で血液浸透圧の上昇が感知されると分泌される．循環血液量の低下，脱水，血圧の低下によっても分泌される．バソプレシンは，腎の遠位尿細管や集合管のバソプレシン受容体（$V_2$受容体）に作用して水の再吸収を促進する．中枢性尿崩症 central diabetes insipidus はバソプレシンの合成分泌障害により，水の再吸収が欠如して体液の水分保持が破綻する疾患で，視床下部や下垂体後葉の腫瘍，外傷，炎症などによる続発性，遺伝的要因で発症する家族性，原因不明の特発性の3種の病型がある．続発性が半数以上を占め，次いで特発性が多く，家族性は1%程度である．一方，腎性尿崩症 nephrogenic diabetes insipidus は下垂体からのバソプレシンの分泌は正常であるが，腎の遠位尿細管や集合管の$V_2$受容体や水チャネル（アクアポリン2）の異常によりバソプレシン不応となり，同様の病態を示す．

■症　候

尿の濃縮が行われず，多尿，口渇，多飲がみられる．尿量は1日5L以上に達する．時に軽度の脱水が生じ，皮膚や粘膜の乾燥がみられる．

■診断・検査

尿は低比重，多尿である．中枢性尿崩症では，血中バソプレシンは低値を示し，バソプレシン製剤であるデスモプレシン酢酸塩水和物を投与すると尿濃縮は正常化（尿比重の増大と尿量の低下）する．また，高張食塩水を投与してもバソプレシンの分泌はみられない．腎性尿崩症では，デスモプレシン酢酸塩水和物投与に不応で，高張食塩水の投与で正常以上のバソプレシンの分泌がみられる．

■治　療

中枢性尿崩症ではデスモプレシン酢酸塩水和物の点鼻投与を行う．続発性の場合は原疾患である腫瘍などの治療を行う．一方，腎性尿崩症では，塩分摂取を制限しつつサイアザイド系利尿薬（ヒドロクロロチアジド，トリクロルメチアジド）を用いる（適応外使用）．

## 8. 副甲状腺機能亢進症　hyperparathyroidism・副甲状腺機能低下症　hypoparathyroidism

副甲状腺 parathyroid gland は上皮小体ともいい，甲状腺の左右両葉の背面に，2個ずつで計4個（4個以上や以下の場合もある）存在する臓器で，副甲状腺ホルモン parathyroid hormone（PTH）（パラトルモン parathormone ともいう）を産生・分泌する．

PTH はカルシウムと無機リンの代謝を調節するホルモンで，骨と腎臓に対して次の3つの作用を行う．

① 骨の破骨細胞を活性化して骨吸収（古い骨の細胞の破壊）を促進し，骨からのカルシウム放出を増大させる．
② 腎臓でのカルシウム吸収とリン排泄を促進する．
③ 腎臓での活性型ビタミンDの産生を促進する（活性型ビタミンDは腸管からのカルシウム吸収を促進する）．

血中カルシウム濃度が低下すると，副甲状腺から分泌された PTH がこの3つの作用を介して血清カルシウム量を増大させる．PTH の分泌異常により副甲状腺機能亢進症と低下症が生じる．

### a. 副甲状腺機能亢進症　hyperparathyroidism

#### ■ 病態生理

PTH の過剰分泌をきたす疾患であり，副甲状腺自体に原因がある原発性と，副甲状腺以外の原因による続発性とがある．

原発性副甲状腺機能亢進症は，副甲状腺の腺腫，がん，過形成による疾患で，腺腫によるものが大部分を占める．続発性副甲状腺機能亢進症は，副甲状腺以外の原因により血中カルシウム量の低下が生じ，PTH の産生が亢進する疾患である．その原因としては，慢性腎不全に伴う活性型ビタミンDの産生低下や，尿中へのリン排泄低下による高リン血症（血中のリン量が増大するとカルシウム量は低下する）によるものが多く，そのほか骨軟化症やビタミンDの欠乏などに起因する．

#### ■ 症　候

骨吸収の亢進に伴う骨密度の低下による骨折・骨痛・骨粗鬆症，尿中へのカルシウム排泄の増大による腎結石や尿路結石，高カルシウム血症による全身倦怠・食欲不振・嘔吐・多飲・多尿・消化性潰瘍・膵炎・筋力低下などの多彩な症状がみられる．しかし，無症状で，血中カルシウムの測定により初めて発見される場合も多い．

#### ■ 診断・検査

血清カルシウム量の高値と血清リン量の低値，および PTH 量が高値の場合は機能亢進症と診断される．尿中カルシウム量は高い．甲状腺に病変がない場合は超音波検査やCT による画像診断で副甲状腺の腫大を検査する．アイソトープを用いた検査[$^{99m}$Tc-MIBI（methoxy isobutyl isonitrile）を用いた副甲状腺シンチグラフィ]は有用な診断である．

#### ■ 治　療

原発性の場合は腫大した副甲状腺の切除術を行う．続発性の場合，高リン血症にはリ

ン結合性製剤（セベラマー塩酸塩や沈降炭酸カルシウム）を用いる．また，副甲状腺のカルシウム受容体作用薬（PTHの分泌抑制）のシナカルセト塩酸塩を用いる．副甲状腺の腫大がみられる場合は外科的に切除する．

### b. 副甲状腺機能低下症　hypoparathyroidism

■ 病態生理

副甲状腺の障害によりPTHの分泌が低下するか，またはPTHの分泌に異常はないが標的細胞での作用発現に障害があることが原因となる．PTHの分泌低下症には，先天的なPTH合成の低下や自己免疫機序による原発性副甲状腺機能低下症と，甲状腺摘出時に副甲状腺も切除された場合や放射線照射後に生じる続発性副甲状腺機能低下症とがあり，後者が多い．一方，PTHの標的細胞の障害によるものは偽性副甲状腺機能低下症と称される疾患で，標的細胞のPTH受容体からの情報伝達機構の異常による．これらにより低カルシウム血症と高リン血症が生じるが，主に低カルシウム血症に起因した症状が発現する．

■ 症候

低カルシウム血症に伴う神経や筋肉の過敏症状がみられる．筋肉症状としては，テタニーといわれる口まわりのしびれ感と手指の強い拘縮による特殊な手の形（母指が内側に向き他の指が密着した，助産婦様手と呼ばれる典型的な所見）がみられる．カルシウムの低下がさらに進行すると，顔面の筋肉のけいれん，喉頭筋や呼吸筋のれん縮，全身のけいれんなどが生じる．神経症状としては下痢，嘔吐，不安感，錯乱などが生じる．そのほか白内障や脳の石灰化がみられる．

■ 診断・検査

低カルシウム血症と高リン血症，血清PTHの低値（偽性副甲状腺機能低下症ではPTHは正常か高値）などがみられる．

■ 治療

血中カルシウム濃度を増大させる目的で活性型ビタミンDを投与する．テタニー発作がみられるような急性期の症状に対しては血中カルシウムの補給のためにカルシウム製剤を投与する．

## 9. 先端巨大症　acromegaly

■ 病態生理

先端巨大症は，成長ホルモンgrowth hormone（GH）の過剰分泌のため骨・軟部組織の異常な発育や代謝異常をきたす疾患である．骨の長軸方向の伸長に関わる骨端線の閉鎖前に発症した場合は高身長をきたすため巨人症といい，閉鎖後に発症した場合は先端巨大症と称す．ほとんどの原因はGH産生下垂体腺腫である．

GHの作用は，肝臓・軟骨で産生されるインスリン様成長因子-I insulin-like growth factor-I（IGF-I）を介した成長促進作用とGHの直接作用による糖質・脂質などへの代謝作用である．

### ■ 症　候

下垂体腺腫による圧迫症状と GH の産生過剰による症状を認める．

腫瘍による圧迫症状：頭痛，視野障害が生じる．腫瘍が上方伸展した場合には視交叉を圧迫して両耳側半盲をきたす．

GH の過剰分泌による症状：成長促進作用のため，眉弓部の膨隆，鼻・口唇の肥大，下顎の突出など特徴的な先端巨大症様顔貌を呈する．症状が徐々に進行するため，本人や家族が気づいていないことも少なくない．また手足の容積増大を認め，指輪や靴のサイズが合わなくなることも診断の一助となる．IGF-I の細胞増殖作用により甲状腺腫，大腸ポリープ，大腸がんを合併しやすく，睡眠時無呼吸症候群もみられる．

さらに，外面的な変化に加え GH は抗インスリン作用などをもち代謝障害をきたす．糖尿病，高血圧，脂質異常症を合併して心血管合併症を増加させる．

### ■ 診断・検査

GH 過剰分泌の証明：血中 GH は上昇するが，その分泌は変動するためブドウ糖負荷試験時における GH 過剰分泌を証明する．正常人は糖負荷により血中 GH 値は正常域（$1\mu g/L$ 以下）まで抑制されるが，先端巨大症ではこの抑制を認めない．IGF-I も同様に高値を認める．

下垂体腺腫の証明：頭部造影 MRI が第一選択となる．1 cm 以上のマクロアデノーマは容易に同定でき，1 cm 未満のミクロアデノーマも多くは描出可能である．

### ■ 治　療

治療の第一選択は手術であり，経蝶形骨洞的下垂体腫瘍摘出術が施行される．薬物療法やガンマナイフなど放射線療法も併用されることがある．薬物療法を以下に示す．

ソマトスタチン誘導体：オクトレオチド酢酸塩，ランレオチド酢酸塩が投与される．主に 4 週間に 1 回の徐放性製剤が用いられる．

GH 受容体拮抗薬：ペグビソマントが用いられる．GH 受容体拮抗作用を機序とし血中 GH 濃度そのものは低下しないため，効果判定には血中 IGF-I 値を用いる．

ドパミン作動薬：ブロモクリプチンメシル酸塩，カベルゴリンなどドパミン作動薬も用いられる．プロラクチン (PRL)-GH 同時産生腫瘍やドパミン受容体を有する例に有効である．

## 10. 高プロラクチン血症　hyperprolactinemia

### ■ 病態生理

下垂体前葉からのプロラクチン prolactin (PRL) の分泌過剰により，高プロラクチン血症をきたし無月経と乳汁分泌を呈する．続発性無月経の約 20% に高プロラクチン血症を認める．

PRL の分泌は，主にドパミンにより抑制的な調節を受けている．そのためドパミンの分泌・輸送障害や下垂体前葉 PRL 細胞のドパミン受容体の遮断により，PRL の分泌は亢進する．これらの病態は，薬剤や視床下部～下垂体茎の器質的疾患（腫瘍，炎症）および機能的疾患が原因となる．一方，プロラクチノーマ（下垂体 PRL 産生腺腫）による PRL

表 5-9　高プロラクチン血症をきたす可能性のある薬剤

| 作用機序 | 分類 | 一般名 |
|---|---|---|
| 1. ドパミン作用の阻害 | 抗精神病薬 | ハロペリドール |
| | | クロルプロマジン塩酸塩 |
| | | ペルフェナジン |
| | | チアプリド塩酸塩 |
| | | リスペリドン |
| | | クロザピン |
| | 抗精神病薬・抗潰瘍薬 | スルピリド |
| | 三環系抗うつ薬 | アミトリプチン塩酸塩 |
| | | イミプラミン塩酸塩 |
| | SSRI | パロキセチン塩酸塩水和物 |
| | 制吐薬 | メトクロプラミド |
| | | ドンペリドン |
| | $H_2$ 遮断薬 | シメチジン |
| | | ラニチジン塩酸塩 |
| 2. ドパミン生成の抑制 | 抗不整脈薬 | ベラパミル |
| | 降圧薬 | レセルピン |
| | | α-メチルドパ |
| 3. 下垂体への影響 | エストロゲン製剤 | |
| | 低用量経口避妊薬 | |

SSRI：selective serotonin reuptake inhibitors；選択的セロトニン再取り込み阻害薬

の過剰産生も高プロラクチン血症の原因となる．他に原発性甲状腺機能低下症もフィードバックによる TRH（thyrotropin-releasing hormone）の過剰分泌刺激で高プロラクチン血症を呈することがある．

　高プロラクチン血症により乳汁分泌は促進される．また，高プロラクチン血症が視床下部のドパミン代謝を促進することでゴナドトロピン放出ホルモン gonadotropin-releasing hormone（GnRH）の脈動的分泌が障害されて黄体形成ホルモン（LH），卵胞刺激ホルモン（FSH）の分泌が低下し，性腺機能低下を生じる．

### ■ 症　候

　女性では乳汁漏出，無月経・月経不順・不妊など性腺機能低下症をきたす．男性では性欲低下，陰萎を呈する．

　プロラクチノーマが原因の場合，女性は症状が出現しやすいため 1 cm 未満のミクロアデノーマでの発見が多いが，男性は症状に気づきにくいため頭痛，視野障害など下垂体マクロアデノーマの圧迫症状でみつかることが多い．

### ■ 診断・検査

　血清 PRL 値を複数回測定して基礎値の上昇を確認する．PRL 値 150 ng/mL 以上の高値ではプロラクチノーマであることが多い．診断は，まず薬剤服用の有無を確認して該当薬があれば 2 週間休薬して PRL 値を再検する．さらに甲状腺機能低下症を調べ両者を除外したうえで，頭部 CT，MRI で視床下部〜下垂体病変を精査する．上記に異常がない場合は視床下部機能性異常と診断する．高プロラクチン血症をきたす薬剤はさまざまであり表 5-9 に挙げる．

■ 治　療

　原因により異なる．

　薬剤性：当該薬を中止・変更する．

　プロラクチノーマ：腫瘍性病変であるが，治療の第一選択は薬物療法である．ドパミン作動薬であるカベルゴリン，ブロモクリプチンメシル酸塩，テルグリドの投与により腫瘍の縮小，高プロラクチン血症の改善を認める．

　視床下部および下垂体茎病変：頭蓋咽頭腫などの器質的疾患は原疾患を治療し，機能性の場合はカベルゴリン，ブロモクリンプチンメシル酸塩を投与する．

　原発性甲状腺機能低下症：甲状腺ホルモンを投与する．

## 11. 下垂体機能低下症　hypopituitarism

■ 病態生理

　視床下部・下垂体茎・下垂体の障害により下垂体前葉ホルモン（ACTH，TSH，LH，FSH，PRL，GH）が低下した状態をさす．図5-18に下垂体前葉ホルモンと標的内分泌腺の関係を示す．すべての下垂体前葉ホルモンに障害が生じたものを汎下垂体機能低下症という．2つ以上の前葉ホルモンが障害される場合を部分型，単独のホルモンのみが欠損する場合を単独欠損症と呼ぶ．単独欠損症はGH，ACTH，ゴナドトロピン（LH，FSH），TSHの欠損をそれぞれで認める．

　下垂体機能低下症の原因は多岐にわたり，腫瘍（下垂体腺腫，頭蓋咽頭腫など），外傷，原因が特定できない特発性が多い．分娩時の大量出血により下垂体が虚血に陥って生じるシーハンSheehan症候群が有名だが，頻度は以前より減少している．自己免疫異常が機序と考えられるリンパ球性下垂体前葉炎も原因の1つである．

■ 症　候

　障害されるホルモンにより症状が異なる．ACTHの分泌不全では二次性副腎皮質機能低下症が生じ，全身倦怠感および食欲不振，低血圧，低血糖などの症状を呈する．TSHの分泌不全は二次性甲状腺機能低下症をきたし，耐寒性の低下，不活発，皮膚乾燥などを認める．ゴナドトロピンの障害は女性では月経異常，不妊，陰毛・腋毛の脱落，乳房萎縮が生じ，男性では性欲低下，睾丸萎縮などを呈する．思春期前に発症した場合は二次性徴が欠如する．プロラクチンの欠損によって産褥期の乳汁分泌が低下する．GH分泌不全は成長ホルモン分泌不全症と呼ばれ，小児において低身長症をきたす．成人におけるGH分泌不全では，易疲労感，体脂肪の増加，筋肉量の低下などを生じる．

■ 診断・検査

　診断は各種ホルモン値，臨床症状，頭蓋内病変の検索（CT，MRI）を総合して診断する．ホルモン値は下垂体前葉ホルモンだけでなく，標的内分泌腺のホルモンも測定が必要である[ACTHとコルチゾール，TSHと$FT_3$・$FT_4$，LH・FSHとエストラジオール（女性）・テストステロン（男性），GHとIGF-I]．次に下垂体ホルモン分泌刺激試験を行い，下垂体ホルモンの分泌が十分でないことを証明する．

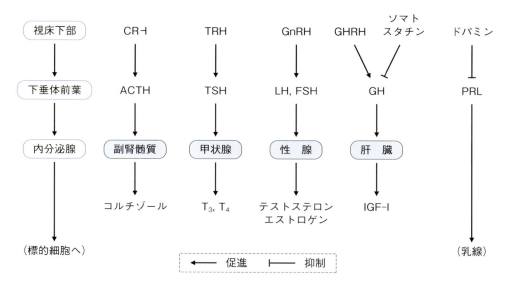

**図 5-18 下垂体前葉ホルモンと標的内分泌腺ホルモンとの関係**

CRH：副腎皮質刺激ホルモン放出ホルモン，ACTH：副腎皮質刺激ホルモン，TRH：甲状腺刺激ホルモン放出ホルモン，TSH：甲状腺刺激ホルモン，GnRH：ゴナドトロピン放出ホルモン，LH：黄体形成ホルモン，FSH：卵胞刺激ホルモン，GHRH：成長ホルモン放出ホルモン，GH：成長ホルモン，IGF-I：インスリン様成長因子-I，PRL：プロラクチン

■ 治 療

　障害のある部位のホルモンを補充する．ただし GH 以外は障害のある下垂体ホルモンではなく対応する標的内分泌腺のホルモンを補充する．

　ACTH 分泌不全：ヒドロコルチゾンを補充する．手術や感染などストレス時には補充量の増量が必要となる．

　TSH 分泌不全：合成 $T_4$ 製剤であるレボチロキシンナトリウム水和物を補充する．この場合の注意点として少量より漸増する必要がある．とくに高齢者では急激な代謝亢進により潜在性の虚血性心疾患を悪化させることがある．また，ACTH 分泌不全を合併する場合には，先にヒドロコルチゾンを補充する．これは，先にレボチロキシンナトリウム水和物を補充すると副腎クリーゼを引き起こす可能性があるためである．

　ゴナドトロピン分泌不全：性ホルモンを補充し，二次性徴の発現・成熟を得る．挙児希望の場合は hCG-hMG 療法〔hMG：human menopausal gonadotropin（ヒト閉経後尿性ゴナドトロピン），hCG：human chorionic gonadotropin（ヒト絨毛性ゴナドトロピン）〕または GnRH（LHRH）間欠皮下注療法が施行される．

　成長ホルモン分泌：すべての小児成長ホルモン分泌不全症に対して GH 補充が行われ，最終身長の正常化を目標とする．成人成長ホルモン分泌不全症では重症例において小児例よりも少量の GH が投与される．

## 12. ADH不適合分泌症候群　syndrome of inappropriate antidiuretic hormone secretion（SIADH）

### 病態生理

　ADH不適合分泌症候群（SIADH）は抗利尿ホルモンであるバソプレシン arginine vasopressin（AVP）の分泌過剰により，水利尿不全が生じ希釈性の低ナトリウム血症が生じる病態である．

　さまざまな疾患が原因となる．①中枢神経系疾患（脳腫瘍，髄膜炎，脳血管障害）や②胸腔内疾患（肺炎，肺結核）などが原因で内因性AVP分泌が亢進する病態と，③悪性腫瘍（肺小細胞がん，膵がん）により異所性にAVP分泌が産生される病態に分けられる．また，④薬剤性も少なくなく抗てんかん薬のカルバマゼピン，三環系抗うつ薬のアミトリプチンリン塩酸塩，イミプラミン塩酸塩，選択的セロトニン再取り込み阻害薬のパロキセチン塩酸塩水和物，抗腫瘍薬のビンクリスチン硫酸塩，シクロホスファミド水和物など多岐にわたる．

### 症　候

　低ナトリウム血症により，倦怠感，食欲不振，意識障害をきたす．意識障害の程度は軽度から昏睡まで幅広く，低ナトリウム血症の程度と進行速度により異なる．

### 診断・検査

　①低浸透圧性（＜280 mOsm/kg）の②低ナトリウム血症（＜135 mEq/L）を呈する．③低ナトリウム血症にもかかわらず血漿バソプレシンが測定感度以上であること，④尿浸透圧が300 mOsm/kg以上であること，⑤尿ナトリウムが持続的に排出されること，⑥腎機能および副腎皮質機能は正常であることから診断される．

### 治　療

　原疾患の治療および薬剤性の場合は薬剤を中止する．SIADHの治療は低ナトリウム血症の改善を目的とした対処療法が中心で，水制限と塩分補給が基本となる．フロセミド，高張食塩水，デメクロサイクリンも使用される．異所性AVP産生腫瘍によるSIADHに対してはV$_2$受容体拮抗薬のモザバプタン塩酸塩に保険適用がある．

　重症例では，速やかに低ナトリウム血症を改善する必要があるが，急激なナトリウム濃度の上昇は橋中心髄鞘崩壊症を引き起こす危険性があり，1日のナトリウム濃度の補正は10 mEq/L以下にする．

## 13. 褐色細胞腫　pheochromocytoma

### 病態生理

　褐色細胞腫は副腎髄質や傍神経節に存在するクロム親和性細胞が腫瘍化したものであり，副腎性と副腎外性に区別される．褐色細胞腫ではカテコラミンおよびその代謝産物が血中および尿中で増加する．ノルアドレナリンからアドレナリンの変換は，末梢では副腎髄質のみで行われる．カテコラミンの生合成・代謝を図5-19に示す．10%病と呼

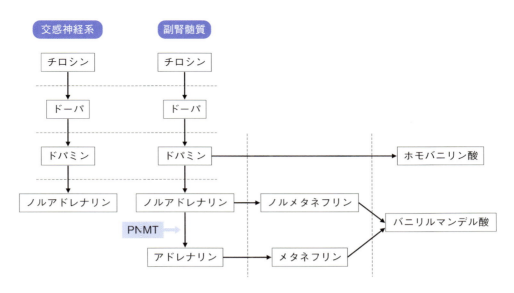

**図 5-19 カテコラミンの成合成・代謝**
PNMT：phenylethanolamine N-methyltransferase

ばれることがあるが，これは副腎外性，両側性，悪性，遺伝性の頻度がそれぞれ約10％なことに由来する．悪性褐色細胞腫の病理診断は困難で，非クロム親和組織への遠隔転移の証明ができれば悪性と診断できる．

■ 症　候

カテコラミン過剰により種々の症状をきたすが，無症状の副腎腫瘍としてみつかることもある．高血圧（発作型，持続型），起立性低血圧，高血糖，代謝亢進，頭痛，発汗過多，動悸，不安感などを認め，体重は減少することが多い．

高血圧発作は各種刺激（運動や食事，薬剤など）で誘発されることがあり，とくに薬物ではグルカゴン，メトクロプラミド，ヨード造影剤に注意が必要である．

■ 診断・検査

血中・尿中のカテコラミン（アドレナリン，ノルアドレナリン，ドパミン）の増加，およびその代謝産物（メタネフリン，ノルメタネフリン）の増加を認める．

画像診断は，約90％を占める副腎腫瘍は一般的に腫瘍径が大きいためCT・MRIで容易に診断される．一方，約10％の副腎外性では局在診断が困難な場合がある．核医学検査として $^{123}$I-または $^{131}$I-MIBG（meta-iodobenzyl-guanidine）シンチグラフィがある．これはMIBGがクロム親和性細胞に特異的に取り込まれることを利用している．特異度・感度も高くきわめて有効である．また，副腎外性の診断や悪性褐色細胞腫の転移巣の診断にも有用である．

■ 治　療

手術療法：第一選択であり，腹腔鏡下副腎摘出術が一般的に施行され根治が期待できる．

薬物療法：術前および手術困難例に投与される．術前には $α_1$ 遮断薬と補液により血圧をコントロールしつつ，循環血漿量を十分に回復させることが必要となる．$β$ 遮断薬は

頻脈，不整脈治療に対して併用されることがあるが，その単独投与は禁忌のため注意が必要である．これはβ₂作用の血管拡張作用が遮断され，α作用が増強され著しい血圧上昇をまねくためである．カルシウム拮抗薬も一般的に併用される．

褐色細胞腫クリーゼ：高度の高血圧が持続し，心血管系に急性組織障害を生じている緊急事態であり，α遮断薬であるフェントラミンメシル酸塩を静注投与する．

## 14. 副腎不全（慢性・急性）

### a. 慢性副腎不全　chronic adrenal insufficiency

#### ■ 病態生理

副腎不全は原発性と続発性に大別される．図5-20に副腎皮質機能低下症の病態を示す．原発性の慢性副腎皮質機能低下症をアジソン Addison 病と称する．続発性では視床下部〜下垂体の障害により CRH，ACTH の分泌不全が生じて副腎皮質ホルモンの分泌が低下する．また，続発性には副腎皮質ステロイド長期投与中止後の発症も含まれる．

#### ■ 症　候

症状は非特異的であり，易疲労感，全身倦怠感，食欲不振や悪心・嘔吐などの消化器症状を認める．進行すると低血圧，低血糖をきたす．原発性ではフィードバックにより ACTH 分泌が増加し，それに伴う全身に特徴的な色素沈着（口腔内，膝や肘などの関節部の皮膚）をきたす．続発性では ACTH の分泌増加がないため色素沈着はきたさない．女性では男性ホルモン産生が副腎に依存しているため，腋毛・恥毛の脱落を認めることがある．

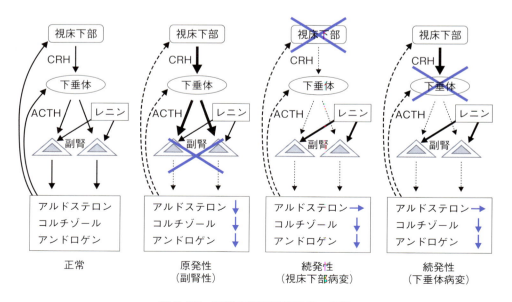

図 5-20　副腎皮質機能低下症の病態

### ■ 診断・検査

一般検査は，低ナトリウム血症，高カリウム血症を認める．

原発性ではコルチゾール（グルココルチコイド），アルドステロン（ミネラルコルチコイド），副腎性アンドロゲンの低値とフィードバックによる ACTH の増加を認める．

続発性（下垂体性）では ACTH 分泌が正常〜低値を示し，コルチゾール値，副腎性アンドロゲン値が低下する．アルドステロンはレニンの支配も受けているためアルドステロン分泌が維持されている点が原発性と病態が異なる．

さらに内分泌学的検査として迅速 ACTH 負荷試験を施行し，CT，MRI で視床下部〜下垂体，副腎の病変について部位診断を行う．

### ■ 治療

ヒドロコルチゾンを補充する．15〜20 mg を正常の日内変動に合わせて朝：夕＝2：1 の比率で投与することが多い．手術・抜歯や感染などストレス時には，補充量の増量（日常量の 2〜3 倍程度）が必要となる．わが国では塩分摂取が多いため，通常ミネラルコルチコイドの補充は必要とならない．

## b. 急性副腎不全　acute adrenal insufficiency（adrenal crisis）

### ■ 病態生理

急性副腎不全は，主として慢性副腎不全が感染，外傷などが原因で急激に悪化した状態であり，致命的な状態（副腎クリーゼ）に陥る．他に両側副腎の出血，長期副腎皮質ステロイド投与患者の急激な副腎皮質ステロイドの中止も原因である．急激なストレス時には，循環血漿量の保持や炎症性サイトカインの産生抑制が働かず，循環を維持できずショック状態になると考えられている．

### ■ 症候

食欲不振，発熱，悪心・嘔吐，腹痛，血圧低下などを呈し，急性循環不全をきたす．腹部の疾患と誤認されることがあり注意が必要である．

### ■ 診断・検査

進行性の低ナトリウム血症，高カリウム血症，低血圧，低血糖を認める．

### ■ 治療

緊急事態であり，疑ったときは検体を採取後，検査結果を待たずにグルココルチコイドと十分量の補液（糖質，電解質）を投与する．

# 6. 血液・造血器疾患

## 1. 貧　血　anemia

　貧血とは血中のヘモグロビン濃度が減少した状態である．貧血では全身倦怠，動悸，息切れ，めまいなど，血液酸素運搬能の低下による症状が現れるが，貧血の進行速度によって症状の程度は異なり，慢性に経過する場合はかなり重症の貧血であっても自覚症状に乏しいので注意が必要である．

### 1）成因による分類

　赤血球は骨髄で産生され，一定の期間（約 120 日）を経て，脾臓で壊される．赤血球が減少すると腎臓間質の細胞は組織の酸素欠乏を感知して，エリスロポエチン erythropoietin（EPO）を産生する．EPO は骨髄で赤芽球の分裂を促進するので，赤血球は増加する（図 6-1）．赤血球の分裂・増殖には EPO の他にヘモグロビンに含まれる Fe, DNA 合成に必須のビタミン $B_{12}$，葉酸などが必要である．このようにして赤血球の量は産生と崩壊のバランスにより一定に保たれているが，なんらかの原因により骨髄での赤血球の産生が障害されたり，骨髄での産生を上回る赤血球の崩壊や出血による消失が生じた場合に貧血となる（図 6-2）．

> **網赤血球　reticulocyte**　　Memo 1
>
> 　網赤血球は，脱核直後の幼若な赤血球で，RNA やリボソームが含まれている．これらはブリリアントクレシールブルーやニューメチレンブルーによる超生体染色を行うと，青染される網状物質として認められることから網赤血球と呼ばれる．網赤血球は数日間で成熟赤血球となるため，網赤血球数の増加・減少は，骨髄における赤血球の産生能力を反映し，網赤血球の増加は骨髄での赤血球産生の亢進，減少は赤血球産生低下を意味する．

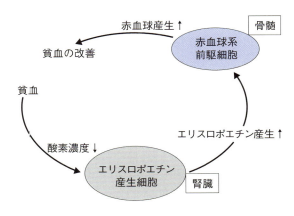

図 6-1　赤血球産生の制御

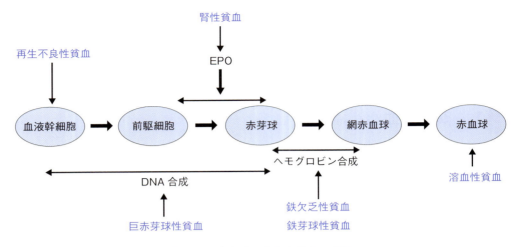

図 6-2　赤血球の分化と貧血の成因

表 6-1　成因による貧血の分類

| 1）赤血球の産生低下による貧血 | | |
|---|---|---|
| 造血幹細胞の障害 | | 再生不良性貧血 |
| ヘモグロビン合成障害 | ヘム合成障害 | 鉄欠乏性貧血，鉄芽球性貧血 |
| | グロビン合成障害 | サラセミア |
| DNA 合成障害 | ビタミン $B_{12}$ 欠乏 | 悪性貧血，胃切除後 |
| | 葉酸欠乏 | |
| 赤芽球の増殖障害 | エリスロポエチン欠乏 | 腎性貧血 |
| 2）赤血球の崩壊の亢進による貧血 | | |
| 先天性溶血性貧血 | 赤血球形態異常 | 遺伝性球状赤血球症 |
| | 赤血球酵素異常 | G-6-PD 欠損症 |
| 後天性溶血性貧血 | 免疫性 | 自己免疫性溶血性貧血，発作性夜間ヘモグロビン尿症 |
| | 機械的損傷 | TTP，DIC |
| 3）赤血球の失血によるもの | | |
| 消化管出血 | | |
| 外傷による出血 | | |

　したがって，貧血の機序として ① 赤血球の産生低下によるものと，② 赤血球の崩壊亢進によるもの，および ③ 失血によるものが挙げられる（表 6-1）．

### 2）赤血球恒数による分類

　赤血球数（RBC），ヘモグロビン値（Hb），ヘマトクリット（Ht）より赤血球恒数を算出する．赤血球の産生低下による貧血の原因の鑑別に役立つ．

　平均赤血球容積（MCV）fL ＝ Ht（％）× 10/RBC（$10^6/\mu L$）
　平均赤血球ヘモグロビン量（MCH）pg ＝ Hb（g/dL）× 10/RBC（$10^6/\mu L$）
　平均赤血球ヘモグロビン濃度（MCHC）％ ＝ Hb（g/dL）× 10/Ht（％）

MCVとMCHCにより，以下に分類される．
　小球性低色素性貧血：MCV 80以下，MCHC 30以下．
　正球性正色素性貧血：MCV 80～100，MCHC 30～36．
　大球性正色素性貧血：MCV 100以上，MCHC 30～36．
　赤血球細胞内成分の最大の成分はヘモグロビンである．赤血球の大きさ（MCV）が決定されるのは，赤芽球の脱核の時点での赤芽球内で合成されたヘモグロビン量によってである．したがって小球性貧血になるのは，ヘモグロビン合成障害である鉄欠乏性貧血やサラセミアなどによる貧血のときである．逆にヘモグロビンの合成に障害がないが，赤芽球の分裂に必要なDNAの合成障害があるときは大球性貧血になる．DNA合成障害の原因として葉酸欠乏やビタミン$B_{12}$欠乏が挙げられる．

## a. 鉄欠乏性貧血　iron deficiency anemia

　鉄欠乏性貧血は貧血の原因として最も頻度が高い．鉄欠乏性貧血の病態把握には鉄の体内での動態を理解する必要がある．

### 1）鉄吸収
　食物中に含まれる鉄を含んだ化合物は胃酸により無機鉄イオン$Fe^{3+}$となる．その後還元されて$Fe^{2+}$となり腸上皮細胞に取り込まれる．その後酸化されて再び$Fe^{3+}$となり輸送される．

### 2）鉄輸送
　血漿中の鉄は血漿タンパクのアポトランスフェリンと結合してトランスフェリンとして輸送される．トランスフェリン1分子は2分子の$Fe^{3+}$と結合する．鉄は赤芽球などの細胞膜にあるトランスフェリン受容体に結合して細胞内に取り込まれる．

### 3）鉄利用
　鉄はヘモグロビン合成に使われるものが大部分であるが，ミオグロビン，チトクロームなどのヘムの合成にも使用される．

### 4）鉄貯蔵
　余分な鉄は，肝臓や骨髄などでアポフェリチンタンパクと$Fe^{3+}$が結合したフェリチンとして貯蔵される．

■ 病態生理
　鉄欠乏性貧血は出血による鉄の喪失が原因であることが多い．出血の原因として痔出血や胃潰瘍，大腸がんなどの消化管出血，子宮筋腫などによる過多月経や子宮がんによる不正性器出血などがある．その他の原因として鉄摂取量の低下（胃切除や上部消化管疾患による）や鉄需要の増大（妊娠，授乳，思春期の急激な身体の成長による）などがある．
　鉄の欠乏によりヘム合成が障害されることにより，ヘモグロビンの合成障害が起こり貧血を呈する．

### ■ 症候

貧血症状に加えて口角炎，舌炎，爪の変形（スプーン爪）などが起こる．鉄は細胞増殖にも不可欠な因子であり，不足により増殖のさかんな皮膚や粘膜，爪などに症状が出やすいと考えられる．

### ■ 診断・検査

ヘモグロビン低下を反映し小球性低色素性貧血を呈する．血清中の鉄のほとんどはトランスフェリンと結合して存在する．すべてのトランスフェリンと結合できる鉄の量を総鉄結合能 total iron binding capacity（TIBC），鉄と結合していないトランスフェリンと結合できる鉄の量を不飽和鉄結合能 unsaturated iron binding capacity（UIBC）という．血清鉄＋UIBC＝TIBC となる．

鉄欠乏性貧血患者では血清鉄が減少するが，トランスフェリン量は増加するので，UIBC，TIBC とも増加し，血清トランスフェリンの鉄飽和度は低い．血清フェリチンは組織中の貯蔵鉄のフェリチンと相関し，鉄欠乏性貧血で減少する．

### ■ 治療

鉄欠乏の原因を明らかにし，原疾患の治療を行うことが重要である．薬物治療としては，吸収されやすい 2 価鉄（$Fe^{2+}$）の経口鉄剤の投与を行う．副作用としての胃腸症状が強く内服できない場合や急速に鉄を補いたい場合などでは，3 価鉄（$Fe^{3+}$）の静注用鉄剤の投与も行われる．鉄剤は貯蔵鉄を十分補充するため，フェリチン値の正常化後も 3〜6ヵ月間投与する．

## b. 巨赤芽球性貧血　megaloblastic anemia（悪性貧血　pernicious anemia）

### ■ 病態生理

ビタミン $B_{12}$ や葉酸が欠乏すると，核の成熟は DNA 合成障害によって遅れるが，細胞質の成熟には支障がなく，ヘモグロビン合成も行われるため赤芽球は巨赤芽球性変化と呼ばれる特徴的な形態異常をとる．これらの巨赤芽球は末梢血に放出される前に骨髄で壊される（無効造血）ため，LDH の増加や間接ビリルビンの増加などの溶血所見を呈する．

#### 1）ビタミン $B_{12}$ 欠乏

ビタミン $B_{12}$ は胃壁細胞から分泌される輸送タンパクの内因子（☞ Memo 2）と結合し，回腸末端のレセプターに結合し吸収される．

① 悪性貧血では，自己免疫機序により胃壁細胞が破壊され，胃粘膜の萎縮が起こる．萎縮性胃炎による内因子の産生低下によりビタミン $B_{12}$ 吸収障害が生じる．自己抗体である抗胃壁細胞抗体，抗内因子抗体が陽性となる．

② 胃全摘後も内因子の低下により同様のビタミン $B_{12}$ 吸収障害が起こる．またビタミン $B_{12}$ は回腸から吸収されるため，回腸の切除や回腸の炎症性疾患（クローン病など）においても吸収障害が起こる．ビタミン $B_{12}$ は肝臓に十分貯蔵されており，1 日あたりの生理的必要量も少ないため，吸収不全になった直後ではなく，3〜5 年後に貧血などの症状が出現するようになる．

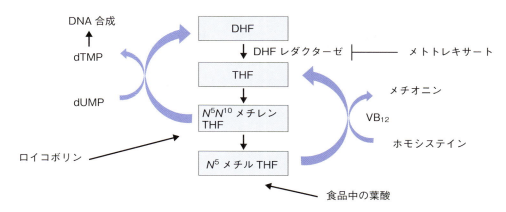

**図 6-3 葉酸の代謝とビタミン $B_{12}$**
DHF：ジヒドロ葉酸，THF：テトラヒドロ葉酸，dUMP：デオキシウリジン 5′—一リン酸，dTMP：チミジル酸

### ■ 症　候
ビタミン $B_{12}$ 欠乏による貧血では，動悸，息切れ，倦怠感などの貧血による一般症状に加えて，食欲不振や胃部不快感，舌における疼痛（ハンター Hunter 舌炎）などの消化器症状，四肢末端のしびれや深部知覚障害などの神経症状，メラノサイトでのメラニン合成障害による年齢不相応な白髪などが認められる．

### ■ 診断・検査
大球性貧血を呈する．しばしば白血球，血小板も減少し汎血球減少を呈する．無効造血（骨髄での赤血球前駆細胞の破壊）により，間接ビリルビン増加，ハプトグロビン減少，LDH 増加といった溶血性貧血類似の検査所見となる．血清のビタミン $B_{12}$ は低値となる．ビタミン $B_{12}$ はホモシステインをメチオニンに変換する酵素反応（図 6-3）や L-メチルマロニル-CoA をサクシニル-CoA に変換する酵素反応の補酵素であり，ビタミン $B_{12}$ 低下により，これらの反応の前駆物質であるホモシステインやメチルマロン酸は高値となる．悪性貧血では萎縮性胃炎を呈し，胃がんの合併が多い．

### ■ 治　療
内因子が欠乏している場合は，経口投与では吸収されにくいため，ビタミン $B_{12}$ 製剤（シアノコバラミン，メコバラミン）の非経口投与（筋注）を行う．神経障害の合併症がなく，重篤でない場合は，高容量のビタミン $B_{12}$ 製剤の内服でも有効な場合がある．ビタミン $B_{12}$ 欠乏がある場合に葉酸製剤を投与すると，神経症状を悪化させるので投与すべきではない．

### 2）葉酸欠乏
葉酸は果物，野菜などに主にポリグルタミン酸塩複合物として含まれている．これは腸管内で加水分解されモノグルタミン酸誘導体になり十二指腸や空腸で吸収される．腸管の細胞内で $N^5$-メチルテトラヒドロ葉酸塩（$N^5$ メチル THF）に変換され血中に入る．葉酸欠乏の原因は不十分な摂取（栄養不良やアルコール中毒），需要の増加（成長期や妊娠または授乳による），吸収障害（十二指腸と空腸障害を起こす疾患）などである．葉酸も

ビタミン$B_{12}$同様に肝臓に貯蔵されているが，1日あたりの必要量が多いため葉酸欠乏は数ヵ月で起こってくる．

代謝拮抗薬メトトレキサートは，ジヒドロ葉酸還元酵素阻害により活性型のテトラヒドロ葉酸を欠乏させ，DNA合成障害を起こすことにより抗腫瘍作用を示す．メトトレキサートの副作用防止目的で，ロイコボリンカルシウムが投与される．

■ 症　候

貧血症状のみのことが多い．葉酸欠乏では神経症状はまれである．

■ 診断・検査

大球性貧血を呈する．血清葉酸は低値，血清ホモシステイン高値となる（図6-3）．

■ 治　療

葉酸製剤（フォリアミン®）1mg/日の経口投与を行う．

> **Memo 2　内因子　intrinsic factor**
>
> 内因子は胃の壁細胞から分泌される分子量44,000の糖タンパクである．ビタミン$B_{12}$と結合しビタミン$B_{12}$-内因子複合体となり，回腸末端の内因子レセプターと結合後，ビタミン$B_{12}$だけが吸収される．

### c. 再生不良性貧血　aplastic anemia

再生不良性貧血は，造血幹細胞の障害により骨髄低形成と汎血球減少を呈する疾患群である．先天性のものと後天性のものに分けられる．先天性ではファンコーニFanconi貧血の頻度が最も高い．ファンコーニ貧血は常染色体劣性遺伝で，汎血球減少の他に低身長，性腺発育異常などさまざまな先天奇形を伴う．後天性には原因不明の特発性と二次性のものがある．二次性のものには，クロラムフェニコール，金製剤などの薬剤や放射線，ベンゼンなどの化学物質により造血幹細胞の障害が起こるものがある．わが国の再生不良性貧血の大部分は特発性である．特殊なものとして肝炎に伴って発症する肝炎関連再生不良性貧血と発作性夜間血色素尿症（PNH）（☞ Memo 5）に伴うもの（再生不良性貧血-PNH症候群）がある．

■ 病態生理

特発性の病態として① 免疫学的機序による造血幹細胞の障害と② 造血幹細胞自体の異常が考えられている．免疫学的機序を示唆する理由として，抗胸腺細胞グロブリンanti-thymocyte globulin（ATG）（☞ Memo 3）やシクロスポリンなどの免疫抑制薬が多くの症例で有効なことが挙げられる．造血幹細胞自体の異常を示唆するものとして，遺伝子異常による先天性の再生不良性貧血の存在や，急性白血病などへ移行がみられる症例の存在などが挙げられる．

■ 症　候

貧血による息切れ，血小板減少による出血傾向，白血球減少による感染に伴う発熱などが認められる．

■ 診断・検査

骨髄は低形成である．末梢血は汎血球減少を呈する．軽症・中等症の再生不良性貧血

表 6-2　再生不良性貧血重症度分類（厚生労働省調査研究班による）

| | | | |
|---|---|---|---|
| 最重症 | （Stage 5） | 好中球＜200 /μL＋右記の1項目以上 | 血小板＜20,000 /μL<br>網赤血球＜20,000 /μL |
| 重症 | （Stage 4） | 右記の2項目以上 | 好中球＜500 /μL<br>血小板＜20,000 /μL<br>網赤血球＜20,000 /μL |
| やや重症 | （Stage 3） | 右記の2項目以上＋定期的輸血 | 好中球＜1,000 /μL<br>血小板＜50,000 /μL<br>網赤血球＜60,000 /μL |
| 中等症 | （Stage 2） | 右記の2項目以上 | 好中球＜1,000 /μL<br>血小板＜50,000 /μL<br>網赤血球＜60,000 /μL |
| 軽症 | （Stage 1） | 上記以外のもの | |

では貧血と血小板減少のみの場合がある．白血球の減少は顆粒球主体であるが，重症例ではリンパ球も減少する．赤血球の産生は低下するため網赤血球の増加はない．血清エリスロポエチンは高値となる．

診断には白血病，多発性骨髄腫，がんの骨髄転移など汎血球減少を呈する疾患を除外する必要がある．

■ 治　療

重症度により予後や治療方針が異なるため，血球減少の程度により重症度を5段階に分類し治療方針を決定する．わが国では厚生労働省の特発性造血障害に関する調査研究班による分類が用いられている（表 6-2）．

Stage 1～2で進行のない例では経過観察を行う．Stage 1～2で進行例や血小板減少が50,000以下の例では，ATG（☞ Memo 3）の投与かATGとシクロスポリンの併用投与が第一選択で，ATGを希望しない場合は，シクロスポリンかタンパク同化ホルモン（メテノロン酢酸エステル）投与が行われる．

Stage 3～5では，40歳未満でHLA一致同胞ドナーがいる場合には造血幹細胞移植が推奨される．移植適応外の場合やドナーがいないか，移植を希望しない場合はATGとシクロスポリンの併用療法が選択される．

貧血や血小板減少による出血に対しては赤血球輸血，血小板輸血を行う．白血球減少による重症感染症に対しては抗菌薬に顆粒球コロニー刺激因子 G-CSF を併用して投与する．

### 抗胸腺細胞グロブリン　anti-thymocyte globulin（ATG）　Memo 3

ATGは胎児ヒト胸腺細胞や胸部手術時に胸管から採取したリンパ球をウマあるいはウサギに免疫して得られたポリクローナル抗体を含む抗血清である．Tリンパ球を減らして細胞性免疫を抑制する．わが国では，現在，ウサギのATGが使用されている．アナフィラキシーショックや血清病に注意する．ATG投与中はこれらのアレルギーを予防するため，メチルプレドニゾロンまたはプレドニゾロン 1～2 mg/kg/日を併用し，以後漸減する．

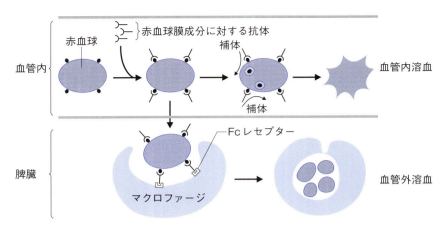

図6-4 血管内溶血と血管外溶血

### d. 自己免疫性溶血性貧血　autoimmune hemolytic anemia（AIHA）

■ 病態生理

　自己免疫性溶血性貧血は自己の赤血球の膜成分に対する自己抗体により赤血球の破壊が亢進して生じる貧血である．溶血が起こる場所により血管内溶血と血管外溶血に分けられる．血管内溶血では，補体などの作用により赤血球が血管内で溶血するので，ヘモグロビンが血液中に放出されるのに対し，血管外溶血では，赤血球は脾臓のマクロファージに取り込まれて処理されるため，ヘモグロビンが血液中に放出されることはない（図6-4）．また，抗体の反応する温度により温式（至適温度37℃）と冷式（至適温度0〜4℃）に分類される．

#### 1）温式自己免疫性溶血性貧血

　抗体はIgGが大部分であり，抗体の結合した赤血球は，脾臓などのマクロファージによりFcレセプターを介して捕捉され貪食される（血管内溶血）．貪食された赤血球のヘモグロビンはヘムとグロビンに分解される．ヘムはFeが外れた後，ビリルビン（間接ビリルビン）へと分解され，アルブミンと結合して肝臓へ輸送されるため間接ビリルビンが上昇する．

　原因不明の特発性と，他の疾患に伴って起こる続発性がある．続発性では全身性エリテマトーデス（SLE）や悪性リンパ腫，慢性リンパ性白血病などのリンパ増殖性疾患が多い．

■ 症候

　貧血一般症状に加えて黄疸，脾腫などが認められる．

■ 診断・検査

　溶血の際には血球破壊によるLDHや間接ビリルビンの上昇が認められる．貧血に反応して赤血球造血は亢進し，網赤血球は増加する．

　ハプトグロビン（☞ Memo 6）の低下が最も敏感な溶血を示すマーカーとして用いられる．

赤血球表面に結合する抗体の有無を調べるクームス Coombs 試験（☞ Memo 4）が陽性を示す．

■ 治　療

　副腎皮質ステロイドが第一選択である．反応しない場合は，摘脾やシクロホスファミド水和物やアザチオプリンなどの免疫抑制薬投与を考慮する．抗 CD20 抗体であるリツキシマブの有効性が報告されているが保険適用外である．

2）冷式自己免疫性溶血性貧血
　a）寒冷凝集素症
　　四肢などの寒冷曝露により寒冷凝集素（IgM）が赤血球の糖鎖抗原に結合し，赤血球が凝集して血流が障害され，冬季に悪化する貧血，四肢末端のチアノーゼなどが認められる．クームス試験，寒冷凝集素陽性となる．続発性として悪性リンパ腫，慢性リンパ性白血病などのリンパ増殖性疾患やマイコプラズマ，エプスタイン・バー（EB）ウイルス感染に伴うものなどがある．
　b）発作性寒冷ヘモグロビン症
　　Donath-Landsteiner 抗体（IgG）が寒冷下で赤血球糖鎖抗原と結合，補体を活性化し血管内溶血を引き起こす．続発性として梅毒感染，小児の急性ウイルス性感染症（麻疹・水痘・ムンプス等）などに伴うものが大部分である．

■ 治　療

　冷式抗体によるものでは，寒冷を避けることが重要である．副腎皮質ステロイドはあまり有効ではない．

3）薬剤による溶血性貧血
　薬剤による溶血性貧血として免疫機序によるものは以下の3つの機序によると考えられている．
　a）ハプテン型
　　赤血球膜に結合した薬剤に対して IgG 抗体が産生され，主に脾臓で破壊される．この型の溶血性貧血を起こす薬剤として，ペニシリン，セファロスポリン，テトラサイクリン系の薬剤などで報告がある．
　b）抗原抗体複合体型
　　血液中のタンパクに結合した薬剤に対して抗体が産生され，抗原抗体複合体と赤血球膜が結合し，補体の活性化により血管内溶血をきたす．この型の溶血性貧血を起こす薬剤として，オメプラゾール，リファンピシン，キニジン硫酸塩水和物などで報告がある．
　c）自己抗体型
　　薬剤により赤血球に対する自己抗体が産生され，自己免疫性溶血性貧血と同様な機序で溶血をきたす．この型の溶血性貧血を起こす薬剤として，メチルドパ水和物，レボドパなどで報告がある．

■ 治　療

　原因薬剤を中止する．

> **Memo 4　クームス Coombs 試験（抗グロブリン試験）**
>
> 赤血球の表面に結合している不完全抗体（結合しても凝集を起こさない抗体）を検出する試験．不完全抗体が結合した赤血球にクームス Coombs 血清（抗ヒトグロブリン）を加えると，赤血球表面に付着した抗体と抗ヒトグロブリンが結合し，赤血球の凝集が起こる．

> **Memo 5　発作性夜間血色素尿症 paroxysmal nocturnal hemoglobinuria（PNH）**
>
> 造血幹細胞における phosphatidylinositol glycan complementation class A（PIG-A）遺伝子の突然変異により，各種血液細胞において種々の膜タンパクを結合しているグリコシルホスファチジルイノシトール（GPI）タンパクが欠損する．そのため補体を制御する膜タンパクである CD55（DAF）や CD59（HRF）が欠損し，補体の活性化を制御できなくなり，赤血球膜上で膜侵襲複合体 MAC が形成され血管外溶血反応が進行する．夜間に呼吸の抑制によりアシドーシスとなり，それが原因で補体の活性化を引き起こすことが夜間溶血の原因とされる．治療薬としてヒト化抗 C5 単クローン性抗体であるエクリズマブが開発され，顕著な溶血抑制効果が示された．

> **Memo 6　ハプトグロビン haptoglobin**
>
> 主に肝臓で産生されるヘモグロビン結合タンパク．ヘモグロビン（Hb）が血中に遊離されると迅速にきわめて強固に結合して複合体を形成し，細網内皮系細胞に速やかに取り込まれて分解処理される．この機構は遊離型 Hb の腎糸球体からの喪失と腎障害を防止する．溶血が持続的となると産生が追いつかず，血中ハプトグロビン量は，著減または欠損状態となるため，溶血性貧血の診断に利用される．非常に鋭敏であるため血管外溶血においても減少する．

### e. 腎性貧血　renal anemia

慢性腎不全に合併する貧血である．

#### ■ 病態生理

エリスロポエチン erythropoietin（EPO）は 166 アミノ酸からなる分子量 30 kDa の糖タンパク質である．高地環境，出血，貧血などの低酸素刺激によりその産生が誘導され，赤芽球の分化および増殖を誘導することで赤血球量調節に働くホルモンである．大部分が腎臓の間質細胞で産生されるが，腎性貧血では慢性腎臓病 chronic kidney disease（CKD）の進行による腎尿細管間質障害の進展に伴って EPO 産生細胞が減少するため，Hb が低下し低酸素状態になったにもかかわらず腎臓での EPO の産生増加が起こらず，貧血を改善できない．その他，尿毒症物質の蓄積による赤血球の産生低下や崩壊亢進も関与する．

腎性貧血は CKD の進行に伴って出現し，速い例ではステージ 3（GFR 59〜30 mL/分）から出現し，ステージ 4（GFR 29〜15 mL/分）からステージ 5（GFR＜15 mL/分）へと進行すると大多数の症例で認められるようになる．

#### ■ 症候

腎性貧血は緩徐に進行するため，自覚症状に乏しい．

#### ■ 診断・検査

一般に正球性正色素性貧血で赤血球造血低下を反映し，網赤血球数（☞ Memo 1）の減少

表6-3 赤血球造血刺激因子製剤（ESA）の特徴

| 一般名 | 特徴 | 半減期（時間） | 投与頻度 |
|---|---|---|---|
| エポエチン アルファ | 遺伝子組み換えヒトエリスロポエチン製剤 | 8.5 | 週3回 |
| エポエチン ベータ | | 9.4 | 週3回 |
| ダルベポエチン アルファ | エポエチン アルファの5箇所のアミノ酸変異と2本の糖鎖付加による半減期延長 | 25.3 | 週1回ないし2週に1回 |
| エポエチン ベータ ペゴル | エポエチン ベータにPEGを結合させることにより半減期を延長 | 168〜217 | 2週に1回ないし4週に1回 |

PEG：直鎖メトキシポリエチレングリコール

がみられる．CKDステージ3以上に進行した患者の貧血で鉄欠乏性貧血など他の原因が除外できれば腎性貧血と診断される．EPO濃度は相対的低値が重要であり，正常値（貧血のない人の値と同じ程度）であっても貧血に相応した濃度の増加がみられない場合は低値とみなす．

■ 治療

遺伝子組み換えヒトエリスロポエチンの投与が行われる．近年，従来の遺伝子組み換えヒトエリスロポエチン製剤（エポエチン アルファ，エポエチン ベータ）に加え，EPOのアミノ酸配列の一部を改変し，新たな糖鎖を付加させたことで血中半減期を延長した製剤がダルベポエチン アルファである．エポエチン ベータ ペゴルは，既存のエポエチン ベータに1分子の直鎖メトキシポリエチレングリコール（PEG）分子を化学的に結合させることで，作用の長時間化を実現している．このように自然のEPO以外にも造血を促す薬物が登場してきたことから，これらの製剤を含む総称として赤血球造血刺激因子製剤 erythropoiesis stimulating agent（ESA）という用語が用いられるようになった（表6-3）．

血液透析前のCKD患者へのESAの投与開始はHb 11 g/dL未満とし，治療目標Hb値を11〜13 g/dLとする．

血液透析を行っているCKD患者へのESAの投与開始はHb 10 g/dL未満とし，治療目標Hb値を10〜12 g/dLとする．Hbが12 g/dLを超えると血栓症や心血管疾患のリスクが高まるので，超えないようにESAの投与量を調節する．

ESAの効果を引き出すには，十分な鉄の供給を維持することが重要である．鉄剤の投与については，ESA投与前の患者では血清フェリチン値50 ng/mL未満，ESA投与中の患者ではトランスフェリン飽和度20％未満かつ血清フェリチン値100 ng/mL未満で投与し，血清フェリチン値300 ng/mLで休薬するよう推奨されている．

### f. 鉄芽球性貧血　sideroblastic anemia

鉄芽球性貧血は，赤血球の合成過程において鉄がヘムに取り込まれず，ミトコンドリアに鉄が異常に沈着した環状鉄芽球の出現を特徴とする貧血である．

■ 病態生理

【ヘムの合成経路】

アミノレブリン酸合成酵素 δ-aminolevulinate synthetase（ALAS）はグリシンとスクシニルCoAからδアミノレブリン酸（δALA）を合成するが，ビタミン$B_6$が補酵素とし

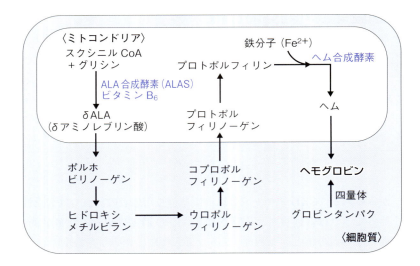

図 6-5 ヘム合成経路

て必要とされる．この反応はミトコンドリア内で行われるが，その後合成の場は細胞質へと移行する．細胞質には4つのヘム合成酵素が存在しコプロポルフィリノーゲンまでの合成が進行する．コプロポルフィリノーゲンはミトコンドリア内に輸送されプロトポルフィリノーゲンを経てプロトポルフィリンが合成される．これにヘム合成酵素により鉄が挿入されてヘムが完成する（図 6-5）．

鉄芽球性貧血の原因となっている病態には先天性と後天性がある．ALASには，ALAS1とALAS2という2つのアイソザイムが存在するが，このうちALAS2は赤芽球に特異的に発現している．先天性の鉄芽球性貧血は *ALAS2* 遺伝子の異常によるものが最も高頻度である．*ALAS2* はX染色体に存在するのでX連鎖劣性遺伝をする．その他の先天性の原因としては，ミトコンドリアへのグリシンのトランスポーター遺伝子である *SLC25A38* 遺伝子変異などがある．

後天性のものでは原因不明の特発性と二次性のものがある．

特発性のものでは，骨髄異形成症候群（☞ Memo 13）に分類されるもので，骨髄での鉄芽球の増加を伴う貧血を呈するもの（鉄芽球性不応性貧血 refractory anemia with ringed sideroblast：RARS）が大部分である．

二次性ではアルコールや薬剤（イソニアジド，サイクロセリン，クロラムフェニコール）などが原因となる．アルコールやこれらの薬剤では，ビタミン $B_6$ 代謝の阻害やヘム合成経路の阻害により鉄芽球性貧血を発症させる．

■ 症　候

貧血の一般症状，過剰鉄の組織沈着による障害（ヘモクロマトーシス）．

■ 診断・検査

小球性低色素性貧血か正球性貧血との二層性貧血が認められる．鉄の利用障害により血清鉄，血清フェリチンは増加し，TIBC，UIBCは低下する．骨髄に環状鉄芽球が出現する．

■ 治 療

　*ALAS2*遺伝子変異では多くの症例がビタミン$B_6$の投与により改善する．これは遺伝子変異によるALAS2タンパクの構造変化がビタミン$B_6$に対する親和性を低下させるが，ビタミン$B_6$を大量投与することによって結合性が回復するためと考えられている．後天性であってもビタミン$B_6$に反応する場合もあるので，少なくとも3ヵ月間はビタミン$B_6$を投与する．二次性では原因の除去が必要である．鉄過剰に対して鉄キレート剤（デフェロキサミンメシル酸塩，デフェラシロクス）の投与が行われる．

## 2. 播種性血管内凝固症候群　disseminated intravascular coagulation (DIC)

【凝固経路】

　凝固系は内因系経路および外因系経路で始まるが，これらの経路はともに第X因子の活性化を引き起こし，トロンビン，フィブリンの形成へと進んでいく．

　内因系では，血液がコラーゲンなどの陰性荷電物質に接触することなどで第XII因子が活性化されることにより開始される．活性化XII因子はXI因子を活性化し，活性化XI因子はIX因子を活性化する．活性化IX因子はX因子を活性化しトロンビン形成へと進む．

　外因系は組織の障害による組織因子 tissue factor（TF）の放出や種々の刺激による血管壁や単球上のTFの発現により活性化される．第VII因子はTFと結合することにより活性化されTF-FVIIa複合体が形成される．大量のTF-FVIIa複合体は第X因子を活性化し，少量のTF-FVIIa複合体は第IX因子の活性化を介して第X因子を活性化する．

　活性化したX因子により産生されたトロンビンは凝固反応の補助因子である第V因子，第VIII因子と血小板を活性化する．活性化した第VIII因子は，組織因子と活性化第VII因子複合体により活性化した第IX因子の補助因子として働き，第X因子をさらに活性化する．活性化した第X因子は少量のトロンビンにより活性化した第V因子を補助因子としてプロトロンビンからトロンビンへの形成を促進し，フィブリノーゲンからフィブリンへと反応が進む（図6-6）．これらの反応はビタミンK依存性凝固因子であるII，VII，IX，X因子が活性化血小板膜上のリン脂質に結合することにより，活性化血小板の膜上で効率よく行われる．

■ 病態生理

　播種性血管内凝固症候群（DIC）とは，固形がん，急性白血病，敗血症などのさまざまな基礎疾患を基盤として，なんらかの誘因が加わることにより血管内で広範に凝固因子の活性化が起こり，全身の細血管に微小血栓が形成され，全身諸臓器に血流障害が引き起こされる疾患群である（表6-4）．凝固反応に続いて線溶系の活性化が起こり血栓形成を抑制しようとするが，DICによる凝固活性化は持続するため，凝固因子や血小板が消費性に減少し，出血傾向を起こす．

　DICにおける凝固因子の活性化機序は，組織因子の関与する外因系凝固活性化が主体と考えられている．白血病や固形腫瘍では腫瘍細胞崩壊時に組織因子が放出されることにより，産科的疾患，外傷などにおいては組織因子が直接血液中に流入して凝固反応を活性化させる．敗血症や重症感染症などでは，炎症性サイトカインにより単球，マクロ

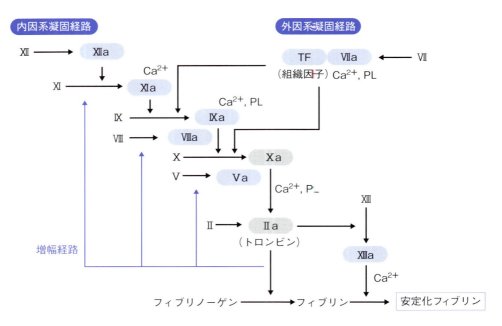

**図 6-6　生体内での血液凝固**

PL：リン脂質．増幅経路：トロンビンが生成されるとポジティブフィードバック機構によって，内因系凝固経路の上流の凝固因子が活性化する．

**表 6-4　DIC の基礎疾患**

| | | |
|---|---|---|
| 血液腫瘍 | 急性白血病 | 急性前骨髄性白血病では頻度が高い |
| | 悪性リンパ腫 | |
| 固形がん | 肝細胞がん，肺がん | 全身転移した進行がんに多い |
| | 胃がん，乳がんなど | |
| 感染症 | 敗血症 | グラム陰性桿菌が主 |
| | 胆道系感染症，呼吸器感染症 | 重症感染症に多い |
| 産科的疾患 | 常位胎盤早期剥離 | |
| | 羊水塞栓症 | |
| 心血管疾患 | 大動脈瘤 | |
| | 巨大血管腫 | |
| 肝疾患 | 劇症肝炎 | |
| | 肝硬変 | |
| その他 | 外傷，火傷 | 広汎な組織障害を伴う場合 |
| | 急性膵炎，ショック | |

ファージや血管内皮細胞から組織因子が放出され，凝固反応が活性化される．その他，血管腫や大動脈瘤などでは血管内皮の障害や血流動態の変化などにより血栓形成が行われる．

　凝固因子の活性化により，全身の微小血管に血栓が形成され，腎臓，肺，脳など臓器の循環障害，機能不全が発生する．血栓の多発により凝固因子や血小板は消耗性に減少することに加え，凝固反応に続いて線溶系が活性化されることにより出血傾向を呈する．凝固因子の活性化による微小血栓形成はすべての DIC に認められるが，線溶系の活性化の程度は基礎疾患により異なる．敗血症などの重症感染症に合併した DIC はプラスミ

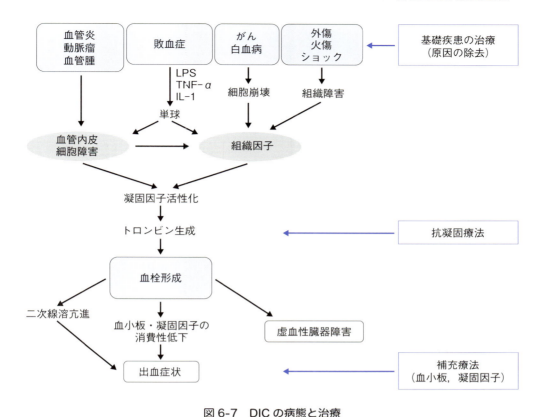

**図 6-7　DIC の病態と治療**

LPS：リポ多糖体 lipopolysaccharide，TNF-α：腫瘍壊死因子-α tumor necrosis factor-α，IL：インターロイキン interleukin

ノーゲンアクチベータインヒビター I plasminogen activator inhibitor-I（PAI-I）が誘導され線溶系が抑制されるため，出血症状は軽度であるが，臓器障害が高度となる．急性前骨髄性白血病（☞ Memo 12）をはじめとする急性白血病や前立腺がんなどに合併した DIC は，腫瘍細胞による線溶系活性化物質の産生などにより著しい線溶系活性化を伴っており，臓器障害はほとんどみられないが出血症状が高度である．進行した固形がんに合併した DIC は，凝固・線溶系のバランスが取れており，前述の中間的病態を示す場合が多い．

■ 症　候

出血症状としては，皮下や鼻粘膜，口腔粘膜などからの出血や，消化管，肺，脳などの重要臓器などの全身性の出血が引き起こされる．血栓による臓器障害としては，腎臓の細動脈に血栓が多発することにより，急性腎不全を起こすことによる無尿や乏尿，中枢神経障害による昏睡や麻痺，肺塞栓症による呼吸不全などが引き起こされる（**図 6-7**）．

■ 診断・検査

DIC の診断は臨床症状や検査所見などから総合的に行われる．

フィブリノーゲンなどの凝固因子は全般に低下し，それを反映して APTT，PT（☞ Memo 7）の延長が認められる．血小板数は減少し，出血時間（☞ Memo 10）も延長する．

凝固活性化マーカーとしてトロンビン・アンチトロンビン複合体 thrombin-anti-thrombin complex（TAT）の増加が認められる．線溶系活性化型の DIC では，産生されたプラ

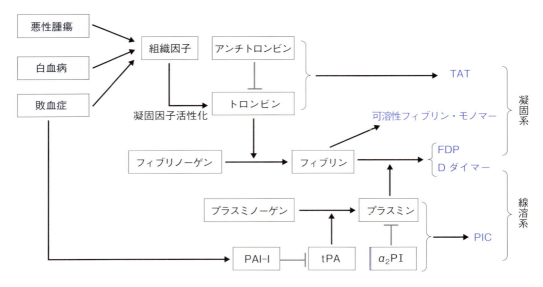

**図 6-8 DIC の凝固マーカーと線溶マーカー**
PAI-I：プラスミノーゲンアクチベータインヒビター plasminogen activator inhibitor-I，tPA：組織プラスミノーゲンアクチベータ tissue plasminogen activator，$\alpha_2$PI：$\alpha_2$プラスミンインヒビター $\alpha_2$plasmin inhibitor，PIC：プラスミン-$\alpha_2$プラスミンインヒビター複合体 plasmin-$\alpha_2$plasmin inhibitor complex，TAT：トロンビン・アンチトロンビン複合体 thrombin-anti-thrombin complex

スミンはプラスミン抑制物質である$\alpha_2$プラスミンインヒビター $\alpha_2$plasmin inhibitor（$\alpha_2$PI）と結合し，プラスミン-$\alpha_2$プラスミンインヒビター複合体 plasmin-$\alpha_2$plasmin inhibitor complex（PIC）が増加する．また，フィブリン分解産物であるFDPやDダイマーの増加も認められる（**図6-8**）．

■ **治 療**
基礎疾患の治療が重要であり，DICの治療と平行して行う．DICに対する治療としては，抗凝固療法，補充療法，抗線溶療法がある．

　a）抗凝固療法
　① ヘパリン製剤（ヘパリンナトリウム，ダルテパリンナトリウム，ダナパロイドナトリウム）
アンチトロンビン（AT）活性を促進させることによって，抗凝固活性を発揮する（**図6-9**，☞ Memo 8）．したがって，AT活性が低下した場合は充分な効果が期待できないため，アンチトロンビン製剤を併用する必要がある．ダルテパリンナトリウムやダナパロイドナトリウムはヘパリンに比べて抗Xa活性が非常に高いが抗トロンビン活性は弱いため，出血の副作用が少ない．また，ダナパロイドナトリウムは血中半減期が約20時間と長いため，持続点滴を必要としない．
　② タンパク分解酵素阻害薬（ガベキサートメシル酸塩，ナファモスタットメシル酸塩）
　AT非依存性に抗トロンビン活性を発揮する．ナファモスタットメシル酸塩は抗線溶活性も強力であり，線溶系亢進型のDICにも有効である．出血の副作用が少ないため，ヘパリン類の使用が困難な場合にはよい適応となる．また，両薬剤は膵炎治療薬でもあり，DICのみならず膵炎をも合併しているときにはよい適応となる．

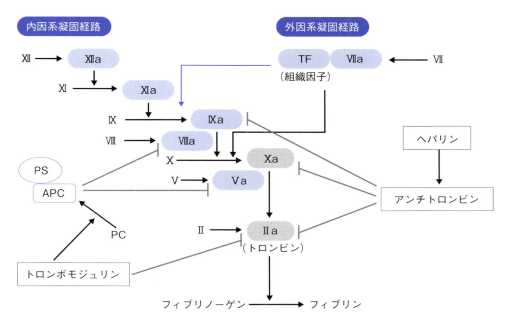

**図 6-9 抗凝固因子**
PC：プロテイン C，APC：活性化プロテイン C，PS：プロテイン S

③ 遺伝子組換えトロンボモジュリン製剤（☞ Memo 9）

抗凝固作用に加えて抗炎症効果を併せもち，炎症性疾患に合併した DIC に対し有効と考えられる．

### b) 補充療法

血小板輸血による血小板の補充や新鮮凍結血漿による凝固因子の補充を行う．

### c) 抗線溶療法（トラネキサム酸）

血栓の増悪の可能性があるため原則禁忌であるが，線溶系亢進型の DIC にのみヘパリン類併用下にて注意して用いる．

---

**Memo 7　活性化部分トロンボプラスチン時間（APTT）とプロトロンビン時間（PT）**

　APTT はクエン酸加血漿に内因系凝固活性化物質（陰性荷電であるカオリンなど），リン脂質，カルシウムを添加して測定する．内因系凝固反応を反映する検査で血友病 A, B で延長する．
　PT はクエン酸加血漿に組織因子，リン脂質，カルシウムを添加して測定する．外因系凝固反応を反映する．PT の測定には大量の組織因子を添加するため，IX 因子を介さずに X 因子の直接活性化により凝固反応が進む．したがって第 IX 因子活性の低下する血友病 B 患者でも PT は正常となる．

---

**Memo 8　アンチトロンビン　antithrombin（AT）**

　アンチトロンビンは肝臓で産生されるプロテアーゼインヒビターである．トロンビンや活性化凝固第 X 因子（Xa）などと 1：1 で複合体を形成し不活性化させる（図 6-9）．ヘパリンに結合することによりその阻害作用は約 1,000 倍に促進される．また，トロンビン・アンチトロンビン複合体（TAT）は凝固活性化のマーカーとして用いられる．

> **Memo 9**
>
> **トロンボモジュリン　thrombomodulin**
>
> 　トロンボモジュリンは血管内皮細胞上の抗凝固因子である．トロンビンがトロンボモジュリンと結合すると，トロンビンの基質特異性がフィブリノーゲンの切断からプロテインC（PC）の活性化へと変化する．活性化プロテインC（APC）はコファクターであるプロテインS（PS）の存在下でVaおよびⅧaを分解することによりトロンビン生成を阻害する（図6-9）．遺伝子組換えトロンボモジュリン製剤は膜貫通ドメインや細胞内ドメインを除いたドメインから構成されており，生理的なトロンボモジュリンと同様にトロンビンに結合することによりトロンビンの凝固活性を抑制するとともに，PCを活性化することによって抗凝固活性を発揮する．

## 3. 血友病　hemophilia

　血友病は，先天性の遺伝子異常による凝固因子の量的・質的異常に起因する出血性疾患であり，第Ⅷ因子が欠乏する血友病Aと第Ⅸ因子が欠乏する血友病Bからなる．両因子の遺伝子ともX染色体上にあるため，X連鎖劣性遺伝で男性に発現し，女性は保因者となる．また，家系に同様の出血症状がみられない孤発例が約1/3存在する．血友病Aは出生男児5,000人に1人の割合で発生し，先天性の出血性疾患のなかで最も高頻度である．血友病Bの発生頻度は血友病Aの1/5程度である．

### ■ 病態生理

　第Ⅷ因子は活性化されると第Ⅸ因子と複合体を形成し，トロンビンの形成に必須の因子である第X因子を活性化する．したがって両因子が低下すると，第X因子の活性化が低下するため，トロンビン産生が障害されて止血機構が十分働かなくなる（図6-9参照）．

### ■ 症　候

　出血症状は凝固因子活性の低下の程度によって決まる．凝固因子活性が正常の1%以下を重症，1〜5%を中等症，5%以上を軽症と分類する．わずかな凝活性でも止血は行われるため，軽症では日常生活での出血傾向はほとんど認められず，手術や抜歯，外傷後の止血異常などで初めて発見される場合が多い．出血症状では関節内出血が最も多く，それに続いて筋肉内出血，口腔内出血，血尿などが多い．重症例では歩行を開始するころから足関節，膝関節の出血を繰り返し，滑膜の炎症が持続する結果，関節軟骨や骨の変形により血友病性関節症を起こしてくる．

### ■ 診断・検査

　APTTは延長するが，PTは延長しない（☞Memo 7）．血小板数，血小板機能は正常であり，出血時間（☞Memo 10）は延長しない．確定診断は第Ⅷ因子，第Ⅸ因子活性の測定による．

### ■ 治　療

　治療の中心は欠乏した凝固因子を投与する補充療法である．血友病Aでは第Ⅷ因子製剤，血友病Bでは第Ⅸ因子製剤が使用される．これらの凝固因子製剤は献血者の血漿から純化した濃縮製剤と遺伝子組換え型製剤がある．補充療法には出血時に製剤を投与する出血時補充療法と，定期的に投与して出血を予防する定期補充療法とがある．重症血友病患者には定期補充療法が行われる．週2〜3回，定期的に凝固因子を補充すること

で，凝固因子の最低値を 1% 以上に維持することで自然出血を予防できる．軽症～中等症の血友病 A の患者にはデスモプレシン酢酸塩水和物の投与が有効である．デスモプレシンは血管内皮細胞中からフォン・ヴィルブランド von Willebrand 因子とともに第Ⅷ因子を放出させるという機序や，放出されたフォン・ヴィルブランド因子が第Ⅷ因子と結合して安定化させることにより第Ⅷ因子レベルを高めるなどの機序が推定されている．

凝固因子製剤の治療を開始した後，凝固因子に対するインヒビター（抗体）が出現し，凝固因子製剤の効果が得られなくなる場合がある．インヒビター対策としては，抗体量を上回る大量の凝固因子製剤を投与してインヒビターを中和したうえで，さらなる凝固因子製剤で止血を図る中和療法（インヒビター低値の場合）や活性化第Ⅶ因子製剤や活性化プロトロンビン複合体製剤（APCC）などによるバイパス療法（インヒビター高値の場合）などがある．

### 出血時間 bleeding time　Memo 10

皮膚を穿刺した後，出血した血液を 30 秒ごとにろ紙に吸い取り，血液の付着がみられなくなるまでの時間を測定する．耳たぶを傷つけるデューク Duke 法と上腕に血圧計のマンシェットを巻き 40 mmHg の圧を加え，前腕部の静脈圧を高めた後に前腕部を穿刺して測定するアイビー Ivy 法がある．一次止血の検査であり，血小板の数の減少や機能低下で延長する．二次止血の異常（血友病などの凝固因子の異常）では延長しない．

## 4. 血栓性血小板減少性紫斑病　thrombotic thrombocytopenic purpura（TTP）

血栓性血小板減少性紫斑病（TTP）は血小板減少，細血管障害性溶血性貧血，腎機能障害，発熱，動揺性精神神経障害からなる全身性疾患である．凝固線溶系は正常である点が DIC との鑑別になる．

### 病態生理

フォン・ヴィルブランド因子（vWF 因子）は血小板の粘着や凝集に必要な因子である．血管内皮細胞などから分泌後，特異的切断酵素である a disintegrin-like and metalloproteinase with thrombcspondin type 1 motifs 13（ADAMTS13）により適度な大きさに分断される．TTP では ADAMTS13 の量的，質的低下により血小板との結合力の強い vWF 超高分子マルチマーが切断されないまま血中に出現し，高ずり応力の存在する細動脈で活性化し，血小板血栓が形成される．その結果，腎障害や中枢神経障害が引き起こされる．血小板は消耗性に減少し，赤血球は血小板血栓による狭窄部位を通過する際に，物理的に破壊され溶血性貧血を呈する．

ADAMTS13 の減少の原因として，先天性の遺伝子異常によるもの（Upshaw-Schulman 症候群）と後天的にインヒビター（自己抗体）が生じることによる減少がある．後天性 TTP では特発性（原因不明）のものと造血幹細胞移植，臓器移植，膠原病（全身性エリテマトーデス，強皮症など），悪性腫瘍（胃がん，悪性リンパ腫など），感染症（HIV 感染など），妊娠・分娩，薬剤などに基づく二次性に分類される．薬剤性 TTP として，チエノピリジン系抗血小板薬（チクロピジン塩酸塩，クロピドグレル硫酸塩）やマイトマイシン C，

シクロスポリン，インターフェロン，サルファ薬など種々の薬剤で報告があるが，チクロピジン塩酸塩によるものが最も報告が多い．

■ 症　候

倦怠感，発熱に続いて血小板減少と溶血性貧血が起こる．けいれんや昏睡，片麻痺などの中枢神経症状を伴うことが多い．中枢神経症状は多くは一過性で，繰り返し出現する．

■ 診断・検査

血小板は減少し，溶血によるLDH増加と間接ビリルビン高値を呈する．末梢血塗抹標本では赤血球の断片化を認める．PT，APTTなどの血液凝固検査は正常であり，播種性血管内凝固症候群（DIC）との鑑別に重要である．

診断にはADAMTS13活性の測定とインヒビター（自己抗体）の検査が必須である．

■ 治　療

先天性では新鮮凍結血漿によるADAMTS13の定期的補充を行う．後天性では血漿交換により，インヒビターの除去とADAMTS13の補充を行う．血漿交換を行う場合はプレドニゾロンの投与やステロイドパルス療法を併用することが多い．薬剤性が疑われるものでは，まず薬剤を中止する．

再発・難治例に対しては，ビンクリスチン，シクロホスファミド水和物などの免疫抑制薬の投与や免疫グロブリン大量療法などが行われる．海外では再発・難治性TTPに対してリツキシマブの有効性が認められ，標準治療薬として使われているが，わが国では保険適用外である．

---

**血栓性微小血管障害　thrombotic microangiopathy（TMA）** Memo 11

溶血性尿毒素症候群 hemolytic uremic syndrome（HUS）は，血小板凝集主体の血栓が主に腎の細動脈に形成され，溶血性貧血，血小板減少を呈する疾患で主に小児に好発する．腸管出血性大腸菌（O157など）の感染による下痢，血便，急性腎不全を特徴とし，菌の産生するベロ毒素による血管内皮障害が原因であると考えられている．また，下痢を伴わないHUSの亜型として，非典型溶血性尿毒素症候群（aHUS）があるが，原因として補体抑制因子の欠損や低下による補体経路の恒常的活性化による血管内皮障害が原因であることが明らかにされた．最近aHUSに対し，補体C5に対するモノクローナル抗体製剤であるエクリズマブが治療に使われるようになった．これらの疾患とTTPは血小板凝集主体の血栓が全身の微小血管に形成され，溶血性貧血，血小板減少，血栓による臓器機能障害が引き起こされる疾患群として，血栓性微小血管障害症（TMA）と呼ばれる．

---

## 5. 白血球減少症　leukopenia

白血球は顆粒球（好中球，好酸球，好塩基球），リンパ球，単球からなる．白血球数3,000/μL以下を白血球減少症という．白血球減少症は好中球数1,500/μL以下の好中球減少症とリンパ球数1,500/μL以下のリンパ球減少症に分けられる．好中球減少症の中で，好中球数500/μL以下になると重症感染症を合併しやすくなることから無顆粒球症 agranulocytosis と呼ばれる．好酸球や好塩基球，単球の単独での減少は白血球での比率が少ないため，白血球減少症をきたすことはほとんどない．

表 6-5 顆粒球減少の原因となる薬剤

| 抗血小板薬 | チクロピジン塩酸塩 |
|---|---|
| 抗甲状腺薬 | チアマゾール,プロピルチオウラシル |
| 解熱鎮痛薬 | スルピリン水和物,インドメタシン,イブプロフェン |
| 抗菌薬 | サラゾスルファピリジン,ペニシリン,セファロスポリン系薬剤 |
| 向精神薬 | クロルプロマジン塩酸塩,イミプラミン塩酸塩 |
| 抗てんかん薬 | カルバマゼピン,フェニトイン |
| 抗不整脈薬 | プロカインアミド塩酸塩,ジソピラミド |
| 降圧薬 | カプトプリル |
| 抗潰瘍薬 | シメチジン,ファモチジン |
| 経口糖尿病薬 | トルブタミド |

## a. 好中球減少症　neutropenia

### ■ 病態生理

　好中球減少症はいろいろな原因で起こるが,薬剤による好中球減少が最も頻度が高い.抗悪性腫瘍薬の投与では,投与量によって好中球減少は必発である.その他の薬剤においても中毒性の機序やアレルギー性の機序により,好中球減少は引き起こされる.中毒性は,薬剤あるいはその代謝産物が骨髄造血細胞に対して直接的に傷害するものであり,アレルギー性は薬剤が好中球の細胞膜と結合してハプテンとして働き,抗好中球抗体の産生による好中球減少を引き起こすものである.原因薬剤としては,抗甲状腺薬(チアマゾール,プロピルチオウラシル),抗血小板薬(チクロピジン塩酸塩),サルファ薬(サラゾスルファピリジン)などが頻度が高いが,その他,解熱鎮痛薬,ヒスタミン $H_2$ 受容体拮抗薬,抗不整脈薬,アンジオテンシン変換酵素(ACE)阻害薬などさまざまな薬剤で報告されている.無顆粒球症の原因となる主な薬剤を**表6-5**に示す.

　薬剤性以外では造血器腫瘍,再生不良性貧血,骨髄異形成症候群,巨赤芽球性貧血などの血液疾患でも高頻度に好中球減少をきたすが,これらの疾患では貧血や血小板減少を伴うことが多い.その他,敗血症などの重症感染症,放射線照射,がんの骨髄転移などでも好中球減少をきたすことがある.

### ■ 症　候

　高度の好中球減少症においては細菌や真菌感染に対する抵抗力が減弱し,重症感染症や敗血症へ進展しやすい.高熱,咽頭痛,悪寒戦慄などの症状が急に出現する.

### ■ 治　療

　薬剤性が疑われる場合は,原因と思われる薬剤をただちに中止することが重要である.無顆粒球症で重症感染症を併発した場合は,病状の進行も早いため感染症の早期発見と抗菌薬や抗真菌薬による早期治療が重要である.血液疾患やがん化学療法後の好中球減少に対しては,G-CSF(フィルグラスチム,レノグラスチム)を投与することにより好中球の回復が早まる.

### b. リンパ球減少症　lymphopenia

薬剤性のリンパ球減少としては，抗悪性腫瘍薬，免疫抑制薬，副腎皮質ステロイドなどが挙げられる．その他ウイルス感染（麻疹，風疹，HIV 感染）などでもリンパ球減少が認められる．

## 6. 白血病　leukemia

【血液細胞の分化と増殖】

多能性造血幹細胞は自己複製能と多能性分化能を有し，分裂して自己複製を行う一方，白血球，赤血球，血小板など各種の血液系統の細胞へと分化していく．これらの細胞の増殖，分化には種々のサイトカインや転写因子の活性化が関与する．各系統の血液前駆細胞へと分化してくると，特定の造血因子に対する受容体を細胞表面に発現する．エリスロポエチン，トロンボポエチン，G-CSF，M-CSF など各種の造血因子は，その受容体を介して特定の細胞の増殖を促進する（図 6-10）．

### 病態生理

急性白血病では正常造血細胞の分化過程において分化障害と増殖の異常が生じ，幼若な造血細胞（白血病細胞）が骨髄でクローナルに自律性増殖する疾患である．一方，慢性白血病では血液細胞の増殖の異常が生じるが分化の異常は生じないので，成熟した血球

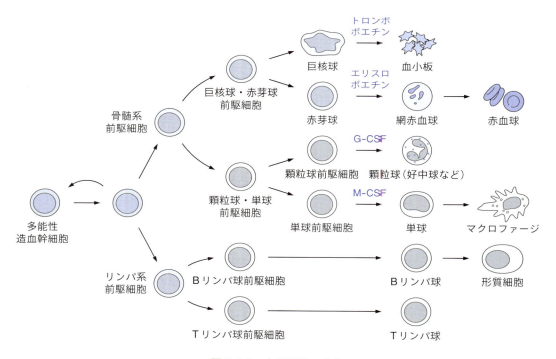

図 6-10　血液細胞の分化

**表 6-6 急性白血病の FAB 分類**

| 急性骨髄性白血病（芽球の 3% 以上が MPO 陽性―例外あり） | | | |
|---|---|---|---|
| M0 | 急性骨髄性白血病（最未分化型） | 分化傾向のない芽球，MPO は陰性 | CD33 陽性 |
| M1 | 急性骨髄性白血病（未分化型） | 分化傾向のない芽球，MPO は陽性 | |
| M2 | 急性骨髄性白血病（分化型） | 好中球系への分化傾向のある芽球 | 染色体転座　t（8；21） |
| M3 | 急性前骨髄性白血病 | 前骨髄球様細胞が主体 | 染色体転座　t（15；17） |
| M4 | 急性骨髄単球性白血病 | 好中球系と単球系への分化傾向 | |
| M5 | 急性単球性白血病 | 単球系への分化傾向 | |
| M6 | 赤白血病 | 赤芽球が 50% 以上 | |
| M7 | 急性巨核球性白血病 | 巨核芽球多い，MPO は陰性 | CD41 陽性 |
| 急性リンパ性白血病（芽球の 3% 未満が MPO 陽性） | | | |
| L1 | 核小体に乏しい小型リンパ芽球 | | |
| L2 | 核小体明瞭，大小不同 | | |
| L3 | バーキットリンパ腫型 | | B 細胞性 |

MPO：ミエロペルオキシダーゼ myeloperoxidase

の増加が起こってくる．ただし，慢性白血病では数年後に新たに分化の異常が生じ，急性白血病化する（急性転化）ことがしばしば認められる．また白血病は腫瘍細胞の種類により骨髄性とリンパ性に分類される．

## a. 急性白血病　acute leukemia

　急性白血病は分化・成熟能が障害された幼若な造血細胞（白血病細胞）が骨髄で増殖する腫瘍である．しばしば末梢血への白血病細胞の出現が認められる．また，骨髄における白血病細胞の異常な増殖の結果，正常造血機能は著しく低下し，貧血，血小板減少，正常顆粒球の減少を認める．腫瘍細胞の系統より急性骨髄性白血病 acute myeloid leukemia（AML）と急性リンパ性白血病 acute lymphoblastic leukemia（ALL）に分けられる．AML は 50 歳以上の成人に多いのに対し，ALL は小児に多く，小児悪性腫瘍の中で最も高頻度である．

### ■ 症　候

　正常造血機能の低下により正常の白血球，赤血球，血小板のすべてが低下する．正常な白血球減少（白血病細胞が末梢血に出現してくると，血液検査上は白血球数増加となる），とくに好中球減少が著明で，細菌や真菌の感染症を併発しやすい．赤血球減少による貧血症状，血小板減少による出血傾向を呈する．DIC を併発するとさらに出血傾向が著明になる．

　その他，白血病細胞の増殖，浸潤により，肝・脾腫や骨痛，歯肉腫脹などを呈する．

### ■ 診断・検査

　診断は骨髄検査で行う．FAB（French-American-British）分類では，骨髄細胞のうち芽球が 30% 以上（WHO 分類では 20% 以上）で急性白血病とし，芽球のミエロペルオキシダーゼ myeloperoxidase（MPO）染色陽性細胞が 3% 以上で AML とする．MPO が 3% 未満の場合は ALL の場合が多いが，一部の急性骨髄性白血病（M0 や M7）では MPO が陰性のものがあるので表面マーカーなどでの確認が必要である（**表 6-6**）．

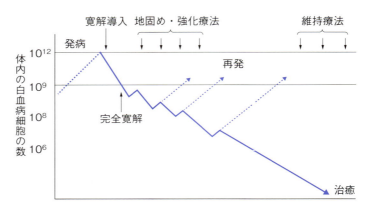

図 6-11　体内の白血病細胞数と治療の経過

■ 治　療

　多剤併用化学療法により完全寛解をめざす寛解導入療法と，その後行う寛解後療法（地固め，強化，維持療法）からなる．完全寛解とは骨髄で芽球が 5％ 以下となり，末梢血液像が正常化し，臨床症状が消失した状態を指す．診断時には $10^{12}$ 個程度の白血病細胞があるが，化学療法により $10^9$ 個以下になると完全寛解となる．完全寛解後も依然として腫瘍細胞は残存しており，そのままでは再発してくるので，多剤併用化学療法を何回か繰り返して行い，腫瘍細胞のさらなる減少を図る（図 6-11）．

　急性骨髄性白血病の寛解導入療法としては，アントラサイクリン系薬剤（ダウノルビシン塩酸塩 50 mg/m$^2$・5 日間かイダルビシン塩酸塩 12 mg/m$^2$・3 日間）とシタラビン 100 mg/m$^2$　7 日間の併用療法が一般的である．寛解後療法としては，シタラビン大量療法や寛解導入療法で用いた抗悪性腫瘍薬に非交叉耐性のアントラサイクリン系薬剤を含む多剤併用療法等が行われる．

　急性リンパ性白血病の寛解導入薬としては，ビンクリスチン硫酸塩とプレドニゾロンにアントラサイクリン系薬剤（ダウノルビシンやドキソルビシン塩酸塩）と L-アスパラギナーゼを加えた 4 剤併用化学療法が一般的である．寛解後療法としては，寛解導入療法で用いた抗悪性腫瘍薬に高容量のメトトレキサートやシタラビンなどを組み合わせて用いることが多い．

　支持療法として貧血に対しては赤血球輸血，血小板減少による出血症状に対しては血小板輸血，白血球減少による細菌や真菌の感染症に対しては抗菌薬のほか，抗真菌薬と G-CSF（フィルグラスチム，レノグラスチム）の投与を行う．

　急性白血病では腫瘍の増殖が速く，寛解導入療法で腫瘍崩壊症候群が発症するリスクが高い．尿酸やカリウムなどの値が高くなり，腎不全に進行するため，予防として十分な輸液による水分補給とともに，アロプリノールやラスブリカーゼなどの尿酸降下薬を投与する．

　急性白血病の再発例や難治例では，化学療法のみでは治癒困難なため，ドナーが確保できれば同種造血幹細胞移植による治療が行われる．

### 急性前骨髄性白血病　acute promyelocytic leukemia（APL）　Memo 12

　急性前骨髄性白血病細胞では，染色体転座 t(15;17) により *PML-RARα* 融合遺伝子が形成される．その転写産物である PML-RARα 融合タンパクは，レチノイン酸とその受容体 RARα による前骨髄球以降の分化を阻害することにより急性前骨髄性白血病の発症の一因となる．トレチノイン all-trans retinoic acid（ATRA）大量投与により腫瘍細胞の分化を誘導し，分化後アポトーシスにより死滅させること（分化誘導療法）により，高率に完全寛解に導入できる．その後，地固め療法としてアントラサイクリン系を中心とした化学療法を併用する．

　白血病細胞の前骨髄球に含まれる異常なアズール顆粒より放出される凝固促進物質により，ほとんどの症例で DIC を併発する．ATRA による分化誘導療法は，白血病細胞の破壊を伴わないで細胞分化とアポトーシスを誘導できることより DIC の悪化も防止できる．

　白血病細胞の多い例では，ATRA 治療中に大量の分化した白血病細胞による肺浸潤や血管障害により，呼吸困難や発熱，胸水，腎不全などが起こることがありレチノイン酸症候群と呼ばれる．治療には副腎質ステロイドが有効であるが，重篤な場合は ATRA 中止とアントラサイクリン系薬剤やシタラビンなどの投与を行う．

### 骨髄異形成症候群　myelodysplastic syndrome（MDS）　Memo 13

　骨髄異形成症候群は造血幹細胞レベルでのクローン性の分化異常による骨髄不全をきたす疾患群で，骨髄では過形成であるが無効造血のため，末梢血では汎血球減少をきたす．形態学的な異常や染色体異常を伴いやすい．芽球の増加のない低リスクのものから，芽球の増加（30% 以下）が目立ち白血病へ移行しやすい前白血病状態のものまでさまざまである．

### b. 慢性骨髄性白血病　chronic myelogenous leukemia（CML）

　多能性造血幹細胞において転座 t(9;22) によりフィラデルフィア染色体が生じ，*bcr-abl* 融合遺伝子が形成される（図 6-12）．この遺伝子の転写産物である BCR-ABL タンパクは強力なチロシンキナーゼ活性を有しており，さまざまな増殖シグナルを生じて骨髄系細胞の増殖をきたす（慢性期）．

　数年後に新たな遺伝子異常により分化能が失われ，急性白血病様病像に変化（急性転

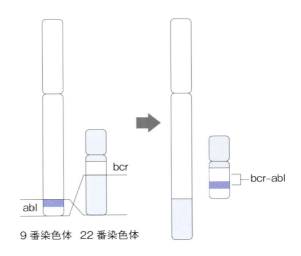

図 6-12　フィラデルフィア染色体と *bcr-abl* 融合遺伝子

化)する.急性転化後は化学療法抵抗性となり予後不良である.

■ 症　候

慢性骨髄性白血病(CML)の初期には多くは無症状であり,健康診断などで白血球の増加により発見されることが多い.進行すると全身倦怠感や肝・脾腫による腹部膨満感などを呈する.

■ 診断・検査

末梢血での白血球増多は,幼若白血球から好中球までの各成熟段階の顆粒球が増加する.好酸球や好塩基球の増加は特徴的である.血小板増加も認められるが,赤血球は軽度減少する.その他,好中球アルカリフォスファターゼ活性の低下や血清ビタミン $B_{12}$ の高値などが診断の参考になるが,確定診断には骨髄染色体検査でフィラデルフィア染色体を認めることが重要である.最近は染色体検査に代わって,FISH法やPCR法による *bcr-abl* 融合遺伝子の検出も行われる.

■ 治　療

分子標的治療薬であるBCR-ABLチロシンキナーゼ阻害薬イマチニブメシル酸塩により予後が劇的に改善した. *bcr-abl* 融合遺伝子の変異などにより,イマチニブ耐性化が起こることがあるが,耐性細胞の大部分に有効である第2世代のチロシンキナーゼ阻害薬としてダサチニブ水和物,ニロチニブ塩酸塩水和物,ボスチニブ水和物が開発され,より高い治療効果が示されている.

CMLの初回治療としては,チロシンキナーゼ阻害薬であるイマチニブメシル酸塩かダサチニブ水和物,ニロチニブ塩酸塩水和物の3剤のどれかが用いられる.薬剤の耐性化が起きた場合や副作用で継続不可能な場合は,それぞれ他のチロシンキナーゼ阻害薬に変更するか,ボスチニブ水和物を用いる.これらのチロシンキナーゼ阻害薬による治療は中止できる基準はなく,分子遺伝学的寛解(PCR法によっても *bcr-abl* 融合遺伝子が認められない)が得られても治療を継続すべきである.

急性転化例には急性白血病に準じた化学療法が行われるが,治療に対する反応は悪く,予後不良である.

### c. 慢性リンパ性白血病　chronic lymphocytic leukemia(CLL)

慢性リンパ性白血病(CLL)は成熟Bリンパ球が腫瘍化して末梢血に増加する疾患である.欧米では最も頻度の高い白血病であるが,わが国ではまれな疾患である.患者の発症年齢の中央値は70歳で,2:1で男性に多い.しばしば自己免疫性溶血性貧血を合併する.

■ 症　候

初期は無症状であることが多く,健康診断などで白血球の増加により発見されることが多い.進行すると倦怠感,寝汗,発熱,体重減少,肝脾腫やリンパ節腫脹などがあらわれる.

■ 診断・検査

末梢血で著明な成熟リンパ球増多を認める(末梢血中のリンパ球絶対数が3ヵ月以上にわたって継続的に $5,000/\mu L$ を超えている)ほかに,貧血,血小板減少を認める.

### ■ 治 療

通常の化学療法では治癒は困難であり，経過が緩徐であるため，軽症例では経過観察する．進行例や症状が出現する場合は，フルダラビンリン酸エステルやシクロホスファミド水和物の単独投与や併用療法等により腫瘍リンパ球を減少させることにより，症状や貧血などの緩和が期待できる．

再発または難治性の CD20 陽性 CLL に対して，ヒト型抗 CD20 モノクローナル抗体オファツムマブが有効である．

## ■7. 成人 T 細胞性白血病 adult T-cell leukemia（ATL）

成人 T 細胞性白血病（ATL）はレトロウイルスであるヒト T リンパ向性ウイルス I 型 human T-lymphotropic virus type-I（HTLV-I）によって引き起こされる CD4 陽性 T 細胞腫瘍である．HTLV-I 感染キャリアからの生涯発症率は 3〜5% で発症年齢は 60 歳ころにピークがある．

**【感染経路】**

母乳，性交，輸血などによる HTLV-I 感染リンパ球の移入により感染する．

ATL の発症にはウイルス感染後長期間を要するため，新生児期の母乳による感染を阻止することが最も重要である．授乳の禁止（人工栄養）や凍結後母乳の授乳により母子感染リスクを減らせることが明らかとなり，2011 年から HTLV-I 抗体検査が妊婦健康診断の標準的検査項目に追加された．

輸血による感染に対しては，1986 年から赤十字血液センターで献血検体に対して HTLV-I 抗体のスクリーニング検査が行われている．HTLV-I 感染者（キャリア）は西南日本，カリブ海沿岸，西アフリカに多い．2007 年の献血者の抗体陽性率に基づく調査では，わが国の HTLV-I 感染者数は 108 万人で 1988 年の 120 万人からは減少しているが，人口の移動に伴って西南日本から感染者が全国に拡散していることが明らかになった．

### ■ 病態生理

HTLV-I が CD4 陽性リンパ球に感染し，HTLV-I の RNA は逆転写されプロウイルス DNA としてゲノムに組み込まれる．HTLV-I 感染 CD4 陽性リンパ球はウイルス由来の遺伝子の作用によってポリクローナルな増殖が起こり，その後数十年の経過で HTLV-I 感染細胞にさらなる遺伝子の変異が重なり，ATL が発症すると考えられている．

### ■ 症 候

急性白血病様の経過をとる急性型，慢性リンパ性白血病様の経過をとる慢性型，悪性リンパ腫様の経過をとるリンパ腫型，末梢血に異常細胞を認めるものの経過が緩慢なくすぶり型などさまざまな発症形式をとる．リンパ腫様の形式をとる場合もあるので成人 T 細胞性白血病・リンパ腫 adult T-cell leukemia/lymphoma（ATLL）という名称が使われる．腫瘍細胞の浸潤を伴う皮疹が高頻度に認められる．リンパ節腫脹も多い．正常 T リンパ球は減少し，細胞性免疫低下による日和見感染を併発することが多い．

### ■ 診断・検査

末梢血には flower cell と呼ばれる核の切れ込みを有する特徴的な異常Tリンパ球（CD4陽性）を主体とする白血球増多がみられる．血清LDH高値や可溶性インターロイキン2受容体（SIL-2R）高値のほか，腫瘍細胞が産生する副甲状腺関連ペプチド parathyroid hormone-related peptide（PTHrP）による高カルシウム血症を起こすことが多い．抗HTLV-I抗体は全例で陽性である．確定診断には，腫瘍細胞にHTLV-Iのプロウイルス DNA がモノクローナルに取り込まれていることを遺伝子レベルで検出することが必要である．

### ■ 治　療

急性型やリンパ腫型には非ホジキンリンパ腫に準じた化学療法や，より強度を高めた化学療法が行われるが治療効果はあまり期待できない．同種造血幹細胞移植は，唯一長期生存が期待できる治療法である．

ATL細胞にケモカインレセプターであるCCR4が高頻度に発現していることから，ヒト化抗CCR4抗体モガムリズマブがATLの治療薬として開発され，CCR4陽性の再発・治療抵抗性例に対して投与される．

## 8. 悪性リンパ腫　malignant lymphoma

リンパ組織に原発する腫瘍で，病理組織学的にホジキンリンパ腫 Hodgkin's lymphoma と非ホジキンリンパ腫 non-Hodgkin's lymphoma に大別される．わが国では非ホジキンリンパ腫が90%以上を占めるが，欧米ではホジキンリンパ腫の占める頻度が30～50%と高い．化学療法や放射線療法の感受性が高い腫瘍である．

### a. ホジキンリンパ腫　Hodgkin's lymphoma

ホジキンリンパ腫は，2核～多核の巨細胞であるリード・ステルンベルグ Reed-Sternberg 細胞（RS細胞）や単核で核小体が著明なホジキン細胞を特徴とするリンパ腫で，腫瘍細胞は通常B細胞由来である．腫瘍細胞はさまざまなサイトカインやケモカインを放出し，リンパ球，顆粒球，マクロファージなどによる反応性変化を引き起こすと考えられている（腫瘍細胞は腫瘍全体の1%以下）．

腫瘍細胞にエプスタイン・バー（EB）ウイルスの感染が認められることがあり，発症にEBウイルスの関与が考えられるが，詳細はまだ明らかでない．

発症は20歳代と60歳代に多く，2峰性を呈する．

#### ■ 症　候

無痛性の頸部リンパ節腫脹で発症するものが多く，隣接するリンパ節領域に進展していく．病変が進展すると発熱，体重減少，寝汗などの全身症状を呈する．

#### ■ 診断・検査

リンパ節生検でRS細胞やホジキン細胞の出現を認める．これらの細胞はCD30陽性で，CD15も多くは陽性であるが，CD20などのB細胞抗原は通常陰性である．病理診断と平行してCTや超音波，MRI，全身FDG-PET検査，骨髄検査などにより病期を決

表 6-7　ホジキンリンパ腫の病期分類（Ann Arbor 分類）

| | |
|---|---|
| Ⅰ期 | 単独リンパ節領域の病変（Ⅰ），またはリンパ節病変を欠く単独リンパ外臓器または部位の限局性病変（ⅠE）． |
| Ⅱ期 | 横隔膜の同側にある 2 つ以上のリンパ節領域の病変（Ⅱ），または所属リンパ節病変と関連している単独リンパ外臓器または部位の限局性病変で，横隔膜の同側にあるその他のリンパ節領域の病変はあってもなくてもよい（ⅡE）．病変のある領域の数は下付きで，たとえばⅡ₃のように表してもよい． |
| Ⅲ期 | 横隔膜の両側にあるリンパ節領域の病変（Ⅲ），それはさらに隣接するリンパ節病変と関連しているリンパ外進展を伴ったり（ⅢE），または脾臓病変を伴ったり（ⅢS），あるいはその両者（ⅢES）を伴ってもよい． |
| Ⅳ期 | 1 つ以上のリンパ外臓器のびまん性または播種性病変で，関連するリンパ節病変の有無を問わない．または隣接する所属リンパ節病変を欠く孤立したリンパ外臓器病変であるが，離れた部位の病変を併せもつ場合． |

A および B 分類（症状）

各病期は以下のように定義される全身症状の有無に従って，A または B のいずれかに分類される．
1) 発熱：38℃ より高い理由不明の発熱．
2) 寝汗：寝具（マットレス以外の掛け布団，シーツなどを含む，寝間着は含まない）を変えなければならない程のずぶ濡れになる汗．
3) 体重減少：診断前の 6 ヵ月以内に通常体重の 10% を超す原因不明の体重減少．
1)～3) の自覚症状を有するものを B，欠くものを A として臨床病期の後に併記する．

定する（アン・アーバー Ann Arbor 分類，**表 6-7**）．病期分類は治療方針の決定や予後の確定のために重要である．

■ 治　療

化学療法としては ABVD 療法（ドキソルビシン塩酸塩，ブレオマイシン塩酸塩，ビンブラスチン硫酸塩，ダカルバジン）が標準治療である．限局しているもの（Ⅰ～Ⅱ期）では，4 サイクルの ABVD 療法後に局所の放射線療法を行う．広範囲に進展しているもの（Ⅲ～Ⅳ期）に対しては，6～8 サイクルの ABVD 療法を行う．

初回再発に対しては，自家末梢血幹細胞移植併用の大量化学療法が行われる．再発，難治例には，CD30 に特異的なモノクローナル抗体に，抗チューブリン薬のモノメチルオーリスタチン E（MMAE）を酵素切断可能なリンカーで結合させた抗体・薬物複合体薬であるブレンツキシマブ ベドチンが使用される．

b.　**非ホジキンリンパ腫**　non-Hodgkin's lymphoma

非ホジキンリンパ腫はホジキンリンパ腫以外のすべてのリンパ腫であり，さまざまな病型が含まれる．成熟リンパ球の腫瘍化したもので B 細胞性，T 細胞性，NK 細胞性などがあるが，B 細胞性が 70～80% を占める．B 細胞性リンパ腫では腫瘍組織内に濾胞様構造のみられる濾胞性リンパ腫とびまん性に増殖するびまん性リンパ腫があり，さらに腫瘍細胞の大きさによって大細胞型，中細胞型，小細胞型，混合型などに分類されるが，わが国ではびまん性大細胞型 B 細胞性リンパ腫が多く，その半数を占める．発症は 65～74 歳と高齢者に多い．

■ 症候

無痛性のリンパ節腫脹で発症するものが多い．ホジキンリンパ腫がほとんどリンパ節から発生するのに対し，非ホジキンリンパ腫の40％はリンパ節以外から発生する（節外性）．また，ホジキンリンパ腫がリンパ行性に進展するのに対し，非ホジキンリンパ腫は非連続性に進展し，病初期から多発性に病変が認められることが多い．

■ 診断・検査

血液検査では，LDHや可溶性インターロイキン2受容体（sIL-2R）の高値などが診断の手がかりとなる．リンパ節生検で診断を確定する．病理診断のほかに，免疫学的検査，染色体検査，遺伝子解析などにより細胞の起源（T細胞かB細胞かなど）や遺伝子の変異などを解析する．ホジキンリンパ腫同様，画像診断などにより病期を決定する．アン・アーバー分類はホジキンリンパ腫の病期決定のために作られたが，非ホジキンリンパ腫の病期決定にも利用される．

■ 治療

病期，病型に応じ，治療方針を決定する．CHOP療法（シクロホスファミド水和物，ドキソルビシン塩酸塩，ビンクリスチン硫酸塩，プレドニゾロン）やCD20陽性のB細胞リンパ腫では抗CD20モノクローナル抗体（リツキシマブ）を併用したR-CHOP療法が標準治療となっている．

びまん性大細胞型B細胞リンパ腫で限局しているもの（Ⅰ〜Ⅱ期）では3サイクルのR-CHOP療法後に局所の放射線療法を行うか，6サイクルのR-CHOP療法が行われる．広範囲に進展しているもの（Ⅲ〜Ⅳ期）に対しては6〜8コースのR-CHOP療法を行う．再発，難治例には自家末梢血幹細胞移植併用の大量化学療法が行われる．

> **Memo 14　MALT（mucosa-associated lymphoid tissue）リンパ腫**
>
> MALTリンパ腫は胚中心を経由した濾胞辺縁帯B細胞に由来し，その発生に感染や炎症が関係していると考えられている節外性（リンパ節以外で発生する）の低悪性度B細胞リンパ腫である．胃MALTリンパ腫ではヘリコバクター・ピロリ *Helicobacter pylori* 感染が90％以上に認められ，除菌療法が有効である．唾液腺，甲状腺MALTリンパ腫では，シェーグレンSjögren症候群，慢性甲状腺炎に高頻度で合併する．

## 9. 多発性骨髄腫　multiple myeloma

多発性骨髄腫はBリンパ球から分化した抗体産生細胞である形質細胞の腫瘍性増殖疾患である．腫瘍性の形質細胞から単クローン性の免疫グロブリン（Mタンパク）が分泌され，さまざまな病態を引き起こす．

■ 病態生理

腫瘍細胞より産生されるMタンパクの種類によりIgG，IgA，IgD，IgE，Bence Jones（BJ）型（免疫グロブリンのL鎖のみが分泌）およびMタンパクを産生しない非分泌型に分類される．IgM型のMタンパクを産生する腫瘍の大部分は，リンパ節腫脹，肝・脾腫を呈し，骨病変を認めないなど多発性骨髄腫と異なる症状で，組織学的にも形質細胞

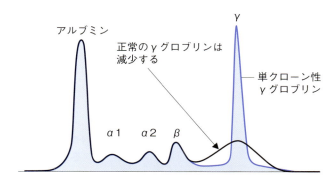

図 6-13　多発性骨髄腫患者のタンパク電気泳動

表 6-8　多発性骨髄腫の分類（International Myeloma Working Group 分類）

|  | 血清 M タンパク | 骨髄の形質細胞 | 臓器障害 |
|---|---|---|---|
| 意義不明の M タンパク血症 | 3 g/dL 未満 | 10% 未満 | なし |
| 無症候性骨髄腫 | 3 g/dL 以上 | 10% 以上 | なし |
| 症候性骨髄腫 | 3 g/dL 以上 | 10% 以上 | あり |
| 臓器障害 | 血清 Ca：11.5 mg/dL 以上<br>血清クレアチニン：2 mg/dL 以上<br>正球性正色素性貧血：10 g/dL 以下<br>重度の骨量減少または病的骨折がある | | |

様に分化した小リンパ球の臓器浸潤を認めるため，原発性マクログロブリン血症として別に扱われる．

　正常の形質細胞の増殖は抑制されるため，正常免疫グロブリンは低下し，液性免疫低下による易感染性を示す．

　過剰な M タンパクにより血液の粘稠性は亢進し，連銭形成や血沈亢進をきたす．過剰に産生された免疫グロブリンの L 鎖は二量体を形成し，BJ タンパクとして認められる．BJ タンパクは糸球体からろ過されて尿中に排出されるが，尿細管に詰まって腎障害を併発する．また，腫瘍細胞より産生されるさまざまなサイトカインにより，破骨細胞の活性化と骨芽細胞の抑制をきたし骨融解，骨吸収による骨病変を引き起こし，病的骨折，高カルシウム血症を呈する．

■ 症　候

　初期は無症状で，進行すると腰背部痛，病的骨折，貧血症状，腎不全症状などが現れる．骨吸収の亢進による高カルシウム血症では多飲，多尿，口渇，意識障害を認める．

■ 診断・検査

　血清タンパク電気泳動で単クローン性 γ グロブリンの出現（図 6-13）や尿中 BJ タンパク（陽性荷電を持つタンパクで試験紙では検出できない）の出現を認める．血液検査では正球性貧血，白血球・血小板減少と塗抹標本で赤血球連銭形成がみられる．その他，腎障害，高カルシウム血症を認める．骨髄検査で形質細胞の増加を認める．骨 X 線検査で頭蓋骨の打ち抜き像や椎体圧迫骨折が認められる．

表 6-9 多発性骨髄腫の治療薬

| 分類 | 薬物名 | 特徴 | 主な副作用 |
|---|---|---|---|
| アルキル化薬 | メルファラン | 自家末梢血幹細胞移植時の前処置として大量投与される | 骨髄抑制 |
| | シクロホスファミド | 多くのがんに対して用いられる | 出血性膀胱炎 |
| コルチコステロイド | プレドニゾロン デキサメタゾン | 他の薬との併用で用いられる | 易感染性，糖尿病 |
| プロテアソーム阻害薬 | ボルテゾミブ | 多発性骨髄腫の標準的治療薬，注射薬 | 末梢神経障害，間質性肺炎 |
| 免疫調節薬 | サリドマイド | らい性結節性紅斑にも適応 | 深部静脈血栓症，催奇形性 |
| | レナリドミド ポマリドミド | サリドマイド誘導体で，より効果が高い | |

診断は治療の対象とならない意義不明の M タンパク血症（☞ Memo 15），無症候性骨髄腫と治療の対象となる症候性骨髄腫を分けて分類する International Myeloma Working Group 分類（表 6-8）が用いられる．

### 意義不明の M タンパク血症　monoclonal gammopathy of undetermined significance (MGUS)　Memo 15

MGUS は血中に M タンパク血症が認められるが量的には多くなく，骨髄の形質細胞 10% 以下で骨病変もなく，無症状で安定している病態である．10 年の経過で 10% 程度骨髄腫に移行するので，前骨髄腫状態と考えられている．

■ 治　療（表 6-9）

早期治療で予後が改善されない（治癒は困難）ため，無症候性骨髄腫では経過観察とする．症候性骨髄腫では年齢や全身状態により自家末梢血幹細胞移植の適応の有無を決定する．

① 65 歳未満で重篤な合併症や障害がない場合は，自家末梢血幹細胞移植を併用した大量化学療法が最も予後を改善する．造血幹細胞採取に悪影響を及ぼさない化学療法（ボルテゾミブ＋デキサメタゾンなど）3〜4 サイクル施行後に自家末梢血幹細胞採取し，メルファラン大量療法＋自家末梢血幹細胞移植を行う．

② 65 歳以上や移植適応のない患者には化学療法のみで治療する．

症候性骨髄腫の標準治療としてメルファランとプレドニゾロンを併用する MP 療法とビンクリスチン硫酸塩，ドキソルビシン塩酸塩，デキサメタゾンによる VAD 療法が行われたが，化学療法で治癒は困難であった．サリドマイド（☞ Memo 16）やその誘導体であるレナリドミド水和物，プロテアソーム阻害薬（☞ Memo 17）のボルテゾミブなどの新規薬剤が開発され，維持療法，再発・難治性例などに使用されている．最近は早期からこれらの薬剤を使用して予後改善を図るようになってきているが，ボルテゾミブ以外は初回治療での投与は保険適用外であるため，MPB 療法（ボルテゾミブ，プレドニゾロン，メルファラン）などのボルテゾミブを含む化学療法が初回治療として行われる．2015 年 12 月にレナリドミドも未治療の多発性骨髄腫患者に保険適用となった．

③ 骨病変に対する治療

　限局性の骨病変や，神経圧迫が懸念される椎体病変に対しては局所の放射線療法が有効である．骨病変治療薬としてはビスホスホネート製剤のゾレドロン酸水和物が有効である．腎障害などによりビスホスホネート製剤が使用しにくい場合はヒト型 RANKL モノクローナル抗体であるデノスマブも使用される．これらの薬剤は低カルシウム血症や顎骨壊死などの副作用に注意が必要である．

### Memo 16　サリドマイド

　1957年にドイツで鎮静薬，睡眠薬として開発された．翌年にはわが国でも睡眠薬や胃腸薬として発売されたが，胎児死亡やアザラシ肢症などの胎児奇形作用が明らかとなり1962年に販売停止となった．その後，サリドマイドがハンセン病に有効なことや血管新生抑制作用が明らかとなり，エイズ網膜症やがんの治療薬として臨床試験が行われた結果，多発性骨髄腫に対する有効性が明らかとなり，わが国でも2008年に多発性骨髄腫治療薬として再承認された．

### Memo 17　プロテアソーム阻害薬

　プロテアソームは，細胞内で不要になったタンパク質を分解する酵素の複合体である．プロテアソームを阻害すると細胞内で不要となったタンパク質が蓄積し，細胞内ストレスが惹起され細胞死が誘導される．多くのがん細胞では細胞増殖の亢進等により多量のタンパク質が産生されるため，プロテアソーム阻害薬の細胞障害効果が正常細胞に比べて大きいと考えられる．

# 7. 神経系疾患

## 1. 脳血管障害　cerebrovascular disorders

　脳の神経組織は，血流低下による酸素供給の不足に弱く，脳血管の一部が閉塞または出血によって血流が一過性または持続性に障害されると，脳血管およびその支配領域に病理学的な変化を生じる．脳に血管病変が発現するまでには，生活習慣病が背景に潜み，最終的にはアテローム性動脈硬化や高血圧症が引き金となることが多い．脳血管性障害は，無症候性，症候性脳機能障害，脳血管性認知症，高血圧性脳症に分類され，なかでも局所性脳機能障害は一過性脳虚血発作と血管の閉塞，破綻などにより突然神経症状が現れた脳卒中 stroke に分類される．さらに脳卒中は，脳出血，クモ膜下出血，脳動静脈奇形に伴う頭蓋内出血および脳梗塞に分類される．

### a. 一過性脳虚血発作　transient ischemic attack (TIA)

　脳虚血により局所神経症候（神経脱落症状など）が出現するが，血流回復とともに24時間以内（多くは数分〜10分以内）に症状が消失するものをいう．

#### ■ 病態生理

　一過性脳虚血発作（TIA）の主たる原因は血栓により脳動脈が閉塞して脳血流が停止することである．高脂血症や動脈硬化などの生活習慣病が危険因子としてその背景にあると内頸動脈起始部の血管壁にコレステロールが沈着して潰瘍性アテロームと呼ばれる病変を形成しやすい．血管壁から潰瘍性アテロームの一部が遊離して小さな栓子となり，頭蓋内脳動脈の末梢部（とくに分岐部）で塞栓となり以後の血管支配領域の血流を一過性に停止する．心原性の TIA の場合も冠状動脈由来の血栓が脳血流を停止する．とくに心原性 TIA ではその基礎疾患は比較的はっきりしており，心弁膜症，心房細動，心内膜炎などは TIA に進行する危険性が大きいとされている（図 7-1）．

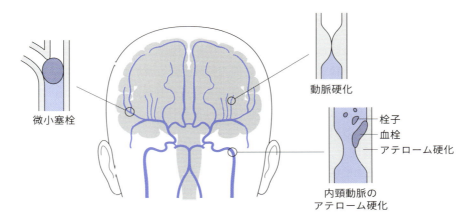

図 7-1　一過性脳虚血発作（TIA）

■ 症　候

内頸動脈領域のTIAでは，片側性の運動麻痺，知覚障害，失語，失読などの大脳皮質障害がみられる．発作を反復すると脳梗塞へ移行しやすい．運動麻痺の中で多いのが不完全片側性麻痺で片側の運動神経が障害されることによって反対側の手と腕，下部顔面，下肢の一過性の脱力が突然起こり，歩行中に片足を引きずったり，動きがぎこちなくなってかがみ込んだり，ふらふらしてまっすぐ歩けず倒れたりするなどの症状が現れる．知覚障害として，急に言葉が出なかったり，理解できないなどの一過性失語症，構語障害などの大脳皮質症状が現れる．

椎骨脳底動脈領域のTIAでは，片側性あるいは両側性の運動麻痺，すなわち歩行あるいは四肢の失調が起こる．複視，めまい，嚥下障害を伴うことがある．この発作を反復する場合は脳梗塞へ移行することは少ないのが特徴である．

中大脳動脈のTIAでは，手と腕，下部顔面，下肢のしびれと脱力が起こる．左半球がおかされた場合には失語症が出現しやすい．

■ 診断・検査

TIAは発作が非常に短時間であるので，初診時には症状が消失している場合がほとんどである．発作の持続時間やその消失の状況に加えて，高血圧症や糖尿病などの基礎疾患の有無を確認する．TIAの患者の多くはCT画像上で異常所見を認めることはない．しかし脳動脈のどこかに微小梗塞をきたしている可能性がある．MRIにより多発性ラクナ梗塞 multiple lacunar infarction が診断できるようになった．またSPECTはTIAの早期診断に対して有効性が高い．PETは局所脳血流量，局所脳酸素消費量や脳血流が同時に測定できる．

■ 治　療

TIAの発症機序は単一ではなく生活習慣病要因などが複雑に影響している．TIAは一過性であるが，その治療は再発防止や脳梗塞への進行予防が治療の目的となる．抗血小板凝集薬を第一選択薬とし，まず即効性のあるアスピリンを用い，効果がない場合はチクロピジン塩酸塩に変更する．場合によっては抗凝固薬のイブジラストやジラゼプ塩酸塩水和物を用いる．発症原因が血栓症（多くはラクナ梗塞）であれば，抗血小板作用の強いイブジラストが用いられる．

b. 脳梗塞　cerebral infarction

脳梗塞とは脳動脈が狭窄あるいは閉塞されることによって脳血流に循環障害をきたし，一過性あるいは不可逆的にその灌流領域の脳組織が壊死にいたった状態をいう．脳梗塞は，脳動脈の内腔狭窄に血栓形成が加わって動脈が閉塞された脳血栓症（アテローム血栓性脳梗塞），心疾患由来の血栓による脳塞栓症，細い脳動脈穿通枝に閉塞が起こるラクナ梗塞がある（図7-2）．

■ 病態生理

a）脳血栓症　cerebral thrombosis

脳内の内頸動脈や椎骨動脈などの頭蓋外あるいは脳内穿通血管で血栓が形成され，これが脳血管を閉塞し，その支配領域の脳組織を損傷する疾患である．動脈硬化や血管炎などの原因により血管内腔で形成された血栓は，脳血流とともに末梢側に運搬され狭窄

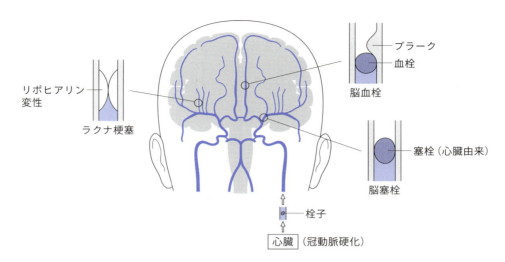

図 7-2 脳梗塞

部位に詰まる．初期には当該血管壁の内皮細胞が障害され，その場所に血小板が遊走して粘着しフィブリン網を形成し，最終的に血栓が形成される．この血栓が狭窄部の閉塞を強め血流は停止する．血流が停止するとその血管の支配領域の脳部位では細胞死が急進し結果として壊死（軟化）を起こす．結合組織病，がん，麻薬常習なども脳血栓の原因となりうることも示唆されている．

　b）脳塞栓症　cerebral embolism

　主に心疾患由来のものが多く，心房細動，リウマチ性心臓弁膜症（とくに僧帽弁狭窄症），心筋梗塞，拡張型心筋症，人工弁置換術後，左房粘液腫，急性および亜急性感染性心内膜炎などにより，心腔内に小さな血栓が形成され，血流により脳動脈に到達し，動脈径が血栓の直径を下回るとそこで梗塞を生じる．重篤で予後の悪い場合が多い．

　c）ラクナ梗塞　lacunar infarction

　脳深部の直径 15 mm 以下のごく小さな脳梗塞をラクナ梗塞という．「ラクナ」というのはラテン語で「小さな空洞」という意味で，脳の梗塞を起こした部分が空洞になるためにこの名前がつけられた．日本人に多い脳梗塞である．主に高血圧が続くことにより，脳内の比較的細い穿通枝末梢部付近で血管壁の変性（リポヒアリン変性）が起こり血管内皮が肥厚し血管が閉塞する．微小アテロームが形成され血管が閉塞することもある．

■ 症　候

　脳血栓症は TIA の状態から進行する場合が多く，その症状は内頸動脈領域の場合には片麻痺，片側感覚障害，失語，失認，構音障害などが現れる．椎骨動脈領域の場合には一側性あるいは両側性の筋力低下，感覚障害，複視，失調，眼振，構音障害，難聴，回転性めまいなどの症状が現れる．症状の進行は比較的緩徐で段階的な進行を示すことが少なくない．

　脳塞栓症の発症は急激であり，数秒から1～2分で脳血栓と同じような症状がでる．瞬時に血管を閉塞してしまい側副血行を形成する時間的な余裕がないので，重症化の傾向が強い．脳出血と同様に運動麻痺，言語障害，感覚障害，意識障害，半盲などの症状が

現れる．

ラクナ梗塞は運動神経支配領域だけが傷害されて，体の左右どちらか片方だけに運動麻痺が起こるような純粋運動性片麻痺，また感覚神経支配領域だけが傷害されるため，体の片方にしびれ感や感覚鈍麻などが起きる純粋感覚性発作，歩行障害などが現れる失調性片麻痺，その他しゃべりにくい，字が書きづらいなどの構音障害がある．

### ■ 診断・検査

CT あるいは MRI による画像診断が広く行われている．ただし発症直後では CT 画像上に病変を認めないことがほとんどである．動脈硬化や血管炎の有無を診るために脳血管造影を行う．本病の原因疾患である高脂血症，糖尿病，高血圧症，多血症などを調べるために血液生化学的検査は不可欠である．ラクナ梗塞は梗塞巣（脳細胞が壊死した部分）が小さく CT 検査では見つかりにくいため，CT 検査より精密な画像が得られる MRI 検査を行う．高血圧症が重要な発症因子であるのでこれも考慮して診断する．

> **Memo 1　贅沢血流　luxury perfusion**
>
> 脳内で血栓による血流障害が起きると，脳虚血後 24 時間以内に脳血流が低下し貧困灌流 misery perfusion が起こる．その後，病巣部の代謝率は低下しているにもかかわらず，血管は麻痺し拡張するので，脳組織が必要としている酸素供給量以上に血流が増加した状態が起こる．これを贅沢血流 luxury perfusion という．したがって，この時期に脳血管拡張薬を使用することは禁忌である．

> **Memo 2　ペナンブラ　ischemic penumbra**
>
> ペナンブラとは，もともと日食時にみられる明るい三日月状の部分を意味する言葉である．脳血管が閉塞し血流が停止すると血管の支配領域に虚血が発生し，酸素欠乏に脆弱な細胞ではその中心部はすぐに壊死にいたる．一方，壊死巣の周辺部ではまだ細胞死にいたっていない機能不全の状態を維持している生存細胞が存在する．この可逆性の虚血領域をペナンブラ領域という．血流停止後に時間が経過するとこのペナンブラ領域は徐々に壊死へと進行するが，早期であれば薬物治療によってペナンブラ領域を壊死から救護できれば治療可能である．

### ■ 治 療

#### a) 急性期（48 時間以内）の治療

虚血の程度とその持続時間が脳梗塞の重症度を左右する．急性期における治療の目的は血流障害による神経細胞の機能低下や，引き続いて起こる神経細胞死さらには脳浮腫などの二次的な変化を最小限にとどめることである．したがって，虚血後 2 時間以内に血流再開するなどの早期の治療開始がまず重要である．

#### b) 慢性期（48 時間以上）の治療

慢性期にはすでに神経細胞死は完結しているので，局所神経症状の改善を望むことは困難である．したがって，脳血管障害の主な後遺症である運動障害，感覚障害，言語障害など全般的改善を目的とする．また，動脈硬化に起因する血栓性梗塞の再発予防を行う．

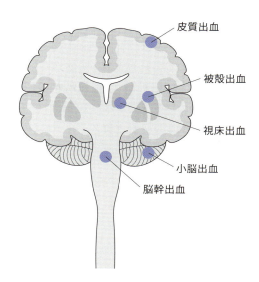

図7-3 脳出血の発生部位

## c. 脳出血 cerebral hemorrhage

脳実質内への突発的な出血であり，脳内血腫が脳実質を圧迫することにより局所神経症状および頭蓋内圧亢進状態を示す．その多くは類線維素変性（フィブリノイド変性）や小動脈瘤などの高血圧性の小動脈病変により血管の破綻をきたした高血圧性脳出血である．

### ■病態生理

脳出血の原因のうち最も多いのが長期間の高血圧により，主として脳内小動脈（直径50～400 μm）の中膜が障害され動脈壊死を起こし，そこから出血する高血圧性脳出血である．小動脈が破綻すると血液が血管外周囲組織に溜まり，周りの小さな血管に圧が加わることになり順次破裂していく．また，1つの動脈の破綻が起こるとその動脈がれん縮し血栓を形成する場合もある．高血圧性脳出血の起こる部位では被殻出血が最も多い（図7-3）．危険因子として高血圧症，糖尿病，高尿酸血症，また血管自体の脆弱性をきたす要因として血管壊死，類線維素性壊死・変性，血漿性動脈壊死，高齢者ではアミロイドアンギオパチーがある．

### ■症候

高血圧性脳出血の急性期には，血管支配領域に由来する広範囲な神経症状が発現する．被殻出血では対側の筋力低下やしびれ，片麻痺，頭痛，意識障害，失語症が現れ，脳幹出血では意識障害，呼吸障害，四肢麻痺，眼球の正中位固定，瞳孔の高度縮小などが現れる．

### ■診断・検査

頭部CTが有効である．急性期のCTでは漏出した血液が濃縮してヘマトクリット値が上昇することにより高吸収域がみえる．MRIは血腫の範囲を確定するために有効である．

### ■ 治　療

外科的治療を選択した場合は，血腫に対する除去手術あるいは脳浮腫（急性水頭症）に対する脳室ドレナージが行われる．薬物治療の場合は，初期であれば降圧薬により血圧を徐々に下げることが重要である．急な血圧下降や過度の血圧降下は脳虚血を起こし患者の状態は悪化するので注意を要する．脳浮腫を予防するために濃グリセリンやD-マンニトールの高張液製剤および副腎皮質ステロイドが使用される．慢性期には降圧薬による血圧コントロールが主となる．

### d. クモ膜下出血　subarachnoid hemorrhage（SAH）

クモ膜下腔への突然の出血，真菌性や動脈硬化による脳動脈瘤の破裂，動静脈奇形や出血性疾患などによって発症する場合をクモ膜下出血といい，40〜60歳代に多発する疾患である．とくに脳動脈瘤が原因の場合は，非常に急速かつ重篤な経過をたどるため死亡例も多く，重度の後遺症を残す割合が多い．

### ■ 病態生理

脳底動脈やウイリス動脈輪近傍の血管分岐部に好発する脳動脈瘤が破裂することによる場合がほとんどであるが，高血圧および動脈硬化性血管障害や脳動脈奇形，交通事故やスポーツなどによる頭部外傷などによる場合もある．脳動脈瘤が破裂すると動脈血がクモ膜下腔に流入する．クモ膜下腔に流入した血液により膨らんだ軟膜により大脳皮質が圧迫され頭蓋内圧が急激に上昇する．これにより脳の血流障害が起こり脳組織に酸素を供給できなくなり（虚血状態），神経症状を発症する（図7-4）．

### ■ 症　候

小出血では突然の頭痛と項部強直がみられるが，大出血の場合は激しい頭痛が突発性に発現し，嘔気，嘔吐を伴うことが多い．重症例では意識障害が認められることがあるが一過性で1時間以内に回復するのが一般的である．さらに，4日目ごろから始まり7日目をピークとして脳底動脈などに血管れん縮が続発し二次的虚血性脳障害を引き起こすことがある．

### ■ 診断・検査

突然の頭痛と項部強直，ケルニッヒ症候 Kernig sign（患者の下肢を伸ばしたまま体幹

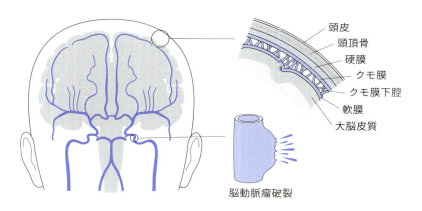

図7-4　クモ膜下出血

髄膜刺激症状が認められる場合は本症の可能性が高い．この場合，頭部CT検査および腰椎穿刺を行う．

### ■ 治 療

#### a) 急性期の治療

頭痛，嘔吐，意識障害などを伴う患者に対して，脳浮腫を予防するために濃グリセリンやD-マンニトールの高張液製剤を用いる．またトロンボキサン合成酵素阻害薬のオザグレルナトリウムの注射や，ニゾフェノンフマル酸塩の点滴静注が有効である．けいれんを伴う場合は，ジアゼパムなどの抗けいれん作用のある薬物を用いる．

#### b) 慢性期の治療

高血圧は再出血や脳浮腫悪化の原因となるので，通常収縮期血圧200 mmHg以上の患者には降圧薬［カルシウム拮抗薬，アンジオテンシン変換酵素（ACE）阻害薬など］を投与する．脳循環代謝改善薬によって，脳出血後にみられる頭痛，めまい，しびれ感などの後遺症を改善する．

#### c) 外科療法

脳動脈瘤があれば手術可能な限り行う．クモ膜下出血24時間以内は脳血管れん縮もないので手術の予後がよい．

## e. 脳血管性認知症　vascular dementia（VD）

脳血管性認知症（VC）は，脳内の血管性病変（脳梗塞，脳出血，クモ膜下出血など）によって認知症を発症する状態をいい，アルツハイマー型認知症 Alzheimer's disease（AD）やレビー小体型認知症 dementia with Lewy bodies（DLB）（☞ Memo 4）と区別される．脳血管性認知症は病変の部位や病巣の広がりが多様であるので，アルツハイマー型認知症やレビー小体型認知症に比べて認知症の臨床症状や臨床経過が多彩である．

### ■ 病態生理

脳の神経細胞は血流によって供給される酸素の不足状態に脆弱であり，脳卒中などの脳血管障害により血流障害が生じると当該血管の支配領域は神経細胞死を誘発する．神経細胞死が前頭前野や海馬などの感情や記憶に深く関わる脳部位で発症すると認知症が起こる．脳血管性認知症は，大脳皮質全般にみられる血管閉塞による多発性梗塞，皮質下の広範囲な小血管閉塞による小血管病変型，海馬などの単発的梗塞による局在病変型，その他に分類される．小血管病変型は多発性ラクナ梗塞とビンスワンガー Binswanger 病（☞ Memo 3）に分けられる．

### ■ 症 候

脳血管性認知症の症状は，多発性梗塞巣の大きさと数が増加しながら階段状に増悪することが多い．また脳循環障害の変動に伴い，症状が一過性に改善，増悪するなどの「まだら認知症」がみられるのが特徴である．健忘症状を中核とし，自発性低下，意欲低下，周囲環境や自己に対する無関心，だらしなさなどの症状がみられる．さらに見当識障害などの記憶障害がみられるが，判断力や抽象的思考力などの高次精神機能の障害は少なく，人格がよく保たれることが特徴である．脳血管性認知症ではアルツハイマー型認知症と比べて感情が不安定であったり，感情的に敏感になり些細なことでも泣きだしたり

する「情動失禁」と呼ばれる状態もしばしばみられる．

■ 診断・検査

原因となる脳虚血の様態によって診断基準はProbable VDとPossible VDに分けられる．

　　a) Probable VD
　① 認知症：習慣的な日常生活が認知されるレベルの記憶の障害に加えて，2つ以上の認知障害（知的作業の障害）が意識障害に関係なくみられるもの．
　② 病歴あるいは画像診断（CT, MRI）における2回以上の脳卒中発作があるもの．
　③ 少なくとも1個以上の梗塞が小脳以外の部位に認められるもの．
　　b) Possible VD
　① 脳血管性障害が認められるが，認知症の発現の時期的関連が明らかではない．
　② ビンスワンガー病，すなわち早期からの失禁や歩行障害，血管障害性の危険因子が認められ，画像診断でも広範な白質病変が認められる．

■ 治　療

急性期治療では，血管障害による二次的侵襲を最小限にくい止める方策をとる．また，脳血管障害の危険因子である高血圧症，糖尿病，高脂血症などに対する非薬物療法ならびに薬物療法を行う．慢性期の薬物治療としては，①再発予防の抗血小板療法（アスピリン），抗凝固療法（ワルファリンカリウム），②血圧管理としてカルシウム拮抗薬，ACE阻害薬，アンジオテンシンII受容体拮抗薬（ARB），③精神症状改善に抗うつ薬，抗不安薬，抗精神病薬など，④脳循環代謝改善薬（イフェンプロジル酒石酸塩，アマンタジン塩酸塩）などがある．

---

**ビンスワンガー病　Binswanger's disease**　　　　　　　　　　　　　　Memo 3

重度な動脈硬化性変性および脳動脈高血圧により脳動脈に循環不全が起こり，髄鞘萎縮および崩壊を生じることによって認知症や偽性球麻痺などさまざまな神経症状を示す疾患をいう．この疾患は大脳皮質下の白質に生じた選択的障害が原因と推測されており，心疾患などを起源とする血圧低下に伴って発生した脳血流低下および酸素の供給障害に起因するとされている．

---

## 2. 脳腫瘍　brain tumors

一般に頭蓋内にできるすべての腫瘍を脳腫瘍と呼び，症状は頭蓋内圧亢進の局部的な機能不全により引き起こされる．脳腫瘍は脳の細胞や神経・脳を包む膜から発生する原発性脳腫瘍と，肺がんや乳がんなどが脳に転移する転移性脳腫瘍と大きく2つに分けられる．

原発性脳腫瘍は，頭蓋内の神経組織に由来する腫瘍と頭蓋内原発で本来の神経組織以外の腫瘍に分けられる（表7-1）．原発性脳腫瘍の中でも神経上皮性腫瘍（グリオーマ）は星細胞系腫瘍がその80％を占める頻度で認められ，それ以外に乏突起膠細胞系腫瘍，上皮系腫瘍，脈絡叢腫瘍，神経細胞系および混合神経細胞膠細胞腫瘍，松果体実質腫瘍，胎児性腫瘍がある．

### 表 7-1　原発性脳腫瘍の分類

1. 神経上皮性腫瘍（グリオーマ）
    - 星状細胞腫
    - 膠芽細胞腫
    - 上皮細胞腫
    - 乏突起細胞腫
    - 髄芽細胞腫
    - 脈絡叢乳頭腫
    - 松果体細胞腫
    - 神経節細胞腫
2. 神経鞘細胞腫
    - 神経髄腫
    - 神経線維腫
    - 悪性シュワン細胞腫
3. 髄膜由来細胞腫
    - 髄膜腫
    - 脂肪腫
    - メラニン色素細胞腫
    - 悪性黒色腫
    - 血管芽腫
4. 悪性リンパ腫
5. 胚細胞腫
    - 胚腫
    - 奇形腫
    - 胎生がん
    - 絨毛がん
6. 奇形性腫瘍
    - 類上皮嚢胞
    - 上皮嚢胞
    - 頭蓋咽頭腫
    - 下垂体腺腫
    - 下垂体がん

### 表 7-2　原発性脳腫瘍の組織学的分類

1. 神経系細胞由来の腫瘍
    - 神経上皮性腫瘍（グリオーマ）
    - 脳神経および脊髄神経腫瘍
2. 頭蓋内原発で神経組織以外の腫瘍
    - 髄膜の腫瘍
    - 血管系腫瘍
    - 悪性リンパ腫
    - 胚細胞系腫瘍
    - 嚢胞性病変
    - 下垂体腫瘍

髄膜腫は良性脳腫瘍の中で最も頻度の高い腫瘍であり，頭蓋内腫瘍の 13～20％ を占め，成人の大脳の傍正中部などに好発する（**表 7-2**）．

■ 病態生理

脳腫瘍の発生原因は現在まで明らかにされていないが，他の悪性腫瘍と同様に遺伝的要因が考えられている．種々の遺伝子の異常が細胞に蓄積する結果，細胞周期を調節する機構が破綻して発生すると考えられている．

神経上皮性腫瘍（グリオーマ）は小児に多く，とくに後頭蓋窩が好発部位である．これに対して成人になると髄膜腫や神経鞘腫などが多くなる．さらに，高齢になると転移性脳腫瘍が多くなる（**図 7-5**）．

■ 症　候

脳腫瘍の症状は，頭蓋内圧亢進症状，局所症状，けいれん，腫瘍による出血・梗塞の症状に分けることができる．

① 頭蓋内圧亢進症状：脳腫瘍による浸潤，圧迫，腫瘍周辺脳浮腫，脳ヘルニアによる圧迫などにより，頭痛，嘔吐，傾眠，眼底のうっ血性乳頭による視覚障害がみられる．嘔吐は吐き気がなくても突然噴出するような嘔吐（噴出性嘔吐）がみられる．

② 局所症状：病変が増大すると，無関心，失見当識，記名力低下，認知症，尿失禁，共同偏視などの症状がでる．片麻痺や感覚性失語，運動性失語をきたすことがある．

③ けいれん：脳腫瘍の患者はけいれん発作を起こすことが多い．とくに前頭葉，側頭葉，頭頂葉腫瘍の場合に多い．

④ 腫瘍による出血・梗塞の症状：腫瘍内出血は頻度は少ないがみられる場合がある．下垂体腫瘍は出血を伴うことが多い．腫瘍により脳血管が狭窄・閉塞し，脳梗塞をきたすことがある．

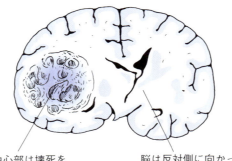

中心部は壊死を起こしている
脳は反対側に向かって変形している

**図7-5　グリオーマ**
大脳半球の巨大な多形性膠芽腫．

■ 診断・検査

頭痛を伴った嘔吐がみられる場合は，まず頭蓋内圧亢進を考えるべきである．頭蓋内圧亢進なく精神症状が出現する場合には，両側の前頭葉の腫瘍が考えられる．

a）神経学的検査

片側性の脳腫瘍では，反対側の上肢の軽い偏位やバビンスキー Babinski 徴候がある．下垂体腫瘍が上方に進展し視交叉を圧迫すれば，視野検査に両耳側半盲，後頭蓋窩の腫瘍では痛みを伴った斜頸が初発症状として起こる．

b）放射線学的検査

頭部 X 線 CT や MRI によって病巣の大きさなど精密に鑑別診断できる．もし，この検査が陽性であれば，正確な診断と治療方針の決定のために生検組織の病理学的検査が必要である．

■ 治　療

脳腫瘍の治療には，手術療法，放射線療法，薬物療法が一般的である．手術療法の場合は，開頭による病巣の全摘出あるいは部分摘出が行われる．悪性脳腫瘍，あるいは比較的良性の腫瘍の一部に対しては放射線療法を行うことが多い．できるだけ正常脳の障害がでないように照射方法を工夫することが重要である．薬物療法は，

① 高張液製剤（濃グリセリン，D-マンニトール）：脳浮腫の予防と治療に用いられ，速やかに浮腫水分を取り除き頭蓋内圧を下降させる．

② 副腎皮質ステロイド：抗炎症作用により炎症の除去と浮腫を改善させる．

③ 抗けいれん薬（フェニトイン，バルプロ酸ナトリウム）：症候性てんかんの抑制を目的とする．

④ 抗がん薬（シスプラチン，イホスファミド，カルボプラチン，ブレオマイシンなど）：とくに悪性の転移性脳腫瘍に対して用いる．脳腫瘍に対する作用は明らかでないが，DNA 合成や細胞分裂を阻害する．

## 3. アルツハイマー病　Alzheimer's disease（AD）・アルツハイマー型認知症
Senile dementia of Alzheimer type（SDAT）

アルツハイマー Alzheimer 病は，1905 年ドイツの病理学者アロイス・アルツハイマー

Alois Alzheimer が進行性の記憶障害を伴う認知症患者の症例報告を行ったことからその名が付けられた疾患である．アルツハイマー病は高齢者認知症疾患の約 50% を占める脳の神経細胞の変性疾患で，主な症状は認知症で，正常に発達した知的能力が高度に障害され，社会生活に支障が生じた状態である．進行性の疾患で予後も悪く認知症の発症後 10～15 年で死にいたる難治性の疾患である．65 歳以降に発症する場合をアルツハイマー型認知症 Senile dementia of Alzheimer type として区別することもあるが，共通の病理所見がみられることから単にアルツハイマー病と呼ばれることが多い．

### a. 孤発性アルツハイマー病　Sporadic Alzheimer's disease

一般に加齢に伴って発症するアルツハイマー病を後述する家族性と区別して孤発性アルツハイマー病と呼び，これには長期にわたる食事の内容や周囲の環境要因，すなわち動脈硬化の原因である血中コレステロール上昇や脳循環障害あるいは糖尿病などの生活習慣病などがその背景に深く関わる病態を指す．わが国のアルツハイマー病患者の 97～98% はこのタイプである．孤発性アルツハイマー病の原因には上述した環境要因（外因子）のみならず，アポリポタンパク（ApoE4）などの遺伝子変異なども複雑に関わることから多因子疾患に分類される．

### b. 家族性アルツハイマー病　Familial Alzheimer's disease（FAD）

アルツハイマー病の発症原因はいまだ明確にされていないが，若年（40～65 歳）発症型で常染色体優性遺伝する疾患を家族性アルツハイマー病（FAD）と呼んでいる．FAD は常染色体優性遺伝で，片方の親が FAD であれば子どもは性別に関係なく 50% の確率で発症する．しかし，FAD の罹患率は非常に少なく，わが国の疫学調査でも 70 家系あまりの存在が知られているにすぎない．FAD の原因遺伝子を突き止めることが，ひいては孤発性アルツハイマー病の原因解明につながるということで意欲的な研究が進められた．その結果としてこれまでに，21 番染色体上のアミロイド前駆体タンパク（APP）遺伝子，14 番染色体上のプレセニリン 1（PS1）遺伝子，1 番染色体上のプレセニリン 2（PS2）遺伝子に変異がみいだされ，これらが原因ではないかとされている．しかし，これらの遺伝子変異が生じた際に，どのような機序でアルツハイマー病が引き起こされるのかという点については現在も研究が進んでいるが，まだ十分には解明されていない．

■ 病態生理

アルツハイマー病患者の死後脳の研究から，本病の脳の特徴的な病理学的所見として，側頭葉，海馬，前頭葉などの大脳皮質における神経細胞の脱落，老人斑，神経原線維変化の出現などが本病の脳で共通に観察される 3 大病理像である（図 7-6）．さらに，本病ではマイネルト基底核から大脳皮質へ，また中隔野から海馬に投射するアセチルコリン神経に機能低下（合成酵素の活性低下，アセチルコリン含量の低下）がみられること（コリン仮説），大脳皮質のグルタミン酸神経におけるグルタミン酸の過剰流離による NMDA 受容体を介する $Ca^{2+}$ の細胞内過剰流入（オーバーロード）によるアポトーシスと神経細胞死の発現がみられること（グルタミン酸仮説），老人斑の構成成分の $\beta$ アミロイド A$\beta_{1-42}$ が大脳皮質の広範囲に凝集・沈着していること（アミロイド仮説）などが提唱されるようになった．

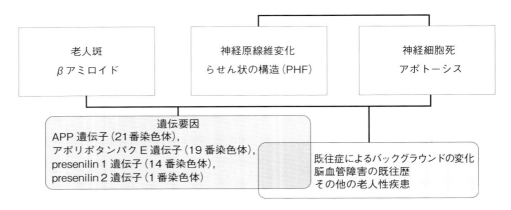

図7-6 アルツハイマー病の成因

a) 神経細胞の脱落

アルツハイマー病の脳では顆粒空胞変性がみられ神経細胞が広範囲に脱落し、大脳皮質、とくに白質が広範囲に著明に萎縮しており、その結果脳室が著明な拡大を示す。その他、海馬、辺縁系(扁桃核)、マイネルトMeynert基底核にも高度な萎縮がみられる。基底核はコリン作動性の投射系を広汎に大脳皮質に送っており、基底核が障害されると大脳皮質の全般的な機能障害が起こることが想定される。大脳皮質のアセチルコリン合成能の低下ならびにアセチルコリン量の減少がみられる。その他、GABA($\gamma$-アミノ酸)、ソマトスタチン、サブスタンスPなどの神経伝達物質の減少がみられる。

b) 老人斑

神経細胞外に$\beta$アミロイド($A\beta$)タンパクが蓄積して老人斑を形成する。$A\beta$の沈着は認知症発症の10年以上前より始まり徐々に老人斑を形成する。$A\beta$はアミロイド前駆体タンパクamyloid precursor protein(APP)が切断酵素によって切り出されて産生されるが、健常人では$\alpha$-セクレターゼと$\gamma$-セクレターゼによってアミノ酸40個の$A\beta_{1-40}$が生成され細胞外に排出される。しかし、$\alpha$-セクレターゼの代わりに$\beta$-セクレターゼによってアミノ酸42個の$A\beta_{1-42}$が生成されると、これは疎水性が高くなり細胞外に凝集・沈着するようになる。この沈着が進むと老人斑を形成する。$A\beta$が凝集する過程で2〜3個の重合体である$A\beta$オリゴマーは神経細胞に対して神経毒性を発揮する。さらに重合が進んだ$A\beta$凝集体もある種の神経細胞に対して神経毒性を示すことも知られている。神経毒性による細胞死にいたった神経細胞は最終的には脱落し脳萎縮を起こす(図7-7)。

c) 神経原線維変化

アルツハイマー病患者脳の海馬CA1領域、大脳皮質、連合野の第3、第5層の神経細胞内にらせん状の構造paired helical filament(PHF)を有する神経原線維変化が認められる。これらの部位の神経細胞中ではタウタンパクを主成分としたフィラメントが蓄積し神経線維の形態変化をきたす。タウタンパクは微小管結合タンパク質の一種であり、微小管の重合促進と安定化に働いているが、本病の細胞質内ではタウタンパクの過剰リン酸化、不溶性線維の形成が起こる。この線維化・蓄積したタウタンパクが神経細胞に障害を与え、神経細胞の変性、神経細胞死に進行し、最終的には脳萎縮をまねく。

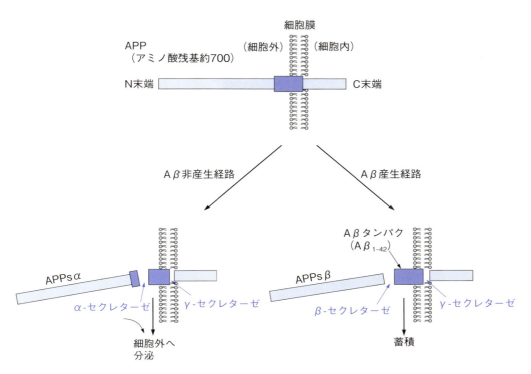

**図 7-7　APP（アミロイド前駆体タンパク）の代謝経路（Aβ 産生）**
APP：アミロイド前駆体タンパク amyloid precursor protein，Aβ：β アミロイド β amyloid

#### d) その他

家族性アルツハイマー病の研究からアルツハイマー病の疾患関連遺伝子が同定され，前述したアミロイド前駆体タンパクの遺伝子変異に加えて，プレセニリン 1 あるいはプレセニリン 2 といった膜タンパクの遺伝子変異が本病に関わることが明らかにされている．プレセニリンは $Aβ_{42}$ を産生する γ-セクレターゼの活性に深く関わり Aβ の凝集・沈着を介して神経毒性を助長している．

アルツハイマー病脳の病理所見では，マイネルト基底核の細胞体群の欠落が顕著にみられる．この部位はアセチルコリン神経の細胞体が多く存在し，記憶学習や認知機能に最も深く関与している大脳皮質，海馬，扁桃体に投射している場所である．これらの部位ではアセチルコリン合成酵素のコリンアセチルトランスフェラーゼ（ChAT）活性の著明な低下がみられアセチルコリン神経機能は著明に低下している．このことがアルツハイマー病の認知症の発症原因の 1 つであると考えられている．

■ 症　候

アルツハイマー病の経過は**表 7-3** に示すように初期の健忘期，中期の混乱期，後期の認知症期の 3 段階に分けられる．初期症状としては記憶障害が最も多く，本病の経過は長い場合は 10 年以上にわたる．前述したように Aβ 沈着などの病理変化は認知症状がみられる 10 年以上前から潜行していることを考えると非常に長い経過で，現在のところ治癒は不能である．

① 初期の健忘期：<u>中核症状</u>として記憶・記銘力の低下が始まり，いつとはなく「忘

表7-3 アルツハイマー病の進行経過

**初期（健忘期）**

1〜3年
- 健忘から始まり，新しいことの学習障害，古い記憶の再生減退，地誌的見当識障害（場所がわからなくなる），構成力の低下が起こる
- 人格は無欲，抑うつ，時に易怒性，悲哀的になる
- 脳波，CTによる脳実質は不変である

**中期（混乱期）**

2〜10年
- 記憶，記銘の著明な障害
- 構成力の低下，空間見当識障害，人物誤認などの視空間認知の低下
- 会話が成立しない
- 観念運動失行（着衣失行），無関心，無欲，多幸症など情動障害
- 落ち着きのなさ，徘徊などの問題行動の出現
- 脳波は基礎律動の後，徐波化する
- CT診断で正常あるいは脳室の拡大と脳溝の拡大がみられる

**後期（認知症期）**

8〜12年
- 知能が高度に障害
- 四肢の固縮，屈曲姿勢
- 脳波は全般性徐波
- CTによる脳の著明な萎縮

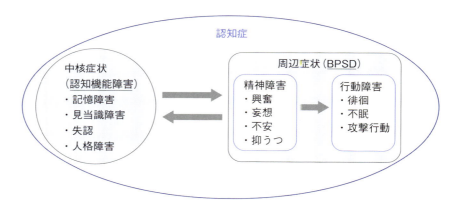

図7-8 アルツハイマー型認知症の症状

れっぽさ」が亢進したようにみえる．この時期には計算力，判断力，注意力などが低下し，不安や抑うつ，物盗られ妄想などの精神障害や，不眠や些細なことに対する攻撃性などの行動障害も出てくる．このような精神障害と行動障害をあわせ周辺症状 behavioral and psychological symptoms of dementia（BPSD）と呼ぶ（図7-8）．

② 中期の混乱期：知的機能障害の進行とともに見当識障害が強くなり，時間経過や場所，方向あるいは自分が置かれている状況，見当識が失われるなど中核症状が進行する．周辺症状も著明になり，見当識が失われることによる徘徊や認知障害のため少し複雑な状況になると精神混乱を起こしやすくなり，人格にも影響を及ぼすようになる．この時期になると日常生活に介護が必要となる．

③ 後期の認知症期：この段階まで進行すると自分の名前すらはっきりしなくなり，親

**表 7-4　DSM-IV 分類によるアルツハイマー病の診断基準**

A. 多彩な認知障害の発現．以下の 2 項目がある．
　1) 記憶障害
　2) 実行機能障害，失行，失認，失語のうち 1 つ以上の障害がある．
B. 上記の認知障害は，その各々が，社会的または職業的機能の著しい障害を引き起こし，また，病前の機能水準からの著しい低下を示す．
C. 経過は，ゆるやかな発症と持続的な認知の低下により特徴づけられる．
D. 上記 A に示した認知機能の障害は以下のいずれによるものでもない．
　1) 記憶と認知に進行性の障害を引き起こす他の中枢神経疾患（例：脳血管障害，パーキンソン病，ハンチントン病，硬膜下血腫，正常圧水頭症，脳腫瘍）
　2) 認知症を引き起こすことが知られている全身性疾患（例：甲状腺機能低下症，ビタミン $B_{12}$ 欠乏症，葉酸欠乏症，ニコチン酸欠乏症，高 Ca 血症，神経梅毒，HIV 感染症）
　3) 外因性物質による痴呆
E. 上記の障害は，意識障害（せん妄）の期間中だけに出現するものではない．
F. 障害は他の主要精神疾患（例：うつ病，統合失調症など）ではうまく説明されない．

しい人の顔も見分けがつかず，言語表現も乏しく意思の疎通はまったくとれなくなる．さらに進行するにつれ排泄もできず失禁となり日常生活動作は全面的に介助を要する．ついには寝たきり状態となり，免疫力の低下が加わり肺炎などの合併症により死の転帰をとる．

■ 診断・検査

　認知症の診断には DSM-IV（表 7-4）が役立つ．認知症性疾患が疑われる場合，知的機能（記憶力，判断力，思考力，見当識など）の変化とともに精神機能（感情，人格面，幻覚，妄想など）の有無について診断する．基本的には患者と家族への問診，脳の画像検査，血液検査，心理検査などを行う．認知症が疑われる場合には認知機能検査を行う．認知機能検査には年齢，今日の日付，今いる場所，単語や物品の即時記憶，計算（引き算），数字の逆唱，野菜の名前の想起などを点数化する改訂長谷川式簡易知能評価スケール（HDS-R），Mini Mental State Examination（MMSE）が広く用いられている．

■ 治　療

　アルツハイマー病の中核症状である記憶障害や見当識障害に対して有効な薬物はいまのところなく，コリンエステラーゼ阻害薬であるドネペジル塩酸塩がその進行抑制に使用されている．ガランタミン臭化水素酸塩は同様の作用機序に加えてアセチルコリン遊離に対してアロステリック増強作用を有することで使われ，リバスチグミンは貼付剤として使われるようになった．これらはいずれもコリン仮説に基づいて開発されたが，グルタミン酸仮説に基づいてメマンチン塩酸塩も中等度から高度アルツハイマー病の進行抑制に用いられる．一方，認知症の周辺症状 BPSD に対して，せん妄，幻覚，妄想などの感情障害，およびこれに伴う攻撃行動，徘徊などには，対症療法の域はでないが，抗精神病薬であるハロペリドールやリスペリドンなどが用いられる．周辺症状に対して漢方方剤である抑肝散(ヨクカンサン)を用いることもある．

> **Memo 4**
> 
> **レビー小体型認知症　dementia with Lewy bodies（DLB）**
> 
> 　レビー小体型認知症は，1976年に小阪憲司らによって発見されアルツハイマー型認知症に次いで頻度の高い認知症で，わが国では高齢者の認知症の約20％を占める．レビー小体型認知症は，パーキンソン病でみられるレビー小体が脳の大脳皮質や脳幹に限局して分布しているのが特徴である．レビー小体型認知症の患者では物忘れなどの記憶障害に先立ち，初期から幻覚，とくに幻視がみられることやパーキンソン病に似た運動障害（パーキンソニズム）もみられるのが特徴である．アルツハイマー病と同様に根本的な治療法はないが，認知機能障害に対してはコリンエステラーゼ阻害薬が，パーキンソニズムに対しては対症療法として抗パーキンソン病薬が用いられる．

## 4. パーキンソン病 Parkinson's disease・パーキンソン症候群 Parkinsonism

　パーキンソン Parkinson 病は，1817年に英国の医師ジェームス・パーキンソン James Parkinson が初めて振戦麻痺として報告した疾患である．病理組織学的には中脳の黒質緻密帯（substantia nigra, pars compacta）のメラニン細胞に神経変性を認める疾患で，運動機能を司っている錐体外路系の神経核群である黒質-線条体系においてドパミンの生合成が低下するのが特徴である．パーキンソン病と同様の振戦，筋固縮，無動，姿勢反射障害などの症状を示す錐体外路系疾患で病因がパーキンソン病以外の場合をパーキンソン症候群と呼ぶ．厚生労働省の指定難病に分類される．本項ではパーキンソン病を中心に述べる．

### a. パーキンソン病

#### ■ 病態生理

　パーキンソン病脳の病理所見から，本病患者の脳では中脳黒質緻密帯から線条体（被殻と淡蒼球）へ投射する黒質-線条体ドパミン神経路に神経変性が生じて神経伝達物質であるドパミンが欠乏することが明らかにされている．病理組織の顕微鏡画像にはレビー Lewy 小体と呼ばれる封入体が広範囲に認められる．黒質-線条体系ではドパミン生合成過程での律速酵素であるチロシン水酸化酵素の活性低下が生じていることや，チロシン水酸化酵素の補酵素として働くビオプテリンも減少していることが明らかになり，ドパミン神経系に選択的に機能低下が生じていることが示された．黒質-線条体系の経路はドパミンを含んだ抑制性の神経線維を線条体に投射しており，黒質で産生された神経伝達物質のドパミンは線条体のアセチルコリン作動性介在ニューロンを抑制的に調節している．ところが，黒質の神経細胞が変性・脱落するとドパミンが欠乏するため，アセチルコリン神経に対する抑制がはずれアセチルコリン神経が過剰に興奮してそのバランスを崩し，結果としてアセチルコリン神経優位状態になり運動機能障害が現れる．パーキンソン病の脳内組織化学的変化としては黒質-線条体系のドパミン神経の変性に加えて，青斑核のノルアドレナリン神経系や縫線核のセロトニン神経系にも影響が及び，いずれも機能低下を生じていることが知られている．

　パーキンソン病の病因，すなわち黒質のドパミン神経細胞がなぜ選択的に変性・脱落するのかは不明であるが，いくつかの仮説を紹介する．

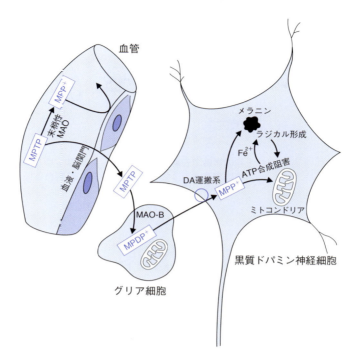

**図7-9　MPTPの脳内代謝とドパミン細胞に対する神経毒性の機構**

MPTP：1-メチル-4-フェニル-1,2,3,6テトラヒドロピリジン 1-methyl-4-phenyl-1,2,3,6-tetrahydropyridine，MPP$^+$：1-メチル-4-フェニルピリジン 1-methyl-4-phenylpyridinium，MPDP$^+$：1-メチル-4-フェニル-2,3-ジヒドロピリジン 1-methyl-4-phenyl-2,3-dihydropyridinium，MAO：モノアミン酸化酵素 monoamine oxidase，DA：ドパミン dopamine

　第一は，ドパミン自体の神経毒性の仮説であり，神経末端からシナプス間隙に放出されたドパミンは自動酸化されやすく，スーパーオキシド（$O_2^-$）と$H_2O_2$を産生する．このような活性酸素種が細胞障害を引き起こす．第二は，外来物質を原因とする仮説であり，ヘロイン常用者にパーキンソニズムが頻発することから，ヘロイン中に含まれる不純物MPTP（1-methyl-4-phenyl-1,2,3,6-tetrahydropyridine）が黒質-線条体を選択的に破壊するというものである．その機序は図7-9のようにMPTPは容易に血液・脳関門を通過して黒質-線条体領域に運ばれ，グリアに存在するモノアミン酸化酵素B（MAO-B）により酸化されてMPDP$^+$になる．MPDP$^+$は非酵素的にMPP$^+$に変換され，これが神経毒性を発揮する．第三は，重症のインフルエンザに罹患すると免疫タンパクであるMxAタンパクが発現することに基づく仮説である．MxAタンパクは脳内で約50年を経過すると構造に変化が生じ，これがレビー小体の形成に深く関わる．インフルエンザ大流行（アジア風邪，スペイン風邪）後の一定期間後にパーキンソン病患者数が増加するとの疫学調査もこれを裏づけている．

■ 症　候

　パーキンソン病では運動症状，自律神経症状，精神症状などが現れ，とりわけ特徴的なのは運動症状で，振戦，無動，筋強剛および姿勢反射障害を本病の4大症状という．

### a）振　戦　tremor

　振戦は安静にしているときに現れる初期症状（静止時振戦，図7-10）であり，通常は

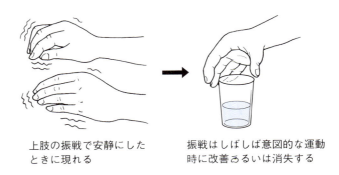

図 7-10　静止時振戦

一側上肢 → 同側下肢 → 対側上肢 → 対側下肢へと振戦が進展することから，振戦のN字または逆N字型マーチングと呼ぶ．また，母指と示指あるいは中指をすり合わせて，あたかも丸薬をまるめるような運動（pill-rolling）も本病の振戦に加える．これらの振戦は静止時あるいは安静時にのみ発現し，活動時あるいは精神的に興奮しているときには消失するのが特徴である．

### b) 無動（動作緩慢） akinesia

動作が少ないことから寡動と呼ぶこともある．行動を起こそうとするときの動作の開始に時間がかかるのですべての動作が緩慢になる．着衣やボタンかけなどに時間がかかるなど，からだ全体の動きが緩慢になる．行動のみでなく表情も変化が乏しくなり（仮面様顔貌あるいはパーキンソン病様顔貌ともいう），会話自体も少なくなる．また，指先の細やかな動作ができなくなり，書字がだんだん小さくなる（小字症）なども本病の特徴である．

### c) 筋強剛 rigidity

筋固縮あるいは筋硬直ともいわれるが，本病による筋強剛は筋肉自体が硬直して動かないのではなく，医師が脱力させた状態で患者の関節を他動的に屈伸した場合に独特な抵抗感がある場合をいう．鉛の管を曲げ伸ばしするような抵抗感に似ていることから鉛管様強剛（lead pipe rigidity）と呼んだり，カクカクというような断続的な抵抗感がある場合を歯車様強剛（cogwheel rigidity）と呼ばれたりする．

### d) 姿勢反射障害 postural reflex impairment

頭部をやや持ち上げた形で上半身は前傾姿勢をとり，肘および膝を屈曲させた姿勢が典型的である（図7-11）．歩行は腕を振らずに小刻みで，前に転びそうな小走り状態となる．また，前進しようとしてもなかなか第一歩を踏み出すことができずに，あたかも足が床に吸い付いたようになる．これをすくみ足（frozen gait）という．パーキンソン病に特有の歩行障害である．

### e) その他の症状（自律神経症状，精神症状）

運動神経症状のほかに自律神経症状，精神症状などがある．自律神経症状として便秘（頑固な便秘），排尿障害（とくに前立腺肥大を伴い尿を漏らす），立ちくらみ（起立性低血圧），体温調節障害（手足の冷え），顔がてかてか光る（脂肪分泌の増加），手足のむく

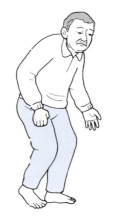
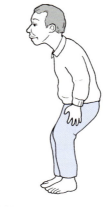

歩行障害（小刻み歩行）　　姿勢は前かがみになるのが特徴

図 7-11　姿勢・歩行障害

み（浮腫）がある．精神症状として抑うつ（自殺企図や自責感はない），幻覚・妄想状態が認められる．

### ■ 診断・検査

一般的な血液中の生化学的所見，CT スキャンや脳波でも健常者との差は認められない．パーキンソン病に特有な臨床症状の経過がポイントとなる．生体内でノルアドレナリンと同様の働きをする物質で交感神経終末に取り込まれ，貯蔵，遊離される MIBG（meta-iodobenzylguanidine）を用いた MIBG 心筋シンチグラフィを用いることがある．パーキンソン病では発症早期から MIBG の取り込みが低下することから補助診断として用いられる．

### ■ 治　療

パーキンソン病はアルツハイマー病などと同類の神経変性疾患であるが，これらの中では最も薬物治療に成功している疾患である．本病の原因が黒質-線条体系のドパミン神経の欠落による機能低下に起因することは前述したとおりで，これを改善する目的で多くの治療薬が開発されている．

　a）　レボドパ療法

ドパミンは血液・脳関門を通過しないため，静注しても脳内に到達しない．そこで血液・脳関門を通過できる前駆物質アミノ酸であるレボドパを服用する．末梢性脱炭酸酵素阻害薬であるカルビドパ水和物などを併用して脳内移行を高める．

　b）　ドパミン受容体刺激薬

ドパミン受容体を直接刺激してドパミン伝達を賦活する薬物を用いる．古くはブロモクリプチンメシル酸塩などの麦角アルカロイドが使用されたが，最近ではプラミペキソール塩酸塩水和物やロピニロール塩酸塩のような非麦角アルカロイド製剤が用いられる．ロチゴチンのような貼付剤も使用される．

　c）　ドパミン放出促進薬

アマンタジン塩酸塩は神経終末からのドパミン遊離を促進する作用を有する．主とし

てレボドパと併用される．

### d) 抗コリン薬

パーキンソン病患者の中でも高血圧症などの循環器障害を有するものにはレボドパやドパミン受容体刺激薬のような交感神経興奮をもたらすカテコラミン系薬は使用できない．そこで中枢性抗コリン薬のトリヘキシフェニジル塩酸塩やピロヘプチン塩酸塩などが用いられる．とくに振戦や筋強剛に有効である．

### e) ドパミン代謝抑制薬

ドパミンの代謝を抑制することでシナプス間隙のドパミン量を維持する目的で，とくにレボドパ代謝抑制に用いられる．モノアミン酸化酵素(MAO)Bの選択的阻害薬としてセレギリン塩酸塩，カテコール-O-メチルトランスフェラーゼ(COMT)の選択的阻害薬としてエンタカポンが用いられる．

### f) アデノシン $A_{2A}$ 受容体拮抗薬

大脳基底核の中にある神経細胞はアデノシン $A_{2A}$ 受容体によって興奮的に働き，ドパミンによって抑制的に働く．パーキンソン病患者ではドパミン量が減少することで相対的にアデノシン $A_{2A}$ 受容体による作用が強まる．そこでこれを抑制するためにアデノシン $A_{2A}$ 受容体拮抗薬のイストラデフィリンが用いられる

## b. パーキンソン症候群

パーキンソン病に類似した振戦，筋強剛，無動，寡動，麻痺が証明されない歩行障害などの症候のうち少なくとも2つの症候を発現している病気をパーキンソニズムという．

### 1) 脳血管性パーキンソニズム

大脳基底核から中脳にいたる部分の血管に小梗塞が生じ，パーキンソン病に似た筋強剛，緩慢動作，小刻み歩行，姿勢反射障害などが発現することがある．脳血管性パーキンソニズムでは，主に線条体に生じた小さな軟化巣に基づくことがほとんどである．臨床的には70歳以上の高齢者に多く，高血圧，糖尿病，高脂血症などの既往歴が多い．また，パーキンソン病治療薬に対して反応が不良である．

### 2) 進行性核上性麻痺

主として中年期過ぎに発症し，錐体外路系の神経細胞が変性する病気である．初期症状としては無表情，寡動，転びやすさが目立つ歩行障害などが挙げられる．さらに，下方が見えにくくなったり，項部ジストニア（あごが後ろに反った状態で硬くなること）を起こし，病気の進行とともに，性格変化，知能障害も現れる．認知症を発症するほか死にいたる場合もある．

### 3) 線条体黒質変性症（多系統萎縮症）

線条体と黒質に神経細胞の脱落とグリオーシスが発現する．結果的には黒質-線条体系の脱落につながるのでパーキンソン病のような症状，なかでも筋強剛が強く現れる．パーキンソン病が黒質-線条体系のドパミン節前ニューロンのみの障害で受容体は保たれているのに対して線条体黒質変性症ではニューロンも受容体も減少しているので，レ

ボドパなどのドパミン補充薬は無効である．

#### 4） びまん性レビー小体病

パーキンソン病ではレビー小体が黒質，青斑核，迷走神経背側核，マイネルト核，交感神経節，消化管神経叢など脳幹部に近い場所に認められるのに対して，びまん性レビー小体病ではさらに大脳皮質にもレビー小体が多数みられるのが特徴である．初期には幻視や幻覚が現れ，そのうちに物忘れなどの症状が現れ認知症へと進行する．同時にパーキンソン病の代表的症状である筋強剛や無動，寡動などの運動機能障害が発現する．原因は不明で根本的な治療法もないのが現状である．

## 5. 多発性硬化症 multiple sclerosis

第9章（p.334）参照

## 6. 重症筋無力症 myasthenia gravis

重症筋無力症は，神経筋接合部 neuromuscular junction（図7-12）の神経筋伝達障害により筋力低下，易疲労性をきたす疾患群である．

### 病態生理

骨格筋の収縮は，中枢からの指令が運動神経を介して神経筋接合部の神経伝達物質であるアセチルコリンを遊離させ，骨格筋側のニコチン性アセチルコリン受容体に結合することで行われている．重症筋無力症では，このニコチン性アセチルコリン受容体に対して，原因は不明であるが患者の体内で自己抗体が生成され，この抗体により受容体タンパクが破壊されることにより神経伝達ができなくなる．その標的分子のほとんどはニコチン性アセチルコリン受容体であるが，筋特異的受容体型チロシンキナーゼやLDL受容体関連タンパク4を標的とする自己抗体も明らかになっている．

### 症候

骨格筋の筋力低下と易疲労性が主徴候である．筋肉の易疲労性とは，筋肉を反復して動かしていると徐々に力が入らなくなり，休むと回復する現象をいう．特徴的な症状で，その症状が夕方に出やすい．また，眼症状として眼瞼下垂や眼球運動障害による複視がみられる．四肢の筋力低下は近位筋に強く，整髪時あるいは歯磨きにおける腕のだるさ，階段を昇るときの下肢のだるさを感じる．嚥下障害や構音障害が目立つこともある．多様な症状が認められるが，一般的に眼症状（眼瞼下垂，複視）が初発症状となることが多い．重症例では呼吸筋麻痺により低換気状態となる．

### 診断・検査

診断基準は「重症筋無力症診療ガイドライン2014」が提案されている（表7-5）．

① 薬理学的検査：抗コリンエステラーゼ薬であるエドロホニウム塩化物を静注して，筋力の回復の有無を調べる．重症筋無力症では運動神経末端からのアセチルコリン遊離

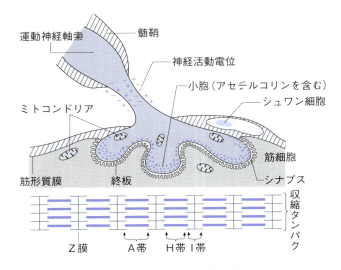

**図 7-12　神経筋接合部**
運動神経と骨格筋の間にはシナプスと呼ばれる間隙があり，その間の情報伝達は神経末端(終板)より分泌されるアセチルコリン(ACh)が筋側にあるニコチン性 ACh 受容体に結合することによって行われ，筋線維が機械的に収縮する．

が消失したわけではないので，エドロホニウムによってアセチルコリンの分解を抑えてシナプス間隙量を増加させると筋力の回復がみられる．

② 血液検査：血中のアセチルコリンに対する自己抗体(抗アセチルコリン受容体抗体)を測定する．とくに胸腺腫例，若年発症例で高値を示し，高齢発症例や眼筋例では低い値を示す．

③ 誘発筋電図：手や肩などの筋の表面に電極を置き，その筋を支配する末梢神経を電気的に反復刺激して誘発される筋の活動電位を測定する．重症筋無力症では，反復神経刺激(とくに低頻度 1～5 Hz)で誘発される活動電位が次第に減衰するのが特徴(漸減現象 waning)である．

■ 治　療

薬物療法は今のところ対症療法のみである．ジスチグミン臭化物，ネオスチグミン，アンベノニウム塩化物などの抗コリンエステラーゼ薬が用いられる．根本的な治療には胸腺摘出術を行う．薬物療法では，副腎皮質ステロイド，免疫抑制薬などを使用することが多い．

## 7. てんかん　epilepsy

てんかんとは種々の病因によって大脳のニューロンが急激で過度の発作性放電を発生し，身体的，精神的発作が反復して現れる慢性の脳疾患をいう．大脳の神経細胞間の電気現象のバランスが突然崩壊し激しい電流(放電)が起きることに起因する．発症年齢は乳幼児期から高齢期まで幅広いが 3 歳以下の発病が最も多い．良性の場合がほとんどで，とくに小児てんかんと呼ばれるものは治癒しやすい．従来は，てんかん発作型を ① 大発作 grand mal, ② 小発作 petit mal, ③ 焦点発作(ジャクソン Jackson てんかん), ④ 精

**表 7-5　現行の重症筋無力症診断基準**

1. 自覚症状
   - （a）眼瞼下垂
   - （b）複視
   - （c）四肢筋力低下
   - （d）嚥下困難
   - （e）言語障害
   - （f）呼吸困難
   - （g）易疲労性
   - （h）症状の日内変動

2. 身体所見
   - （a）眼瞼下垂
   - （b）眼球運動障害
   - （c）顔面筋筋力低下
   - （d）頸筋筋力低下
   - （e）四肢・体幹筋力低下
   - （f）嚥下障害
   - （g）構音障害
   - （h）呼吸困難
   - （i）反復運動による症状増悪（易疲労性），休息で一時的に回復
   - （j）症状の日内変動（朝が夕方より軽い）

3. 検査所見
   - （a）塩酸エドロホニウム（テンシロン）試験陽性（症状軽快）
   - （b）Harvey–Masland 試験陽性（waning 現象）
   - （c）血中アセチルコリン受容体（AChR）抗体陽性

4. 鑑別診断
   眼筋麻痺，四肢筋力低下，嚥下・呼吸障害をきたす疾患はすべて鑑別の対象になる．
   イートン・ランバート症候群，筋ジストロフィー（ベッカー型，肢帯型，顔面・肩甲・上腕型），多発性筋炎，周期性四肢麻痺，甲状腺機能亢進症，ミトコンドリアミオパチー，進行性外眼筋麻痺，ギラン・バレー症候群，多発神経炎，動眼神経麻痺，トロサ・ハント症候群，脳幹部腫瘍・血管障害，脳幹脳炎，単純ヘルペス・その他のウイルス性脳炎，脳底部髄膜炎，側頭動脈炎，ウェルニッケ脳症，リー脳症，糖尿病性外眼筋麻痺，血管炎，神経ベーチェット病，サルコイドーシス，多発性硬化症，急性播種性脳脊髄炎，フィッシャー症候群，先天性筋無力症候群，先天性ミオパチー，ミオトニー，眼瞼けいれん，開眼失行

5. 診断の判定
   確実例：「1. 自覚症状」の1つ以上，「2. 身体所見」(a)～(h)の1つ以上と(i), (j)，「3. 検査所見」(a), (b), (c)の1つ以上が陽性の場合
   疑い例：「1. 自覚症状」の1つ以上，「2. 身体所見」(a)～(h)の1つ以上と(i), (j)，「3. 検査所見」(a), (b), (c)が陰性の場合

［日本神経学会（編）：重症筋無力症診療ガイドライン 2014，p.10，南江堂，2014］

神運動発作，⑤自律神経発作としてわかりやすく分類されていたが，最近では**表 7-6** のような部分発作と全般発作に分けた国際分類が一般的である．

■ 病態生理

てんかん発作は，大脳ニューロンやニューロン群の過度の異常放電による大脳機能の一過性障害で，反復するのが特徴である．部分（焦点）発作は大脳皮質の局部に障害があり，全般発作は，大脳皮質−視床，視床皮質放射を含む大脳半球の両側性の広範囲な領域を巻き込む．

てんかん発作を引き起こすには神経細胞膜の過剰な脱分極を必要とする．実験的にけいれん発作を起こすときには脳表に単一の強い電気刺激を与える．また，脳局所に反復電気刺激を行うとキンドリング（燃え上がり現象）が形成され，その後わずかの刺激によっても容易に脱分極性の興奮が現れ，二次性全般けいれんに発展する．神経化学的変化として，興奮性アミノ酸のグルタミン酸やアスパラギン酸の放出増加，あるいはその

**表 7-6　てんかん発作の国際分類**

Ⅰ．部分発作（焦点性に始まるもの）
　A．単純部分発作（意識障害を伴わない）
　　1．運動発作
　　2．体性または特殊知覚発作
　　3．自律神経発作
　　4．精神発作
　B．複雑部分発作（意識障害を伴う）
　　1．単純部分発作で始まり意識障害へと進行するもの
　　2．初めから意識障害を伴うもの
　　　a．意識障害のみにとどまるもの
　　　b．自動症を伴うもの
　C．二次性全般化を伴う部分発作
　　1．単純部分発作に続発するもの
　　2．複雑部分発作に続発するもの
Ⅱ．全般発作（両側対称性に起こり，焦点発作でないもの）
　A．欠神発作
　B．ミオクローヌス発作
　C．間代発作
　D．強直発作
　E．強直・間代発作
　F．脱力発作
Ⅲ．分類不能のてんかん発作（データが不完全なことによる）

［国際抗てんかん連盟，1981］

受容体であるNMDA受容体の増加があり，キンドリングモデルの長期増強に深く関係している．

　その他，抑制性アミノ酸のGABA（γ-アミノ酪酸）の低下による脱抑制効果，ノルアドレナリン減少によるけいれん閾値の低下，アセチルコリンによるけいれんの促進，エンケファリンやソマトスタチンによるキンドリングの形成促進，$Ca^{2+}$チャネルの細胞内流入増加，$Na^+$，$K^+$-ATPaseの低下による細胞内$Na^+$の上昇などがてんかん発作の出現と関係している．その他，感受性の高い人では発熱，疲労，睡眠不足，閃光，音または情動要因がてんかん発作を誘発することもある．

■ 症　候

　a）部分発作（焦点，局所発作）

① 単純部分発作（旧分類の皮質焦点発作）

　大脳皮質の病変を焦点として起こるてんかん発作であり，意識障害を起こすことはなく，周産期異常（低酸素症，未熟児，頭蓋内出血），外傷，腫瘍などが原因となる．

② 複雑部分発作（旧分類の精神運動発作，側頭葉てんかん）

　主に側頭葉に焦点があるので側頭葉てんかんとも呼び，意識障害がみられる．症状としては，精神運動障害（自動症など），感覚障害，認識障害および情動障害などを伴う場合がある．意識障害のみの複雑部分発作では，患者は一時的に錯乱し，自分の周りに何が起こっているのか気づかない．これに精神運動現象が伴うと，自分が何をしているの

か意識しないまま，両手や衣服をこすり合わせるなどの自動症や持続的にかみ続けたり唇の音をたてたりなどの咀嚼運動を示す．その他，感覚障害には幻覚，幻臭，認知障害には時間感覚，非現実性，離人症，および感覚障害には恐怖，不安がある．脳波は，障害されている領域で約4c/secの高振幅徐波と焦点性の多棘波や鋭波の放電を示す．

③ 二次性全般化を伴う部分発作

部分発作は発作が一側性大脳半球の一部から始まるが，この部分発作による発作発射が両側半球に波及すると強直性間代発作（全般発作）に発展し，二次性全般化と呼ばれる．

b) 全般発作

発作は起始から脳全般へ左右対称性に広がり，運動症状は常に両側性である．病態は生来の素因性なものと焦点の器質損傷病巣から由来するものがある．

① 強直－間代発作（旧分類の大発作）

最も頻度の高いてんかん発作（full seizure；フルシージャー）であり，突然の意識の消失と全身の筋肉の強直性収縮で始まる．このとき閉じたまま声帯を通して肺の空気が強制的に出されるため，耳をつんざくようなてんかん叫声を上げる．また正常の呼吸運動は阻害されるのでチアノーゼが起こる．患者はしばしば発作中に自分の舌をかむことがある．

発作中に嚥下ができないので，流涎と泡がみられる．尿失禁もしばしば伴う（図7-13）．その後，体全体の震えが数秒間起こり，続いて全身の間代性発作と短い弛緩を繰り返す間代性けいれんに移行する．その後，患者はぐったりとして昏睡期となる．実際のけいれん発作は1～2分であり，後発作は5～20分続く．

強直－間代発作の脳波は，各相で異なるけいれん性脳波を示す．強直相の間の脳波は速い反復性の全般性棘波放電を示す．間代相の脳波は棘波徐波放電を示し，棘波はけいれんの時期に，徐波は弛緩の時期に一致して発現する．昏睡期の脳波は全般的に減衰し，患者の回復時には徐波が再び現れてくる．

② 欠神発作（旧分類の小発作）

最も軽い形の発作で，ごく短時間（数秒）の意識消失をきたすものである．欠神発作は5～10秒続き，その間患者はうつろなまなざしをしており，眼球が上方にかたより，反応性は減少し，運動の停止が起こる．患者は意識が消失して自分の周りで起こっていることに気づかなくなるが，空白の時間であったことは認識している．小児期（好発期は5歳ごろ）に多く発症し，日中にきわめて頻繁に起こるが，疲れや眠気などの情動ストレスによって誘発しやすくなる．脳波は両半球に広がり，全般性で同期性，反復性の定型化した毎秒3回（3Hz）の棘波徐波放電を特徴とする．

③ ミオクローヌス発作

顔面，四肢，体幹などの筋肉に短時間のピクッとしたけいれんが起こる間代発作である．脳波は棘波または棘波徐波放電を示す．

④ 脱力発作

頭部，体幹，四肢などの姿勢を保つのに必要な筋肉の脱力が短時間発作的に起こり，そのため患者は尻もちをついたり，ガクッと頭を前にたれたりし，同時に瞬間的な意識消失を伴う．脳波は全般性の棘徐波複合を示す．

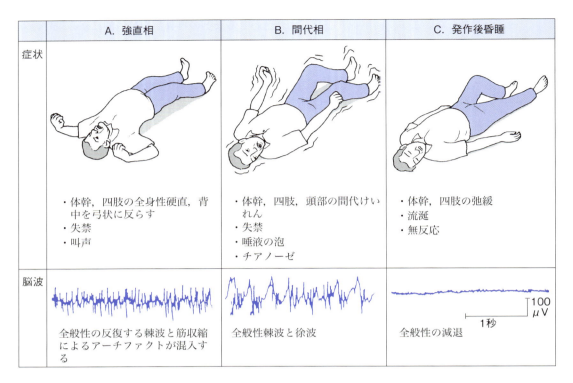

図 7-13　全般性強直-間代発作

■ 診断・検査

　医師が発作を直接観察する機会は少なく，意識障害を伴うてんかんではそばに居合わせた人の報告が参考になるが，本人や家族の報告だけでは正確に把握することは困難である．また，脳波だけでも解釈に限界がある．ビデオ EEG 集中監視装置や脳波パワースペクトラムとトポグラフィを用いた脳波診断，X 線 CT 検査，PET 検査，SPECT 検査，NMR-CT 検査が行われる．

■ 治　療

　てんかんの薬物治療は，各発作型により治療薬が異なるので，薬物の選択にあたり，まず発作型を定めることが重要である．

　部分発作には，第一選択薬としてカルバマゼピンを用いる．第一選択薬で効果がみられない場合は，第二選択薬としてフェニトイン，ゾニサミド，フェノバルビタール，バルプロ酸ナトリウムが用いられる．他の抗てんかん薬では治療効果が不十分な部分発作に，新規抗てんかん薬としてラモトリギン，クロバザム，トピラマート，ガバペンチンが併用薬として用いられる．また二次性全般化発作も含む部分発作には，脳のシナプス小胞タンパク質 2A（$SV_{2A}$）に結合し，てんかんによる発作を抑制するレベチラセタムが併用される．

　全般発作には，第一選択薬としてバルプロ酸ナトリウムが用いられる．第二選択薬としては，強直-間代発作にフェノバルビタール，フェニトインが，欠神発作にエトスクシミドが，ミオクローヌス発作にクロナゼパムが用いられる．ラモトリギンやトピラマー

トも他剤と併用で用いうれる．

## 8. 脳炎 encephalitis・髄膜炎 meningitis

脳の感染性疾患で，脳炎は脳の実質にウイルスや細菌などの病原微生物が侵入して起こる炎症性疾患であり，発熱，意識障害，けいれんなどを発症する．髄膜炎は主にクモ膜下腔に同様の病原微生物が侵入して炎症を起こす疾患である．

### a. 脳　炎 encephalitis

脳炎は脳実質の炎症を主体とする症候で，発熱，意識障害，けいれんなどを発症する．これらの症状は項部硬直などの髄膜刺激症状や髄液細胞増加などの髄膜炎症状を併発することが多い．脳炎は急性に発症することがほとんどで急性脳炎ということが多い．急性脳炎では単純ヘルペスウイルスによる単純ヘルペス脳炎 herpes simplex encephalitis がわが国で最も発症頻度の高い脳炎でどの年代でもみられる．成人の単純ヘルペス脳炎は各年齢でみられるが，50～60歳に多い．高頻度の頭痛，発熱および倦怠感を主徴とする．小児の単純ヘルペス脳炎は6歳未満の発症が多いが，小児期のどの年齢層にもみられる．初発症状としては発熱が高頻度でみられ，けいれん，意識障害，構音障害を伴うことがある．成人の単純ヘルペス脳炎と比較すると，急速に進行する意識障害がみられることが特徴である．その他の脳炎には，コガタアカイエカの媒介による日本脳炎 Japanese encephalitis，狂犬による咬傷部からその唾液腺内で増殖していた狂犬病ウイルスが脳内に侵入して起こる人獣共通感染症である狂犬病 rabies，インフルエンザもしくは水痘によってミトコンドリアの障害を起こすライ Reye 症候群，風疹，麻疹，ムンプス，水痘，帯状疱疹などに伴って意識障害やけいれん発作を発症する二次性脳症 secondary encephalitis などがある．

#### ■ 病態生理

成人の単純ヘルペス脳炎は単純ヘルペスウイルス1型（HSV-1）が三叉神経節に侵入潜伏し，これが再燃する回帰感染が主である．新生児では2型（HSV-2）が産道あるいは皮膚・粘膜から侵入して感染症状を起こす．組織学的にはカウドリー Cowdry 型封入体がみられる．日本脳炎では，大脳皮質，大脳基底核，視床，黒質に髄膜刺激症状がみられ錐体外路症状が現れる．

#### ■ 症　候

単純ヘルペス脳炎の代表的な臨床症状は，発熱，髄膜刺激症状，せん妄を含む意識障害，けいれんなどである．幻視，記憶障害を伴う場合や嗅覚異常を発現する場合もある．本症は症状の進行が速く，数時間で軽度の意識障害から昏睡状態へと進行することがある．けいれんは高頻度にみられ，一過性のミオクローヌス発作がみられることがある．ウイルスが脳幹で炎症を起こすと，眼振，脳神経麻痺，運動失調など錐体外路症状に似た症状を呈することがある．

#### ■ 診断・検査

ウイルス性脳炎は症状の進行が速いので，早期鑑別診断がその後の症状の進行に大き

な影響を与える．本症の診断・処置は迅速に行うべきである．診断は，意識障害の有無やけいれんの発現状況に加えて，髄液採取による生化学的検査，脳波，CT，MRIなどを用いた画像診断を行うことが必須である．髄液検査で細胞数増加（とくにリンパ球優位の場合）やタンパク上昇がみられ，CT画像で側頭葉に低吸収域がみられ，MRI画像で側頭葉を中心に$T_2$強調像やFLAIR像に高信号がみられる．早期診断には患者の髄液のPCR法によるウイルスタンパクの検出が重要になる．

■ 治 療

早期治療が治療の鍵となり，治療が遅れれば死にいたるという臨界的な場面である．けいれんに加えて呼吸困難を伴う場合は気道の確保が最重要である．症状が明らかな場合はそれぞれの症状に対する対症療法を行う．ウイルス感染による脳炎であるので，基本的にはアシクロビルやビダラビンなどの抗ウイルス薬を点滴で投与する．けいれん発作が頻出している場合は，フェニトイン，フェノバルビタール，ジアゼパムなどの抗けいれん薬を投与する．脳炎が進行し脳浮腫をきたしている場合は濃グリセリンなどの抗脳浮腫薬を投与する．また，副腎皮質ステロイド薬も抗ウイルス薬に併用して用いることがある．

> **Memo 5  ライ Reye 症候群，インフルエンザ脳炎・脳症と非ステロイド性抗炎症薬**
>
> ライ Reye 症候群は，1980年代に米国で小児がインフルエンザや水痘にかかったとき，解熱剤としてアスピリンなどの非ステロイド性抗炎症薬（NSAIDs）を服用しているときに頻発することが報告され，インフルエンザとNSAIDsの因果関係が研究されるようになった．わが国でも因果関係の調査が進み，インフルエンザ脳炎・脳症患者の内ジクロフェナクナトリウム（ボルタレン®等）を使用した患者は，解熱剤を使用しない患者に比較して，死亡の危険が14倍高かったという結果が得られたことから，厚生省（現厚生労働省）は2000年11月に「明確な因果関係は認められないものの，インフルエンザ脳炎・脳症患者に対するジクロフェナクナトリウムの投与を禁忌とする」という通達を行い，現在にいたっている．

### b. 髄膜炎 meningitis

髄膜炎は主として病原微生物による感染が原因であり，髄膜のうちクモ膜，軟膜およびその両者に囲まれているクモ膜下腔に炎症をきたした場合がほとんどである（図7-14）．髄膜炎は，その起炎菌（ウイルス）によって分類され，感染性の細菌性髄膜炎 bacterial meningitis，ウイルス性髄膜炎 viral meningitis，結核性髄膜炎 tuberculous meningitis，真菌性髄膜炎 fungal meningitis と，非感染性のがん性髄膜炎 meningitis carcinomatosa などがある．

■ 病態生理

病原体（原因菌）が脳内に侵入し，増殖して炎症を誘発して発症する疾患である．原因菌は多種類あるが，新生児から生後3ヵ月乳児ではレンサ球菌，大腸菌，黄色ブドウ球菌，リステリア菌が，生後3ヵ月以降の乳児の場合はインフルエンザ菌，肺炎球菌，黄色ブドウ球菌が最も多く，年長児から青年期では肺炎球菌，インフルエンザ菌，髄膜炎菌が，50歳以上の高齢者では肺炎球菌，グラム陰性桿菌，リステリア菌が多い．これらの細菌感染は多くは日和見感染で，なんらかの要因で免疫力が著しく低下した場合や脳

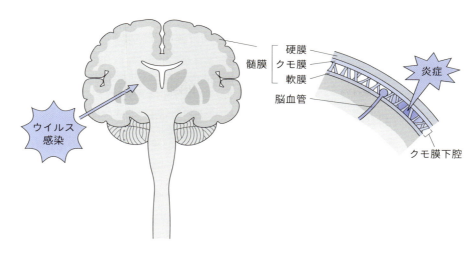

図 7-14　髄膜炎

室シャント術のような脳外科手術後に発症することが多い．免疫機能低下状態では肺炎球菌，緑膿菌などのグラム陰性桿菌，リステリア菌，黄色ブドウ球菌などがみられ，脳室シャント術後であれば黄色ブドウ球菌，表皮ブドウ球菌などが多くみられる．細菌性髄膜炎では，脳実質を包んでいる軟膜，クモ膜に感染が起こり，脳実質には皮質の充血，組織学的にはミクログリアの活性化や白質に浮腫がみられる．

### ■ 症　候

細菌性髄膜炎やウイルス性髄膜炎の多くは症状の進行がきわめて速く，第一段階として激しい頭痛，悪心・嘔吐，発熱などが現れる．このとき発熱とともに項部硬直やケルニッヒ Kernig 徴候などの髄膜刺激症状が現れる．さらに高熱が続くとせん妄や意識障害が起こる．年齢が低いほど症状は非特異的であり，新生児や乳児では発熱以外の症状として不機嫌，食欲低下（哺乳力低下）などが目立つことがある．一方，結核性髄膜炎の場合は発病は比較的緩徐で，頭痛，嘔吐，発熱などの症状が現れる．

### ■ 診断・検査

髄液の病原検査が鑑別診断の重要な手だてである．髄液穿刺を行い，まず，髄液沈渣のグラム染色，墨汁による真菌染色などにより菌の同定を行う．これによりグラム陽性か陰性か，球菌か桿菌かのある程度の原因菌の推定が可能である．さらに髄液，喀痰などからの培養標本を用いて一般細菌，ウイルス検出法，PCR 法による遺伝子診断，ラテックス凝集法による抗原診断，髄液，血清ウイルス抗体価測定，赤血球凝集抑制価，酵素抗体法などを用いて原因菌の有無・同定を行う．確定診断のためには細菌培養が必要で，得られた細菌について薬剤感受性試験を行い，抗菌薬選択のヒントとする．

### ■ 治　療

髄液所見などから細菌性髄膜炎の疑いがある場合は抗菌薬療法を行う．起炎菌が確定されればそれに対する抗菌薬を投与する（**表 7-7**）．

表7-7 髄膜炎の起炎菌と治療薬

| 分類 | 起炎菌 | 選択薬剤 |
|---|---|---|
| グラム陽性球菌 | 肺炎球菌 | カルバペネム系抗菌薬（パニペネム・ベタミプロン合剤またはメロペネム水和物），または第三世代セフェム系抗菌薬（セフォタキシムナトリウムまたはセフトリアキソンナトリウム水和物）＋バンコマイシン塩酸塩 |
| | B群レンサ球菌 | 第三世代セフェム系抗菌薬（セフォタキシムナトリウムまたはセフトリアキソンナトリウム水和物）またはアンピシリン水和物 |
| | ブドウ球菌 | バンコマイシン塩酸塩または第三・第四世代セフェム系抗菌薬（セフタジジム水和物，セフォゾプラン塩酸塩）またはカルバペネム系抗菌薬 |
| グラム陰性球菌 | 髄膜炎菌 | 第三世代セフェム系抗菌薬（セフォタキシムナトリウムまたはセフトリアキソンナトリウム水和物） |
| グラム陽性桿菌 | リステリア菌 | アンピシリン水和物 |
| グラム陰性桿菌 | インフルエンザ菌 | 第三世代セフェム系抗菌薬（セフォタキシムナトリウムまたはセフトリアキソンナトリウム水和物）またはメロペネム水和物または両者の併用 |
| | 緑膿菌 | 第三・第四世代セフェム系抗菌薬（セフタジジム水和物，セフォゾプラン塩酸塩）またはカルバペネム系抗菌薬（パニペネム・ベタミプロン合剤またはメロペネム水和物） |
| | 大腸菌群 | 第三・第四世代セフェム系抗菌薬（セフォタキシムナトリウム，セフトリアキソンナトリウム水和物，セフタジジム水和物，セフォゾプラン塩酸塩）またはカルバペネム系抗菌薬 |

［日本神経学会，日本神経治療学会，日本神経感染症学会（監）：細菌性髄膜炎診療ガイドライン2014 より作成］

## 9. 筋ジストロフィー muscular dystrophy（MD）

### 病態生理

筋ジストロフィー（MD）は，筋細胞膜をはじめ，細胞質，核膜，基底膜に関連するタンパクの遺伝子の異常や糖鎖修飾の異常により，正常タンパクの合成や機能が妨げられ，筋細胞が変性・壊死する遺伝性の疾患群である．筋細胞の変性・壊死は，細胞膜が脆弱化した結果として起こると考えられているが，その分子機構は解明されていない．当初は壊死した筋細胞は再生するが，壊死と再生が何度も繰り返されるうちに代償は困難となり，筋組織は脂肪変性や線維化をきたす．近年，MDの原因遺伝子の同定が進んでいるが，未解明なものも多い．MDのうち患者数が最多で重篤なデュシェンヌ Duchenne 型筋ジストロフィー（DMD）の原因は，X染色体Xp21.2にあるジストロフィン dystrophin 遺伝子の異常である．DMDでは筋細胞膜の裏うちタンパクであるジストロフィンが完全に欠損している．

### 症候

進行性の骨格筋の筋力低下と筋萎縮による運動機能低下が主症状であり，関節の拘縮や脊柱の側弯，呼吸筋障害，心筋障害や中枢神経障害を合併することが少なくない．発症年齢，進行速度や予後は病型により大きく異なるが，一般に歩行障害，関節や脊柱の変形，呼吸機能や心機能の障害が進行し，機能予後や生命予後に大きく影響する．

DMDはX染色体劣性遺伝であり，原則男児のみに発症する．患児は2〜5歳ころに歩

行の異常で気づかれることが多い．起立する際のガワーズ Gowers' 徴候（登はん性起立）や下腿後面の偽性肥大が観察される．多くは 10 歳前後に歩行が困難となり，呼吸筋麻痺や心機能障害が次第に進行する．平均寿命は，以前は 20 歳前後であったが，近年は人工呼吸管理や心不全対策の進歩により延長している．

### ■ 診断・検査

代表的な臨床病型として，DMD とベッカー Becker 型からなるジストロフィン異常症，肢体型，先天性，顔面肩甲上腕型や筋強直性がある．近年はこれらの分類に加えて原因遺伝子に基づく詳細な疾患分類がなされているが，正確な診断には詳細な病歴や家族歴の聴取と系統的な神経学的診察が欠かせない．検査所見として，高クレアチンキナーゼ creatine kinase（CK）血症，針筋電図検査での筋原性変化，筋病理での骨格筋の壊死・再生像は筋原性疾患を支持する．確定診断には，さらに筋切片の免疫染色などで病型を絞り込み，検査可能なものについては遺伝子検査が必要である．

### ■ 治療

MD に対して有効な薬物は，DMD に対する副腎皮質ステロイドのみである．わが国では 2013 年に保険適用され，プレドニゾロン（0.75 mg/kg/日）が広く用いられている．副腎皮質ステロイドに筋力低下や運動障害の進行を抑制するが，投与中は体重増加や骨粗鬆症などさまざまな副作用に注意を払い，必要に応じて減量を検討する．

心筋保護，心不全対策としては，わが国で有効性が確認された ACE 阻害薬のカプトプリルや β 受容体遮断薬のカルベジロールが早期から用いられる．β 受容体遮断薬は心不全に一般的には禁忌であるが，心臓の仕事量を減少させる目的で少量が用いられる．呼吸障害の進行に対しては，非侵襲的陽圧換気 non-invasive positive pressure ventilation（NPPV）を，さらに増悪すれば気管切開を行った後に経気道的陽圧換気 trachea positive pressure ventilation（TPPV）を導入する．また，関節の拘縮や脊柱の側弯の予防を含め，日常生活動作の維持には継続的なリハビリテーションが有効である．

DMD に対する新規治療法として，点変異によりストップコドンが生じるナンセンス変異が原因の場合には，ストップコドンを読み越えてジストロフィンを合成させるリード・スルー療法が有効である．ヨーロッパでは経口投与が可能な低分子化合物アタルレンが条件付きながら承認された．また，特定のエクソンを人為的にスキップさせてアミノ酸の読み取り枠のずれを修正するエクソン・スキップ療法や活性酸素の毒性を中和するイデベノンの臨床試験が進行中である．

## 10. ギラン・バレー症候群　Guillain-Barré syndrome（GBS）

### ■ 病態生理

ギラン・バレー Guillain-Barré 症候群（GBS）には上気道炎や胃腸炎などの先行感染を伴うことが多い．先行感染の病原体が同定される頻度は低いが，同定された例ではカンピロバクター・ジェジュニ Campylobacter jejuni 感染が多い．病原体の構成成分と末梢神経の細胞膜にあるガングリオシドなどの糖脂質に共通の抗原性があり，先行感染時に産生された抗体が自己の糖脂質に対して自己抗体として作用すると考えられる．神経細

胞障害の主な機序は，自己抗体により活性化された補体がランビエ Ranvier 絞輪などに結合して細胞膜を障害し，伝導障害を起こすと推定されている．また，標的となる糖鎖の立体構造など糖脂質環境の違いや宿主側の因子も病態に関係しているようである．病型として，主にシュワン Schwann 細胞を障害して脱髄を起こす急性炎症性脱髄性多発根ニューロパチー acute inflammatory demyelinating polyneuropathy（AIDP）と神経細胞の軸索を障害する急性運動性軸索型ニューロパチー acute motor axonal neuropathy（AMAN）がある．

### ■ 症　候

先行感染が確認できる例では先行感染から 4 週以内に手足の筋力低下やしびれ感で発症することが多い．運動障害は程度，範囲ともに進行するが，感覚障害は軽度である．多くの例で顔面神経麻痺や球麻痺など脳神経麻痺を呈する．経過は単相性で 4 週以内にピークに達するが，個々の症例のピーク時の症状や予後を病初期に予測するのは非常に難しい．ごく軽度の運動障害で収束する例から，歩行不能となる例や呼吸筋麻痺をきたして人工呼吸管理を要する例まで，経過はさまざまである．予後は一般的には良好だが，後遺症を残す例や少数ながら死亡例もある．GBS の亜型として，外眼筋麻痺，運動失調，腱反射消失を 3 主徴とするフィッシャー Fisher 症候群（FS）があり，予後は GBS に比べて一般的に良好である．

### ■ 診断・検査

診断には先行感染などに着目した病歴の聴取や臨床症候が重要である．神経伝導検査は診断のみならず，AIDP と AMAN の鑑別にも有用である．また，病態に深く関与する血清中の抗糖脂質抗体は診断マーカーとしても利用でき，GBS では約 60％ でなんらかの糖脂質抗体が，FS では抗 GQ1b IgG 抗体が約 90％ の症例で陽性となる．経過中に髄液検査でタンパク細胞解離がみられることが多いが，発症早期の陽性率は低い．運動神経優位の多発神経障害をきたす他の疾患との鑑別が求められる．

### ■ 治　療

免疫グロブリン静脈注射療法 intravenous immunoglobulin（IVIg）と血漿浄化療法は，発症早期に施行すれば有効性が確立している．どちらを選択するかは，患者のアレルギー歴，年齢，全身状態や各々の医療機関の状況によって検討する．

IVIg の作用機序には不明な点が多いが，製剤中の献血由来の Ig による抗糖脂質抗体の中和およびマクロファージや補体やサイトカインに対する抑制作用が推定されている．血漿浄化療法には血漿交換法と血漿吸着法がある．血漿交換法では患者の血液を血球と血漿に分けた後に血球は患者に戻す．抗糖脂質抗体等が含まれる血漿は除去し，代わりに新鮮凍結血漿やアルブミン製剤に交換する．一方の血漿吸着法は，分離した血漿から吸着剤を用いて抗糖脂質抗体を含む Ig を吸着除去する．血球だけでなく吸着後の血漿も患者に戻すため，献血由来の製剤を必要とせず，未知の病原体による感染リスクがない．IVIg も血漿浄化療法も治療介入することで症状の回復を早めるが，長期予後は変わらないため軽症例への適用は慎重に行う．なお，副腎皮質ステロイドは治療効果がなく，副作用の可能性があるため使用すべきでない．新規治療法として，抗補体（C5）モノクローナル抗体製剤のエクリズマブの医師主導治験がわが国で予定されている．

# 11. 片頭痛　migraine

## 病態生理

病態仮説としてこれまでに血管説，神経説，三叉神経血管説などが提唱され，現在では三叉神経血管説が支持されている．同説では，まずなんらかの刺激により脳血管周囲の三叉神経終末が刺激されてカルシトニン遺伝子関連ペプチド calcitonin gene-related peptide（CGRP）やサブスタンス P が遊離される．これらは血管の拡張，肥満細胞からのヒスタミンの脱顆粒，血漿成分の血管外への漏出など無菌性炎症（神経原性炎症）を惹起する．この一連の反応は逆行性に末梢へ拡大すると同時に順行性に中枢へも伝わり，脳幹では悪心・嘔吐を，大脳皮質では頭痛を引き起こす．しかし，三叉神経血管説でも片頭痛のすべての症状や病態は説明できず，詳細な病態生理は未解明な部分が多い．頭痛の起源は，脳血管や三叉神経終末とする末梢説と脳幹上部とする中枢説の2つがあり，議論されている．頭痛は単に脳血管拡張によるものではなく，下行性疼痛抑制系および通常では痛みとして感じないほどの弱い刺激で痛みを感じる感作（sensitization）の関与が指摘されている．一方，閃輝暗点などの視覚的前兆は，大脳皮質の神経活動の低下が広がっていく皮質拡延性抑制 cortical spreading depression（CSD）や拡延性乏血 spreading oligemia によるとの説が有力である．

片頭痛とセロトニン（5-HT）との関係は以前より種々論じられてきたが，前兆時や頭痛発現時の血漿セロトニン濃度の変化には一定の見解がない．一方，5-HT 受容体については，$5\text{-HT}_{1B}$ 受容体が脳血管に，$5\text{-HT}_{1D}$ 受容体が三叉神経に広く発現していることや，$5\text{-HT}_{1B/1D}$ 受容体刺激薬であるトリプタン系薬が片頭痛発作に著効することから，片頭痛の病態に関係が深いと考えられる．

## 症候

国際頭痛分類では，片頭痛は前兆のない片頭痛と閃輝暗点など視覚症状をはじめとする前兆のある片頭痛の2つに大別される．頭痛の性状は拍動性のことが多く，部位は片側性のことが多いが同側性の場合もある．頭痛は基本的に発作的に起こるが，慢性化する例もある．1回の頭痛発作は4～72時間持続し，頻度は症例により大きく異なる．程度は中等度～重度で，しばしば日常生活に支障をきたす．月経周期，アルコール，ストレスなどの誘因・増悪因子や，悪心・嘔吐，光・音過敏などの随伴症状を有する症例が多い．

## 診断・検査

片頭痛は20～40歳代の女性に多く，家系内発症がしばしばみられる．片頭痛に特異的な検査所見は存在せず，患者本人から頭痛の特徴や随伴症状を丁寧に聴取することがきわめて大切である．患者には普段から，頭痛が起こった日時，持続時間，性状などの日常生活での頭痛の様子や使用した治療薬の種類や量などを頭痛ダイアリーに記載してもらうとよい．頭痛ダイアリーは診断だけでなく，薬物の正確な使用量の把握や治療効果の判定にも有効である．

## 治療

治療薬は発作時の急性期治療薬と非発作時の予防薬に大別される．急性期治療薬とし

てはトリプタン系薬が第一選択薬である．剤形は内服薬，点鼻薬，注射薬があり，嘔気が強い場合は点鼻薬や注射薬の選択や制吐薬の併用が有効である．また，服薬タイミングが重要であり，頭痛が起こり始めたらできるだけ早期に使用すると鎮痛効果が大きい．非ステロイド抗炎症薬が有効な症例も多い．予防には，Ca拮抗薬のロメリジン塩酸塩，β受容体遮断薬のプロプラノロール塩酸塩，バルプロ酸ナトリウム，ジヒドロエルゴタミンメシル酸塩が保険適用となっており，ベラパミル塩酸塩とアミトリプチリン塩酸塩は適用外使用が認められている．トピラマートとメトプロロール酒石酸塩はエビデンスレベルは高いものの保険適用外である．新規治療法として抗CGRPモノクローナル抗体製剤の臨床試験が進行中である．

## 12. 筋萎縮性側索硬化症　amyotrophic lateral sclerosis（ALS）

### 病態生理

筋萎縮性側索硬化症（ALS）は上位運動ニューロンと下位運動ニューロンが進行性かつほぼ選択的に変性・脱落する神経変性疾患である．孤発性のものが90％以上を占めるが，遺伝子変異による家族性のものもある．発症機序としては，神経細胞に対するグルタミン酸による興奮毒性やフリーラジカルによる細胞毒性などが提唱されている．孤発性および家族性ALSの一部の症例で TDP-43 遺伝子の異常が発見され，TDP-43 も ALS の発症機序に密接に関連していると考えられる．病理学的には，残存する神経細胞内にブニナ Bunina 小体やユビキチン陽性封入体が観察される．近年，ALS と前頭側頭葉変性症 frontotemporal lobar degeneration（FTLD）の変性部位の神経細胞内に認められるユビキチン陽性封入体の構成成分がいずれも TDP-43 であることが判明し，ALS と FTLD は一連の疾患群であるとの認識が広がっている．

### 症候

成人期に発症し，進行性の筋萎縮と筋力低下による運動障害が症状の主体である．進行期には広範な筋に線維束性収縮が認められる．初発症状，上位ニューロンと下位ニューロン障害の優位性や球麻痺の加わり方などは症例により異なる．球症状として咽頭筋や舌筋の麻痺による構音障害，嚥下障害，舌の萎縮などが徐々に進行し，言葉による意思伝達や経口摂取が次第に困難となる．また，横隔膜などの呼吸筋麻痺による呼吸障害も進行性である．最終的には全身の筋力低下と筋萎縮が進行し，外界との意思疎通が不可能な閉じ込め症候群 total locked in syndrome（TLS）となる例も少なからず存在する．いわゆる ALS の4大陰性徴候（外眼筋麻痺，感覚障害，膀胱直腸障害，褥瘡）はいずれも起こりうる．自然経過では平均4年程度で死亡または呼吸器装着にいたるが，進行の速度は個人差が大きい．近年は診断や治療技術の進歩，感染症や栄養の適切な管理，呼吸器装着割合の増加により発症からの生存期間は延長している．また，上述のようにFTLDとの共通性が注目されており，認知機能障害をきたす例が少なからず存在する．

### 診断・検査

現状ではALSに特異的な異常検査所見はない．筋原性疾患との鑑別では，針筋電図検査での神経原性変化の有無が重要となる．本疾患と診断を下すことは患者本人・家族に

とって非常に重大な意味を持つので，種々の検査で他疾患を確実に除外することが重要である．診断基準として普及している El Escolial 基準は特異度は高いが感度が低い．筋電図所見を重視し，より早期での診断を可能にする Awaji 基準がわが国で提唱されている．

### ■ 治 療

リルゾールは神経細胞に対するグルタミン酸による興奮毒性を抑制し，生存期間を若干延長させることが証明されているが，筋力や運動機能に対する効果は期待できない．新規治療法として，大量メコバラミン筋注療法やエダラボンの有効性がわが国において検討されている．ALS では感覚障害は起こりにくいとされているが，現実にはかなりの頻度で痛みが生じる．筋けいれんによる痛みには抗けいれん薬，痙縮による痛みには筋弛緩薬，精神的要因が強い場合は抗うつ薬などが有効な場合が多い．原因によらずコントロール困難な痛みにはオピオイドを含めて積極的な疼痛管理を行う．オピオイドは呼吸苦にもしばしば有効である．嚥下障害や栄養障害には胃瘻造設 percutaneous endoscopic gastrostomy（PEG）を，呼吸障害が進行すれば患者と家族の意思を尊重したうえで NPPV を，さらに進行すれば TPPV を検討する．身体機能や日常生活動作の維持にはリハビリテーションの継続が有効である．また，文字盤，パソコン，各種センサー等のコミュニケーション手段の確保が療養生活を送るうえで非常に重要である．

# 8. 精神疾患

　精神疾患は脳の病気である一方，心の病気でもある．科学が進んだ現在でも，はっきりとした原因が解明されていないのが現状である．しかし，臨床的に効果のある薬剤が存在することも明らかであるため，脳に対する薬理学的な作用から各精神疾患の病態生理が推定されている．

　各種精神疾患は世界保健機関（WHO）による ICD-10（国際疾病分類第10版；International Classification of Diseases-10）か，米国精神医学会による DSM-5（精神障害の診断と統計マニュアル；Diagnostic and Statistical Manual of Mental Disorders-5）を用いて診断される．

　精神疾患は病期の特徴から外因，内因，心因に分類される（**表 8-1**）．

表 8-1　病期の特徴による精神疾患の分類

| 分類 | 特徴 |
|---|---|
| 外因 | 器質的な障害（脳そのものに病変があり，精神症状を呈する）：認知症，脳の感染症・炎症，頭部外傷など |
| | 中毒性による障害：アヘン類，アルコール，覚醒剤などによる依存症 |
| 内因 | 原因が不明：統合失調症，うつ病，双極性障害など |
| 心因 | 社会的・心理的な出来事が強いストレスとなり発症：神経症性障害・神経表現性障害（不安障害），心身症など |
| その他 | 自閉症，発達障害，多動性・行為障害［注意欠陥・多動症（ADHD）］など |

## 1. 統合失調症　schizophrenie

　Schizophrenie（統合失調症）という用語は，1911年に精神医学者のオイゲン・ブロイラー Eugen Bleuer によりはじめて使用された．わが国においては長年「精神分裂病」と訳されていたが，精神が分裂している病気との悪いイメージがあり，偏見を招きやすいために日本精神神経学会により2002年に「統合失調症」に改められた．

### 病態生理

　統合失調症は原因が不明の疾患であるため，はっきりとした病態生理はわかっていない．さまざまな成因が考えられるが，ドパミン仮説，グルタミン酸仮説，神経発達障害仮説などがある．ドパミン仮説は，統合失調症の陽性症状では中脳辺縁系路でドパミンが過剰となっていて，陰性症状では中脳皮質系路でのドパミンが減少しているという説である．抗精神病薬は，このドパミン $D_2$ 受容体の刺激を抑制することで症状を改善する．ドパミン神経経路は，中脳辺縁系，中脳皮質系，黒質-線条体系，隆起漏斗系の4つに分類されている（**図 8-1**）．グルタミン酸仮説は，麻酔薬として開発されたフェンサイクリジン（精神異常の副作用のため使用が断念された）を投与すると，統合失調症様の陽性症状および陰性症状が認められ，フェンサイクリジンがグルタミン酸受容体（NMDA

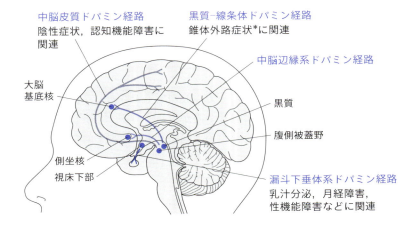

図8-1 ドパミン神経経路

*錐体外路症状：手足が震える，動作が鈍くなる，目が上を向いたままになる，舌が出たままになる，足がむずむずする，じっとしていられないなどの運動機能障害．

表8-2 統合失調症の症状

| 陽性症状 | 幻覚・幻聴，妄想，思考の混乱，異常な行動 |
|---|---|
| 陰性症状 | 感情・意欲の減退，社会的引きこもり，集中力の低下，無関心 |
| 認知機能障害 | 注意力散漫，作業スピードの低下，融通がきかない，記憶力の低下 |

受容体）の遮断薬であることが後に判明したため，グルタミン酸受容体の異常が統合失調症の発症に関与しているという仮説である．神経発達障害仮説は，統合失調症では出生前後からのヒトの神経系の発達になんらかの障害があり，病気のなりやすさ（発症脆弱性という）が形成されると考えられ，このように脆弱性をもった子どもが思春期以降外界からのさまざまな心理的社会的なストレスを受けると統合失調症を発症するという仮説である．

■ 症　候

統合失調症は主に薬理学的観点から，本来，心の中にないものが存在する幻覚や妄想などの「陽性症状」，意欲の低下などの「陰性症状」，臨機応変に対応しにくいなどの「認知機能障害」から薬物が選択され治療されている（表8-2）．

■ 診断・検査

診断基準としては，WHOの国際疾病分類であるICD-10（表8-3）と，米国精神医学会のDSM-5の2つが主に使われている．

■ 治　療

治療目標は，症状を改善して日常生活が送れるようになり，可能な限りQOLを向上させることである．薬物療法，電気けいれん療法，精神療法，作業療法などを行う．詳細は専門書に譲るが，薬物治療についてのみ簡単に記述しておく．

統合失調症の薬物療法は主に抗精神病薬によって行われる．抗精神病薬には定型抗精神病薬のフェノチアジン系抗精神病薬・ブチロフェノン系抗精神病薬と非定型抗精神病薬などがある（表8-4）．最近は非定型抗精神病薬を第一選択とすることが主流である．少量から始め徐々に増量し，効果を4〜6週間かけて評価する．効果が不十分な場合や副

### 表 8-3 ICD-10 による統合失調症の診断基準（簡略）

1. 考想化声，考想吹込または考想奪取，考想伝播．
2. 他者に支配される，影響される，あるいは抵抗できないという妄想で，身体や四肢の運動，特定の思考・行動や感覚に関連づけられているもの，および妄想知覚．
3. 患者の行動に対して絶えず注釈を加えたり，仲間の間で患者のことを話題にする形式の幻聴，あるいは身体のある部分から発せられる幻声．
4. 宗教的・政治的な身分や超人的な力や能力といった，文化的に不適切で実現不可能なことがらについての持続的な妄想（例えば，天候をコントロールできるとか，別世界の宇宙人と交信しているといったもの）．
5. 持続的な幻覚が，感傷的内容をもたない浮動性あるいは部分的な妄想や支配観念に伴って，継続的（数週間から数ヵ月）に現れる．
6. 思考の流れに途絶や挿入があり，その結果，まとまりのない話し方をしたり，言語新作がみられたりする．
7. 興奮，常同姿勢，蝋屈症（ろうくつしょう），拒絶症，緘黙（かんもく），昏迷などの緊張病性行動．
8. 著しい無気力，会話の貧困，情動的反応の鈍麻（どんま）や不適切さのような，社会的引きこもりや社会的能力の低下をもたらす陰性症状．
9. 関心喪失，目的欠如，無為，自分のことだけに没頭する態度，社会的ひきこもりなど，個人的行動の質的変化．

診断のために必要な条件：
　上記の1〜4のうち，明らかな症状が少なくとも1つ（十分に明らかでない場合は2つ以上），あるいは5〜9のうち少なくとも2つ以上が，1ヵ月以上にわたりほとんどの期間，明らかに存在していること．

### 表 8-4 統合失調症に用いられる主に抗精神病薬

| 分類 | 一般名 | 作用 |
|---|---|---|
| 定型抗精神病薬 | クロルプロマジン塩酸塩 | フェノチアジン誘導体<br>$D_2$ 受容体遮断作用<br>陽性症状に有効 |
| | レボメプロマジン | |
| | ペルフェナジン塩酸塩 | |
| | フルフェナジン | |
| | プロクロルペラジンマレイン酸塩 | |
| | ハロペリドール | ブチロフェノン誘導体<br>$D_2$ 受容体遮断作用<br>陽性症状に有効 |
| | ブロムペリドール | |
| | チミペロン | |
| | ピモジド | |
| | スルピリド | ベンザミド誘導体<br>$D_2$ 受容体遮断作用（スルピリドは低容量で抗うつ作用などももっている） |
| 非定型抗精神病薬 | リスペリドン | SDA（セロトニン・ドパミン拮抗薬）<br>$D_2$・$5-HT_{2A}$ 受容体遮断作用<br>陽性症状と陰性作用にも有効 |
| | クロザピン | |
| | パリペリドン | |
| | ブロナンセリン | |
| | ペロスピロン塩酸塩水和物 | |
| | オランザピン | MARTA［多受容体作用抗精神病薬（アセナピンマレイン酸塩）］<br>$D_2$, $D_3$, $D_4$, $5-HT_{2A}$, $5-HT_{2B}$, $5-HT_{2C}$, $5-HT_6$, $a_1$, $H_1$ 受容体をはじめ，多数の神経物質受容体に対する拮抗作用をもっている．<br>陽性症状と陰性作用にも有効 |
| | クエチアピンフマル酸塩 | |
| | アリピプラゾール | ドパミンシステムにスタビライザー<br>$D_2$ 受容体部分作動薬<br>陽性症状と陰性作用にも有効 |
| | アセナピンマレイン酸塩 | $5-HT_{2A}$ と $D_2$ 受容体拮抗作用<br>陽性および陰性症状と認知機能 |

### ■ 副作用

抗精神病薬の副作用には，錐体外路症状 extrapyramidal symptom / extrapyramidal side effects（EPS）（黒質－線条体経路が関係する），高プロラクチン血症，抗コリン作用（口渇，目のかすみ，便秘，排尿困難，記憶力低下など），眠気，体重増加，起立性低血圧などがある．抗精神病薬の危険な副作用として，発熱，筋硬直，意識障害，発汗，高血圧などをきたし検査値で CK 上昇（1,000 IU/L 以上）で示す悪性症候群がある．

## 2. うつ病 depression

ICD-10 や DSM-Ⅳでは気分（感情）障害に分類されていた（ICD-10 では現在も分類されている）が，2013 年に出版された DSM-5 では気分障害という言葉は廃止され，「双極性障害および関連障害群」（躁うつ病）と「抑うつ障害群」の項目に分類された．

### ■ 病態生理

原因が不明の疾患であり，はっきりとした病態生理はわかっていないが，アルツハイマー型認知症や甲状腺機能低下症などの疾患によるものや，副腎皮質ステロイドやインターフェロンなどの薬剤の投与が原因の場合もある．

うつ病の生物学的知見としては，抗うつ薬の薬理作用に基づくモノアミン仮説，内分泌仮説[ストレスによる視床下部（CRH）→脳下垂体（ACTH）→副腎皮質ホルモン（コルチゾール）（HPA 系）の制御異常]，神経可塑性仮説[脳由来・グリア由来の神経栄養因子（BDNF や GDNF）などの発現減少]，セロトニントランスポーター遺伝子の遺伝子多型解析や，うつ病のバイオマーカーの検索などの報告がある．

### ■ 症　候

精神症状としては，抑うつ気分（何をしても気分が晴れない），意欲・興味の減退（今まで好きだったことが楽しめない），仕事能率の低下（仕事に集中できずミスが増える），不安・取り越し苦労（悲観的な考えが頭の中をぐるぐる駆け巡る），焦燥感（イライラしてじっとしていられない）や希死念慮（死にたい，消えたい）などを認める．身体症状としては，睡眠障害（夜ぐっすり眠れない），摂食障害（食事がおいしくない，食べられない），疲労・全身倦怠感（疲れやすくて身体もだるい），性欲低下，首・肩の凝りや頭重・頭痛などをきたす．

### ■ 診断・検査

うつ病の診断は問診により ICD-10 や DSM-5（表 8-5）を用いて行われる．また，質問紙検査[うつ病自己評価尺度（CES-D），ハミルトンうつ病評価尺度（HAM-D），ベックのうつ病調査票（BDI），Self-rating Depression scale（SDS），モントゴメリー／アスベルグうつ病評価尺度（MADRS）など]で，うつ病の重症度を判定する．さらに，光トポグラフィ検査や PET などが補助診断で用いられることもある．

### ■ 治　療

うつ病の治療は薬物療法，十分な休養，認知行動療法などの心理療法や職場復帰支援（リワーク支援）法などがある．中等症以上への第一選択薬は抗うつ薬（表 8-6）であるが，

**表 8-5 うつ病エピソードの診断基準 (DSM-5)**

1. 抑うつ気分
2. 興味・喜びの著しい減退
3. 著しい体重減少・増加(1ヵ月で5%以上),あるいはほとんど毎日の食欲の減退・増加
4. ほとんど毎日の不眠または睡眠過剰
5. ほとんど毎日の精神運動性の焦燥または制止
6. ほとんど毎日の疲労感または気力の減退
7. ほとんど毎日の無価値観,罪責感
8. 思考力や集中力の減退,または決断困難がほとんど毎日認められる
9. 死についての反復思考

・5つ以上が2週間以上続くこと(2週間以内ならうつ状態),
・1か2のどちらかは必ず認めること,
・苦痛を感じていること,生活に支障をきたしていること,
の条件を満たすと「抑うつエピソード」であると判断され,さらに,
・他の疾患を除外できること(たとえば,薬で誘発されたうつ状態など)
の条件を満たすと,うつ病と診断される.

**表 8-6 抗うつ薬の種類**

| | |
|---|---|
| SSRI | フルボキサミンマレイン酸塩,パロキセチン塩酸塩水和物,セルトラリン,エスシタロプラムシュウ酸塩 |
| SNRI | ミルナシプラン塩酸塩,デュロキセチン塩酸塩,ベンラファキシン |
| NaSSA | ミルタザピン |
| 三環系抗うつ薬(TCA) | アモキサピン,ノルトリプチリン塩酸塩,アミトリプチリン塩酸塩,トリミプラミンマレイン酸塩,イミプラミン塩酸塩,クロミプラミン塩酸塩,ドスレピン塩酸塩,ロフェプラミン塩酸塩 |
| 四環系抗うつ薬 | マプロチリン塩酸塩,セチプチリンマレイン酸塩,ミアンセリン塩酸塩 |
| その他 | トラゾドン塩酸塩 |

SSRI:選択的セロトニン再取込み阻害薬,SNRI:セロトニン・ノルアドレナリン再取込み阻害薬,NaSSA:ノルアドレナリン・セロトニン作動性抗うつ薬

軽症例にはベネフィット/リスク比から抗うつ薬の投与は推奨されない.身体疾患や薬剤によるものでは,身体疾患の治療や可能であれば薬剤投与の中止・変更を試みる.抗うつ薬の副作用は,選択的セロトニン再取込み阻害薬(SSRI)では投与初期(1週間程度)は悪心,嘔吐,不安,焦燥,不眠といった症状が出現することがあるが継続投与で軽快,消失する.セロトニン・ノルアドレナリン再取込み阻害薬(SNRI)では,頭痛,口渇,排尿障害などの報告がある.三環系抗うつ薬(TCA)や四環系抗うつ薬では,鎮静作用,体重増加,抗コリン作用,起立性低血圧などがある.とくにTCAの危険な副作用としては心臓毒性がある.また,うつ病は不眠(不眠症の項参照)や不安(不安神経症の項参照)などの症状に応じて抗不安薬,睡眠薬などの薬が併用される.その他の治療として,難治性のうつ病や躁うつ病に電気けいれん療法が行われることもある.

## 3. 躁うつ病（双極性障害） bipolar disorder

### 病態生理

躁うつ病（双極性障害）は，躁状態とうつ状態を繰り返す疾患である．躁うつ病は精神機能の中で感情が独特な仕方で障害される病気で，統合失調症と同様に神経シナプスの異常が病態に関係していると考えられているが，はっきりとした病態生理はわかっていない原因不明な疾患群である．躁うつ病はICD-10でに気分感情障害に分類されているが，DSM-5では独立した診断カテゴリーの「双極性障害および関連障害群」（躁うつ病）となった．また，うつ病は女性に多いが，躁うつ病にに性差はない．

### 症　候

うつ病の症状は前項に記したので，躁状態（躁病エピソード）の症状について記す．躁状態では気分が病的に高揚したり，気分が爽快で，万能感・健康感が満ちる状態で，自信過剰であり，自分にできないことはない（困難はない）と感じる．さらに症状が進むと，他者に対する尊大な態度がみられるようになり，些細なことで興奮し他者と衝突するようになる．多弁，多動，誇大妄想，思考奔逸（次から次へと考えが浮かんでくる）がみられ，抑制がきかない状態で，金銭の浪費が目立つ．また，疲れを感じないため短時間の睡眠で活発に動き回る．食欲・性欲も亢進する．病識はなく，次第に社会的逸脱行動が激しくなる．

### 診断・検査

診断は問診によりICD-10（表8-7）やDSM-5を用いて行われる．また，質問紙検査［アルトマン自己評価躁病尺度（ASRM），ヤング躁病評価尺度（YMRS）など］で，躁病・双極性障害の判定をしたりする．さらに，光トポグラフィ検査やPETなどが補助診断で用いられることもある．

**表8-7　躁病エピソード（ICD-10）**

以下のうち，少なくとも3項が存在し，そのために日常の仕事にある程度支障をきたしていること．
1. 活動性の亢進や落ち着きのなさ
2. 多弁
3. 転導性あるいは集中困難
4. 睡眠欲求の減少
5. 性的活力の増大
6. 著明な食欲低下
7. 軽度の浪費や，他の無茶な，またはいい加減な行動
8. 社交性の亢進や，過度の馴れ馴れしさ

・明らかに異常な気分の高揚もしくは易刺激的な気分が，少なくとも4日間は連続していること．
・このエピソードは，躁病，双極性感情障害，うつ病エピソード，気分循環症，あるいは神経性無食欲症の診断基準を満たさないこと．
・主要な除外基準：このエピソードは，精神作用物質の使用，または器質性精神障害によるものでないこと．

表 8-8 薬剤の保険適用の有無

| | 躁病・躁状態 | 双極性うつ病 | 維持療法 |
|---|---|---|---|
| 炭酸リチウム | ○ | × | × |
| バルプロ酸ナトリウム | ○ | × | × |
| カルバマゼピン | ○ | × | × |
| オランザピン | ○ | ○ | × |
| アリピプラゾール | ○ | × | × |
| ラモトリギン | × | × | ○ |
| クエチアピンフマル酸塩 | × | ○* | × |
| リスペリドン | × | × | × |
| クロルプロマジン塩酸塩 | ○ | × | × |
| ハロペリドール | ○ | × | × |
| レボメプロマジン | ○ | × | × |

*徐放錠のみ． （平成 29 年 11 月 30 日時点）

■ 治 療

　うつ病と同様に躁うつ病の治療も薬物療法，十分な休養，心理療法などが行われる．
　躁うつ病の治療薬の保険適用表（**表 8-8**）を示す．躁うつ病の薬物療法は気分安定薬が第一選択となり，炭酸リチウム，ラモトリギン，バルプロ酸ナトリウム，カルバマゼピンがある．気分安定薬は即効性が期待できないため，抗精神病薬のハロペリドールやクロルプロマジン塩酸塩などの定形薬を併用することが多かったが，近年はリスペリドン，オランザピン，アリピプラゾール，クエチアピンフマル酸塩などの非定型薬の併用が増えている．抗精神病薬は症状が安定した後に漸減・中止を行っていく．

# 4. 不安神経症　anxiety neurosis

　不安は漠然とした恐れの感情で誰でも経験するが，はっきりした理由がないのに不安が起こり（あるいは理由があっても，それと不釣り合いに強く不安が起こり），いつまでも続くのが病的な不安である．不安神経症では，この病的な不安がさまざまな身体症状を伴って出現する．ICD-10 や DSM-5 では「神経症」という用語はすでに正式な診断名としては使われない．従来の不安神経症にあたる診断名は，現在では「パニック障害」か「全般性不安障害」である．また，ICD-10 や DSM-IV では不安障害の中に「強迫性障害」や「心的外傷後ストレス障害（PTSD）」が分類されていたが，DSM-5 では不安障害とは異なる独立の精神疾患単位となった．詳細は専門書に譲るが DSM-5 における不安神経症の分類を**表 8-9**にまとめた．本項ではパニック障害と全般性不安障害について述べる．

a. パニック障害　Panic disorder

■ 病態生理

　何のきっかけもなく急に胸がドキドキしたり，息が苦しくなり，めまいや吐き気など

表 8-9 DSM-5 における不安神経症の分類（簡略化）

| 不安症／不安障害群 | パニック障害 |
| --- | --- |
| | 全般性不安障害 |
| | 広場恐怖 |
| | 社交不安障害　など |
| 強迫および関連障害群 | 強迫性障害 |
| | 身体醜形障害 |
| | 抜毛癖 |
| | 溜め込み障害 |
| | 物質・薬物誘発性強迫関連障害　など |
| 心的外傷後および<br>ストレス因関連障害群 | 心的外傷後ストレス障害（PTSD） |
| | 急性ストレス障害 |
| | 適応障害　など |

表 8-10 パニック障害の症状

| パニック発作 | 突然何の理由もなく激しい不安とともに胸がドキドキする，しめつけられる，息ができないなど，主に心臓を中心とした自律神経症状が複数重なる．症状は 10 分以内にピークに達し，数分から 1 時間以内に治まることが多い．<br>「死ぬのではないか」と恐怖し，救急車で病院に運ばれても，そのころには症状は治まっており，検査をしても身体はどこも悪くないため異常はみつからない． |
| --- | --- |
| 予期不安 | パニック発作が起きるのではないかと発作を予測し，悩み，心配し，次回発作が起きたら死んでしまう，あるいは狂ってしまうのではないか，などの不安にとらわれる．また，自分は重い病気なのではないか，発作が起きても誰も助けてくれないのではないか，その場所から逃げ出せないのではないか，恥をかくのではないか，人に迷惑をかけるのではないか，などの不安を訴える． |
| 広場恐怖 | 「またその場所に行ったら発作が起きるのではないか」「もしも逃げられない場所でパニック発作が起きたら」などと思い，公園，人ごみ，電車やバス，エスカレーターなどの発作が起きても他人ばかりで助けが得られない場所や，そこからすぐには逃げられない場所を恐れ，避けようとする．<br>そのため 1 人では外出や電車に乗ることができなくなる．恐怖を感じる場所に近づくだけで心臓がドキドキしたり息苦しくなったりすることもある． |

の発作のような身体症状が現れ，「このまま死んでしまうのではないか」「発狂してしまうのではないか」などと強く不安を感じるパニック発作を主とする病気である．詳しい病態は解明されていないが，脳内不安神経機構の異常（セロトニンやノルアドレナリンの失調，GABA 受容体の感受性異常）があるのではないかと考えられている．

■ 症　候

パニック発作（突然激しい発作に襲われる），予期不安（また発作が起きるのではないかといつも不安になる），広場恐怖（その場所に行くとまた発作が起きそうで怖い）といった症状が起こる（**表 8-10**）．

■ 診断・検査

ICD-10 や DSM-5（**表 8-11**）などを用いて診断していく．パニック発作があっても，他の精神疾患がある場合はパニック障害の診断とはならない．

#### 表8-11 パニック障害診断基準（DSM-5より抜粋）

パニック発作とは，突然激しい恐怖，または強烈な不快感の高まりが数分以内でピークに達し，その時間内に，以下の症状のうち4つ（またはそれ以上）が起こる．

1. 動悸，心悸亢進，または心拍数の増加
2. 発汗
3. 身震いまたは震え
4. 息切れ感または息苦しさ
5. 窒息感（息が詰まる）
6. 胸痛または胸部の不快感
7. 吐気または腹部の不快感
8. めまい感，ふらつく感じ，頭が軽くなる感じ，または気が遠くなる感じ
9. 寒気または熱気
10. 異常感覚（感覚麻痺またはうずき感）
11. 現実感消失（現実ではない感じ），または離人感（自分自身から離脱している）
12. 抑制力を失うことに対する恐怖
13. 死の恐怖

注）突然の高まりは，平穏状態，または不安状態から起こる．
　1〜10：身体症状，11〜13：精神症状．
　3つより少ない症状は「症状限定性の発作」．

■ 治　療

薬物療法では，SSRIが第一選択とされている．その他，認知行動療法（自律神経訓練法，暴露療法）日常生活の改善などを行っていく．

### b. 全般性不安障害　generalized anxiety disorder（GAD）

■ 病態生理

全般性不安障害は生物学的要因（脳内の神経伝達物質であるGABA，セロトニンやノルアドレナリンなどの関与や遺伝的要因），心理的要因（誤って不正確に認知された危険に対する反応や解決されない無意識の葛藤に由来する不安）などの仮説があるが，その病態や原因の詳細については不明である．また，全般性不安障害は種々のストレスにより症状の悪化を繰り返すため，うつ病や他の不安障害（パニック障害，社会不安障害）を併発しやすい．さらに，不安をまぎらわす目的からアルコール依存症などに陥りやすいため，社会生活への影響が大きい疾患である．

■ 症　候

全般性不安障害では自分ではコントロールできないほどの過剰な漠然とした不安（浮動性不安）が持続する．具体的な症状を**表8-12**にまとめた．

■ 診断・検査

全般性不安障害の診断には，ICD-10やDSM-5（**表8-13**）が主に使用される．

■ 治　療

全般性不安障害の治療は，薬物療法と精神療法・カウンセリングである．薬物療法としては，抗不安薬（ベンゾジアゼピン系，抗うつ薬，セロトニン $5\text{-}HT_{1A}$ アゴニストなどを使用する（**表8-14**）．

ベンゾジアゼピン系薬物は，脳内の $\gamma$-アミノ酪酸（$GABA_A$）受容体に結合してGABA

### 表8-12 全般性不安障害の多様な症状

| 精神症状 | 身体症状 |
| --- | --- |
| そわそわ感 | 疲れやすい |
| 落ち着かない | 頭痛・頭重感 |
| 集中できない | しびれ感 |
| 記憶力が悪くなる感じ | 肩こり・筋肉の緊張 |
| 根気がなくなる | 震え |
| 刺激に対して過敏になる | もうろうとする感じ・めまい感 |
| イライラして怒りっぽくなる | 動悸 |
| 人に会うのが煩わしい | 息切れ |
| ささいなことが気になる | のどのつかえ |
| とりこし苦労が増える | 吐気 |
| 寝つきが悪く途中で目覚める　など | 自分の身体ではないような感じ |
|  | 悪寒や熱感　など |

### 表8-13 全般性不安障害の診断基準 (DSM-5 簡略化)

A. (仕事や学業など) 多数の出来事または活動についての過剰な不安と心配 (予期配慮) が，少なくとも6ヵ月間続いている．そして，起こる日のほうが起こらない日よりも多い．
B. 患者は，その心配を制御することが難しいと感じている
C. 不安と心配は，以下の6つの症状のうち3つ (またはそれ以上) を伴っている．
  1. 落ち着きのなさ，緊張感，または神経の高ぶり
  2. 疲労しやすいこと
  3. 集中困難，または心が空白になること
  4. 易怒性
  5. 筋肉の緊張
  6. 睡眠障害 (入眠または睡眠を続けることが困難，または落ち着かず熟睡感のない睡眠)

注) Cの項目で子どもの場合は，1項目だけが必要．

### 表8-14 主な抗不安薬

| ベンゾジアゼピン系抗不安薬 | |
| --- | --- |
| 短時間型 | クロチアゼパム，エチゾラム，フルタゾラム |
| 中間型 | ロラゼパム，アルプラゾラム，ブロマゼパム |
| 長時間型 | ジアゼパム，クロキサゾラム，フルジアゼパム，クロルジアゼポキシド，オキサゾラム，メダゼパム，メキサゾラム，クロラゼプ酸ニカリウム |
| 超長時間型 | ロフラゼプ酸エチル，フルトプラゼパム |
| 5-HT$_{1A}$アゴニスト | |
| タンドスピロンクエン酸塩 | |
| 抗うつ薬 (詳細はうつ病の項参照) | |
| SSRI, SNRI, 三環系抗うつ薬　など | |

表 8-15　ベンゾジアゼピン系抗不安薬の副作用

| 精神運動機能 | 眠気，精神機能の低下，ふらつき，倦怠感，運動失調などが起こるので，車の運転や機械の操作は避ける． |
|---|---|
| 依存性と耐性 | 長期連用で精神依存と耐性に加え身体依存が生じる．<br>退薬時に離脱症状として反跳性不安，不眠，レム睡眠の増加，けいれんなどが起きる．<br>依存，耐性とも短時間型ほど生じやすい． |
| その他 | 前向性健忘，逆説反応（薬効と反対に不安，興奮や不眠が強まること）．<br>急速，多量に静脈内投与すると呼吸抑制（急性中毒）が起こる． |
| 禁　忌 | 狭隅角（閉塞隅角）緑内障：眼圧上昇により症状悪化する．<br>重症筋無力症：筋弛緩作用により症状悪化する．<br>アルプラゾラム，ジアゼパム，クロラゼプ酸二カリウムは HIV プロテアーゼ阻害薬（リトナビル，インジナビル塩酸塩など）との併用で，血中濃度が上昇し作用増強し過度鎮静，呼吸抑制が生じる可能性がある． |

の抑制作用を増強することにより間接的にセロトニンやノルアドレナリンの作用を抑制し，抗不安，抗けいれん，催眠，筋弛緩作用を有する．そのため，不安神経症のほかに不眠症，てんかんなどに幅広く使用されている．ベンゾジアゼピン系薬物は全般性不安障害などの慢性で持続する不安，緊張に有効であるが，依存や耐性を起こす可能性があるため，なるべく必要最小限の量を短期間使用するべきである．高齢者では肝代謝能低下により体内に薬物が蓄積しやすいため作用が増強され，健忘，意識障害，筋弛緩作用による転倒から骨折などが生じやすいため，成人量の半量程度の投与量にすべきである．また，グルクロン酸抱合によって代謝されるロラゼパムは肝機能や加齢の影響を受けにくいので，肝障害患者や高齢者では使いやすいとされる．ベンゾジアゼピン系薬物の副作用と禁忌を表 8-15 に示す．

　セロトニン $5-HT_{1A}$ 受容体作動薬であるタンドスピロンクエン酸塩は，海馬や縫線核の $5-HT_{1A}$ 受容体に作用して神経機能を抑制することにより，抗不安作用を発揮すると考えられている．また，タンドスピロンクエン酸塩は抗けいれん作用，筋弛緩作用がなく，眠気も少ないため，軽症の不安神経症に使用されるが，効果発現には約 2 週間ほどかかる．

　抗うつ薬である SSRI も抗不安薬として使用される．SSRI はパニック障害にはパロキセチン塩酸塩水和物とセルトラリン，強迫性障害にはフルボキサミンマレイン酸塩とパロキセチン塩酸塩水和物，社会不安障害にはフルボキサミンマレイン酸塩が適用となっている．しかし，効果発現に一定期間を要するため，投与開始時にはベンゾジアゼピン系薬物と併用されることが多い．今後，SNRI のデュロキセチン塩酸塩や SSRI のエスシタロプラムシュウ酸塩などが適用追加となる可能性がある．

# 5. 心身症　psychosomatic disorder

　心身症とは，日本心身医学会（1991）の定義によると，「心身症とは身体疾患の中で，その発症や経過に心理社会的因子が密接に関与し，器質的ないし機能的障害の認められる

**表 8-16　心身症で引き起こされる代表的な疾患**

気管支喘息，吃逆，十二指腸潰瘍，胃潰瘍，慢性胃炎，神経性食欲不振症，狭心症，夜尿症，インポテンス，片頭痛，アトピー性皮膚炎，円形脱毛症，慢性じんま疹，高血圧，月経不順，不整脈　など

病態をいう．ただし，神経症やうつ病などの精神障害に伴う身体症状は除外する．」となっている．具体的な疾患を**表 8-16** に示す．

■ 病態生理

われわれの身体の健康は，外部の異物などから身体を防御するための免疫系，消化液やホルモンなどをコントロールする内分泌系，内臓など臓器をコントロールする自律神経系のバランス等により維持されているが，精神の持続的な緊張，過度なストレス，欲求不満，心理的葛藤や過度なプレッシャーなどの心理的刺激を受けると，これら自律神経系，内分泌系，免疫系の中枢である脳の視床下部の機能が乱れ，体にさまざまな障害を引き起こすことがある．つまり，心身症はストレスなどにより内分泌系，自律神経系，免疫系のバランスが崩れることにより発症すると考えられている心因性の身体疾患である．

■ 症　候

発症する身体疾患による．

■ 診断・検査

心身症を診断する特別な指標は存在せず，ICD-10 や DSM-5 では心身症の病名は使われていない．内科や外科的精査にて検索しても原因が十分に説明できないことが多く，その発症や経過に精神的な要因が深く関与していて，仮説・想定したストレスを治療の対象として取り上げた場合に症状が改善していくことなどで診断する．

■ 治　療

抗不安薬（不安神経症の項参照），抗うつ薬（うつ病の項参照）などの薬物療法，カウンセリング，自律訓練法などを用いる．身体（体）は各疾患に応じた治療方法が必要となる．

## 6. 不眠症　insomnia

不眠症は，睡眠障害国際分類第 2 版（The International Classification of Sleep Disorders, Second Edition：ICSD-2）において，「睡眠の開始と持続，一定した睡眠時間帯，あるいは眠りの質に繰り返し障害が認められ，眠る時間や機会が適当であるにもかかわらずこうした障害が繰り返し発生して，その結果なんらかの昼間の弊害がもたらされる状態」と定義されている．

睡眠障害が ICSD-2 で 8 つのカテゴリーに分けられており（**表 8-17**），そのうちの 1 つに不眠症がある．不眠症は，さらに精神生理性不眠，不適切な睡眠衛生による不眠などの 11 の下位分類に分けられる．

■ 病態生理・症候

不眠症では入眠障害，中途覚醒，早朝覚醒，熟眠障害がある．加齢とともに不眠症は

表 8-17　ICSD-2 おける 8 つのカテゴリー分類

1. 不眠
2. 睡眠時呼吸障害
3. 中枢性の過眠症，ただし概日リズム睡眠障害，睡眠時呼吸障害，夜間熟眠困難の他原因を除く
4. 概日リズム睡眠障害
5. 睡眠時随伴症
6. 睡眠時運動障害
7. 独立した症候群，一見正常のように見えるが解決できない問題を含んでいる
8. その他の睡眠障害

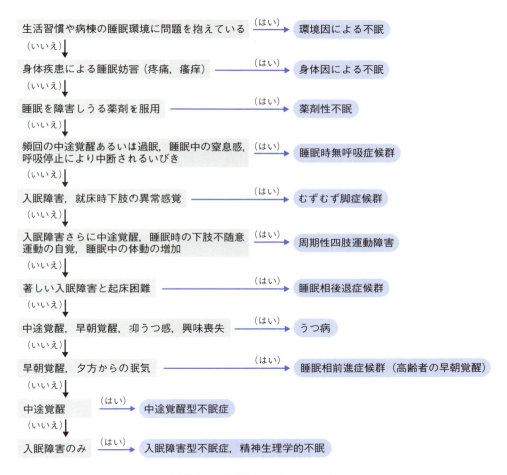

図 8-2　不眠症のフローチャート

顕著に増加する．高齢者は，加齢による睡眠構造の変化から徐波睡眠が減少し，睡眠が分断されやすい．また，夜間の頻尿や痛み等，加齢による体の変化も生じてくることが不眠が増加する原因であると考えられる．

**表 8-18　睡眠障害対処 12 の指針**

1. 睡眠時間は人それぞれ，日中の眠気で困らなければ十分
2. 刺激物を避ける，寝る前には自分なりのリラックス法
3. 眠くなってから床に就く，就寝時刻にこだわり過ぎない
4. 同じ時刻に毎日起床
5. 光の利用でよい睡眠
6. 規則正しい 3 度の食事，規則的な運動習慣
7. 昼寝をするなら，15 時より前に 20～30 分間
8. 眠りが浅いときは，むしろ積極的に遅寝・早起きに
9. 睡眠中の激しいイビキ・呼吸停止や足のぴくつき・むずむず感は要注意
10. 十分眠っても日中の眠気が強い時は専門医に
11. 睡眠薬代わりの寝酒は不眠のもと
12. 睡眠薬は医師の指示で正しく使えば安全

1～8 が指導.
[厚生労働省「睡眠障害の診断・治療ガイドライン作成とその実証的研究班」平成 13 年度研究報告書より抜粋]

■ 診断・検査

不眠症の診断は，不眠の原因を確かめるために念入りな問診が行われる．問診では，いつごろから眠れなくなったのか，眠るまでにどのくらい時間がかかるか，不眠以外に何か症状はないか，など睡眠状況に関するさまざまな質問を行う（**図 8-2**）．

また，終夜睡眠ポリグラフ検査などを行うこともある．

■ 治　療

不眠症の治療は睡眠衛生のための指導や薬物療法が行われる．睡眠薬として使われる薬剤にはバルビツール酸系，ベンゾジアゼピン系，非ベンゾジアゼピン系，メラトニン受容体作動薬，オレキシン受容体拮抗薬の 5 種類がある．バルビツール酸系は非常に強い催眠作用があるが，強い呼吸抑制など重篤な副作用があるため，現在では不眠症治療に使われることはほとんどない．ベンゾジアゼピン系はバルビツール系のような重篤な副作用を起こすことはほとんどなく，作用の持続時間によってさらに細かく分類できる．非ベンゾジアゼピン系（$\omega_1$ 受容体選択的）はベンゾジアゼピン系の改良型で，ベンゾジアゼピン系にあった筋弛緩作用（転倒，ふらつき感）の副作用を減らしたものである（ベンゾジアゼピン受容体は $\omega_1$ 受容体と $\omega_2$ 受容体があり，$\omega_1$ 受容体は睡眠作用に関与しており，$\omega_2$ 受容体は抗不安作用や筋弛緩作用に関与している）．メラトニン受容体作動薬は脳の視交叉上核のメラトニン受容体に作用することで眠気を起こさせる睡眠薬である．オレキシン受容体拮抗薬はオレキシン受容体を遮断することにより，睡眠を誘発する薬物である．その他の治療薬として，催眠作用のある抗うつ薬であるミルタザピン，ミアンセリン塩酸塩，トラゾドン塩酸塩，抗精神病薬であるオランザピン，クエチアピンフマル酸，レボメプロマジン，抗ヒスタミン薬であるヒドロキシジン，OTC 医薬品のジフェンヒドラミン塩酸塩（ドリエル®）が使用される．睡眠衛生のための指導（**表 8-18**）と睡眠薬の種類（**表 8-19**）を示す．

表 8-19 主な睡眠薬

|  | 睡眠薬 | 半減期 | その他 |
|---|---|---|---|
| 超短時間作用型 | トリアゾラム（ハルシオン®） | 3h | 連用による依存や，中止時の離脱症状のリスクがやや高い |
|  | ゾピクロン（アモバン®） | 4h | 30日以上の処方可能．副作用として「口が苦い」 |
|  | ゾルピデム酒石酸塩（マイスリー®） | 2h | 軽い不眠に使える．統合失調症や躁うつ病に伴う不眠症は保険適用がない |
|  | エスゾピクロン（ルネスタ®） | 5〜6h | ゾピクロンと同様に30日以上の処方が可能．薬理活性の大部分を有するS体のみ（R体に苦味成分） |
| 短時間作用型 | リルマザホン塩酸塩水和物（リスミー®） | 10h | 軽い不眠に．筋弛緩作用も少ないので高齢者には使いやすい |
|  | ブロチゾラム（レンドルミン®） | 7h | 最もよく使用される睡眠薬．口腔内崩壊錠あり（レンドルミンD） |
| 中間作用型 | フルニトラゼパム（サイレース®，ロヒプノール®） | 12h | 注射剤もあり |
|  | ニトラゼパム（ベンザリン®） | 14h | てんかんにも適応あり．「てんかん」の病名をつければ長期処方可能 |
| 長時間作用型 | クアゼパム（ドラール®） | 36h | 作用時間は長いが，筋弛緩作用は少ない |
| メラトニン受容体作動薬 | ラメルテオン（ロゼレム®） | 1h | メラトニン受容体に作用して睡眠覚醒のリズムを調整し，鎮静によらない眠りへ導く |
| オレキシン受容体拮抗薬 | スボレキサント（ベルソムラ®） | 10h | 覚醒を維持する神経伝達物質であるオレキシンの受容体への結合をブロックすることで，睡眠状態へと移行させる．嗜好性があり，ゾルピデムと同程度の依存性がある |

※睡眠薬使用上の注意
・不眠のタイプによって使い分ける．
　（入眠障害→超短時間・短時間作用型，中途覚醒・早朝覚醒→中間・長時間作用型）
・高齢者は中途覚醒時の転倒のリスクに注意する．（原則，半減期の長いものほど筋弛緩作用が強い．例外：ドラール®）
・作用時間の同じ系統の薬を2種類併用するのは×．

# 7. ナルコレプシー　narcolepsy

### 病態生理

ナルコレプシーの病因として考えられているのは，覚醒を維持する神経ペプチドの一種であるオレキシンの欠乏である．現在，ヒトのナルコレプシーは，オレキシン神経が自己免疫機序により後天的に損傷を受けたことに伴う神経伝達障害であるとする仮説が有力である．

### 症候

特徴は，耐えがたい眠気あるいは居眠り発作が反復する状態が3ヵ月以上慢性的に持続していること，強い情動的な刺激が加わったときに，がくんと力が抜ける発作（情動

脱力発作)が出現すること，眠りから目覚め，あるいは目覚めから眠りの変わり目にレム睡眠が先行して繰り返し出現することの3つである．

好発年齢は10～20代前半(14～16歳にピーク)で，40歳以後の発症はまれである．またナルコレプシーは，居眠りのために仕事中のミス，交通事故や労働災害のリスクも高く，QOLの低下のみならず多大な社会的不利益を生じる可能性がある．

日本人の有病率は600人に1人であり，性差はない．

### ■ 診断・検査

ナルコレプシーは睡眠障害国際分類第2版(ICSD-2)においては，「情動脱力発作を伴うナルコレプシー」「情動脱力発作を伴わないナルコレプシー」「身体疾患によるナルコレプシー」「特定不能のナルコレプシー」の4つに分けられている．

診断にあたっては，睡眠ポリグラフ検査と反復睡眠潜時検査，症状の経過の詳細な問診などにより総合的に判断する．

### ■ 治 療

ナルコレプシーは過眠症状に対する薬剤による対症療法が中心である．さらに，疾患に対する理解や薬剤に対する服薬指導，副作用の知識と対応の仕方を十分伝えることが大切である．

薬物療法としては，日中の過眠症状に対しては精神刺激薬を用いる．現在，わが国ではモダフィニル，メチルフェニデート塩酸塩，ペモリンの3剤が主に用いられる．精神刺激薬を夕方以降に服用すると夜間睡眠が障害されるため，半減期を念頭に置いて服用時刻に注意することが重要である．

情動脱力発作を含めたレム睡眠関連症状に対する治療としては，保険適用外であるが，抗うつ薬がレム睡眠を強力に抑制することから投与される．三環系抗うつ薬の効果は安定しているが，便秘や口渇などの副作用，連用により効果が減弱する可能性がある点が弱点である．ナルコレプシーの夜間睡眠問題に中途覚醒があり，ベンゾジアゼピンの睡眠薬を使用するが，短時間型から中間型の薬剤が用いられることが多い．

## 8. 薬物依存症　substance dependence

薬物依存症とは，薬物の効果が切れてくると，薬物が欲しいという強い欲求(渇望)が湧いてきて，その渇望をコントロールできずに薬物を使ってしまう状態である．薬物依存はしばしば薬物の乱用を伴い，大きな社会問題となっている．DSM-5では，薬物依存という用語は用いられなくなり，「物質関連と嗜癖の障害」となった．

DSM-5の物質(依存薬物)には，アルコール，カフェイン，大麻，幻覚剤(フェンサイクリジン，他の幻覚剤)，吸入剤，アヘン類(オピオイド)，鎮静薬(睡眠薬または抗不安薬)，覚醒剤，タバコ，その他(または未知)となっている．

薬物依存を理解するうえで，薬物乱用，薬物依存，薬物中毒がそれぞれ異なる概念であることを理解する必要がある(表8-20，表8-21)．

### ■ 病態生理

薬物が脳のどの部分に作用するかは薬物によって異なるが，どの依存性(嗜癖)薬物で

表 8-20 乱用，依存，中毒

| 薬物乱用 | 薬物を社会的許容から逸脱した目的と方法で自己使用することで，1回でも使えば，その行為は乱用である． |
|---|---|
| 薬物依存 | 薬物乱用の繰り返しの結果生じた脳機能の異常のために，薬効が切れてくると薬物を再度使いたいという欲求（渇望）が湧いてきて，その渇望をコントロールできずに薬物を再び使ってしまう状態．<br>薬物依存には「精神依存」と「身体依存」の2つがある（表 8-21）． |
| 薬物中毒 | 急性中毒と慢性中毒との2種類がある．急性中毒は依存の存在の有無に関わらず，薬物を乱用さえすれば誰でも陥る可能性のある状態．<br>慢性中毒とは，薬物依存の存在下で，その薬物の使用を繰り返すことによって生じる人体の慢性的異常状態． |

表 8-21 薬物依存に出てくる用語

| 精神依存 | 薬物を使用せずにいられない精神状態．依存症では必ず存在する． |
|---|---|
| 身体依存 | 身体が生理的に薬物の作用に適応し，使用を中止すると離脱症状（禁断症状）が出現するようになった状態．<br>モルヒネ，バルビツール系薬物，アルコール等でとくに認められる． |
| 耐性 | 薬物の反復使用により薬物の効果が弱まり，初期と同じ効果を得るために使用量を増やさなければならない状態（以前の使用量では同じ効果が得られない）． |
| 退薬症候 | 主に中枢神経系薬物を反復的に摂取し依存が形成されたときに，その薬物摂取を断つことにより現れる症状を離脱症候（禁断症状，退薬症候）という． |
| 交叉耐性 | ある生物が1種類の薬剤に対して耐性を獲得すると同時に別の種類の薬剤に対する耐性も獲得することをいう．<br>一般に化学構造や作用機序が類似している薬剤間で生じる． |
| 逆耐性 | 薬物の反復投与によって薬物感受性の増強が起こる現象のこと．<br>症状としては断薬後（しばらくの症状消失期を経て）数年以内に少量の薬物により，あるいはストレスのみで，依存状態（精神毒性）が速やかに再現される状態． |

あっても強化作用がある．強化作用（報酬効果：繰り返し摂取したい欲求を惹起する作用）の機序は，すべての薬物依存症に共通であり，中脳の腹側被蓋野から側坐核にいたる脳内報酬系と呼ばれる A10 神経系に共通して異常が起きていることが明らかで，この A10 神経系で最も主要な役割を果たす神経伝達物質がドパミンである．つまり，依存性薬物の依存発現は腹側被蓋野−皮質辺縁系の慢性刺激によると考えられ，この場合，アンフェタミンやコカインのように直接作用によりドパミンのレベルを上昇させる場合と，セロトニン系，オピオイド系あるいは GABA 系を介した間接作用によりドパミン上昇を起こす場合がある．

■症　候

依存性薬物にはさまざまなものがあり，中枢神経系の働きを抑制するものとしては，アヘン類，バルビツール類，ベンゾジアゼピン類，アルコール（アルコール依存の項目参照），大麻，有機溶剤などがある．中枢神経系を興奮させる薬物としては，コカイン，アンフェタミン類，幻覚薬（LSD-25，MDMA），ニコチンなどがある．

表 8-22 に依存性薬物ごとの特徴をまとめた．

表 8-22 依存性薬物の作用の特徴

| 中枢作用 | 薬物 | 精神依存 | 身体依存 | 耐性 | 催幻覚 | 精神毒性[*1] | 主な乱用時の症状 | 主な離脱症状[*2] | 法律上の分類 |
|---|---|---|---|---|---|---|---|---|---|
| 抑制 | アヘン類(モルヒネ,ヘロインなど) | +++ | +++ | +++ | − | − | 鎮静,縮瞳,便秘,呼吸抑制,血圧低下,傾眠 | 瞳孔散大,流涙,鼻漏,嘔吐,腹痛,下痢,焦燥,苦悶 | 麻薬 |
| | バルビツール類 | ++ | ++ | ++ | − | − | 鎮静,催眠,麻酔,運動失調,尿失禁 | 不眠,振戦,けいれん発作,せん妄 | 向精神薬 |
| | アルコール | ++ | ++ | ++ | − | + | 酩酊,脱抑制,運動失調,尿失禁 | 発汗,不眠,抑うつ,振戦,吐気,嘔吐,けいれん発作,せん妄 | その他 |
| | ベンゾジアゼピン類 | + | + | + | − | − | 鎮静,催眠,運動失調 | 不安,不眠,振戦,けいれん発作,せん妄 | 向精神薬 |
| | 有機溶剤(トルエン,シンナー,接着剤など) | + | ± | + | + | ++ | 酩酊,脱抑制,運動失調 | 不安,焦燥,不眠,振戦 | 毒物劇物 |
| | 大麻(マリファナなど) | + | ± | + | ++ | + | 眼球充血,感覚変容,情動の変化 | | 大麻 |
| 興奮 | アンフェタミン類(メタンフェタミン,MDMA[*3]など) | +++ | − | + | − | +++ | 瞳孔散大,血圧上昇,興奮,不眠,食欲低下 | 脱力,抑うつ,焦燥,過眠,食欲亢進 | 覚醒剤 |
| | コカイン | +++ | − | − | − | ++ | 瞳孔散大,血圧上昇,興奮,けいれん発作,不眠,食欲低下 | | 麻薬 |
| | LSD | + | − | + | +++ | ± | 瞳孔散大,感覚受容 | 不詳 | 麻薬 |
| | ニコチン(たばこ) | ++ | ± | ++[*4] | − | − | 鎮静もしくは発揚,食欲低下 | 不安,焦燥,集中困難,食欲亢進 | その他 |

[*1] 精神病を引き起こす作用,せん妄,不安,不眠,幻視,幻聴,精神運動興奮.
[*2] バルビツール類,アンフェタミン類,コカイン:離脱症状ではなく,反跳現象と呼ぶ.
[*3] MDMA は催幻覚(+),法律上は麻薬.
[*4] 主に急性耐性.
+,−:有無および相対的な強さ(薬物の有害性は上記の+,−だけではなく,個人の社会生活や社会全体に及ぼす影響力も含めて総合的に評価される).

表 8-23 ICD-10 における依存症候群の診断基準 (簡略化)

1. 物質摂取への強い要求,脅迫感
2. 物質摂取行動の統制困難
3. 離脱症候群
4. 耐性の形成
5. 楽しみや興味の無視と物質摂取の時間,回復に要する時間の増加
6. 有害と知っての物質使用

いずれも3つ(またはそれ以上)の症状が12ヵ月の期間内に存在することで診断.

■ 診断・検査

尿検査,血液検査,CT などの検査を行い身体の状態を確認するが,診断は ICD-10 や DSM-5 を参考にする(表8-23).

■ 治療

依存の原因となる薬物を中止することが原則である.モルヒネなど離脱症状が強い薬

物は漸減したり，別の薬物で置換する場合もある．離脱時や慢性使用後に認められる精神症状に対しては抗不安薬，抗精神病薬，抗うつ薬などの薬剤を用いることもある．また，認知行動療法や集団精神療法が薬物依存の継続に有効であり，自助グループへの参加を促すことも重要である．

## 9. アルコール依存　alcohol dependence

アルコール依存は，長期の飲酒が原因で行動面，精神面，身体面に明らかな変化が生じ，精神依存，身体依存，耐性（表 8-21）のいずれも認められるようになった状態である．アルコール依存は，機会飲酒（宴会など），習慣性飲酒（晩酌など）から多量でより頻繁な飲酒へと数年から 10 数年かけてゆっくりと形成される．さらに，アルコール依存から脳が栄養失調（ビタミン $B_1$ 欠乏）となりコルサコフ・ウェルニッケ Korsakoff-Wernicke 症候群へ進行することもある．

### 病態生理

アルコール飲料を繰り返し摂取すると，アルコールの飲酒欲求（強化効果）が増大する．強化効果の機序は，すべての薬物依存症に共通であり，脳の側坐核から神経伝達物質のドパミンが放出されることによる（薬物依存症の項参照）．アルコールは $GABA_A$ 神経を介して側坐核からドパミンを放出させることにより強化効果を増大する．

### 症　候

アルコールの量が増加すると，アルコールの中枢神経抑制作用による急性症状（急性中毒）が出現し，酩酊，運動失調，昏迷，視力障害，反応の遅延，脱抑制，意識消失，体温下降，心機能および呼吸抑制などが出現する．さらに，多量の飲酒後に翌日まで頭痛，めまい，振戦，脱力感，悪心・嘔吐などの症状（二日酔い）が残存することもある．アルコールを定則的に大量摂取していると，強い飲酒欲求（アルコールへの精神依存）と高度の身体依存と耐性が生じ，アルコール依存症となる．

大量のアルコールは脂肪肝，肝硬変，アルコール肝炎，アルコール性心筋症，胃炎，膵炎，浮腫，振戦，多発性末梢神経障害，小脳変性症による歩行失調，コルサコフ・ウェルニッケ症候群，前頭葉機能障害，認知症などの合併症を引き起こす．また，飲酒の反復のあと，飲酒中断や飲酒間隔の延長，飲酒量の減少を行うと，不眠，悪夢，血圧上昇，動悸，吐気，嘔吐，頭痛，胃痛，発汗などの自律神経症状，手指振戦，筋肉の硬直やけいれん発作などの神経症状，幻視，幻聴，振戦せん妄などの精神症状が現れる（退薬症状または離脱症状）．退薬症状がおさまると，怒りっぽくなる，刺激に敏感になる，焦燥，抑うつなど情動の不安定な遷延性退薬徴候と呼ばれる状態になることもある．

### 診断・検査

飲酒パターン分類や CAGE テストなど各種のスクリーニングテストがある．最終的には ICD-10（表 8-24）や DSM-5 の診断基準を用いてアルコール依存症の診断をする．

### 治療と予後

アルコール依存の治療の目標はアルコール離脱後に断酒を継続し，社会に復帰することである．ある程度の期間入院し，断酒とともに精神療法，認知行動療法，集団精神療

**表 8-24 アルコール依存症の ICD-10 診断基準**

1. 飲酒したいという強い欲望あるいは強迫感
2. 飲酒の開始，終了，あるいは飲酒量に関して行動をコントロールすることが困難
3. 禁酒あるいは減酒したときの離脱症状
4. 耐性の証拠
5. 飲酒にかわる楽しみや興味を無視し，飲酒せざるをえない時間やその効果からの回復に要する時間が延長
6. 明らかに有害な結果が起きているにもかかわらず飲酒

過去 1 年間に上記の項目のうち 3 項以上が同時に 1 ヵ月以上続いたか，または繰り返し出現した場合．

法を行う．退院後も自助グループである断酒会などに参加していくことが望ましい．家族や地域の福祉事務所，保健所が連携して支援することも必要である．不安や不眠などの精神症状が残る場合は，ベンゾジアゼピン系薬物を投与する場合もある．禁酒の継続が困難な場合はアルデヒド脱水素酵素阻害薬である嫌酒薬（ジスルフィラム，シアナミド）を用いる．アルコール依存では，脳内の興奮性神経であるグルタミン酸作動性神経の活動が亢進し，興奮性神経伝達と抑制性神経伝達の間に不均衡が生じると考えられているので，グルタミン酸受容体（NMDA 受容体）に作用し，興奮性のグルタミン酸作動性神経活動を抑制することにより飲酒欲求を抑制させるアカンプロサートカルシウムという薬剤も追加された．

また，離脱症状の予防と治療にはベンゾジアゼピン誘導体はアルコールと交叉耐性（**表 8-21**）をもつため，断酒時の離脱症状の予防および治療に用いられる．振戦せん妄で生じる精神症状に対しては抗精神病薬などを投与し，身体の衰弱を防ぐため栄養の補給と輸液を行う．

アルコール依存は，適切な治療，家族の理解とサポートが患者の予後に関係する．サポートがよいと予後もよいが，単身者や家庭が崩壊した場合は予後不良のことが多い．

# 9. 免疫疾患と炎症

　免疫系は，体外から侵入する病原微生物や体内で発生するがんなどに対する生体防御反応の中枢をなすものであり，生体恒常性および生命維持に重要な役割を担っている．それゆえ自己・非自己の識別と引き続く異物の排除は，精巧な仕組みによってきわめて厳密に制御されているが，なんらかの原因で異常が生じるとさまざまな疾病が引き起こされる．たとえば，免疫の機序が過剰に働くとアレルギーが発症し，また本来攻撃するはずのない自己成分に対して免疫が発動すると自己免疫疾患が発症する．近年，増加している花粉症は，本来有害ではないスギなどの花粉に対して過剰に反応し，かえって生体が傷害されてしまうために起こる．また，全身性エリテマトーデス（SLE）などの自己免疫疾患では，自己成分であるDNA，核タンパク質，細胞膜成分などに対する抗体が血液中に出現し自分を攻撃してしまう．関節リウマチや1型糖尿病も自己免疫の機序が発症にかかわっている．

　一方，免疫系の活動が低下した場合には免疫不全症となり微生物感染に脅かされる．免疫不全症の原因としては，遺伝性の先天性免疫不全症のほか，エイズ（AIDS）のようにウイルス感染が原因となる後天性免疫不全症もある．

　移植医療においては非自己を排除する正常な免疫応答をコントロールしなければならない．ふつう移植臓器はレシピエント（受容者）にとって非自己の異物であり，免疫系による攻撃の対象となり，拒絶される．移植を成功させるためには，この拒絶反応を制御する必要があり，そのために免疫抑制薬が用いられる．

## 1. アレルギー　allergy

### a. アレルギーの機序と分類

　非自己（異物）を排除し自己を守るために働く免疫系が自己を傷害してしまう反応をアレルギーと呼ぶ．アレルギーは過敏症とも呼ばれる．アレルギー反応は，その発症機序によりⅠ型からⅣ型の4つの型に分類される（表9-1）．これらのうちⅠ型は，抗原（アレルゲン）と接触してから発症するまでの時間が短く（数分ないし数時間で症状が現れる）代表的な即時型アレルギーである．一方，Ⅳ型は発症までの時間が比較的長く（1日ないし数日で症状が現れる）遅延型アレルギーと呼ばれる．Ⅰ～Ⅲ型アレルギーは，抗体が主役となる体液性免疫の機序の関与が大きいが，遅延型アレルギーには抗体の関与は小さく，T細胞を中心とする細胞性免疫の機序がかかわる．

#### 1）Ⅰ型アレルギー

　花粉症，気管支喘息，鼻炎，じんま疹はアレルギーの代表としてよく耳にするが，いずれもⅠ型に分類される．Ⅰ型アレルギーの発症は，アレルゲンの体内への侵入により

表 9-1 アレルギーの分類

| 型 | 抗体の関与 | 補体の関与 | 免疫反応の機序 | 疾患例 |
|---|---|---|---|---|
| I | IgE | なし | IgE受容体を介したマスト細胞の活性化と炎症メディエーターの放出 | 花粉症，気管支喘息，じんま疹，アレルギー性鼻炎，アレルギー性結膜炎 |
| II | IgG, IgM | あり | 抗体依存性細胞傷害反応 | 溶血性貧血，血小板減少症，グッドパスチャー症候群 |
| III | IgG, IgM | あり | 抗原抗体複合体（免疫複合体）の組織沈着による免疫細胞の動員と活性化 | 糸球体腎炎，関節リウマチ，血清病，全身性エリテマトーデス |
| IV | なし | なし | T細胞およびマクロファージの活性化による細胞・組織傷害 | 接触皮膚炎，肉芽腫性疾患，移植片対宿主反応，ツベルクリン反応 |

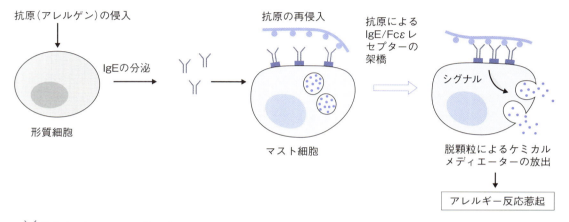

図 9-1　I型アレルギー発症機序

　IgEクラスの抗体が産生されることにより開始される．産生されたIgEはマスト細胞（または血液中の好塩基球）表面のIgEのFc領域に対する受容体（Fcεレセプター）に結合する（図9-1）．ここに再度侵入したアレルゲンが結合すると，アレルゲンによりIgEおよびFcεレセプターの架橋（クロスリンク）が起こり，これが引き金となり細胞内へシグナルが伝達され脱顆粒反応が起こる．マスト細胞の顆粒中には，さまざまな化学伝達物質（ケミカルメディエーター）が含まれており，多様な反応を引き起こす（表9-2）．これらのうち，とくに重要なメディエーターは血管作動性アミンであるヒスタミンである．血管透過性の亢進，毛細血管の拡張，平滑筋の一過性の収縮などを引き起こす．マスト細胞が活性化されると細胞膜リン脂質からホスホリパーゼA2の作用によりアラキドン酸が遊離し，シクロオキシゲナーゼ経路の代謝産物であるプロスタグランジン（PG）やリポキシゲナーゼ経路の代謝産物であるロイコトリエン（LT）などのエイコサノイドも生成する．$LTC_4$, $LTD_4$, $LTE_4$の混合物はSRS-A（slow-reacting substance of anaphylaxis）と呼ばれ気管支喘息の発症にかかわる．また，脂質メディエーターの一種である血小板活性化因子 platelet-activating factor（PAF）が産生され炎症反応を促進する．

　マスト細胞の活性化によりサイトカインの放出も促される．代表的な炎症性サイトカ

表9-2 マスト細胞由来の主な化学伝達物質（ケミカルメディエーター）

| 分類 | ケミカルメディエーター | 生理作用 |
|---|---|---|
| 血管作動性アミン | ヒスタミン，セロトニン | 血管透過性亢進，毛細血管拡張，平滑筋収縮 |
| 脂質メディエーター | ロイコトリエン（LT）$C_4$, $D_4$, $E_4$ | 平滑筋収縮，粘液分泌亢進 |
|  | 血小板活性化因子（PAF） | 血小板，好中球，好酸球活性化 |
| サイトカインおよびケモカイン | 腫瘍壊死因子-$\alpha$（TNF-$\alpha$） | 炎症反応誘導，血管内皮細胞の活性化 |
|  | インターロイキン-5（IL-5） | 好酸球活性化 |
|  | MIP-1$\alpha$ | 好中球，単球，リンパ球の動員 |
| ペプチド | 好酸球走化性因子（ECF-A） | 好酸球の遊走 |
| 酵素 | トリプターゼ，キマーゼなどのプロテアーゼ | 組織タンパク質の分解 |

インである腫瘍壊死因子-$\alpha$（TNF-$\alpha$）は，血管内皮細胞の接着分子の発現を高め，白血球の血管壁への接着と血管外への遊走を促進するとともに，炎症反応を促進する．また，MIP-1$\alpha$（macrophage inflammatory protein-1$\alpha$）や好酸球走化性因子（ECF-A）などは白血球を誘引し，局所への集積を促す．好酸球より放出される塩基性タンパク質は寄生虫の排除に役立つが，一方で粘膜を傷害し気管支喘息の病態に深くかかわる（第4章）．マスト細胞由来のインターロイキン-5（IL-5）は，集積した好酸球を活性化することにより病態の悪化をもたらす．これらのほか，マスト細胞の脱顆粒反応に伴うプロテアーゼ類の放出も組織傷害増悪化の原因となり，多数の因子が複合的に絡み合っている．

### a) 即時相と遅発相

Ⅰ型アレルギー反応では，アレルゲンとの接触後数分から30分程度でピークとなる即時相（第1相）および5〜12時間後にピークとなる遅発相（第2相）の2相が認められる．即時相は，マスト細胞に貯蔵されていたヒスタミンなどのメディエーターが脱顆粒により放出され惹起される速やかな反応である．一方，PGやLTなどの脂質メディエーターやサイトカイン類は，マスト細胞内で合成され放出された後で，誘引された炎症性細胞とともに遅発相の病態を形成する要因と考えられている．抗ヒスタミン薬は即時相での治療に有効，遅発相には副腎皮質ステロイドが有効である．

### b) アレルゲンの種類

Ⅰ型アレルギーの原因となるアレルゲンは，食物，植物あるいは動物由来の物質，医薬品を含む化学物質など多種多様である．アレルギーの発症には遺伝的素因の関与が考えられ，気管支喘息，皮膚炎，花粉症など遺伝的要素が大きく影響する疾患をアトピーあるいはアトピー性疾患と呼ぶ．このような遺伝的素因をもつ患者は一般にIgEレベルが高い．しかしながら，Ⅰ型アレルギーの発症は遺伝のみではなく，環境因子の関与も大きい．たとえば，自動車の排気ガスや工場からの煙や排ガスに含まれる窒素酸化物や微粒子などの大気汚染物質は粘膜透過性を増大させ，アレルゲンの侵入を容易にすると考えられている．

アレルゲンは，目や鼻の粘膜から，また呼吸による気道への吸入，あるいは食物から消化管を介し体内に侵入する．気道から侵入するアレルゲンとしては，スギ，ヒノキ，ブタクサなどの花粉，室内のダニ，動物の毛，カビなどがあり，食物アレルゲンとしては，小児の三大アレルゲンといわれる鶏卵，牛乳，大豆，また成人の三大アレルゲンといわれる，そば，カニ，エビなどがよく知られている．医薬品では，ペニシリンショッ

表 9-3　I 型アレルギー治療薬

| 分類 | 主な薬物 |
|---|---|
| ケミカルメディエーター遊離抑制薬 | クロモグリク酸ナトリウム，トラニラスト，アンレキサノクス，ペミロラスト |
| ヒスタミン $H_1$ 受容体拮抗薬 | ケトチフェンフマル酸塩，メキタジン，フェキソフェナジン塩酸塩，オキサトミド，アゼラスチン塩酸塩，セチリジン塩酸塩，オロパタジン塩酸塩，ロラタジン |
| トロンボキサン $A_2$ 合成阻害薬 | オザグレル塩酸塩水和物 |
| トロンボキサン $A_2$ 受容体拮抗薬 | セラトロダスト，ラマトロバン |
| ロイコトリエン受容体拮抗薬 | プランルカスト水和物，モンテルカストナトリウム，ザフィルルカスト |
| Th2 サイトカイン阻害薬 | スプラタストトシル酸塩 |

クを引き起こすことで有名なペニシリンがある．ペニシリンは低分子化合物であり，単独では免疫応答を誘導できないが，血液中のタンパク質や細胞と結合し高分子化することにより，ハプテンとして免疫原性を示すようになる．

#### c) IgE 産生とヘルパー T 細胞

IgE は，B 細胞に由来する抗体産生細胞により産生される．B 細胞の分化にはヘルパー T 細胞の介助が必要である．ヘルパー T 細胞 (Th) は，産生するサイトカインの種類によって Th1 型と Th2 型に分類される．近年の研究で，多くの免疫関連疾患が Th1 細胞と Th2 細胞のバランスの乱れによって引き起こされることが判明している．I 型アレルギーのエフェクターである IgE の産生を誘導するインターロイキン-4 (IL-4) は Th2 細胞が選択的に産生するサイトカインであり，逆に Th1 細胞の産生するインターフェロン-γ (IFN-γ) は Th2 細胞に作用し IgE の産生を抑制する．つまり Th1 細胞と Th2 細胞とは互いに拮抗的に働いており，I 型アレルギーの患者では Th2 細胞が Th1 細胞に比べ優位であると考えられている．

#### d) I 型アレルギー治療薬

作用機序で分類すると，免疫担当細胞の活性化を抑制する薬物と遊離した化学伝達物質の作用を阻害する薬物とに分けられる．前者の代表はケミカルメディエーター遊離抑制薬であり，後者の代表はヒスタミン $H_1$ 受容体拮抗薬である（表 9-3）．これらのほか，脂質メディエーターであるトロンボキサンやロイコトリエンの合成阻害薬および受容体拮抗薬，IgE 産生を促す IL-4 や IL-5 などの Th2 細胞由来サイトカインの産生を抑制する Th2 サイトカイン阻害薬などがある．

---

**アレルゲン免疫療法**　Memo 1

I 型アレルギーの治療法としてアレルゲンを少量ずつ，あるいは徐々に増量しながら繰り返し投与することにより過敏反応を抑えることを目的とした療法があり，アレルゲン免疫療法（減感作療法）と呼ばれる．その機序の詳細は解明されていないが，
① アレルゲンに特異的な IgG や IgA の産生が促進し，アレルゲンと IgE との結合が阻止されるため，
② ヘルパー T 細胞のうち Th2 細胞の活動を抑制することにより IgE 産生を抑えるため，

などが考えられている.
スギ花粉エキスやダニ抽出エキスを用いた舌下免疫療法がアレルギー性鼻炎などに対し行われている.

### 2) Ⅱ型アレルギー

自己反応性の抗体が産生されたり，人為的に移入されたりすることにより，細胞が傷害され起こるアレルギーである．細胞膜抗原または細胞表面に付着した抗原にIgGあるいはIgMクラスの抗体が結合することで，古典経路を介した補体系の活性化が起こり，最終的に細胞膜に膜侵襲複合体が形成され，膜透過性が異常に亢進し細胞が溶解する（図9-2）．このような補体活性化が関与する細胞溶解がⅡ型アレルギーの基本的な細胞傷害機序であるが，細胞表面の抗原密度が低い場合や抗体の補体結合能が低い場合には補体による細胞溶解が起こりにくい．そのような場合にもマクロファージなど食細胞やキラー細胞（K細胞）がFcレセプターを介して標的細胞に結合し傷害作用を示す．この反応は，抗体が細胞傷害性にかかわることから，抗体依存性細胞傷害反応 antibody-dependent cell-mediated cytotoxicity（ADCC）と呼ばれる．図9-2には示されていないが，補体活性化により生じた補体分解生成物（たとえばC3b）が細胞表面に結合し，食細胞の補体レセプターを介して細胞傷害を起こすこともある．

このような機序により赤血球や血小板が傷害されることがある．母親と胎児の血液型不適合による新生児溶血性疾患 hemolytic disease of the newborn（HDN），自己抗体による自己免疫性溶血性貧血 autoimmune hemolytic anemia（AIHA）（p.230）や特発性血小板減少性紫斑病 idiopathic thrombocytopenic purpura（ITP）などがⅡ型アレルギーの例である．

自己抗体は，細胞外成分に対しても産生されることがある．グッドパスチャー症候群 Goodpasture's syndrome（GPS）では，腎臓の糸球体や肺胞壁などの基底膜に対する抗体

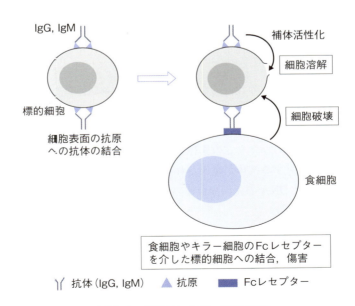

図9-2　Ⅱ型アレルギー発症機序

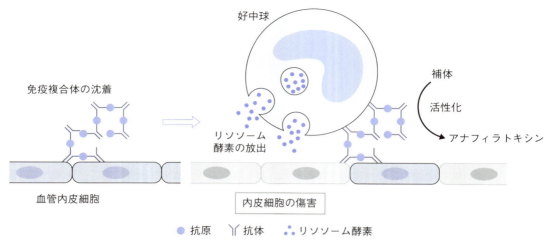

図 9-3　III 型アレルギー発症機序

が産生されることにより組織の損傷および炎症が引き起こされ，腎機能や肺機能が著しく低下する．

### 3）III 型アレルギー

可溶性抗原と抗体（とくに IgG クラス）の抗原-抗体複合体（免疫複合体）が組織に沈着することによって引き起こされるアレルギーであり，免疫複合体病とも呼ばれる．

生成した免疫複合体は通常食細胞によって処理されるが，持続的に抗原が存在すると，処理能力を超え血管壁など組織に沈着する．沈着した免疫複合体に Fc レセプターを介して好中球や単球が結合し細胞の活性化が誘導されるとともに，補体系が活性化される（図 9-3）．補体活性化により生じる C5a や C3a はアナフィラトキシンとも呼ばれ，血管透過性の亢進や好塩基球の脱顆粒反応を誘発する．また，C5a は強力な好中球誘引作用をもち，集積した好中球がリソソーム酵素を細胞外に放出し組織傷害を引き起こす．C5a は血管内皮細胞にも作用し，細胞接着分子の発現などを通して白血球の浸潤を促進させる．

III 型アレルギーの代表的な疾患としては，糸球体腎炎，関節リウマチ，血清病，全身性エリテマトーデスなどがある．糸球体腎炎では糸球体の血管壁に，関節リウマチでは滑膜にそれぞれ免疫複合体の沈着が起こる（p. 331 参照）．血清病は，ジフテリアや破傷風の治療のためウマなどの異種動物で作製された抗毒素血清を投与した場合に，異種タンパク質に対する抗体が産生されることが原因となる．全身性エリテマトーデスでは抗 DNA 抗体と DNA の免疫複合体の沈着によりループス腎炎など全身にわたり炎症が起こる（p. 330 参照）．

実験モデルとしてはアルサス Arthus 反応が有名である．もともとはウサギの皮下にウマ血清を繰り返し注射すると，局所に浮腫や出血を伴う炎症が起き，やがて壊死にいたる現象につけられた名称である．注射部位周辺の血管に抗原抗体複合体の沈着および好中球の浸潤が認められる．

> **Memo 2**
> **アレルギーとケモカイン**
>
> 免疫細胞が産生するサイトカインのなかには，白血球を誘引する走化性因子としての活性をもつものがあり，これらは総称してケモカイン chemokine と呼ばれる．これまでに 50 種類以上のケモカインが同定され，それぞれ特定の白血球集団に作用するため，局所で産生されるケモカインの種類によって誘引する白血球のタイプが異なる．また，ケモカインは細胞接着分子と協調して白血球の移動および集積に関与するばかりでなく，細胞の活性化をもたらし種々のメディエーターの遊離も促進する．構造的には N 末端近くの 2 つのシステイン (C) 残基の配列から 4 つのグループに分類されるが，多くは CXC ケモカインあるいは CC ケモカインに属する．ケモカイン受容体も 19 種類が知られ，いずれも G タンパク質共役型受容体 (7 回膜貫通型受容体) である．たとえば，アトピー性皮膚炎との関連が示され，臨床でも検査対象となっている TARC (CCL17) (14 章) は CCR4 を受容体とする．アレルギー疾患のさまざまな病態にケモカインが深く関与していることが明らかにされてきている．

### 4) Ⅳ型アレルギー

Ⅳ型アレルギーが I~Ⅲ型アレルギーと大きく異なる点は，抗原により感作された T 細胞による細胞性免疫の機序がかかわることである．活性化 T 細胞から産生される多種類のサイトカインがマクロファージなどの食細胞を集積させ，活性化し，炎症性サイトカインの放出を促すことによって炎症性の組織傷害を誘導する（表 9-1）．多段階のステップにより病態が進行するため遅延型の反応となる．

皮膚のランゲルハンス Langerhans 細胞など樹状細胞を中心とする抗原提示細胞により抗原提示を受けたヘルパー T 細胞 ($CD4^+$ T 細胞) は，インターフェロン-γ (IFN-γ) や白血球走化性因子であるケモカインを産生する．ケモカインの作用により誘引されたマクロファージは IFN-γ により活性化され，TNF-α，IL-1，IL-6 などの炎症性サイトカインを放出し炎症反応を始動させる（図 9-4a）．活性化 T 細胞およびマクロファージとともに，他の炎症細胞や組織の線維芽細胞やケラチノサイトを巻き込み炎症反応が進行する．このような機序に加え，活性化された細胞傷害性 T 細胞 ($CD8^+$ T 細胞) が直

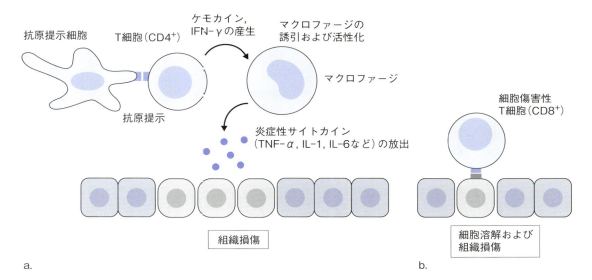

図 9-4　Ⅳ型アレルギー発症機序

表 9-4　じんま疹の主な原因・誘因

| 原因・誘因 | 例 |
|---|---|
| I 型アレルギーのアレルゲン | 動物性食品（サバ，エビ，カニなどの海産物，牛乳，鶏卵），植物性食品（そば，小麦），食品添加物，医薬品，環境物質（ダニ，ハウスダスト） |
| アナフィラトキシン | 抗原抗体複合体による補体活性化 |
| 物理的因子 | 圧迫などの機械的刺激，温度刺激，日光刺激，発汗刺激 |
| 心理的因子 | |

接に細胞傷害作用を示すことで引き起こされる疾病もIV型アレルギーに含まれる（図 9-4b）．移植片対宿主病 graft-versus-host disease（GVHD），中毒性表皮壊死症 toxic epidermal necrolysis（TEN），スティーブンス・ジョンソン症候群 Stevens-Johnson syndrome（SJS）などがその例である．

IV型アレルギー反応は，① 湿疹様反応を起こす接触性過敏症，② 発赤，硬結，腫脹を特徴とするツベルクリン型，③ マクロファージが分化した類上皮細胞がかかわる肉芽腫形成型の 3 タイプに分けられる．

## b. アレルギー性疾患

### 1) じんま疹　urticaria

かゆみを伴う発作的な皮膚の紅斑反応（発疹）であり，アレルギー性のものと非アレルギー性のものがある．いずれも最終的にはマスト細胞の放出するヒスタミンなどのケミカルメディエーターがかかわる．ヒスタミンは，血管の透過性を高め，血漿成分の漏出を起こし浮腫が生じる．皮膚の発赤は毛細血管の拡張による．

マスト細胞活性化の機序としては，IgE が関与する I 型アレルギー反応によるものが多いが，IgE を介さずアナフィラトキシン（補体活性化により生じる C5a や C3a）が直接マスト細胞に作用し脱顆粒反応を引き起こす場合もある．食品に含まれるタンパク質（食物アレルギー），医薬品（薬剤アレルギー），ダニやハウスダストなどの環境物質など，多くの物質がアレルゲンとなる（表 9-4）．また，温度刺激（寒冷じんま疹），日光刺激（光線過敏症），摩擦や圧迫などの機械的刺激なども原因となる（詳細は 14 章を参照）．

### 2) 光線過敏症　photosensitivity, photodermatosis

日光あるいは人工光源に曝されることにより発症する皮膚の過敏症であり，曝露部に限局した紅斑，小水疱を主とする皮疹を生ずる．日光アレルギーとも呼ばれる．原因により，外因性光線過敏症および内因性光線過敏症に分類される．前者は，化粧品や外用薬，あるいは内服した医薬品や食品成分が皮膚に移動し光エネルギーによって活性化され，直接に組織傷害をもたらすタイプ（光毒性皮膚炎），あるいは免疫応答を介して組織傷害（光アレルギー性皮膚炎）をもたらすタイプがある．さまざまな薬剤が光線過敏症の原因となり薬剤性光線過敏症（光線過敏型薬疹）と呼ばれる（14 章 11-a 参照）．後者は，生体の代謝異常が病因となって発生する光線過敏症である．先天的代謝異常によるメラニン色素の合成低下（フェニルケトン尿症）やポルフィリン代謝異常による活性酸素産生（ポルフィリン症）などがその例である．

### 3) アトピー性皮膚炎　atopic dermatitis

気管支喘息やアレルギー性鼻炎・結膜炎を発症しやすい過敏状態（アレルギー体質，アトピー素因）に，さまざまな刺激が加わることにより発症する慢性の皮膚炎であり，家系的に発症することが多い．多くは乳児期に発症するが，近年では小児や成人の患者も増加している．

病因は十分には解明されていないが，皮膚生理機能異常および免疫機能異常が病態形成にかかわると考えられている．前者では，皮膚のバリア機能が低下し，原因となるアレルゲンが侵入しやすくなること，また化学的あるいは機械的刺激に対して皮膚が敏感になることによりアレルギー反応が誘発されると考えられている．後者では，患者の多くで血中 IgE 値が高く，主に即時型アレルギー（とくに I 型アレルギー）の機序とされているが，遅延型のⅣ型アレルギーの関与も示唆されている（詳細は 14 章を参照）．

### 4) アレルギー性結膜炎　allergic conjunctivitis

結膜（角膜と接する眼球結膜およびまぶたの裏側の眼瞼結膜）で起こるアレルギー性炎症をアレルギー性結膜炎という．早春に多いスギ花粉症が最も一般的であるが，ヒノキ，ブタクサ，カモガヤ（イネ科の雑草）などの花粉，ハウスダスト，カビなども原因となる．

#### ■ 症　候

目のかゆみ，異物感（ゴロゴロした感じ），流涙，発赤，眼脂，浮腫が代表的な症状である．症状が両側性に同時に起こることが特徴である．

#### ■ 病態生理

空中に飛散している花粉やハウスダストが目や鼻から侵入し免疫系を過剰に刺激することにより引き起こされる．病態形成の基本は I 型アレルギー反応である（図 9-1）．目はアレルギーを起こしやすい臓器の 1 つであるが，その理由として，結膜が外界と直接接触していること，涙液によって外界からのアレルゲンが滞留または溶解しやすいこと，結膜は血管が発達しており免疫担当細胞が集積しやすいことなどが挙げられる．

アレルギー性結膜炎の患者が増加していることと生活環境の変化（たとえばディーゼルエンジンからの排気微粒子や住居の気密性が高くなったことによるハウスダストの増加など）が関連づけられている．

#### ■ 診断・検査

結膜炎の症状，アレルギーの既往歴や家族歴（アトピー素因），アレルゲンとの接触状況を調べる．眼脂や結膜表面のぬぐい液での好酸球の存在を認めれば確定診断となる．アレルゲンの特定には，皮膚テストや血清抗原特異的 IgE 検査を施行する．

#### ■ 治　療

治療には，ヒスタミン $H_1$ 受容体拮抗薬やケミカルメディエーター遊離抑制薬などの抗アレルギー点眼薬が使われる．重症の場合には，副腎皮質ステロイド点眼薬も用いられるが，長期使用により白内障，眼圧上昇，微生物感染を起こしやすいので注意が必要である．

### 5) アレルギー性鼻炎　allergic rhinitis

アレルギー性結膜炎と同様に，花粉やハウスダストなどのアレルゲンが鼻粘膜に付着し起こるアレルギーをアレルギー性鼻炎という．季節性および通年性のものがあり，前

者の代表は花粉症である．花粉症の原因はスギ花粉が最も一般的であるが，他の植物の花粉も原因となるので，患者によって発症の時期が異なる［たとえば，ヒノキ（春季），カモガヤ（初夏），ブタクサ（夏季）］．通年性アレルギー性鼻炎の代表はハウスダストによるアレルギーである．最近では，カビが原因となるケースも増加している．

■ 症　候

主な症状は，くしゃみ，鼻汁，鼻閉である．鼻汁は，粘度が低く水のようにサラッとしているのが特徴である．

■ 病態生理

Ⅰ型アレルギーの機序（図9-1）によりIgE媒介性のマスト細胞（肥満細胞）の脱顆粒が起こり，ヒスタミンやロイコトリエンなどのケミカルメディエーターが放出される．そして鼻粘膜のヒスタミン知覚神経（三叉神経）を刺激し，くしゃみ反射を起こすとともに，鼻汁分泌，血管拡張による鼻閉が起こる．発症にはIgE産生が最も重要な因子となるが，IgEのレベルと発症には個人差がある．血管から浸潤した好酸球などの炎症細胞から放出されるケミカルメディエーター，サイトカイン，酵素群により，鼻粘膜の腫脹や組織傷害などの遅発相の反応が続く．

■ 診断・検査

鼻炎の症状，アレルギーの既往歴や家族歴（アトピー素因），鼻汁中の好酸球検査，血清IgE値，アレルゲンによる皮膚テストなどがある．

■ 治　療

ケミカルメディエーター遊離抑制薬およびヒスタミン$H_1$受容体拮抗薬，抗ロイコトリエン薬などが用いられる．中等度から重症の鼻炎がある場合には副腎皮質ステロイド点鼻薬も用いられる．また，アレルゲンが特定されたケースでは，アレルゲン免疫療法（抗原特異的免疫療法）（☞Memo 1）が行われることもある．

### 6）接触皮膚炎　contact dermatitis

接触皮膚炎は，特定の化学物質や金属が原因となり，接触部位に限定して生じる皮膚炎（湿疹反応）である．いわゆる「かぶれ」であり，特異的なアレルゲンに触れたときに生じるアレルギー性接触皮膚炎および非特異的な刺激による刺激性接触皮膚炎がある．

刺激性接触皮膚炎は，原因物質の毒性によって表皮細胞が傷害され，サイトカインやリソソーム酵素が放出されることで生じる炎症反応である．初回の接触でも発症しうる．一方，アレルギー性接触皮膚炎は，Ⅳ型アレルギー反応の機序により発症する（図9-4）．2回目以降に経皮的に侵入した原因物質が感作T細胞を活性化する結果，さまざまなサイトカインが放出され，マクロファージなどの食細胞を巻き込んだ炎症反応が惹起される．アレルギー性接触皮膚炎の原因物質としては，クロム，ニッケル，コバルトなどの金属（主にアクセサリーなど），ウルシなどの植物，化粧品・洗剤に含まれる化学薬品など，多くの物質が原因となる．乳幼児のおむつ皮膚炎や主婦手湿疹も接触皮膚炎に含まれる（詳細は14章を参照）．

### 7）薬　疹　drug eruption

薬剤やその代謝物により誘発される皮膚や粘膜の発疹の総称である．ほとんどすべて

の薬物が薬疹の原因となり得る．多くの場合に浮腫性紅斑や丘疹が出現するが，薬剤によってさまざまな皮膚病変をとることがある．重症例としては，発熱，広範囲の紅斑や水疱，表皮壊死や剥離を生じるスティーブンス・ジョンソン Stevens-Johnson 症候群（SJS）や中毒性表皮壊死症（TEN）がある．

発症機序によりアレルギー性と非アレルギー性（中毒性）とに大別される．アレルギー性のものでは，Ⅰ型，Ⅲ型およびⅣ型の機序がかかわると考えられているが，薬剤の種類によって異なるのでメカニズムについて一般化することは難しい（詳細は 14 章を参照）．

### 8）乾　癬　psoriasis

乾癬は，皮膚の炎症と角質層が厚くなる角化症が同時に起こる炎症性角化症の 1 つである．4 ないし 5 種類の病型に分類されるが，一般には尋常性乾癬を指す．紅斑や皮疹の形成を特徴とする．重症例としては，関節に痛みと腫れを引き起こす乾癬性関節炎（関節症性乾癬），紅斑が全身に及ぶ乾癬性紅皮症，膿疱性の皮疹を伴う膿疱性乾癬がある（詳細は 14 章を参照）．

皮膚の表皮細胞の増殖速度の亢進が原因と考えられている．層状に積み重なった角化細胞（ケラチノサイト）からなる角質層は，最下層にある基底細胞が増殖し，角化細胞に成熟しながら体表へ移動していくことにより形成される．正常な表皮では，基底細胞が体表に移動し脱落するまでの時間（ターンオーバー時間）が 28 日であるが，乾癬では 4～5 日に短縮され，正常な角質層が形成されず皮膚が剥れやすい特徴的な発疹となる．遺伝的素因のほか，感染，化学物質との接触，栄養バランス，ストレスなど多くの環境因子が関与するといわれている．最近では，免疫応答の異常な活性化との関連性が示唆されている．血液検査でヘルパー T 細胞の増加や機能亢進が認められ，T 細胞の関与が疑われている．免疫系の異常と発症の関連について研究が進行中である．

### 9）消化管アレルギー　gastrointestinal allergy

特定の食物の摂取により，消化管および他の臓器，たとえば呼吸器，循環器，皮膚，神経系，眼などにアレルギー関連の症状が現れることがあり，これを広く食物アレルギーと呼ぶ．そのうち腹痛，嘔吐，下痢，血便などの消化器症状を呈するものを消化管アレルギーという．発症は乳幼児に多く，4 歳以下の患者が全体の 90% を占める．原因となる食品は，鶏卵，牛乳，小麦が主要なものであり，全体の約 60% を占める．次いで，エビ，カニなどの甲殻類，果物類，ソバ粉，魚介類，大豆や落花生（ピーナッツ）などの豆類が原因となる．上記の食品による症例が全体の約 9 割を占めている．食物アレルギーを起こしやすい食品のうち，発症数や重篤度が考慮され，エビ，カニ，小麦，そば，卵，乳および落花生の 7 品目については，厚生労働省の省令により「特定原材料」とされ，これらを含む加工食品については成分表示の義務がある．

消化管粘膜は上皮細胞により覆われているが，ところどころに消化管付属リンパ組織 gut-associated lymphoid tissue（GALT）と呼ばれる免疫組織があり，粘膜での免疫に大きな役割を果たしている．小腸粘膜に点在するパイエル板 Peyer's patch はその代表的なものである．消化管では，食物とともに侵入する微生物を排除するための免疫機構が

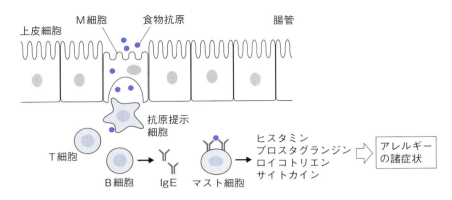

図 9-5　IgE 依存性食物アレルギーの病態生理

働いており，とくに粘膜から分泌される IgA クラスの抗体は，粘膜免疫において重要な役割をもっている．食品中には異種のタンパク質が多量に含まれ，それらは免疫系の標的となる．しかし，消化酵素によって大部分が分解され抗原性を失うが，一部は腸管に達する．通常，経口免疫寛容と呼ばれる機序によって免疫反応が抑えられているが，免疫寛容が不十分であるとアレルギーが引き起こされる．

### ■ 症　候

食物を摂取してから 2 時間程度以内に口唇の腫脹，悪心，嘔吐が起こり，その後腹痛や下痢が起こる．これらの症状が数時間から数日後に出現したり，消化器症状以外に，じんま疹，喘息，片頭痛，鼻炎などの症状を示したりすることもある．新生児期や乳児期における慢性の症状としては，貧血，体重増加不良，成長障害などが伴うことも多い．嘔吐の有無および血便の有無によって 4 つの類型に分けられている［厚生労働省難治性疾患研究班による「新生児−乳児消化管アレルギー診断治療指針」(2014 年)］．

乳児の哺乳後に血性の下痢，下血を引き起こす食物過敏性大腸炎も消化管アレルギーに含まれる．また，小麦や大麦に含まれるタンパク質であるグルテンに対するアレルギーであるセリアック病 celiac disease は，慢性下痢，脂肪便，腹部膨満感と痛み，貧血，体重減少などを主徴とする．

### ■ 病態生理

IgE を介した免疫反応が関与する即時型のもの (IgE 依存性) と関与しない非即時型のもの (IgE 非依存性) とに大別される．多くは IgE 依存性であり，マスト細胞およびヒスタミンなどの化学伝達物質が中心的役割を果たす I 型アレルギーが主な機序となるが，IgE 非依存性食物アレルギーの病態生理には不明な点が多い．新生児期から乳児期の非即時型のものは「新生児−乳児食物蛋白誘発胃腸炎」として平成 27 年より厚生労働省の指定難病となっている．

腸粘膜の上皮細胞や M 細胞とよばれるパイエル板の管腔側に存在する細胞を介して食物抗原 (タンパク質) の一部が基底膜側に輸送され，周辺に存在する樹状細胞などの抗原提示細胞，T 細胞，B 細胞の働きにより抗原特異的 IgE が産生される (図 9-5)．以降の反応は I 型アレルギーの機序 (9 章 1-a を参照) によるマスト細胞の活性化により，ヒスタミン，プロスタグランジン，ロイコトリエン，サイトカインやケモカインなどが放出

表9-5 消化管アレルギー症状への対応および治療

|  | 軽 症 | 中等症 | 重 症 |
| --- | --- | --- | --- |
| 消化器症状 | 口の中のかゆみ，違和感 | ・吐き気もしくは1回の嘔吐<br>・軟便もしくは1回の下痢<br>・間欠的な腹痛 | ・嘔吐を繰り返す<br>・数回以上の下痢<br>・激しい腹痛 |
| その他の症状 | ・口唇の軽い腫れ<br>・数個以内のじんま疹<br>・単発的な咳<br>・くしゃみ | ・じんま疹が10個以上<br>・強いかゆみ<br>・眼瞼や唇が腫れあがる<br>・断続的な咳<br>・鼻づまり，鼻水<br>・喉のかゆみ | ・激しい全身のかゆみ<br>・全身にじんま疹<br>・激しい咳き込み<br>・声がれ，声が出にくい<br>・喘鳴，呼吸困難<br>・顔面蒼白<br>・脈が速い，または不規則<br>・不安，恐怖感 |
| 治療・対応 | 抗ヒスタミン薬を内服し経過観察 | 抗ヒスタミン薬，副腎皮質ステロイドあるいは気管支拡張薬を服用し医療機関を受診 | アドレナリン（エピペン®）を使用したうえで（抗ヒスタミン薬，副腎皮質ステロイドも併用）医療機関に搬送 |

［日本小児アレルギー学会：食物アレルギー診療ガイドライン2012より抜粋］

され，消化器症状をはじめ，血管拡張・透過性亢進，気管支平滑筋収縮などのアレルギーの諸症状が現れる．

非即時型は，数時間から数日の間に炎症が進むが，主な症状は消化管や皮膚などに限局することが多い．消化管組織に好酸球の浸潤がみられることが多いので，好酸球性胃腸炎と呼ばれることもある．

■ 診断・検査

特定の食物摂取と症状誘発の関連性，および特異的IgE抗体（卵白，牛乳，小麦等）や皮膚プリックテストなどの免疫学的検査を行う．確定診断は，食物経口負荷試験による．

■ 治 療

消化管アレルギーの原因となるアレルゲンが判明した場合には，そのアレルゲンの除去食や調理により低アレルゲン化を考慮する．薬物療法では，抗ヒスタミン薬，抗アレルギー薬，副腎皮質ステロイドが適用される（表9-5）．アナフィラキシー様に症状が進行した場合にはアドレナリンの筋注が必要となる．

## 2. アナフィラキシー性ショック　anaphylactic shock

1902年フランスの生理学者リシェRichetとポワチエPortierは，致死量以下のイソギンチャク毒素をイヌに注射し，2～3週間後に再び同じ毒素を微量注射したところ，イヌが嘔吐や出血性の下痢を伴うショック症状を起こし死亡したことを報告した．彼らは，この現象が毒素の直接作用によるものではなく，生体の応答によるものと考えた．そして防御prophylaxis状態と逆の現象であることからアナフィラキシー anaphylaxis と呼んだ．現在ではアナフィラキシーが免疫系の過剰応答が原因であることが明らかにされ

ている．アナフィラキシー性ショックを起こす原因は，9章1-b-9)で記した食物アレルギーのほか，スズメバチやアシナガバチなどのハチ毒，薬物（ペニシリンなどの抗菌薬，解熱鎮痛薬，抗てんかん薬，造影剤，ワクチン，麻酔薬）や輸血，医療用器具に使われるラテックスゴムなどがある．また，クラゲなどの海洋生物による刺傷やクモなどの節足動物による咬傷も原因となる．

### ■症候

全身性のアレルギーであり，呼吸困難，全身紅潮，血管浮腫（顔面，喉頭など），じんま疹などの症状が複合的に現れる．さらに血圧低下，チアノーゼ，末梢循環障害，意識低下を含む重篤なショック症状を起こすことがある．

### ■病態生理

I型アレルギーの機序（図9-1）が基本であるが，短時間のうちに強度の応答が全身的に起こることによる．その過程は，① 初回の抗原侵入によるIgE抗体の産生，② マスト細胞（または好塩基球）表面受容体への抗体の結合，③ マスト細胞に結合した抗体への再侵入した抗原の結合，④ マスト細胞内へのシグナル伝達とケミカルメディエーターの放出，⑤ ケミカルメディエーターによる血管拡張，血圧低下，平滑筋収縮，血管透過性亢進などの誘導，⑥ さまざまな器官でのアナフィラキシー症状の発現，というようなステップを経る．ケミカルメディエーターでは，ヒスタミン，プロスタグランジン，ロイコトリエン，血小板活性化因子の寄与が大きい．I型アレルギーの機序と同じ経過であることから，I型アレルギーをアナフィラキシー型過敏症と呼ぶこともある．

IgEが媒介するI型アレルギーの機序以外にも，古典経路や第2経路による補体活性化の結果生じるアナフィラトキシン（C5a，C3a）が，直接的にマスト細胞を活性化したり，血管透過性亢進や平滑筋収縮を起こしたりすることもある．

### ■診断・検査

血圧低下，末梢循環障害，呼吸困難（気管支れん縮，喉頭浮腫などによる），血管浮腫（眼瞼，口唇，喉頭など），嘔吐，下痢などの消化器症状もみられる．

### ■治療

アナフィラキシーが発症してから短時間（5～30分）で死にいたることがあるので治療は緊急を要する．緊急処置としてアドレナリンの筋肉内注射が有効である．血圧低下の管理，気道の確保に注意する．抗ヒスタミン薬（$H_1$および$H_2$受容体拮抗薬）および副腎皮質ステロイドも処方される．2相性の経過をとるものがあるので1日程度は院内で経過観察をする必要がある．

## 3. 炎症 inflammation

### 1) 炎症とは何か：その秩序

炎症とは，生体の組織が傷害された場合に起こる局所的な反応を指し，時にはこれに伴う急性の全身現象も含めて呼ばれる．炎症を誘導する原因としては，細菌感染，外傷，熱，放射線などの物理的化学的刺激やアレルギー誘導がある．臨床的には炎症の4徴候として局所の発赤，発熱，腫脹，疼痛がすでに紀元前後から記載されており，これに機

3. 炎症　327

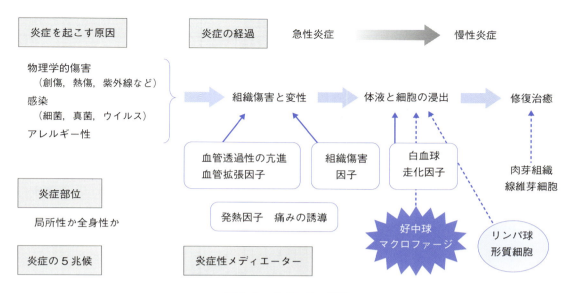

**図 9-6　炎症とその機序**
炎症性メディエーターの詳細は本文を参照のこと.

能障害を加えて，炎症の 5 徴候とも呼ばれる．炎症はその時間的経過により，急性および慢性炎症に区別される．急性炎症は，急激に起こって経過は短く（2〜3 週以内），組織学的には，浸出性，血管性の変化が特徴的である．これに対し，慢性炎症は肉芽組織の形成を伴う細胞増生の反応が特徴で，長期間，時には年余に及ぶ．

　炎症を組織学的にみると，3 段階に分けられる．第 1 期は，組織の傷害と変性，第 2 期は体液成分と細胞の浸出，第 3 期は組織の修復と増殖の過程，である．第 1 期は炎症の初期反応で，細菌感染や局所への刺激・組織傷害により，種々の炎症性メディエーターが放出され，血管透過性の亢進や毛細血管の拡張が起きる．これにより，血漿成分や白血球が動員され，細菌などの局所への侵入に対抗することができる．第 2 期は，補体由来因子（C5a など）やケモカインなどの白血球走化因子の作用により，血液中の多形核白血球（好中球），リンパ球，マクロファージが血管外に遊走・浸潤し，それらの貪食作用やリソソーム酵素によって異物が処理される．第 3 期には，線維芽細胞の増殖が盛んに起こり，毛細血管が新生し，肉芽組織が形成される．肉芽組織の形成は創傷治癒の過程であり，肉芽組織はやがて実質組織に置き換えられて，炎症組織の再生修復が行われる（図 9-6）．

　炎症の 4 徴候のうち，発赤，発熱は毛細血管の血流量の増大，すなわち充血によって起きる．また，腫脹は毛細血管の透過性亢進による血液成分の浸出（炎症性の浮腫）と組織成分の増生によるものであり，疼痛は，キニン類による痛覚神経終末が刺激されることで説明される．

### 2) 炎症細胞と炎症性メディエーター

　炎症の場には，局所に常在する細胞群（マスト細胞，組織球，常在マクロファージ）と，微小循環系の細静脈部位から浸出してくる細胞群（好中球，好酸球，好塩基球，単球，マ

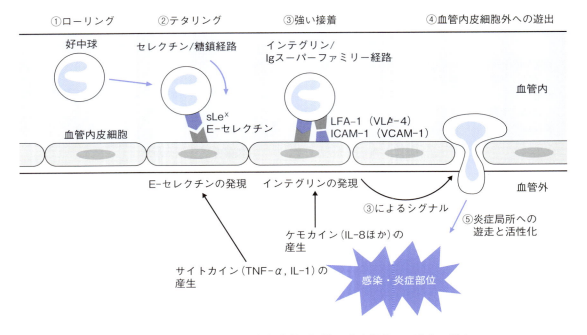

**図 9-7　感染炎症における白血球（好中球）の炎症部位への遊走の機序**

sLe$^x$：シアリルルイス X　sialyl Lewis X［CD15s 抗原などとも呼ばれる，白血球表面にみられる糖鎖］，LFA-1：リンパ球機能関連抗原-1　lymphocyte function–associated antigen-1（$\beta 2$ インテグリンファミリーに属する細胞接着分子），VLA-4：最晩期抗原-4　very late activation antigen-4（$\alpha 4 \beta 1$ インテグリンとも呼ばれ，LFA-1 に続いて発現する細胞接着分子），ICAM-1：細胞間接着分子-1　intercellular adhesion molecule-1［免疫グロブリン（Ig）スーパーファミリーに属する接着分子］，VCAM-1：血管細胞接着分子-1　vascular cell adhesion molecule-1（Ig スーパーファミリーに属し，ICAM-1 に続いて発現する接着分子）

クロファージ，リンパ球，形質細胞，血小板）が集積して炎症を惹起する．

　炎症のメディエーターとしては，補体成分の分解産物（C3a，C5a），ヒスタミン，ロイコトリエン（LT），血小板活性化因子（PAF），ブラジキニン，炎症性サイトカインなどがある．C3a や C5a は血管透過性を亢進させ，平滑筋を収縮させるほか，好中球，マクロファージ，好酸球に対する強い走化作用がある．ヒスタミンはマスト細胞や好塩基球から放出され，平滑筋の収縮や血管透過性上昇，好酸球に対する走化作用をもつ．また，LTB$_4$ や PGE$_2$ などのアラキドン酸代謝産物は平滑筋の収縮，血管透過性の上昇を起こす．PAF はマスト細胞や好塩基球などの白血球から産生され，血小板凝集作用をもつが，平滑筋の収縮，血管透過性の亢進や気道過敏性の亢進作用を示す．炎症性サイトカインとして，インターロイキン-1（IL-1），IL-6，腫瘍壊死因子-$\alpha$（TNF-$\alpha$），インターフェロン-$\gamma$（IFN-$\gamma$）などがある．炎症性サイトカインは，発熱や好中球増多，肝臓における急性期タンパク質の合成，血管内皮の活性化，線維芽細胞や滑膜細胞の増生，白血球遊走作用などの現象を引き起こす．

　感染や炎症部位への白血球の遊走には，白血球と血管内皮細胞上での接着分子や炎症部位で産生される TNF-$\alpha$，IL-1 などのサイトカインが関与する．とくに好中球の遊走の機序について，図 9-7 に示した．すなわち，① ローリング，② テタリング（接触），③ 強い接着，④ 血管内皮細胞を通って血管外への遊出，⑤ 炎症局所への遊走と活性化，の 5 段階に分けられる．白血球と血管内皮細胞のローリングとテタリングでの弱い接着

は，白血球上に発現する L-セレクチン（CD62L）や血管内皮細胞上に発現する E-セレクチン（CD62E）がかかわる．L-および E-セレクチンは，それぞれ相手方の細胞表面に発現するシアリルルイス X（sLe$^x$）などの糖鎖を含む分子（GlyCAM-1 など）と相互作用する．一方，白血球上の $\beta2$ インテグリン（LFA-1 など）と免疫グロブリン（Ig）スーパーファミリーに属する ICAM-1 とのインテグリン/Ig スーパーファミリー経路による強い接着を介して，白血球は血管内皮細胞間を通って感染・炎症部位へ遊走，集積する．マクロファージや T 細胞の炎症部位への遊走も同様の機序と考えられている．

### 全身性炎症反応症候群　　Memo 3

全身性炎症反応症候群 systemic inflammatory response syndrome（SIRS）は，全身性の炎症と広範な組織傷害に特徴づけられる症候群で，1992 年に定義された新しい疾患概念である．菌血症，真菌血症，ウイルス血症，外傷，熱傷，膵炎，手術後などの種々の侵襲が誘引となる全身性炎症反応で，複数の臓器に機能不全（多臓器不全）が引き起こされる．大量の炎症性サイトカインが放出され，過剰な炎症反応を制御できない状態と考えられる．

## 4. 自己免疫反応と自己免疫疾患　autoimmune reaction and autoimmune disease

自己免疫 autoimmunity とは，自己の成分に対する体液性または細胞性免疫反応が起きることであり，自己免疫疾患は自己抗体や自己に感作されたリンパ球が自己の組織に傷害を引き起こすことにより生ずる．通常，健常な個体では自己に反応するリンパ球クローンは出生時までにはすべて消去されてしまうと考えられていたが，その後の研究で健常な個体でも少数の自己反応性の T および B 細胞クローンが残存していることが明らかとなっている．これらのクローンはごく少数で，自己抗原に対する親和性が低く，通常自己を傷害することのないよう制御されている（これを免疫寛容と呼ぶ）が，なんらかの原因で活性化を受けると免疫寛容が破綻し，自己免疫疾患が発症してくるものと考えられる．

自己免疫疾患はさまざまな器官に対して起こりうるが，一般に臓器特異的な場合と，複数の臓器がおかされる場合がある．

### a. 臓器特異的自己免疫疾患

代表的な臓器特異的自己免疫疾患として慢性甲状腺炎（橋本 Hashimoto 病）がある．この疾患では甲状腺にリンパ球の浸潤があり，甲状腺チログロブリンやミクロソームに対する自己抗体が産生される．一方，重症筋無力症ではアセチルコリン受容体に対する自己抗体ができ，これによって運動神経終末板で神経インパルスの伝達が遮断される．

このほか，膵島 $\beta$ 細胞に対する抗体ができる 1 型糖尿病，胃の壁細胞や内因子に対する抗体ができる悪性貧血，赤血球や血小板に対する抗体ができる自己免疫性溶血性貧血，特発性血小板減少性紫斑病などがある（表 9-6）．

### b. 臓器非特異的自己免疫疾患

特定の臓器に限ることなく，多くの臓器や組織に共通する抗体ができ，組織を傷害す

表 9-6 自己免疫疾患の分類と出現する自己抗体

| 分　類 | 疾患名 | 出現する自己抗体 |
|---|---|---|
| 臓器特異的 | 慢性甲状腺炎（橋本病） | 抗チログロブリン抗体，抗ミクロソーム抗体 |
| | バセドウ病 | 抗 TSH レセプター抗体 |
| | アジソン病 | 抗副腎抗体 |
| | 悪性貧血 | 抗内因子抗体 |
| | 1 型糖尿病 | 抗膵島 β 細胞抗体 |
| | 天疱瘡 | 抗表皮細胞間抗体 |
| | 重症筋無力症 | 抗アセチルコリンレセプター抗体 |
| | 特発性血小板減少性紫斑病 | 抗血小板抗体 |
| 臓器非特異的 | 全身性エリテマトーデス（SLE） | 抗 DNA 抗体，抗核タンパク抗体 |
| | 慢性活動性肝炎 | 抗 DNA 抗体，抗核抗体 |
| | 原発性胆汁性肝硬変 | 抗ミトコンドリア抗体 |
| | 関節リウマチ | 抗 IgG 抗体（リウマトイド因子），抗関節組織抗体 |
| | 強直性脊椎炎 | 抗椎骨抗体 |
| | シェーグレン症候群 | 抗外分泌腺抗体，抗腎抗体，抗肝抗体，抗甲状腺抗体 |
| | 多発性硬化症 | 脳と白質に対する抗体 |
| | グッドパスチャー症候群 | 腎と肺の基底膜に対する抗体 |

る例がある．この際，自己抗原と自己抗体の免疫複合物が皮膚や血管系，とくに腎臓などに沈着して病変を起こす．たとえば，DNA や核抗原に対する抗体のできる全身性エリテマトーデス（SLE）では，腎糸球体の傷害が重要である．関節リウマチ（RA）での関節病変にはリウマトイド因子（RF）を含む免疫複合体の沈着がみられる．

　本項では，代表的な自己免疫疾患として，多発性硬化症（MS）ならびに膠原病である全身性エリテマトーデス（SLE），関節リウマチ（RA），全身性強皮症（SSc），多発性筋炎・皮膚筋炎（PM/DM），シェーグレン Sjögren 症候群（SS），膠原病類縁疾患として，ベーチェット Behçet 病（BD）を取り上げる．これらの疾患は，RA を除いてすべて，難病に指定されている．

### 1）全身性エリテマトーデス　systemic lupus erythematosus（SLE）

■ 概　念

　SLE は多臓器を障害する慢性の全身性炎症性疾患で，多彩な自己免疫現象を示す代表的な自己免疫疾患である．わが国では推定患者数 3 万人で，男女比は 1：10 と圧倒的に女性に多く，20〜40 代に好発する．

■ 病態生理

　SLE の病因には，遺伝的，免疫学的要因のほか，女性ホルモンなどが関与している．全身の血管・結合組織，とくに皮膚や腎糸球体に，フィブリノイド変性を特徴とする炎症像がみられる．免疫学的には，T 細胞の機能異常と B 細胞活性化の亢進が起きており，このため多彩な自己抗体や免疫グロブリンの増加がみられる．SLE に特徴的にみられる自己抗体としては，抗核抗体，抗 2 本鎖 DNA（dsDNA）抗体，非ヒストンタンパク中の

Sm抗原に対する抗Sm抗体がある．

このような多彩な自己抗体が出現することで，免疫複合体（immune complex）が生成し，多臓器に沈着する．抗核抗体や抗DNA抗体が直接的に組織破壊するII型アレルギーの関与もあるが，多くは免疫複合体が補体を活性化することにより炎症や組織傷害が起きる，いわゆるIII型アレルギーがSLEでの病態形成の中心となっている．

また，SLEではLE細胞が高頻度で出現する．LE細胞とは破壊された白血球の核に対して抗DNP（DNAとヒストン）抗体が反応し，できた免疫複合体を好中球や単球が貪食した細胞で，SLEの活動期には80〜90％で陽性となる．RAとは異なり，リウマトイド因子（RF）の陽性率は約30％である．

■ 症　候

SLEでは発熱，全身倦怠感，体重減少など全身症状に加えて，さまざまな臓器病変を呈する．皮膚粘膜症状として，頬から鼻にかけて特徴的な蝶形紅斑を認める．この皮疹は日光曝露により増悪する．また，約80％の患者に骨破壊の伴わない関節炎がみられる．SLEの病変には免疫複合体の沈着が関与しており，全身の血管系，腎糸球体，表皮−真皮接合部などでみられる．とくに，免疫複合体が腎糸球体に沈着した場合ループス腎炎と呼ばれ，腎不全の原因となる．

■ 治　療

SLEの治療の基本は副腎皮質ステロイドである．その他，免疫抑制薬，非ステロイド抗炎症薬が用いられる．投与量は病態，障害臓器，その活動性の評価が必要で，とくに投与が長期間にわたることが多く，副作用に考慮する．

### 2） 関節リウマチ　rheumatoid arthritis（RA）

■ 概　念

RAは関節滑膜を主病変とする慢性炎症性の疾患である．進行例では関節の破壊と変形を生じる．膠原病6疾患の中では最も患者が多く，わが国におけるRA患者は全人口の0.6〜0.7％，約70万人とされ，男女比で1：4と女性に多い．RA患者血清中にはRF（IgGのFc部分に対する自己抗体）が見出される．

■ 病態生理

RA患者の関節では滑膜は増殖して肥厚し，マクロファージやT細胞（主にCD4$^+$T細胞），抗体産生細胞の浸潤がみられる．また，滑液中にはIL-1，TNF-α，IL-6，IL-8などの炎症性サイトカインや免疫複合体が検出される．RAでは慢性かつ進行性に軟骨の破壊が進んでいくが，免疫複合体（III型アレルギー）による骨破壊が進む．さらに，IL-1やTNF-αが骨吸収サイトカインとして破骨細胞に作用し，破骨細胞からメタロプロテアーゼや活性酸素を産生させ，骨を破壊していく（図9-8）．近年RAに対する治療としてTNF-αに対するモノクローナル抗体や阻害薬（アンタゴニスト）の投与が著効を示すことから，病態形成にTNF-αが重要であると考えられる．

RAの病因としては自己免疫説のほかに細菌・ウイルス，とくにエプスタイン・バーEpstein-Barr（EB）ウイルスによるという説などがある．日本人のRA患者ではHLA-DR4あるいはDQ4との相関性が有意に高い．このタイプをもつRA患者では関節の破壊を伴う重症型に進展することが多い．最近，このHLAクラスII分子に結合している

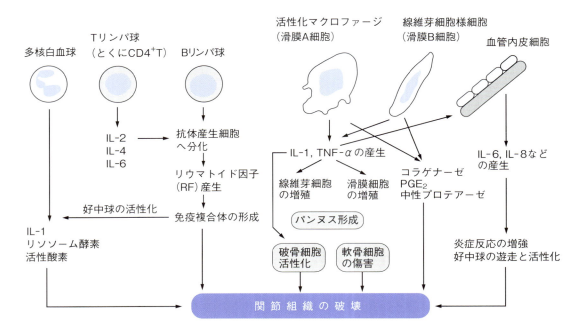

**図 9-8 関節リウマチの関節組織破壊の機序**

RA の滑膜組織では，① 血管の新生，② リンパ球，とくに CD4$^+$ T 細胞の浸潤，ならびに ③ 滑膜の増殖がみられる．これらの変化が進行するとパンヌスが形成される．パンヌスは，炎症性細胞，線維芽細胞，豊富な小血管からなる肉芽組織で，軟骨・骨に侵入し，さまざまな生理活性物質を産生することにより，関節組織の破壊を起こす．RA の活動期には，関節液に多量の好中球や活性化マクロファージ(滑膜 A 細胞)が集まっているが，これには IL-8 や MCP-1 などのケモカインが関与する．好中球は免疫複合体を貪食して活性化され，リソソーム酵素や活性酸素($O_2\cdot$, $H_2O_2$)を産生し，これは滑膜や軟骨を破壊する．活性化マクロファージはコラゲナーゼや中性プロテアーゼなどを産生して関節破壊に関与するとともに，IL-1, TNF-α を産生する．IL-1, TNF-α は破骨細胞の活性化や軟骨細胞破壊を起こすとともに，他のサイトカイン産生を誘導する．

ペプチドが同定され，これが自己反応性の T 細胞に抗原提示して活性化するのではないかと考えられている．

### ■ 症候

関節症状が最も顕著である．発症初期には，指，手関節のこわばりがみられる．とくに早朝起床時の手指のこわばりを「朝のこわばり」と呼ぶ．本症では関節痛は必発で，手首，手指，膝，股，足首などの大，小関節に多発性，対称性に起きるのが特徴である．痛む関節の腫脹(関節炎)があり，これが持続すると関節の変形が起きる．罹患期間が長くなると，筋肉痛，筋力低下などの筋症状，皮膚症状，神経症状，肺病変，骨粗鬆症など全身症状がみられる．

なお，定型的 RA 患者の中で，関節外症状として指壊疽，皮膚潰瘍，胸膜炎，心筋炎などの症状を呈して予後がきわめて悪い病態を悪性関節リウマチという．全 RA の 0.5〜1% にみられる．関節外症状の成因として血管炎が関与するとされる．

### ■ 診断・検査

中年女性では，いくつかの関節に疼痛と腫脹が対称的に出現し，それが数週間持続し，朝のこわばりとリウマトイド因子(RF)が陽性であれば RA の可能性が高いが，関節痛を起こす疾患は多数あり，関節痛のみでは初期の診断はつきにくい．RA の診断については，2010 年に米国リウマチ学会／欧州リウマチ学会(ACR/EULAR)から新たな分類

**表 9-7　ACR/EULAR による 2010 年 RA の分類基準**

1) 少なくとも 1 関節に明らかな滑膜炎（腫脹）* があり，
2) 他のリウマチ性疾患の症状として説明できない患者で，
以下の A～D のカテゴリーの合計が 6 点以上であれば RA に分類

| | |
|---|---|
| A. 関節所見（腫脹，圧痛または画像：遠位指節間関節・第 1 手根中手関節・第 1 中足趾節関節は除く） | |
| 　　1　　大関節（足関節以上） | 0 点 |
| 　　2～10　大関節 | 1 点 |
| 　　1～3　小関節（手関節以下，大関節はあってもよい） | 2 点 |
| 　　4～10　小関節（大関節はあってもよい） | 3 点 |
| 　　≧11　少なくとも 1 つの小関節を含む 11 ヵ所以上 | 5 点 |
| B. 自己抗体（少なくとも 1 回の検査は必要） | |
| 　　RF（−）かつ抗 CCP 抗体（−） | 0 点 |
| 　　RF（＋）または抗 CCP 抗体（＋）[基準値上限の 3 倍以下] | 2 点 |
| 　　RF（＋＋）または抗 CCP 抗体（＋＋）[基準値上限の 3 倍を超える] | 3 点 |
| C. 血清 CRP・赤沈（少なくとも 1 回の検査は必要） | |
| 　　血清 CRP 正常かつ赤沈正常 | 0 点 |
| 　　血清 CRP 増加または赤沈亢進 | 1 点 |
| D. 罹病期間 | |
| 　　＜6 週 | 0 点 |
| 　　≧6 週 | 1 点 |

*ただし，骨びらんが認められる患者で過去にこの基準に症状が適合していたと判断される場合は RA に分類

[Aletaha D et al: Arthritis & Rheumatism 62(9), 2010 による]

基準が示された．すなわち，1) 少なくとも 1 ヵ所以上の滑膜炎（腫脹）があり，2) 他のリウマチ性疾患の症状として説明できない患者で，表 9-7 に示す 4 項目からなるスコアリングシステムで 6 点以上となった場合に RA と診断する．ただし，早期 RA の診断にはきわめて有用であるが，偽陽性が多く出る可能性があるとされる．ACR/EULAR 2010 の分類基準は，RA をできるだけ早期から診断し，メトトレキサート（MTX）による治療を開始することによって，関節破壊の阻止を行うことを目的としている．赤沈値・CRP は RA の活動性とほぼ平行して上昇する．RF は 70％ が陽性で，IgM タイプのほか，IgG，IgA タイプも検出される．なお，表 9-7 中の抗 CCP 抗体は，シトルリン化タンパクの 1 つであるフィラグリンのシトルリン化部位を含むペプチドを環状構造とした抗原 cyclic citrullinated peptide（CCP）を用いて検出される RA に特異的な自己抗体である．RA 発症早期から陽性となり，RA の早期診断に有用である．

■ 治　療

　RA の標準的な治療法は，RA の診断がついたらできるだけ早期に抗リウマチ薬 disease modifying anti-rheumatic drugs（DMARDs）を使用し，必要に応じ痛みに対する対症療法として，非ステロイド抗炎症薬（NSAIDs）を用いるようになっている．DMARDs や NSAIDs を用いても関節の炎症や破壊の進行が止められない場合には，さらに，生物学的製剤を用いることが推奨されている．

　DMARDs としては，MTX が関節破壊の進行を遅らせる効果があるとされている．ただし，MTX には骨髄抑制と間質性肺炎のような重篤な副作用がみられることがあり，慎

**表 9-8　関節リウマチの治療に使用される生物学的製剤の例**

|  | インフリキシマブ（レミケード®） | エタネルセプト（エンブレル®） | アダリムマブ（ヒュミラ®） | トシリズマブ（アクテムラ®） | アバタセプト（オレンシア®） |
|---|---|---|---|---|---|
| 標的分子 | TNF-α | TNF-α/β | TNF-α | IL-6 受容体 | 共刺激シグナル（CD80/86） |
| 製剤 | キメラ型モノクローナル抗体 | TNF 受容体と Fc 融合タンパク | ヒト型モノクローナル抗体 | ヒト化モノクローナル抗体 | CTLA-4-Fc 融合タンパク |
| 作用機序 | TNF-α作用の抑制 | TNF-α/β作用の抑制 | TNF-α作用の抑制 | IL-6作用の抑制 | T 細胞活性化の抑制 |
| 用法 | 点滴静注：0, 2, 6 週と以後 4～8 週ごと | 自己皮下注：1～2 回/週 | 自己皮下注：2 週ごと | 点滴静注：4 週ごと, 皮下注：2 週ごと | 点滴静注：0, 2, 4 週と以後 4 週ごと |
| 国内での発売 | 2003 年 | 2005 年 | 2008 年 | 2008 年 | 2010 年 |

重な対応が必要である．さらに，スルファサラジン（アザルフィジン EN®），ブシラミン（リマチル®），レフルノミド（アラバ®），ミゾリビン（ブレディニン®），タクロリムス水和物（プログラフ®）なども使用可能である．

　副腎皮質ステロイドは，強力な抗炎症・免疫抑制作用を示し，RA にも有効であるが，副作用の点から維持的な投与は控えられてきた．最近，DMARDs のみよりも DMARDs に副腎皮質ステロイドを加えたほうが病気の進行をさらに遅らせるという報告もあり，副腎皮質ステロイドは再び注目を集めている．

　なお，2000 年以降，抗 TNF-α 抗体や抗 IL-6 受容体抗体など，RA に治療効果の優れた生物学的製剤（抗体医薬）が多数市販されてきた（**表 9-8**）．このような生物学的製剤は標的とする生体内物質（TNF，IL-6，T 細胞）や投与方法，投与間隔，副作用，薬剤費などにそれぞれ特徴があり，抗リウマチ薬としての使用法に熟知する必要がある．生物学的製剤は有効性に優れる薬剤であるが，副作用として感染症，とくに肺炎，結核などに注意が必要である．

### 3）多発性硬化症　multiple sclerosis（MS）

　MS は，寛解と再発を繰り返す中枢性脱髄疾患で，脳，脊髄，視神経などに多彩な神経症状を示す．発症には潜在的なウイルス感染や遺伝要因，自己免疫が関与するとされる．遺伝要因として，特定の HLA 抗原（HLA-DR2）を持つ人の発症率が高い．罹患率に人種差や地域差（高緯度に多い傾向）があり，欧米白人が人口 10 万人当たり 30～80 人に対して，アジアやアフリカでは 4 人以下である．国内の患者数は現在約 1 万人で，近年増加傾向にある．発症年齢は 15～60 歳にわたり，男女比は 1：2～3 と女性にやや多い．

■ 病態生理

　MS は中枢神経系（脳・脊髄・視神経）の炎症性脱髄を主として，軸索変性を伴う疾患である．局所的に脱髄（脱髄斑）−髄鞘の消失，乏突起膠細胞の破壊とグリオーシス，血管周囲の炎症がみられる．免疫が関与する所見として，病巣の周囲にリンパ球や抗体産

生細胞の浸潤がみられること，一部の MS では自己抗体が検出されることである．わが国の多発性硬化症では，視力障害と下半身不随を示す視神経脊髄型の頻度が高いとされてきたが，最近このタイプでは抗アクアポリン4（AQP4）抗体という自己抗体が陽性になることがわかり，視神経脊髄炎として分類されている．

### ■ 症　候

MS は炎症性脱髄による病変が時間的および空間的多発性を呈する．一般症状として，視覚障害および眼球運動異常，感覚異常，筋力低下，痙縮，排尿障害，軽度の認知的損傷などがある．典型例では複数の神経障害がみられ，寛解と増悪（平均1〜2年に1回程度）を繰り返し，次第に悪化していく．初発症状として，視神経のみが侵される球後視神経炎があるが，その一部は後に多発性硬化症となる．

### ■ 診断・検査

診断は寛解と増悪の病歴に加え，「多発性」，すなわち，病変箇所が2ヵ所以上あることを核磁気共鳴画像（MRI）や神経学的検査により確認する．急性期の MS では脳脊髄液中にリンパ球の増加や IgG の増加，オリゴクローナルバンド（髄液を電気泳動したとき IgG 領域にみられる複数のバンド）など炎症免疫反応の亢進がみられる．また髄鞘の破壊を反映したミエリン塩基性タンパク（MBP）が検出される例もある．

### ■ 治　療

急性増悪期はステロイドパルス療法が推奨される．IFN-$\beta$ 製剤は再発の予防や進行の抑制に用いられる．また，免疫抑制薬であるフィンゴリモド塩酸塩（イムセラ®, ジレニア®）は再発防止作用を示す薬剤であり，MS 患者の末梢を循環している自己反応性 T リンパ球をリンパ節内にとどめることで，中枢神経への浸潤を抑制し，炎症を抑える．

## 4）ベーチェット病　Behçet's disease（BD）

BD は口腔粘膜のアフタ性潰瘍，皮膚症状，外陰部潰瘍，眼症状の4つを主症状とする慢性再発性の全身性炎症性疾患である．本疾患は，1937年にトルコのフルス・ベーチェット（H. Behçet）により最初に報告された．わが国をはじめ韓国，中国，中近東，地中海沿岸諸国に多くみられ，シルクロード病とも呼ばれる．国内の BD 患者数は現在約1.9万人であるが，北日本に多い．発症に男女差はほとんどなく，発病年齢は男女とも20〜40歳に多く，30歳前半にピークを示す．

### ■ 病態生理

発症の原因は不明であるが，内因としての遺伝素因に，感染やストレスなどの環境因子が加わり，白血球の機能が過剰となって炎症を引き起こすと考えられている．遺伝素因として，HLA-B51 を持つ人（相対危険率は7.9；日本人では HLA-A26 も関与する）での発症率が高い．ゲノム解析では，IL-23 受容体，IL-12 受容体 $\beta2$ 鎖，IL-10 など免疫関連分子との相関がある．感染要因として，口腔内細菌やウイルスなどの微生物の関与が挙げられる．

### ■ 症　候

BD の主な症状として，口腔粘膜のアフタ性潰瘍（初発症状としてほぼ必発），皮膚症状，外陰部潰瘍，眼症状の4つがある．これ以外の副症状として，関節炎，血管病変，消化器症状，神経病変など多彩な症状を示す．神経症状が前面に出る病型は神経ベー

チェット病と呼ばれる．

■ 診断・検査

BD 研究班の診断基準では，4つの主症状すべてがそろったものを完全型 BD とし，症状の一部を欠くものを不全型 BD と分類している．さらに，合併した臓器病変に応じて腸管型，血管型，神経型という特殊病型がある．皮膚は刺激に対して敏感に反応し，採血などで針をさした部位が赤く腫れ上がることがあり（針反応），診断の参考となる．

■ 治　療

BD の症状は多様であり，症状や重症度に応じて治療が行われる．皮膚粘膜症状には副腎皮質ステロイド軟膏が，また，眼症状には副腎皮質ステロイド点眼薬や散瞳薬が用いられる．視力予後に関わる網膜脈絡膜炎では副腎皮質ステロイド薬の局所および全身投与で対処し，さらに発作予防の目的でコルヒチンやシクロスポリンが使用される．難治性眼病変に対して，2007 年にはインフリキシマブが保険適用となり奏功する例がみられている．中枢神経病変の急性期炎症にはステロイドパルス療法とともに，アザチオプリン，メトトレキサート，シクロホスファミド水和物などの免疫抑制薬を併用する．

### 5）シェーグレン症候群　Sjögren's syndrome（SS）

SS は，口，眼，およびその他の粘膜の乾燥によって特徴づけられる原因不明で慢性の自己免疫性の全身性炎症性疾患である．本症候群は 1933 年にスウェーデンの眼科医ヘンリック・シェーグレン H. Sjögren により見いだされた疾患である．主として中年女性に好発し，男女比は 1：14 である．国内の患者数は 1.5〜2 万人とされる．

■ 病態生理

SS 患者の唾液腺，涙腺，その他の外分泌腺には浸潤があり，IL-2，IFN-γ などのサイトカインの産生がみられる．涙腺の分泌上皮の萎縮は角膜および結膜の乾燥を引き起こす．また，SS 患者では自己抗体（SSA/Ro，SSB/La）が産生され，結合組織の異常がみられる．発症の原因として，遺伝要因，ウイルスなどの感染や女性ホルモンなどが考えられている．SS は原発性のものと，関節リウマチ，全身性エリテマトーデス，強皮症，皮膚筋炎などの膠原病に合併する二次性 SS に分類される．

■ 症　候

SS は，腺細胞からの分泌物の低下が原因となり，さまざまな症状が現れる．主な症状は眼症状であり，涙の分泌障害は目の乾燥（ドライアイ）などをきたす．口腔症状はドライマウス（口腔乾燥症）で，唾液腺が破壊され唾液の分泌が減少する．唾液分泌の減少は，味覚変化，口内炎の好発や声のかすれなどを起こす．他覚的な症状としては舌乳頭の萎縮で舌が平坦になることが特徴である．全身性の病変として，白血球減少，高 IgG 血症や皮膚の発疹，間質性肺炎，末梢神経症，肝病変，腎病変などがみられる．

■ 診断・検査

① 眼乾燥をみる検査：涙の分泌低下を調べるシルマー Schirmer テスト，角膜上皮障害程度を調べるローズベンガル Rose-Bengal 試験，蛍光色素試験がある．

② 口腔乾燥をみる検査：チューインガムを噛み分泌される唾液量を測定する検査（ガムテスト）がある．他に唾液腺造影，唾液腺シンチグラフィなどが行われる．

③ 自己抗体検査：本症には感度の高い抗 SSA/Ro 抗体と特異度の高い抗 SSB/La 抗

体がよくみられ，診断に有用である．

■ 治 療

SS の根本的な治療法はなく，対処療法で乾燥症状を抑える．ドライアイの改善には，人工涙液またはヒアルロン酸が主成分の点眼薬が投与される．唾液減少による虫歯の治療予防には含嗽薬（アズレン，ポビドンヨード），トローチ，口腔用軟膏，人工唾液がある．唾液分泌を促進する薬剤にはセビメリン塩酸塩，ブロムヘキシン塩酸塩，ピロカルピン塩酸塩，漢方薬（人参養栄湯，麦門冬湯）がある．

### 6) 強皮症　scleroderma；全身性強皮症　systemic sclerosis（SSc）

強皮症には皮膚のみに病変がみられる限局性強皮症 morphea と，内臓にも変化がみられる全身性強皮症 systemic sclerosis（SSc）とがあり，両者は異なる疾患である．前者は良性の疾患であり，本項では SSc について述べる．SSc は皮膚や内臓が線維化し，硬化することを特徴とする自己免疫疾患である．SSc はさらに典型的な症状を示す「びまん皮膚硬化型」（びまん型）と比較的軽症型の「限局皮膚硬化型」の 2 つに分けられる．前者は発症より 5〜6 年以内に進行するが，後者の軽症型での進行はゆっくりである．国内での SSc 患者は 2 万人以上で，男女比は 1：12，30〜50 歳代の女性に多くみられる．

■ 病態生理

SSc は，皮膚，関節，内臓の変性変化や瘢痕化と血管の異常を特徴とする．本症では，少なくとも 3 つの異常が認められている．すなわち，① 免疫異常，とくに自己抗体の産生で，本症患者の 90％ 以上に抗核抗体が認められる，② 線維化（肺線維症など），③ 血管障害（レイノー Raynaud 症状や指先の潰瘍などが起きる）である．SSc は，時に急速に悪化して致死的となる場合もある．心臓，肺または腎臓の組織に損傷が起きた場合の予後は悪い．

■ 症 候

SSc の初期症状として，レイノー症状（冷たいものに触れると手指が蒼白〜紫色になる症状で，冬に多くみられる）を発症することが多い．手指の皮膚硬化（手指の腫れぼったい感じ）がゆっくりとしか進行しないケースも多いが，典型的な症状を示すケースでは，手背，前腕，上腕，体幹と体の中心部分に皮膚硬化が進む．「びまん型」SSc では，肺線維症が比較的多く合併症としてみられ，重症の腎障害である強皮症腎クリーゼ（腎臓の血管に障害が起こり，その結果，高血圧が生じる）や逆流性食道炎などがみられる．

■ 診断・検査

強皮症（SSc）の診断基準は，米国リウマチ協会に準じ，厚生省強皮症調査研究班が作成したもの（2007 改訂版）がある．この診断法は「手指あるいは足趾をこえる皮膚硬化」を大基準として，小基準（手指あるいは足趾に限局する皮膚硬化，手指先端の陥凹性瘢痕，両側性肺基底部の線維症，抗核抗体）を評価するものである．

抗核抗体の検査は，とくに，抗トポイソメラーゼ I（Scl-70）抗体あるいは抗セントロメア抗体が SSc 患者の 90％ 以上で陽性となり，有用な検査である．

■ 治 療

現在，完治できる薬剤はない．しかし，発症から 5〜6 年以内の「びまん型」SSc では，ある程度治療の効果が期待できる．代表的な治療法として，① 副腎皮質ステロイド

少量内服（皮膚硬化に対して），② シクロホスファミド水和物（肺線維症に対して），③ プロトンポンプ阻害薬（逆流性食道炎に対して），④ プロスタサイクリン（血管病変に対して），⑤ アンジオテンシン変換酵素（ACE）阻害薬（強皮症腎クリーゼに対して）がある．「限局型」SSc では皮膚硬化の範囲も狭く，重い内臓病変もないため，症状を抑える対症療法が主である．

### 7）多発筋炎・皮膚筋炎　polymyositis/dermatomyositis（PM/DM）

多発筋炎（PM）は，四肢近位筋や頸部筋の対称性筋力低下を特徴とする全身性炎症性筋疾患である．筋炎に加え，上眼瞼の浮腫を伴う青紫色の皮疹（ヘリオトロープ疹），膨隆した紫色の落屑性の皮疹を伴う，手指関節伸側の紅斑（ゴットロン Gottron 徴候）などの特徴的な皮膚症状を伴った場合を皮膚筋炎（DM）と呼ぶ．PM/DM はともに，通常は 40～60 歳の成人と 5～15 歳の小児が発症し，どちらも女性に多く，男性の 2 倍である．全症例の 5 年生存率は約 80％ 前後とされるが，急速進行性間質性肺炎や悪性腫瘍を合併する症例は予後が悪い．

#### ■ 病態生理

PM/DM の原因は不明であるが，ウイルスや自己免疫が発症に関与するとされる．実際，感染あるいはその後に，筋力低下，関節痛，嚥下困難，発熱，疲労，体重減少などがみられる．また，がんに伴う PM/DM は，がんに対する免疫反応が筋肉内にある特定の物質に直接作用することが考えられている．本疾患では炎症の筋組織にリンパ球やマクロファージの浸潤があり，自己抗体が検出されることから自己免疫疾患と考えられている．

#### ■ 症　候

① 全身症状として，発熱，全身倦怠感，易疲労感，体重減少など．
② 筋症状として，緩徐に発症して進行する体幹，四肢近位筋群，頸筋，咽頭筋の筋力低下．日常生活での階段昇降，しゃがみ立ち，重い物の持ち上げなどが困難となる．進行例では筋萎縮を伴う．
③ 皮膚症状として皮疹（とくに皮膚筋炎で）．
④ 合併症として，肺病変（間質性肺炎）は生命予後を左右する．悪性腫瘍は一般人に比べ，約 2～3 倍伴いやすい．

#### ■ 診断・検査

診断には，以下の 5 つの判定基準がある．① 肩または殿部など近位筋の筋力低下，② 特徴的な皮膚発疹，③ 血清筋肉酵素値（とくにクレアチンキナーゼ CK）の上昇，④ 筋電図検査または MRI における特徴的な異常，⑤ 筋生検の変化（確定的な検査）．

血清検査では，③の筋肉酵素値の上昇のほか，抗核抗体が 80％ の症例で陽性であり，筋炎に特異性の高い抗 Jo-1 抗体は 20％ 程度に認められる．アミノアシル tRNA 合成酵素 aminoacyl tRNA synthetase（ARS）に対する自己抗体（抗 ARS 抗体）も 25～40％ に検出される．

#### ■ 治　療

第一選択薬は副腎皮質ステロイド薬である．通常，プレドニゾロンの高用量で徐々に筋力が回復し，痛みや腫れが改善され，病状をコントロールできる．多くの成人患者は，

再発を予防するため，長期間低用量のプレドニゾロンを服用し続ける必要がある．副腎皮質ステロイド薬が有効でない場合には，免疫抑制薬（メトトレキサート，アザチオプリンまたはシクロスポリン）を単独，またはプレドニゾロンと併用する．

## 5. 免疫不全症　immunodeficiency disease

免疫不全症とは生体の免疫機能がなんらかの異常によって欠陥を示し，その結果，易感染性など生体防御機能の低下を呈する症候群である．免疫系は体液性免疫，細胞性免疫，食細胞機能および補体系により成り立っており，それぞれにおける欠損または機能の低下による免疫不全症が存在する．T細胞は抗体産生にもかかわるのでT細胞機能の低下があると抗体産生も低下していることが多い．免疫不全症はその不全が出生時からみられる原発性免疫不全症と生後二次的に免疫系の機能障害が出てくる後天性免疫不全症，あるいは続発性免疫不全症とに分けられる．HIV感染によるエイズは後天性免疫不全症の代表的な疾患である．

原発性免疫不全症はその多くが遺伝性であるため，先天性免疫不全症とも呼ばれる．最近，先天性免疫不全症の病因となる遺伝子群が次々と明らかになっている．

### a. 原発性免疫不全症　primary immunodeficiency syndrome

原発性免疫不全症は，先天的に免疫系のいずれかの部分に欠陥がある疾患の総称である．わが国では，出生10万あたり2～3人の発生頻度であり，2012年の登録症例数は1,380人である．原発性免疫不全症には，免疫細胞，分子の種類，部位などにより200近くの疾患が含まれるが，大別すると8種類に分類される（厚生労働省原発性免疫不全症候群調査研究班；**表9-9**）．

表9-9　原発性免疫不全症候群の分類と代表的な疾患の例

| 分　類 | 疾患の例 |
|---|---|
| 1）複合免疫不全症 | 重症複合免疫不全症（SCID），アデノシンデアミナーゼ（ADA）欠損症 |
| 2）免疫不全を伴う特徴的な症候症 | X連鎖無ガンマグロブリン血症（XLA），選択的IgA欠損症，分類不能型免疫不全症（CVID） |
| 3）液性免疫抗体不全症 | ウィスコット・オルドリッチ症候群（WAS），毛細血管拡張性運動失調症（AT），胸腺低形成（ディジョージ症候群） |
| 4）免疫調節障害 | チェディアック・東（Chédiak-Higashi）症候群 |
| 5）原発性食細胞機能不全および欠損症 | 慢性肉芽腫症（CGD），重症先天性好中球減少症・周期性好中球減少症 |
| 6）自然免疫異常 | IRAK欠損症 |
| 7）自己炎症性疾患 | 家族性地中海熱 |
| 8）補体欠損症 | 各補体成分の欠損による免疫不全 |

［難病情報センター：原発性免疫不全症候群（http://www.nanbyou.or.jp/）による］

### ■ 病態生理と症候

原発性免疫不全症の原因遺伝子の多くが明らかとなっており，少なくとも140以上の原因遺伝子が同定されている．これらの疾患の多くがX連鎖劣性または常染色体劣性遺伝形式をとる．

主たる症状は易感染性であり，感染が反復または遷延化しやすいだけでなく，重症化し致死的となる．一般に，抗体産生の異常による疾患では肺炎球菌やインフルエンザ桿菌などの細菌感染が多く，T細胞の異常ではウイルスや真菌感染が多い傾向がある．化膿性皮膚感染症を反復する場合には食細胞機能異常症が考えられる．

### ■ 診断・検査

易感染性の存在より免疫不全症を疑われた場合，白血球数（好中球，リンパ球），血清免疫グロブリン値，T細胞数・B細胞数，PHA刺激に対するリンパ球増殖反応，遅延型皮膚過敏反応，血清補体価（$CH_{50}$）などの検査をする．食細胞機能異常症では，好中球の殺菌能，ニトロブルーテトラゾリウム（NBT）還元能，活性酸素産生能などを調べる．

### ■ 治療

原発性免疫不全症では感染症が致死的となることがあるため，感染症のコントロールが重要である．ST合剤の予防内服も有用である．複合免疫不全症や抗体産生不全症では免疫グロブリン置換療法が行われる．多くの免疫不全症で骨髄移植が行われ，なかでも重症複合免疫不全症（SCID）では骨髄移植は必須である．好中球減少に対してはG-CSF製剤投与が有効である．近年，原発性免疫不全症が早期診断され，積極的な治療が行われることにより，生命予後は改善してきている．

わが国でみられる代表的な疾患を概説する．

### 1) 複合免疫不全症

#### ① 重症複合免疫不全症　severe combined immunodeficiency（SCID）

### ■ 病態生理

T細胞の発生障害によるT細胞数の減少と免疫グロブリン産生不全を特徴とし，約半数はX連鎖である．原因はIL-2, -4, -7, -9, -15のレセプターに共通するコモンγ鎖（γc鎖）の遺伝子異常による．

#### ② アデノシンデアミナーゼ（ADA）欠損症

### ■ 病態生理

プリン代謝酵素であるADAはアデノシンをイノシンに変換する酵素であり，これが欠損すると細胞内のアデノシンの蓄積を招き，リンパ球に対して細胞毒として働く（☞ Memo 4）．

### ■ 症候，診断・検査，治療

高度の易感染性を示し，生後間もなく肺炎，鵞口瘡，下痢を発症する．とくに，ニューモシスチス・カリニやサイトメガロウイルスによる間質性肺炎は致死的となる．細胞性免疫ならびに液性免疫の異常が認められる場合にはSCIDを疑い，γc鎖の異常やADAなどの遺伝子診断を行う．

SCID，ADA欠損症とも造血幹細胞移植などによる根本的治療を行わない限り，重症感染症のため生後1〜2年までに死亡する．ADA欠損症では遺伝子治療も行なわれている．

> ### Memo 4 アデノシンデアミナーゼ（ADA）欠損症
>
> 　ADA はプリン代謝の再利用経路において，アデノシンをイノシン，デオキシアデノシンをデオキシイノシンへ脱アミノ化させる酵素である．ADA はヒトのほとんどすべての組織，細胞に存在するが，とくに胸腺やリンパ組織などのリンパ球で発現が高い．したがって，ADA 欠損症ではデオキシアデノシン-5′三リン酸が蓄積し，T，B 細胞の増殖・分化異常によるリンパ球減少と低ガンマグロブリン血症を認める．ADA 欠損症の臨床像は生後まもなくより易感染性を呈し，1 歳前後で重症感染症のため，死の転帰となる．ADA 欠損症に対しては，欧米やわが国ではすでに ADA 遺伝子導入を行う，いわゆる遺伝子治療が行われており，ヒトにおける遺伝子治療の幕開けとなった．

## 2) 免疫不全を伴う特徴的な症候症

### ① ウィスコット・オルドリッチ症候群　Wiskott-Aldrich syndrome（WAS）

■ 病態生理と症候

　X 連鎖遺伝形式をとり，血小板減少と湿疹を合併する免疫不全症である．細胞内骨格の機能やシグナル伝達にかかわるとされる WASP 遺伝子の異常による．症候としては，出血傾向とアトピー性皮膚炎様の湿疹があり，細菌，真菌，ウイルスに対する易感染性を認める．合併症として悪性リンパ腫がある．

■ 診断・検査と治療

　男児で，血小板減少，湿疹，免疫不全の 3 徴がそろえば診断は容易であるが，すべてがそろわない例もある．WASP タンパクの低下または遺伝子解析により確定診断する．治療は，摘脾は血小板減少に有効であるが，根本的治療は造血幹細胞移植である．

## 3) 液性抗体産生不全症

### ① X 連鎖無ガンマグロブリン血症　X-linked agammaglobulinemia（XLA）

■ 病態生理と症候

　X 染色体上のブルトン型チロシンキナーゼ（BTK）遺伝子の異常によって起こる．骨髄におけるプロ B 細胞からプレ B 細胞への分化が障害され，末梢血 B 細胞が欠損し，抗体産生不全となる．生後数ヵ月より化膿菌に易感染性を示す．一般ウイルスは通常の経過をとるが，ポリオなどのエンテロウイルスは重症化する．感染のコントロールが不十分だと慢性呼吸器感染が高頻度に合併する．

■ 診断・検査

　血清免疫グロブリン値はすべてのクラスで低下する．末梢血 B 細胞が低下または欠損し，血清免疫グロブリンの低下を認めた男児では XLA を考える．確定診断は BTK タンパクの欠損または BTK 遺伝子変異の同定による．

### ② 選択的 IgA 欠損症

■ 病態生理と症候

　IgM や IgG は産生するが，IgA のみ産生できない状態である．IgA へのクラススイッチの異常が原因と考えられる．症状としては無症状のものが多い．

■ 診断・検査

　血清の IgG や IgM 値は正常であるが，IgA のみ低値である．

### ③ 分類不能型免疫不全症　common variable immunodeficiency（CVID）

■ 病態生理と症候

　成人で最も多くみられる低γ-グロブリン血症である．B細胞数が正常，あるいは低下している．一部はT細胞機能異常による抗体産生不全が示唆されている．化膿菌に対する易感染性を示す．

■ 診断・検査と治療

　血清免疫グロブリン値の低下を認める．末梢血B細胞数は正常または低下している．XLA，選択的 IgA 欠損症，CVID とも免疫グロブリン製剤の投与を行う．

### 4）免疫調節障害

#### ① チェディアック・東 Chédiak-Higashi 症候群

■ 病態生理と症候

　白血球の原形質に巨大顆粒を有する免疫不全症であり，常染色体劣性遺伝疾患である．食細胞（とくに好中球）の数的減少，機能異常（遊走能低下・食胞内での殺菌の遅延）により，乳児期早期より感染症を反復する．原因遺伝子は 1q43 に存在する Lyst（lysosomal trafficking regulator；細胞内膜輸送機能に関するリソソーム移送調節タンパク）の異常による．

### 5）原発性食細胞機能不全症および欠損症

#### ① 慢性肉芽腫症（CGD）

■ 病態生理と症候

　食細胞における活性酸素産生障害のために貪食した微生物を殺菌できない疾患であり，スーパーオキシド（$O_2^-$）産生に関わる NADPH オキシダーゼの異常による．NADPH オキシダーゼを構成する gp91phox，p22phox，p47phox，p67phox，Rac2 の遺伝子異常による病型が存在する．約 2/3 は X 連鎖の gp91phox 欠損による．カタラーゼ陰性の化膿菌（ブドウ球菌や大腸菌など）による皮膚，リンパ節，肺，肝における感染で，膿瘍形成や肉芽腫形成を伴いやすい．カンジダやアスペルギルスによる真菌感染も多くみられる．

■ 診断・検査と治療

　好中球の NBT 色素還元能試験陰性，化学発光の欠如，活性酸素の産生能低下がみられる．NADPH オキシダーゼの各サブユニットの欠損ならびに遺伝子異常によって病型診断がなされる．

　ST 合剤の予防内服は効果がある．IFN-γ の投与も一部では有効である．根治的治療としては造血幹細胞移植が必要である．

## b. エイズ（AIDS）

　エイズとは後天性免疫不全症候群 acquired immunodeficiency syndrome（AIDS）のことで，ヒト免疫不全ウイルス（HIV）の感染が原因となる．1981 年に米国において，ニューモシスチス肺炎を伴う数例の男性のエイズ症の患者が報告されたのが最初であり，その後世界的な大流行となった．世界の HIV 感染者は 2009 年に 3,330 万人から，2015 年現在，3,670 万人と増加はやや鈍化しているが，新規感染者は年間 210 万人あり，エイズ

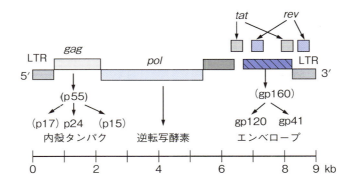

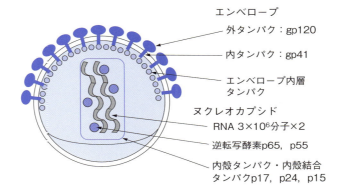

**図 9-9　HIV 遺伝子の構造と HIV の模式図**

RNA は約 9 kb の塩基で構成され，少なくとも 8 つの遺伝子からなっている．両端に，繰り返し塩基配列(LTR)を有し，*gag* 遺伝子は 17, 24, 15 kDa のコアタンパクをコードし，*pol* 遺伝子は 51, 66 kDa のタンパク(逆転写酵素)を，また *env* 遺伝子は 120 kDa の外被糖タンパクと 41 kDa の膜貫通タンパクをコードしている．HIV は直径 100〜120 nm の球形ウイルスである．

での死亡者は 110 万人にも達する．わが国での新規感染者およびエイズ患者数の累計は 2.6 万人となっている．

　感染経路として，性交渉，汚染血液または血液製剤，妊娠中の母子感染などが知られている．

### 1）ヒト免疫不全ウイルス(HIV)

　HIV はレトロウイルス科の一属であるレンチウイルスに属する．図 9-9 に示すように，外被(エンベロープ)に包まれ，内部に構造遺伝子である RNA 2 本と逆転写酵素(RT)をもつ．HIV はウイルスの逆転写酵素によって，構造遺伝子である RNA から DNA を生成するが，この段階で読み違えが起こりやすく，とくに外被糖タンパクに変異が起きやすい．このため，有効なワクチンができにくくなっている．

### 2）エイズにみられる免疫異常

　HIV は主に CD4$^+$T 細胞に感染するが，マクロファージや脳のグリア細胞なども CD4 を少量発現していて感染する．HIV の CD4$^+$T 細胞への侵入は，HIV の外被糖タンパク

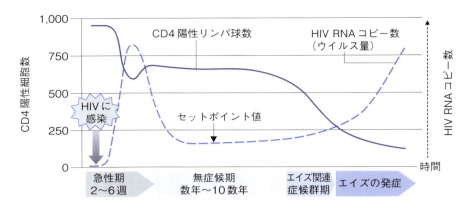

**図 9-10　HIV 感染後の CD4 陽性細胞数とウイルス量との関連**
　感染初期は HIV が急激に増殖する．数週間後には，ウイルスの増殖は続くが，宿主の免疫力で抑制されて平衡化状態が数年続く（無症候期）．この状態では，ウイルスは一定のレベルに保たれている（セットポイント値）．やがて，宿主の免疫系が低下していき（エイズ関連症候群期），ウイルスの増殖と抑制の均衡が破綻して，エイズを発症する．

gp120 が CD4 と特異的に結合することにより成立するが，CD4 と結合するだけでは不十分で，T 細胞表面のケモカイン受容体が補助受容体として働く．HIV の増殖は比較的ゆっくりであるが，感染細胞は細胞同士が融合を繰り返し，やがて破壊されていく．

　$CD4^+T$ 細胞が 1 μL 当たり，200 個以下になると免疫不全となる．脳でのグリア細胞への感染は，エイズ脳症（認知症など精神神経障害）を発症させることで臨床的に重要である．HIV 感染後のウイルス量の変化と臨床的な経過を図9-10 に示してある．HIV の感染は数年から十数年の無症候性感染（キャリア）の時期がある．このキャリアの段階では典型的なエイズの症状は示さないが，抗 HIV 抗体（抗 gag 抗体，抗 env 抗体）は陽性である．その後，持続的な全身のリンパ節腫脹が出現し，これはエイズ関連症候群（ARDS）の特徴である．最終的にエイズの発症となるのは感染した人の 20〜30% であるとされる．この段階では $CD4^+T$ 細胞は 200 個/μL 以下と非常に低下している．このため免疫低下をきたし，カポジ肉腫や他のウイルス，細菌，真菌，原虫などの二次感染による日和見感染が直接の死亡原因となることが多い．

■ 治　療

　抗 HIV 薬としてこれまで，種々の逆転写酵素阻害薬（RTI：核酸系，非核酸系）とプロテアーゼ阻害薬が開発されている．核酸系 RTI（NRTI）としては，ジドブジン［ZDV，別名アジドチミジン（AZT）］，ジダノシン（ddI），ラミブジン（3TC），テノホビル（TDF），非核酸系 RTI（NNRTI）として，エファビレンツ（EFV），ネビラピン（NVP）などがある．また，プロテアーゼ阻害薬（PI）としては，リトナビル（RTV），インジナビル（IDV），ネルフィナビル（NFV），アタザナビル（ATV）などがある．

　現在，国内で使用可能な抗 HIV 薬はすでに 20 種類を超えており，服薬が簡便な薬剤（1 日 1 回服用，少ない剤数，配合剤）や耐性ウイルスにも有効な新薬も開発されてきた．これまで，HIV 感染が確定した後，どのような治療を行うべきか多くの議論があった．現在では，早期治療が予後を改善すること，また，飲みやすく，副作用の少ない薬剤が

表9-10 初回療法として推奨される多剤併用療法と1日投与剤数

| ベース | キードラッグ | バックボーン（NRTI） | 服薬回数（錠数） |
|---|---|---|---|
| NNRTIベース | EFV | +TDF/FTC | 1日1回投与（2または4錠） |
| PIベース | ATV+RTV | +TDF/FTC | 1日1回投与（4錠） |
| | DRV+RTV | +TDF/FTC | 1日1回投与（3錠） |
| INSTIベース | DTG | +ABC/3TC | 1日1回投与（2錠） |
| INSTIベース | DTG | +TDF/FTC | 1日1回投与（2錠） |
| INSTIベース | EVG/COBI | /TDF/FTC | 1日1回投与（1錠） |
| INSTIベース | RAL | +TDF/FTC | 1日2回投与（3錠） |

この組み合わせは，治療前の血中ウイルス量やCD4陽性リンパ球数にかかわらず推奨されるレジメンである．
NRTI：核酸系逆転写酵素阻害薬，NNRTI：非核酸系逆転写酵素阻害薬，PI：プロテアーゼ阻害薬，INSTI：インテグラーゼ阻害薬，EFV：エファビレンツ，TDF：テノホビル，FTC：エムトリシタビン，ATV：アタザナビル硫酸塩，RTV：リトナビル，DTG：ドルテグラビルナトリウム，ABC/3TC：アバカビル硫酸塩・ラミブジン配合剤，TDF/FTC：テノホビル・エムトリシタビン配合剤，EVG/COBI/TDF/FTC：エルビテグラビル・コビシスタット・テノホビル・エムトリシタビン配合剤，RAL：ラルテグラビルカリウム

開発されてきたことから，CD4陽性リンパ球数が350個/$\mu$L以下のHIV感染者，あるいは神経学的合併症をもつ患者ではただちに治療を開始すべきとされている．

HIV感染症治療の原則として，HIV感染症治療ガイドライン（日本エイズ学会HIV感染症治療委員会，最新版は2014年5月）がある．これによると，

① 治療目標は血中ウイルス量（HIV RNA量）を検出限界以下に抑え続けること，
② 治療は原則として3剤以上からなる多剤併用療法 anti-retroviral therapy（ART）で開始すべきである，
③ 治療により免疫能のいくつかの指標が改善しても治療を中止してはならない，

とされる．実際のHIV感染症治療では，抗HIV薬3剤以上を併用した強力なARTを行う際，その組み合わせとしてキードラッグ（NNRTI，PIもしくはINSTI）とバックボーン（NRTIの2剤）から1つずつ選択する．初回治療で推奨される薬剤の組み合わせを表9-10に示す．ARTの成功には，良好なアドヒアランスの維持が重要である．近年，アドヒアランスの向上を目的とした1日1回投与の可能な薬剤や合剤が多数開発されている．これらの薬剤は，血中あるいは細胞内半減期が長いという優れた薬物動態学的特徴を有している．ただし，現在の抗HIV療法はHIVの増殖を強力に抑制するが，体内から完全に排除するものではなく生涯継続する必要がある．

# 6. 移植免疫　transplantation immunity

## a. 移植と拒絶反応

通常，遺伝的背景の異なる他人の臓器や組織を移植すると，拒絶反応が起き，移植された臓器は早晩脱落してしまう．このような移植片の拒絶反応はまさに免疫反応そのも

のである．移植免疫学を理解するためには，用語について若干の解説が必要である．

臓器や組織の移植片 graft の供与者をドナー，その移植片の受容者をレシピエントと呼ぶ．自分自身の組織を自分の他の場所に移植することを自家移植と呼び，遺伝子背景が同一の個体同士での移植，たとえば一卵性双生児間（または近交系動物）での移植は同系移植である．一卵性双生児以外のヒト同士での移植は同種移植である．一般に行われるのは同種移植であって輸血もそうである．皮膚移植は同種移植としてよく研究されている．たとえば，マウス皮膚の同種移植を行うと2～3日で皮膚はいったん生着する．しかし移植後3～10日の間に，移植皮膚の周囲にはリンパ球や単球の浸潤がみられるようになり，移植片は10日くらいで脱落してしまう．これが拒絶反応である．

新生児期に胸腺を摘除された動物や，先天的に胸腺の欠損しているヌードマウスでは皮膚の同種移植をしても拒絶しない．しかし，このような動物に健常マウスのTリンパ球（T細胞）を移入しておくと，拒絶反応が起きる．すなわち，拒絶反応は主としてTリンパ球が関与する細胞性免疫反応である．

b. 移植抗原

移植片の生着あるいは拒絶に関係する抗原は移植抗原（組織適合抗原）と呼ばれ，とくに強い移植抗原はヒトでは第6染色体上の遺伝子座によって支配される主要組織適合遺伝子複合体（MHC）と呼ばれる．ヒトのMHCはHLA抗原とも呼ばれ，HLA-A, B, C領域に支配されるクラスⅠ抗原とHLA-DR, DP, DQ領域に支配されるクラスⅡ抗原がある．クラスⅠ, Ⅱ抗原だけでも6種類の遺伝子座があり，それぞれが父方と母方由来のものが相同染色体をなしている．したがって，ヒトのMHCは少なくとも6×2＝12の遺伝子に支配されている．MHCクラスⅠ抗原は赤血球を除いて，ほとんどの組織に発現しているが，クラスⅡ抗原は通常マクロファージ，B細胞，精子，内皮細胞など特定の細胞にしか発現していない．移植成績はHLAの合ったドナー，レシピエントの組み合わせの一致率が高いほど生着率がよく，一致しない場合の生着率は悪い傾向にある．HLAについては，通常，6種類のHLA（A：2種類，B：2種類，DR：2種類）について一致する数が最大となるようにドナー，レシピエントの組み合わせを選ぶが，とくにDRの適合を重視する．A, B, DRのすべてが一致した場合の生体腎移植の生着率は1年95%，5年85%であるが，DRが2種類とも一致しなかった場合の生着率は1年93%，5年76%と成績が低下する．死体腎移植においても同様で，A, B, DRのすべてが一致した場合の生着率は1年88%，5年71%であるが，DRが2種類とも一致しなかった場合の生着率は1年78%，5年57%と成績が低下している．このように，HLAの一致度が腎移植の生着率に重要な因子となる．ただし，近年，新しい免疫抑制薬の開発と医療技術の発達により，最近5年間の生存率，生着率は上述の成績よりも改善してきており，HLAの違いによる生着率の差は小さくなりつつある（表9-11）．

c. 移植拒絶反応の機序

自己細胞と非自己細胞を区別する能力はT細胞にある．T細胞は他の個体の細胞をその表面にあるMHCの違いによって認識する．移植されたドナーの臓器や組織がレシピエントのMHCと異なる場合，レシピエントのTリンパ球，とくにCD8$^+$T細胞がドナー

表 9-11 移植された腎臓はどのくらい生着するか―期待される腎移植の成績

| ドナー | 平均移植腎生着期間 |
|---|---|
| HLA の適合した兄弟 | 23.6 年 |
| 両親 | 12.1 年 |
| 非血縁（夫婦間生体腎移植） | 12.9 年 |
| 非血縁（献腎移植） | 8.6 年 |
| HLA ミスマッチ 0 | 13.9 年 |
| HLA ミスマッチ 6 | 7.9 年 |

平均移植腎生着期間（half life）を表に示す．ただし，最近，免疫抑制療法の進歩により生着期間の差は HLA 適合性などの免疫学的因子とは関係がうすくなっている．個々の例では，移植直後からの移植腎機能に差があり，高血圧や脂質異常症などの合併症など移植腎そのものとは関係ない問題点をいかにコントロールするかも重要となっている．
[トランスプラント・コミュニケーション（http://www.medi-net.or.jp/tcnet/dqa/q2-19.html）より作成]

の MHC クラス I 分子を認識し，細胞傷害性 T 細胞（CTL；キラー T 細胞とも呼ぶ）となる．一方，CD4$^+$T 細胞は MHC クラス II 分子を認識する CTL として働く．キラー T 細胞が標的となる細胞（リンパ球や腫瘍細胞など）を破壊することは試験管の中で測定することができる（細胞傷害性試験）．

拒絶反応は，臨床的には超急性拒絶反応，急性拒絶反応，ならびに慢性拒絶反応の 3 段階に区別される．超急性拒絶反応は移植後数分で現れる激しい拒絶反応であり，レシピエントがドナーの抗原にあらかじめ感作されていたとき（2 度目の移植など）にみられる．急性拒絶反応は，免疫抑制薬を用いないで同種移植を行うとき，移植臓器は 1〜2 週で急速に拒絶されるのが，この反応である．通常移植の臨床でみられる多くの拒絶反応はこのタイプである．組織学的には，移植臓器への T 細胞，NK 細胞，マクロファージ，顆粒球の浸潤と実質臓器の破壊を特徴とする．このタイプの拒絶反応は T 細胞を主体とした細胞性免疫であるため，シクロスポリン，副腎皮質ステロイドなどの免疫抑制薬によりコントロールされうる．

免疫抑制療法により急性拒絶反応が制御されていても，移植臓器が数ヵ月から数年の経過で緩徐に機能を失うことがある．これが慢性拒絶反応で，組織学的には激しい細胞の浸潤を伴わず，組織の線維化，荒廃が特徴的である．

### d. 腎移植

腎移植は最も頻度の多い移植である．腎移植の適応となる疾患は，腎機能が低下して末期腎不全となるすべての疾患が対象となる．現在わが国で透析療法を受けている人は 2013 年末で 30 万人を超え，移植希望者は 2 万人を超えているが，実際に移植を受けている人は 1,400 人程度である．そのうちの 9 割が生体腎移植である（図 9-11）．わが国では，1997 年に「臓器移植法」，2010 年に「改正臓器移植法」が全面施行され，脳死後の臓器提供が可能になったが，臓器の提供は必ずしも増加していない．あいかわらず，臓器提供の多くは，生体腎移植によるものである．慢性腎不全に陥る原疾患で多いのは，かつて慢性糸球体腎炎であったが，現在では糖尿病性腎症が全体の 4 割を占めている．

臓器移植には，腎以外に，肝臓，心臓などの移植があるが，わが国での移植の実施数は欧米と比較しても非常に少ない．これらの対象になる疾患は多彩であるが，疾病の進

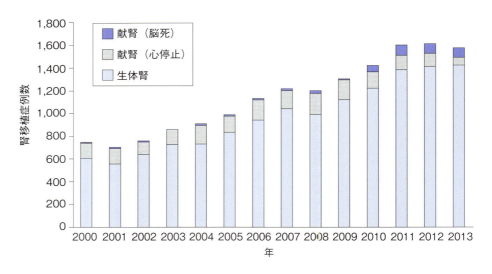

**図9-11 わが国における腎移植数の推移**

2013年末の透析患者数は31.4万人，腎移植を受けた人は1,587人（生体腎移植1,431例，心停止献腎68例，脳死下献腎88例）である．なお，透析患者のうち，献腎移植を希望する登録者は1.27万人である．

[日本移植学会：2014臓器移植ファクトブックより作成]

行速度，ドナーの問題，移植の成績などにより決定される．いずれもHLAおよび血液型ABOが一致する組み合わせ同士での移植のほうが不一致の組み合わせより生着の成績がよいことが知られている．しかし，角膜移植ではHLAミスマッチの影響があまりない．

### e. 骨髄移植

骨髄には赤血球や白血球，血小板に分化しうる造血幹細胞が含まれている．したがって，骨髄移植は難治性血液疾患である重症再生不良性貧血や，強力な放射線や化学療法を行って白血球がほとんどなくなってしまった急性，慢性骨髄性白血病や悪性腫瘍患者の造血機能の再建のために行われる．また，重症免疫不全症などの原発性免疫不全症やADA欠損症などの先天性代謝異常症などで，造血細胞を構築するために有効である．

同種骨髄移植では，移植細胞対宿主 graft versus host（GVH）反応が問題となる．これはドナーとレシピエントのMHCの不一致によるもので，避け難い．GVH反応は移植細胞中に含まれるT細胞が宿主の組織に対して攻撃するためで，発熱，発疹，黄疸，下痢，貧血といった症状を伴い，しばしば致命的になる．白血病や悪性腫瘍患者の骨髄移植では，GVH反応を避けるため，寛解時の自己の骨髄細胞を凍結保存しておき，強力な化学療法の後に自己の骨髄細胞を移入して骨髄の機能を回復させようという試みもなされている．

### f. 免疫抑制薬

腎臓や心臓などの同種移植では，免疫抑制薬は非常に有効である．これまで種々の免疫抑制薬が開発されており，臓器移植拒絶反応抑制の目的で用いられるほか，自己免疫疾患の治療薬としても用いられている．以下に代表的な免疫抑制薬を述べる．

表 9-12　主な免疫抑制薬

| 作用機序 | 薬剤の種類 | 主な作用と用いられる疾患など |
|---|---|---|
| 細胞毒性薬 | | |
| 　代謝拮抗薬 | アザチオプリン（AZP） | 移植拒絶反応の抑制 |
| | メトトレキサート（MTX） | 骨髄移植における GVH 反応抑制 |
| | ミゾリビン | 腎移植拒絶の抑制ほか，ループス腎炎，関節リウマチにも用いられる． |
| 　アルキル化薬 | シクロホスファミド水和物（CPA） | 免疫抑制ほか，抗がん薬としても用いられる． |
| 副腎皮質ステロイド | プレドニゾロン，メチルプレドニゾロン，デキサメタゾン | 幅広い抗炎症，免疫抑制作用を有す．プレドニゾロン単独で，移植拒絶の抑制能は弱いが，細胞毒性薬と相乗的に作用する． |
| T 細胞の活性化シグナルの抑制（カルシニューリン阻害薬） | シクロスポリン | イムノフィリンに結合して，カルシニューリンの脱リン酸化を阻害することにより，T 細胞の活性化を阻害する．移植拒絶反応の抑制 |
| | タクロリムス水和物 | シクロスポリンと同様な機序で T 細胞の活性化を阻害する．移植拒絶反応の抑制に用いられる．その他，関節リウマチ，潰瘍性大腸炎やアトピー性皮膚炎治療にも用いられる． |
| 抗体・抗リンパ球グロブリン | ムロモナブ-CD3（オルソクローン OKT3®）* | 腎移植後の急性拒絶反応の抑制 |
| 増殖因子受容体に対する抗体 | バシリキシマブ | IL-2 受容体 α 鎖（CD25）に対するキメラ抗体．腎移植後の急性拒絶反応の抑制 |

*現在は製造中止．

　表 9-12 に示した細胞毒性薬（細胞分裂阻害薬）で，アザチオプリンは体内で 6-メルカプトプリンに代謝されるが，これはイノシン酸に構造が似ており，核酸（プリンヌクレオチド）の合成阻害薬として働く．メトトレキサートは葉酸拮抗薬であり，同様に核酸合成阻害薬である．シクロホスファミド水和物はアルキル化作用により DNA の複製を阻害する．これらの薬剤はいずれも細胞分裂に障害を与えるので，移植後感作リンパ球が分裂するときに投与すると効果を発揮する．

　副腎皮質ステロイド（グルココルチコイド）は強い抗炎症作用と免疫抑制作用を示す．グルココルチコイドは胸腺皮質細胞を破壊するほか，各種サイトカイン遺伝子の転写を抑制することにより，T 細胞の活性化を抑制する．

　シクロスポリンはアミノ酸 11 個からなる疎水性の環状ポリペプチドで代表的な免疫抑制薬で，IL-2 遺伝子の転写を抑制することにより，T 細胞の増殖を抑制する．シクロスポリンはアザチオプリンなどに比べて骨髄抑制などの副作用がない利点があり，すでに肝，腎，心移植の成績を飛躍的に高めることに寄与している．タクロリムス水和物（FK506；プログラフ®）はわが国で放線菌の一種である *Streptomyces tsukubaensis* から精製・単離された免疫抑制薬で，シクロスポリンと同様に IL-2 の産生を抑制することにより T 細胞の増殖を強く阻害する．タクロリムス水和物はシクロスポリンよりも 50～100 倍強力な免疫抑制薬である（図 9-12）．シクロスポリンとタクロリムス水和物は，ともにカルシニューリンと呼ばれるタンパク質脱リン酸化酵素の阻害により T 細胞からの

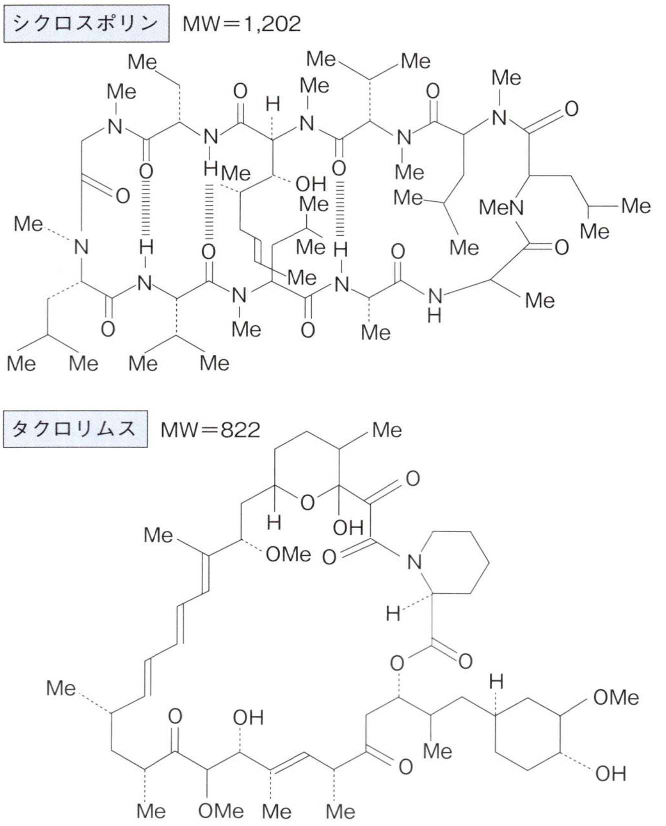

図9-12 シクロスポリンとタクロリムスの化学構造

サイトカイン産生を抑制する薬剤であることからカルシニューリン阻害薬と呼ばれる.
　実際に移植の拒絶反応をコントロールするためには単剤を用いることはほとんどなく，複数の薬剤が投与される.

　① 基本的な免疫抑制薬としては，心臓および肺移植ではシクロスポリン（サンディミュン®，ネオーラル®）が一般的に使われる薬剤である．腎臓，肝臓，膵臓，腸管の移植ではタクロリムス水和物が使われる．いずれも血中濃度が上昇して副作用を発現するおそれがあるので，治療薬剤モニタリング（TDM）が必須の薬剤である.

　② 基本的な免疫抑制薬に併用される薬剤として，アザチオプリン（アザニン®，イムラン®），ミゾリビン（ブレディニン®），ミコフェノール酸モフェチル（MMF；セルセプト®），副腎皮質ステロイド（プレドニゾロンほか）がある.

　③ 導入療法として使用する薬剤として，バシリキシマブ（シムレクト®），グスペリムス塩酸塩（DSG；スパニジン®）などがある.

　④ 腎移植後の急性拒絶反応の治療には，副腎皮質ステロイド，ミコフェノール酸モフェチル，グスペリムス塩酸塩などが用いられる.

# 10. 感染症

　感染症は，人類の歴史に大きな影響を与えてきたが，1940年代になり，抗生物質が開発されると，感染症の世界的な大流行は減少した．さらに，栄養や衛生環境の改善，医療技術の向上，新しいワクチンや抗菌薬の開発がその流れを加速させた．しかし，近年，新たな病原体による新興感染症や，国際交流の促進による輸入感染症の増加，薬剤耐性を獲得した古典的な病原体による再興感染症が問題となっている．わが国では，1999年4月に感染症の予防及び感染症の患者に対する医療に関する法律（感染症法）が施行されている（2014年改正）．

## 1. DNAウイルス感染症　DNA virus infections

　DNAウイルスとしては，ヘルペスウイルス，アデノウイルス，パルボウイルス，B型肝炎ウイルス，ポックスウイルスなどがある（表10-1）．
　子宮頸がんの原因となるヒトパピローマウイルスとB型肝炎ウイルスについては，子宮頸がん（p.471）と肝炎（p.67）の項に記載する．

### a. ヒトヘルペスウイルス感染症

　ヘルペスウイルス herpesvirus は，広く動物界に分布している．宿主特異性が高く，感染後に宿主に潜伏感染する．免疫力の低下，ストレスあるいは紫外線照射などによる生理的刺激によって活性化し再発する．ヒトを宿主とするヒトヘルペスウイルス human herpesvirus（HHV）は，8種類知られている（表10-2）．

#### 1）単純ヘルペスウイルス感染症　herpes simplex virus infections
■ 病態生理・症候
　単純疱疹（単純ヘルペス）herpes simplex の病原体として，1型（HHV-1）と2型（HHV-2）が存在する．1型は主に上半身，2型は下半身に感染する．上皮で増殖後，HHV-1は三叉神経節にHHV-2は仙骨神経節に主に潜伏感染する．HHV-1は口唇ヘルペスの原因ウイルスで，主に幼少期に唾液を介して口唇や眼などに感染し，歯肉口内炎，角結膜炎などの原因となる．初感染は1～5歳ごろが多く，成人の約90%が感染している．HHV-2は性器ヘルペスとして知られ，主に性行為で感染する性感染症の原因ウイルスである．初感染時には性器に広範な病巣がみられ，発熱や排尿障害などが伴う．皮膚，粘膜病変には水疱が形成される．単純ヘルペスは，まれに脳炎を起こすことがある．母子感染による新生児ヘルペスでは，全身に感染して多臓器不全で死亡する全身型，脳炎を起こす中枢型と皮膚，眼，口に病変を起こす表在型がある．
■ 診断・治療・予防
　単純ヘルペスは水疱状発疹の臨床所見から診断しやすい．病変組織の蛍光抗体法などによるウイルス抗原の検出，PCRによるウイルスDNAの検出などによる診断法がある．

表 10-1　ヒトの主な病原性ウイルスの特徴と疾患

| ゲノム種 | ウイルスの科 | ゲノムの性状 | ゲノムサイズ (kb) | エンベロープ | ウイルスの形態 | ヒトに病原性を示す主なウイルス（疾患/特徴） |
|---|---|---|---|---|---|---|
| DNA | ポックスウイルス科 | 2本鎖線状 | 137〜375 | 有 | 多形 | 痘瘡ウイルス（天然痘），ワクシニアウイルス，伝染性軟属腫ウイルス |
| DNA | ヘルペスウイルス科 | 2本鎖線状 | 125〜240 | 有 | 正20面体 | 単純ヘルペスウイルス，水痘・帯状疱疹ウイルス，サイトメガロウイルス，EBウイルス |
| DNA | アデノウイルス科 | 2本鎖線状 | 26〜45 | 無 | 正20面体 | ヒトアデノウイルス（流行性角結膜炎，咽頭結膜炎） |
| DNA | パピローマウイルス科 | 2本鎖線状 | 7〜8 | 無 | 正20面体 | ヒトパピローマウイルス（子宮頸がん） |
| DNA | ポリオーマウイルス科 | 2本鎖線状 | 5 | 無 | 正20面体 | JCウイルス（進行性多巣性白質脳症），BKウイルス（出血性膀胱炎） |
| DNA | パルボウイルス科 | 1本鎖線状 | 4〜5 | 無 | 正20面体 | ヒトパルボウイルスB19（伝染性紅斑・リンゴ病） |
| DNA | ヘパドナウイルス科 | 2本鎖環状，逆転写酵素 | 3〜4 | 有 | 正20面体 | B型肝炎ウイルス |
| RNA | レオウイルス科 | 2本鎖 10〜12分節 | 19〜32 | 無 | 正20面体 | ロタウイルス（乳児嘔吐下痢症） |
| RNA | ラブドウイルス科 | 1本鎖（−）線状 | 11〜15 | 有 | らせん桿状 | 狂犬病ウイルス |
| RNA | フィロウイルス科 | 1本鎖（−）線状 | 19 | 有 | ひも状 | マーブルグウイルス，エボラウイルス（出血熱，一類感染症） |
| RNA | パラミクソウイルス科 | 1本鎖（−）線状 | 13〜18 | 有 | 多形・らせん | ムンプスウイルス（流行性耳下腺炎），麻疹ウイルス，RSウイルス（かぜ） |
| RNA | オルトミクソウイルス科 | 1本鎖（−）6〜8分節 | 10〜15 | 有 | 多形・らせん | インフルエンザウイルス |
| RNA | ブニヤウイルス科 | 1本鎖（−）3分節 | 11〜19 | 有 | 球形・らせん | ハンタウイルス（腎症候性出血熱） |
| RNA | アレナウイルス科 | 1本鎖（−）2分節 | 11 | 有 | 球形・らせん | ラッサウイルス（ラッサ熱） |
| RNA | ピコルナウイルス科 | 1本鎖（＋）線状 | 7〜9 | 無 | 正20面体 | ポリオウイルス（小児麻痺），コクサッキーウイルスA，エンテロウイルス（手足口病），ライノウイルス，エコーウイルス，A型肝炎ウイルス |
| RNA | カリシウイルス科 | 1本鎖（＋）線状 | 7〜8 | 無 | 正20面体 | ノロウイルス（急性胃腸炎） |
| RNA | ヘペウイルス科 | 1本鎖（＋）線状 | 7 | 無 | 正20面体 | E型肝炎ウイルス |
| RNA | コロナウイルス科 | 1本鎖（＋）線状 | 20〜31 | 有 | 球形 | コロナウイルス，SARSウイルス，MERSウイルス（急性呼吸器感染症） |
| RNA | フラビウイルス科 | 1本鎖（＋）線状 | 10〜12 | 有 | 正20面体 | 日本脳炎ウイルス，黄熱ウイルス（検疫），デングウイルス，C型肝炎ウイルス |
| RNA | トガウイルス科 | 1本鎖（＋）線状 | 10〜12 | 有 | 正20面体 | 風疹ウイルス |
| RNA | レトロウイルス科 | 1本鎖二量体，逆転写酵素 | 7〜13 | 有 | 正20面体 | HTLV-1（成人T細胞白血病），HIV（AIDS） |

表 10-2　ヒトヘルペスウイルスと疾患

| 亜型 | 分類名 | 一般名 | 主な疾病 |
|---|---|---|---|
| α | HHV-1 | 単純ヘルペスウイルス 1 型<br>herpes simplex virus type 1 (HSV-1) | 角結膜炎，歯肉口内炎，皮膚感染，口唇ヘルペス，新生児ヘルペス，ヘルペス脳炎 |
| α | HHV-2 | 単純ヘルペスウイルス 2 型<br>herpes simplex virus type 2 (HSV-2) | 性器ヘルペス，殿部ヘルペス，新生児ヘルペス，ヘルペス脳炎 |
| α | HHV-3 | 水痘・帯状疱疹ウイルス<br>varicella-zoster virus (VZV) | 水痘，帯状疱疹 |
| β | HHV-5 | サイトメガロウイルス<br>cytomegalovirus (CMV) | サイトメガロウイルス単核症，胎内感染（先天性巨細胞封入体症），臓器移植後肺炎，肝炎 |
| β | HHV-6 | ヒトヘルペスウイルス 6 型<br>human herpesvirus 6 | 突発性発疹 |
| β | HHV-7 | ヒトヘルペスウイルス 7 型<br>human herpesvirus 7 | 熱性発疹性疾患 |
| γ | HHV-4 | EB ウイルス<br>Epstein-Barr virus (EBV) | 伝染性単核球症，バーキットリンパ腫，上咽頭がん |
| γ | HHV-8 | ヒトヘルペスウイルス 8 型<br>human herpesvirus 8 | カポジ肉腫 |

アシクロビル，バラシクロビル塩酸塩やファムシクロビルが治療と再発抑制に有効である．バラシクロビルやファムシクロビルは，腸・肝で活性体のアシクロビルやペンシクロビルに変換されるプロドラッグで薬物動態が優れている．これらは細胞内でウイルスのチミジンキナーゼでリン酸化され，三リン酸化体がウイルス DNA の複製を阻害する．

### 2）水痘，帯状疱疹　chickenpox, herpes zoster

■ 病態生理・症候

水痘（水ぼうそう）chickenpox は，水痘・帯状疱疹ウイルスが小児に感染して水疱状の発疹を生じる疾患である．接触や空気感染で伝播する．約 2 週間の潜伏期の後，顔面，体幹を中心とした皮膚に紅斑が出現し，急速に水疱，膿疱，痂皮の順に進行する感染力の強い疾患である．水痘の治癒とともにウイルスは知覚神経節に潜伏感染する．予後は良好である．

帯状疱疹 herpes zoster は，小児期に感染・潜伏した水痘・帯状疱疹ウイルスが成人（主に 50 歳以上）になってから再発して，皮膚面に痛みを伴う水疱疹を生じる病像である．加齢，悪性腫瘍，ストレス，糖尿病などが原因で宿主の免疫力が低下すると，ウイルスが再活性化され，身体片側の知覚神経の分布領域に沿って帯状の水疱疹を生じる．通常，帯状疱疹から感染する頻度は低い．

■ 診断・治療・予防

特徴的な発疹が現れるので，臨床所見からの診断は難しくない．血中のウイルス抗体価の上昇から血清学的に診断が行われる．

治療薬として，アシクロビル，バラシクロビル塩酸塩，ファムシクロビルが用いられる．予防として，水痘ウイルス生ワクチン（定期接種）がある．

### 3) 伝染性単核球症　infectious mononucleosis

■ 病態生理・症候

バーキット Burkitt リンパ腫の細胞内から発見したエプスタイン・バー (EB) ウイルス Epstein-Barr virus が病原体である．初感染は 10 歳以下で，小児のときの感染はほとんど無症状であるが，青年期で初感染すると伝染性単核球症を起こす．発熱，扁桃炎，全身性リンパ節腫脹，肝脾腫が認められる．末梢血中にリンパ球が増多，大型異型リンパ球 (T リンパ球) が出現，唾液によって感染するためキス病ともいう．EB ウイルスは，上咽頭がん nasopharyngeal carcinoma やホジキン Hodgkin リンパ腫も関係している．

■ 診断・治療・予防

臨床症状や末梢血異型リンパ球を認めることにより診断する．確定診断には，蛍光抗体，ELISA による EB ウイルス特異的抗原に対する抗体検査，PCR による DNA 診断も有用である．対症療法として非ステロイド抗炎症薬を用いる．扁桃炎などに対してアンピシリン水和物を用いると薬疹発現頻度を高めるため，使用を避ける．

### 4) サイトメガロウイルス感染症　cytomegalovirus (CMV) infection

■ 病態生理・症候

母乳，唾液，尿などの接触で，主に幼小児期に不顕性感染し，潜伏感染を維持する．妊娠初期に初感染した場合，ウイルスが胎児に移行し，先天性巨細胞封入体症を起こすことがある．また，臓器移植やエイズ患者などの細胞性の免疫不全で再活性化し，間質性肺炎，肝炎，網膜炎などがみられ，致死的になる場合もある．

■ 診断・検査・治療

ウイルス抗体検査，ウイルス抗原陽性多形核白血球をカウントするアンチゲネミア法や PCR による DNA 診断法がある．

ガンシクロビルおよびその経口プロドラッグであるバルガンシクロビル塩酸塩，ホスカルネットナトリウム水和物が用いられる．

### 5) 突発性発疹　exanthem subitum

■ 病態生理・症候

幼児期に発症するのを特徴とする熱性発疹性疾患である．38℃ 以上の発熱が 3 日ほど続き，解熱とともに発疹が出現する．ヒトヘルペスウイルス 6 型 (HHV-6)，ヒトヘルペスウイルス 7 型 (HHV-7)，エンテロウイルスが原因ウイルスである．唾液を介して感染する．予後は良好である．

## b. ヒトアデノウイルス感染症　adenovirus infections

■ 病態生理・症候

ヒトアデノウイルス human adenovirus は，多数の血清型があり，呼吸器，眼，消化器などに多様な臨床症状を呈する．夏から秋にかけてプール熱として集団発生がみられ，高熱や咽頭痛を伴う咽頭結膜熱や，結膜の充血と浮腫などを主とする流行性角結膜炎を起こす．感染力が強く，接触によって伝播する．小児において，ウイルス性胃腸炎や出血性膀胱炎の原因にもなる．また，免疫不全患者では肺炎や脳炎などを起こすことがある．

### ■ 診断・治療・予防

PCR による DNA 検査や ELISA やラテックス凝集によるウイルス抗原検査が用いられる．有効な抗ウイルス薬はないため対症療法が中心となる．眼症状には，抗炎症薬や副腎皮質ステロイドの点眼薬を用いる．細菌との混合感染が疑われる場合は抗菌薬の点眼薬を用いる．

## c. ヒトパルボウイルス感染症　parvovirus infection

### ■ 病態生理・症候

ヒトパルボウイルス B19 human parvovirus B19 は，飛沫感染によって気道粘膜から侵入し，幼小児では感染 2 週間後に伝染性紅斑 erythema infectiosum を起こす．伝染性紅斑は顔面の紅斑と全身の斑丘疹を特徴とするが，発疹の様態から「リンゴ病」ともいわれる．妊婦への初期感染で流産や胎児水腫を起こすことがある．

### ■ 診断・治療・予防

臨床的に特徴的な紅斑により診断される．ウイルス特異的 IgM や IgG の測定，PCR による検出が行われる．抗ウイルス薬やワクチンはなく，対症療法が行われる．

# 2. RNA ウイルス感染症　RNA virus infections

RNA ウイルスには，ヒトに病原性を示す多くのウイルスがある（表 10-1）．肝炎ウイルスは肝炎の項（p.67）に記載する．

## a. インフルエンザ　influenza

### ■ 病態生理・症候

インフルエンザウイルス influenza virus は A 型，B 型，C 型の 3 つに型別される．流行するのは A 型と B 型である．A 型は表層の赤血球凝集素 hemagglutinin（HA）とノイラミニダーゼ neuraminidase（NA）によって，さらに亜型に分類される．アヒルなどの家禽類を最終宿主とし，ヒトを含めたさまざまな動物に感染する．また，表層抗原である HA は抗原連続変異を起こしやすいため，毎年ワクチンの調製を必要とする．さらに，分節した RNA の変換による抗原不連続変異を起こすと，その姿を大きく変える．そのため，感染性が高く，世界規模の流行を繰り返している．B 型は A 型と類似しているが亜型がなく，主にヒトを宿主とする．A 型に比べて変異は少ない．

通常，ウイルスは飛沫感染により気道粘膜上皮細胞に定着・侵入し，増殖する．1〜3 日の潜伏期で急激な発熱（38〜40℃）とともに，全身倦怠感，悪寒，頭痛，筋肉痛などの症状が出現する．とくに，高齢者では二次的な細菌性肺炎を，小児では脳炎や脳症を起こし，致命的になることがある．

A 型インフルエンザウイルスの感染には，HA の開裂が必要である．通常，この開裂は宿主の上気道（一部は腸管）の細胞が産生するプロテアーゼによって行われる．そのため，ウイルスは上気道に選択的に感染する．ところが，H5N1 などの高病原性鳥インフルエンザウイルス highly pathogenic avian influenza virus の HA は，多くの細胞が普遍

的にもつ酵素によって開裂する．そのため全身に感染し，致死的な疾患となる．通常のインフルエンザは五類感染症であるが，H5N1とH7N9の鳥インフルエンザウイルスによるインフルエンザは二類感染症である．

■ 診断・治療・予防

　ウイルス抗原を鼻汁や咽頭ぬぐい液から簡便・迅速に検出する診断キットが汎用されている．予防としてインフルエンザワクチンがあるが，感染そのものを完全に防ぐことはできない．インフルエンザワクチンは，65歳以上または60歳以上65歳未満で心臓や腎臓，または呼吸器に重い障害がある者は定期接種対象者となる．

　抗ウイルス薬として，①ウイルスの初期感染を阻害するアマンタジン塩酸塩，②ウイルスの放出に関わるノイラミニダーゼを阻害するザナミビル水和物（吸入剤），オセルタミビルリン酸塩（経口剤），ラニナミビルオクタン酸エステル水和物（単回吸入剤），ペラミビル水和物（注射剤），③ウイルスRNAポリメラーゼ（複製）阻害薬ファビピラビルがある．アマンタジン塩酸塩はA型ウイルスのみに有効で，耐性ウイルスが出現しやすいため，ほとんど使用されない．ノイラミニダーゼ阻害薬はA型とB型ウイルスに有効で，ウイルスの放出過程を阻害するがウイルスの増殖は直接阻害しないため，発症48時間以内に用いる．ペラミビル水和物以外は半量投与で予防薬としても使用可能である．ファビピラビルは，他の抗インフルエンザ薬が無効な場合に適用する．催奇性があるため妊婦には禁忌である．

## b. エンテロウイルス感染症　enterovirus infections

　エンテロウイルス属は，腸管および咽頭に感染するウイルスである．主として夏に糞口または飛沫でヒトからヒトへ感染・伝播する．

### 1）ポリオ　polio

■ 病態生理・症候

　ポリオウイルスpoliovirusは，急性灰白髄炎 acute poliomyelitis（ポリオ）の病原体である．ウイルスの自然宿主はヒトやサルなど霊長類に限られる．経口感染したウイルスは腸管で増殖する．通常は不顕性感染であるが，約10％に夏かぜ様の発熱，倦怠感などが認められ，重症では下肢の麻痺などが現れる．麻痺の発症は0.1％程度とされている．わが国では経口弱毒生ワクチンの定期接種により，患者の発生はほとんどみられなくなった．ところが，接種者あるいは家族内接触者にワクチン関連ポリオ麻痺が発生したため，わが国でも2012年以降，不活化ワクチンに切り替えられた．

### 2）ポリオ以外のエンテロウイルス感染症

■ 病態生理・症候

　コクサッキーウイルスを含むヒトエンテロウイルス human enterovirusによる感染症で，主な疾患としては小児のヘルパンギーナと手足口病がある．ヘルパンギーナは口峡部に特有の小水疱と発熱を主症状とする夏かぜの一種である．手足口病は，口腔のみでなく手，足，殿部の水疱性丘疹の形成を特徴とする．初夏から秋に多く，発熱は軽度で予後は良好であるが，まれに脳炎などを生じ重症化することがある．ヘルパンギーナ，手足口病とともにワクチンや特異的治療法はない．

### c. ライノウイルス感染症　rhinovirus infections

■ 病態生理・症候

　ライノウイルス rhinovirus は普通感冒（かぜ）の最大の原因であり，100種以上の血清型がある．主な感染経路は飛沫であるが，接触感染も多い．そのため，感染予防に手洗い・手指消毒が大切である．症状の多くは無熱性の上気道炎であり，鼻づまり，鼻汁，くしゃみ，頭痛，咽頭痛程度で治癒する．抗ウイルス薬やワクチンはない．

### d. 麻疹（はしか）　measles

■ 病態生理・症候

　麻疹ウイルス measles virus による，きわめて高い感染力をもつ疾患であり，飛沫または空気感染する．潜伏期は9〜11日，二峰性発熱，結膜炎，上気道炎症状，発疹などがみられ，頬粘膜にみられるコプリック Koplik 斑が特徴である．治癒後に終生免疫が残る．肺炎と脳炎は重篤な合併症であり，注意を要する．麻疹ウイルスの持続感染が原因となって亜急性硬化性全脳炎 subacute sclerosing panencephalitis（SSPE）を発症することがある．

■ 診断・治療・予防

　有効な抗ウイルス薬はなく重症化することもあるため，弱毒生ワクチンの接種による予防が重要である．ウイルスの感染によって生じた多核巨細胞を間接蛍光抗体法の確認で検査できる．

### e. ムンプス（流行性耳下腺炎，おたふくかぜ）　mumps

■ 病態生理・症候

　ムンプスウイルス mumps virus は，ムンプス（流行性耳下腺炎，おたふくかぜ）の病原体である．乳児，学童に多く，上気道を介する飛沫により感染する．2〜3週間の潜伏期の後，両側または片側の耳下腺や顎下腺，舌下腺が腫脹する．このとき，数日の発熱を伴うものが多い．精巣炎，卵巣炎，膵炎，無菌性髄膜炎を起こすこともある．また，まれに一側性の感音難聴を起こすことがあり，その場合，聴力回復は不良である．一度罹患すれば終生免疫が得られる．

■ 診断・治療・予防

　血清学的診断が有用である．抗ウイルス薬はないが弱毒生ワクチンがある．

### f. 風疹（三日はしか）　rubella

　発熱，発疹，リンパ節腫脹を特徴とする風疹ウイルス rubella virus による発疹性疾患である．飛沫感染し，潜伏期は2〜3週間であるが，約20〜30％は不顕性である．小児では比較的軽症であるが，成人では症状が強い．妊娠初期に初めて風疹に感染すると，胎児に感染して白内障，難聴，心奇形などを伴う先天性風疹症候群 congenital rubella syndrome を起こすことがある．

■ 診断・治療・予防

　血清学的診断や PCR による DNA 診断がある．抗ウイルス薬はないが弱毒生ワクチン

による予防が有効である．妊娠前に風疹抗体がない場合は，ワクチン接種をしておくことが望まれる．

> **Memo 1　TORCH 症候群**
>
> 妊娠中の感染によって胎児に重篤な垂直感染を引き起こす **T**oxoplasma, **O**ther agents（コクサッキーウイルス，梅毒，水痘・帯状疱疹ウイルス），**R**ubella virus, **C**ytomegalovirus, **H**erpes simplex virus の頭文字から取った主な母子感染の総称．

### g. コロナウイルス感染症　coronavirus infections

■ 病態生理・症候

コロナウイルスは，鼻かぜや上気道炎の原因ウイルスの1つである．2002年，中国を中心に，新型コロナウイルスによる重症急性呼吸器症候群 severe acute respiratory syndrome（SARS）が流行した．潜伏期は 2～10 日，高熱，咳を主症状として発症し，その後，下痢を伴う非定型肺炎に移行する．飛沫によってヒト−ヒト感染し，約 20% が重症化して，10% 近くが急性呼吸促迫症候群などで死亡した．2003 年以降は流行がない．さらに，2012 年，中東を中心に新型コロナウイルスによる SARS 類似の重症呼吸器感染症が流行し，欧州，アジア（中国，韓国）に広がった．これを中東呼吸器症候群 Middle East respiratory syndrome（MERS）といい，死亡率は約 50% と高い．宿主はコウモリやヒトコブラクダと推定されている．SARS と MERS は二類感染症に指定されている．

■ 診断・治療・予防

診断には，喀痰や気道吸引物からの PCR による遺伝子検出法が用いられる．ワクチンや抗ウイルス薬はなく，対症療法が行われる．高齢者や基礎疾患のある場合にはハイリスクである．

### h. RS ウイルス感染症　respiratory syncytial virus infections

■ 病態生理・症候

かぜの原因ウイルスの 1 つであるが，1 歳以下の乳児では重症な下気道疾患を引き起こすことがある．

■ 診断・治療・予防

血清診断がある．重症化のリスクが高い早産児，先天性心疾患，慢性肺疾患，免疫不全などをもつ児では，抗 RS ウイルスヒト化モノクローナル抗体パリビズマブを予防的に投与することにより重症化を防ぐことができる．

### i. ウイルス性胃腸炎　acute viral gastroenteritis

■ 病態生理・症候

ロタウイルス rotavirus，ノロウイルス norovirus，アデノウイルスが主な原因ウイルスである．特徴を表 10-3 に示す．アデノウイルスの胃腸炎は軽症であるが，ロタウイルスとノロウイルスは感染力が強く，集団発生する場合がある．

表 10-3　ウイルス性胃腸炎の特徴

| 原因ウイルス | ロタウイルス | アデノウイルス | ノロウイルス |
|---|---|---|---|
| 核　酸 | RNA | DNA | RNA |
| 主な感染者 | 乳幼児，成人 | 乳幼児 | 主に成人 |
| 感染源 | 食物，水，糞便 | 糞便 | カキ，二枚貝，水，糞便 |
| 流行期 | 冬～春 | 通年 | 秋～冬 |
| 潜伏期間 | 24～72 時間 | 7～8 日 | 18～24 時間 |
| 症　状 | 米とぎ汁様の白い下痢，嘔吐，腹痛，脱水症状 | 嘔吐，下痢，腹痛 | 嘔吐，下痢，腹痛，悪心 |
| 検　査 | 糞便の抗原検査 | 糞便の抗原検査 | 糞便の抗原検査 |
| ワクチン | 有 | 無 | 無 |

■ 診断・治療・予防

　接触感染によって伝播するため，手洗いを励行し，嘔吐物や糞便の処理には十分注意する．85℃，1 分以上の加熱や 0.1％ 次亜塩素酸ナトリウムの処理が有効である．治療は対症療法のみである．ロタウイルスでは小児の経口弱毒生ワクチン（任意接種）がある．

### j.　蚊媒介ウイルス熱　mosquito-borne viral fevers

　日本脳炎ウイルス Japanese encephalitis virus，デングウイルス dengue virus，西ナイルウイルス West Nile virus，チクングニアウイルス chikungunya virus は蚊が媒介するウイルス性の感染症を起こす．これらは直接的なヒト-ヒト感染は起こさない．

■ 病態生理・症候

　日本脳炎ウイルスはウイルスに感染したブタの体内で増殖し，アカイエカの媒介によりヒトに感染する．予防接種の普及により日本国内ではほとんどみられないが，頭痛，高熱で発症し，痙性麻痺を起こすことがある．多くは不顕性であるが，発症すると 20％ 以上の死亡率となり，小児と高齢者で重症のおそれが高い．デング熱はネッタイシマカが媒介する東南アジアを中心とした熱帯病であったが，温暖化によりわが国でもヒトスジシマカの媒介による流行が認められるようになった．急性の発熱，頭痛，筋肉痛などの症状が現れる．まれに，デング出血熱を起こすことがある．西ナイルウイルスとチクングニア熱はわが国にはない疾患である．チクングニアはアフリカの現地語で「激しい痛みのため体を折り曲げて歩くこと」という言葉に由来している．

■ 診断・治療・予防

　血清診断や PCR による DNA 診断が行われる．日本脳炎はワクチンがあるが，他はワクチンや抗ウイルス薬はない．対症療法が主な治療である．

### k.　ウイルス性出血熱　viral hemorrhagic fevers

■ 病態生理・症候

　エボラ出血熱，マールブルグ病，クリミア・コンゴ出血熱，南米出血熱，ラッサ熱は，それぞれの原因ウイルスによる重症熱性感染症で，一類感染症に指定されている．サル，コウモリ，げっ歯類などが自然宿主で，患者の血液，体液，臓器などによる接触感染で伝播するため，隔離が必須である．わが国には存在しない．重症熱性血小板減少症候群

severe fever with thrombocytopenia syndrome (SFTS) は，マダニ（フタトゲチマダニなど）が媒介する SFTS ウイルスが原因で，患者は西日本の高齢者に多い．

■ 診断・治療・予防

血清診断や血液などの検体から PCR でウイルスを検出する方法がある．ラッサ熱やクリミア・コンゴ出血熱ではリバビリンが有効である．抗ウイルス薬やワクチンの開発が期待されている．

## 3. レトロウイルス感染症　retrovirus infections

レトロウイルス retrovirus は，逆転写酵素を有し，自身の RNA を鋳型として逆転写により 2 本鎖 DNA をつくり，DNA は環状化して染色体に組み込まれる逆転写機構をもつ．ウイルスは持続あるいは潜伏感染する．ヒトでは成人 T 細胞性白血病（p.249 参照）やエイズ（p.342 参照）がある．

## 4. グラム陽性球菌感染症　Gram positive coccal infections

### a. ブドウ球菌感染症　staphylococcal infections

■ 病態生理・症候

ブドウ球菌 Staphylococci は非運動性のブドウの房状を示す通性嫌気性の球菌で，高濃度の食塩（7.5〜35％）の存在下でも増殖できる．ヒトの皮膚や粘膜面の常在菌である．化膿性疾患の 80％ 以上はブドウ球菌によるものである．ブドウ球菌は，分類学的に約 40 種類の菌種が存在するが，臨床的に最も重要な菌種は黄色ブドウ球菌 Staphylococcus aureus である．コアグラーゼ coagulase に加えて，さまざまな毒素・病原因子を産生する．臨床から分離される黄色ブドウ球菌以外のブドウ球菌は，ほとんどコアグラーゼを産生しないため，コアグラーゼ陰性ブドウ球菌 coagulase-negative staphylococci（CNS）とまとめて総称する．臨床的に重要な CNS は表皮ブドウ球菌 S. epidermidis, S. saprophyticus などである．

#### 1）黄色ブドウ球菌感染症

黄色ブドウ球菌 S. aureus は，通性嫌気性菌であり，乾燥状態などでも数週間は生存できる．主に接触感染で伝播する．マンニット食塩培地（7.5％ NaCl 含有）での増殖とマンニット分解（黄変）およびコアグラーゼ産生などの性状が確認できれば，黄色ブドウ球菌と確認できる．黄色ブドウ球菌は病原性に関係する多くの酵素や毒素を産生する（表10-4）．

黄色ブドウ球菌が原因とされる感染症としては以下が挙げられる．

① 皮膚感染症：毛包炎，癤（せつ）や癰（よう）がある．毛包炎は毛包の小感染症で，癤は化膿性炎症が進行した小膿瘍，癰は隣接する癤が集合性に生じたものである．

② 伝染性膿痂疹（とびひ）：表皮剥脱毒素（ET）産生菌による皮膚感染症である．感染

表10-4 黄色ブドウ球菌の病原因子

| 病原因子 | 特徴 |
|---|---|
| コアグラーゼ<br>coagulase | コアグラーゼは血漿中のプロトロンビンと結合し，複合体を形成する．この複合体はトロンビン様活性をもち，血漿凝固を促進する．感染巣で形成された凝固により，食細胞の遊走が阻止される． |
| ヒアルロニダーゼ<br>hyaluronidase | 結合組織内のヒアルロン酸を分解し，組織内での病巣の拡大を促進する． |
| スタフィロキナーゼ<br>staphylokinase | スタフィロキナーゼは血中のプラスミノーゲンに結合して活性化することにより，フィブリン溶解酵素プラスミンに変え，フィブリンを溶解させる． |
| 細胞溶解酵素<br>　α毒素<br>　β毒素<br>　γ毒素<br>　ロイコシジン | 黄色ブドウ球菌は α, β, γ, δ 溶血毒素やロイコシジンなどの細胞溶解毒素を産生する．<br>赤血球のほか，マクロファージ，血小板なども破壊する．<br>赤血球のほか，線維芽細胞，白血球やマクロファージなども破壊する．<br>γヘモリジンとも呼ばれ，赤血球膜に結合して，溶血作用を示す．<br>二成分性膜孔形成毒素で2種類が知られている．1つはヘモリジンB，Cであり，もう1つがパントン・バレンタイン型ロイコシジン(PVL)である．前者はほとんどすべての黄色ブドウ球菌が産生して，白血球崩壊活性をもっている．PVLは，市中感染型MRSAなどの一部の黄色ブドウ球菌が産生して特異的に白血球を破壊する． |
| 腸管毒素<br>enterotoxin | ブドウ球菌食中毒の原因毒素であり，100℃，30分の加熱処理にも耐える耐熱性毒素である．本毒素は強い催吐性がある． |
| 毒素性ショック症候群毒素<br>toxic shock syndrome toxin-1 (TSST-1) | 毒素性ショック症候群の原因となった黄色ブドウ球菌から発見された．代表的なスーパー抗原である． |
| 表皮剥脱毒素<br>exfoliative toxin (ET) | 皮膚は表皮，真皮，皮下組織の3層構造をしている．ETは表皮の基底層にある細胞間接着タンパク質(デスモソーム)を破壊させることで，表皮の剥離と水疱の形成が生じる． |

部位の表皮に水疱を形成し，次いで水疱が破れ，細菌を含む水疱内容物が他の部位に接触することにより拡大する．幼児から学童に多く，接触感染により夏場に多発する．

　③ ブドウ球菌性熱傷様皮膚症候群 staphylococcal scalded skin syndrome (SSSS)：表皮剥脱毒素(ET)が血中に入り，全身に散布され，広範囲の水疱形成と，それに続く表皮の剥脱が生じる．

　④ 毒素性ショック症候群 toxic shock syndrome (TSS)：スーパー抗原である毒素性ショック症候群毒素(TSST-1)や腸管毒素 staphylococcal enterotoxin (SE)産生菌の感染によって，発熱，低血圧，皮膚の紅斑を主症状として発症し，大量のサイトカインの放出により多臓器障害を誘発する．月経周期に関連するものと関連しないものに大別される．クリンダマイシン塩酸塩が毒素産生抑制作用を有するため，β-ラクタム系抗菌薬との併用投与などが行われる．

　⑤ 肺炎：インフルエンザなどの二次的な合併症として発症し，1歳以下の乳幼児の感染が多く死亡率の高い感染症である．近年の発症は減少している．

　⑥ 菌血症：皮膚，呼吸器，泌尿器などの局所感染症から菌が血液に侵入して発症する．合併症として感染性心内膜炎が発症することがある．

　⑦ 食中毒：腸管毒素(SE)産生菌により食物が汚染され，食物内で増殖した菌が産生したSEを含有した食物を摂取することにより発症する．SEは耐熱性のため，加熱処理

しても毒性は失活しない．症状は摂取後2〜6時間（平均3時間）で突然出現する．激しい嘔吐が特徴である．腹痛や下痢症状もあるが発熱は一般的ではない．数時間から24時間で回復し，予後は良好である．

〈メチシリン耐性黄色ブドウ球菌　methicillin-resistant S. aureus（MRSA）〉

ペニシリンなどの$\beta$-ラクタム系薬は，細胞壁合成のための架橋酵素［ペニシリン結合タンパク質 penicillin-binding protein（PBP）］に結合して，細胞壁合成を阻害する．MRSAは$\beta$-ラクタム系薬に親和性の低いPBP-2'をコードする新たな耐性遺伝子 mecA を獲得した黄色ブドウ球菌である．このため，MRSAはメチシリンだけでなく，標的部位が同じすべての$\beta$-ラクタム系薬に耐性を示す．臨床で分離されるブドウ球菌はアミノグリコシド系，テトラサイクリン系，キノロン系などにも耐性を示すため，MRSAはほとんどの抗菌薬に耐性を示すスーパー多剤耐性菌となった．1980年代からMRSAが急激に増加し，院内感染症の主な起因菌となっている．

メチシリン耐性遺伝子 mecA は転移因子上に存在するため，市中の黄色ブドウ球菌や他のブドウ球菌に加え，家畜やペットに常在するブドウ球菌にも伝播し，メチシリン耐性ブドウ球菌の拡大が懸念されている．市中型のMRSAは院内型よりも薬剤耐性レベルが低いが，ヒトへの定着性が高く，白血球破壊毒素 Panton-Valentine leukocidin（PVL）などを産生する強毒株がいる．院内に市中型MRSAが流入し拡大している．

### 2）コアグラーゼ陰性ブドウ球菌（CNS）感染症

■ 病態生理・症候

CNSは皮膚や粘膜の常在菌であるが，医療の発達による易感染性患者の増加に伴い，院内感染の原因菌となっている．CNSの代表である表皮ブドウ球菌 S. epidermidis は，患者自身の皮膚，鼻咽腔から，あるいは医療従事者から手の汚染により人工心臓，中心静脈カテーテルなどの血流感染の原因となる．

■ 診断・治療・予防

細菌学的検査によって比較的容易にブドウ球菌を検出・同定し，診断できる．抗菌薬の選択には，薬剤感受性テストを行うことが原則である．臨床分離の黄色ブドウ球菌は，ほとんどがペニシリン耐性である．マクロライド系やニューキノロン系薬も耐性化が進行している．一方，テトラサイクリン系のミノサイクリンなどは感受性化の傾向にある．MRSA以外のブドウ球菌ならば，第一世代セファロスポリン系のセファゾリンや$\beta$-ラクタマーゼ阻害薬配合ペニシリン系薬あるいは第一世代以降のセファロスポリン系薬が有効である．皮膚科領域では抗菌薬含有の外用薬や内服の第三世代セファロスポリン系薬やファロペネムナトリウム水和物が使用される．

MRSA感染が疑われる症例では，抗MRSA薬であるバンコマイシン塩酸塩，テイコプラニン，アルベカシン硫酸塩，リネゾリド，ダプトマイシンが用いられる．特徴を**表10-5**に示した．テイコプラニンはバンコマイシン塩酸塩よりも半減期が長く，腎毒性などの副作用も軽い．リネゾリドは肺や骨などの組織移行性が他の抗MRSA薬よりも優れ，経口と注射で投与可能である．人工呼吸器関連肺炎（VAP）や糖尿病患者には有効である．ダプトマイシンは殺菌力が優れているが，肺サーファクタントで不活化されるためMRSA肺炎には不適である．

表 10-5 抗 MRSA 薬の特徴と適応症

| 分類 | グリコペプチド系 | | アミノグリコシド系 | オキサゾリジノン系 | ポリペプチド系 |
|---|---|---|---|---|---|
| 薬剤 | バンコマイシン塩酸塩 | テイコプラニン | アルベカシン硫酸塩 | リネゾリド | ダプトマイシン |
| 作用機序 | 細胞壁合成阻害 | 細胞壁合成阻害 | タンパク質合成阻害 | タンパク質合成阻害 | 細胞膜障害 |
| 抗菌作用 | 殺菌作用 | 殺菌作用 | 殺菌作用 | 静菌作用 | 殺菌作用 |
| PK/PD | AUC/MIC, %T>MIC | %T>MIC | Cmax/MIC | AUC/MIC | Cmax/MIC, AUC/MIC |
| TDM | 必要 目標トラフ値：10〜20 μg/mL | 必要 目標トラフ値：10〜30 μg/mL（≧15 を奨励） | 必要 Cpeak：15〜20 μg/mL | — | 不要 — |
| 移行性 | 胸水, 腹水への移行良好. 髄液, 骨, 関節液にも移行 | 心臓, 肺, 骨への移行良好. 髄液は移行不良 | 胸水, 腹水への移行良好. 髄液への移行不良 | 肺, 骨への移行良好. 髄液にも移行 | 皮膚, 骨への移行良好. 肺で不活化 |
| 代謝 | 未代謝で腎から排泄 | 未代謝で腎から排泄 | 未代謝で腎から排泄 | 代謝されて非活性体で腎から排泄 | 未代謝で腎から排泄 |
| 主な適応症 | 肺炎, 敗血症, 感染性心内膜炎, 外傷・手術創二次感染, 腹膜炎, 骨髄炎, 化膿性髄膜炎 | 肺炎, 敗血症, 慢性呼吸器病変の二次感染, 深在性皮膚感染症 | 肺炎, 敗血症 | 肺炎, 敗血症, 外傷・手術創二次感染, 深在性皮膚感染症 | 敗血症, 感染性心内膜炎, 深在性皮膚感染症, 外傷・手術創二次感染, びらん・潰瘍の二次感染 |
| 副作用 | 腎毒性, レッドマン症候群 | 腎毒性 | 腎毒性, 耳毒性（第 8 脳神経障害） | 骨髄抑制 | 腎毒性, 筋痛, 横紋筋融解 |

TDM：治療薬物モニタリング, MIC：最小発育阻止濃度 minimum inhibitory concentration, AUC：血中濃度曲線下面積 area under the blood concentration–time curve, Cmax (C peak)：最高血中濃度

### 院内感染　hospital acquired infection/ nosocomial infection　Memo 2

　病院における入院患者が原疾患とは別に新たに罹患した感染症, または医療従事者が院内において罹患した感染症を院内感染という. 米国疾病管理予防センター（CDC）では, 入院後 48 時間以降に発症した感染症としている. 原因菌の多くは市中感染とは異なり, 大腸菌や緑膿菌などの日和見感染原因菌である. その多くが薬剤耐性菌であり, 患者のほとんどが易感染性患者であるため, 治療と予防を含めた施設全体での感染対策が重要である. 最近では, 在宅や高齢者施設を含めて医療関連感染症 healthcare-associated infection ともいう.

## b. レンサ球菌感染症　streptococcal infections

　レンサ球菌は, 通性嫌気性のグラム陽性の小球菌, 双球菌, あるいはレンサ（連鎖）状配列を示す球菌である. 病原細菌として重要なのは, レンサ球菌属 *Streptococcus* と腸球菌属 *Enterococcus* である. 腸球菌属は, 以前は D 群レンサ球菌とされていたが, 現在は独立した属として分類されている. 本属の同定には, 細胞壁多糖体の抗原性による血清分類であるランスフィールド Lancefield 群抗原, 溶血性, 生化学的性状が用いられる（表 10-6）. 溶血性は, ヒツジ赤血球加血液寒天培地上でコロニー周囲に観察される溶血環の性状により判定する.

　① α 溶血性：ヘモグロビン（赤色）がメトヘモグロビン（緑色）に還元されることによ

表 10-6 主な病原性レンサ球菌（*Streptococcus* & *Enterococcus*）

| 学名 | 和名 | 宿主 | Lancefield 分類 | 溶血性 | 代表的疾患・特徴 |
|---|---|---|---|---|---|
| S. pneumoniae | 肺炎球菌 | ヒト | ― | α | 肺炎，中耳炎，髄膜炎など |
| S. mitis group | | ヒト | ― | α | 日和見感染（感染性心内膜炎など），口腔内レンサ球菌 |
| S. pyogenes | 化膿レンサ球菌（A群レンサ球菌） | ヒト | A | β | 咽頭炎，猩紅熱，痂皮性膿痂疹，丹毒，劇症型レンサ球菌感染症 |
| S. agalactiae | B 群レンサ球菌 | ヒト，ウシ | B | β | 髄膜炎（新生児），肺（高齢者） |
| S. dysgalactiae subsp. equisimilis | | ヒト | G, C, A | β | 蜂窩織炎，劇症型レンサ球菌感染症（基礎疾患保有者） |
| S. mutans | ミュータンス菌 | ヒト | ― | γ | 齲歯，菌血症，口腔内レンサ球菌 |
| E. faecalis | 腸球菌 | 哺乳類 | D | 多様 | 日和見感染（尿路感染症，創傷感染など） |
| E. faecium | | | | | |

り，コロニー周囲が緑色となる．
② β 溶血性：コロニー周囲に透明な溶血帯が形成される．
③ γ 溶血性：非溶血性．

### 1） A 群レンサ球菌 group A streptococcus（GAS），化膿レンサ球菌 *S. pyogenes* 感染症

■ 病態生理・症候

β溶血性を示すレンサ球菌で，ヒトの病原細菌として重要なものの1つである．溶血毒素ストレプトリジンO，発熱毒素などさまざまな毒素を産生する．

① 咽頭炎：学童期の小児に最も一般的な細菌性咽頭炎の起因菌である．発熱，咽頭痛，咽頭発赤，口蓋扁桃の腫脹や苺舌などを呈する．五類感染症定点把握疾患である．

② 痂皮性膿痂疹：黄色ブドウ球菌による膿痂疹とは異なり，水疱形成は少なく，痂皮は厚い．アトピー性皮膚炎の患者で増加している．

③ 丹毒：主として顔面，下肢に発症する真皮の化膿性疾患である．急激に境界鮮明な硬い浮腫性紅斑を形成し，痛みを伴う．

④ 蜂窩織炎：皮下組織に菌が侵入した広範囲な急性化膿性炎症で，境界不明瞭な腫脹，発赤，疼痛が生じる．丹毒よりも病変部が深い．

⑤ 猩紅熱：発熱毒素（発赤毒素，猩紅熱毒素ともいわれる）を産生する菌が，咽頭部に感染し，血中に入った毒素により皮膚に特徴的な紅斑が出現する．

⑥ 劇症型 A 群レンサ球菌感染症：近年，「人食いバクテリア」などともいわれ，突然の軟部組織の激痛，発熱などで発症し，急速に病状が進行する．軟部組織壊死，急性腎不全，急性呼吸促迫症候群，播種性血管内凝固症候群，多臓器不全に陥り，死亡率は数十％に及ぶ．

続発症としては，以下が挙げられる．

① リウマチ熱：感染の2～3週間後に発症する自己免疫疾患で，心筋炎などの心障害，多関節炎などを主症状とする．菌体抗原と患者組織の免疫反応などが原因と考えられている．

② 急性糸球体腎炎：腎疾患の項（p.137）参照．

## 診断・治療・予防

細菌学的検査と生化学的検査により診断される．迅速診断として，A群多糖体抗原のイムノクロマトグラフィを原理とする方法で検出するキットがある．抗ストレプトリジンO抗体（ASO），抗ストレプトキナーゼ抗体（ASK）も参考になる．ペニシリン系薬，経口セフェム系薬，マクロライド系薬が用いられる．

### 2）B群レンサ球菌 group B streptococcus（GBS）*S. agalactiae* 感染症

#### 病態生理・症候

B群レンサ球菌はβ溶血性でランスフィールド抗原のB群に属し，腟常在細菌であるが，出産時，産道感染によって新生児に髄膜炎，肺炎，敗血症などを起こし，新生児GBS感染症の原因となる．そのため，妊婦において本菌が腟内に検出された場合，分娩時にペニシリン系薬の予防点滴投与が推奨されている．

### 3）肺炎球菌（肺炎レンサ球菌）*S. pneumoniae* 感染症

#### 病態生理・症候

α溶血性を示す双球菌で，莢膜を有する．莢膜多糖が最も重要な病原因子である．莢膜を有する菌はスムーズ（S）型のコロニーを形成して，貪食細胞に抵抗性を示すが，莢膜をもたないラフ（R）型の菌は容易に食菌されてしまう．莢膜多糖の抗原性による約90種類の血清型がある．

肺炎球菌による感染症としては，以下が挙げられる．

① 肺炎：市中肺炎の60%を占めており，ウイルス感染などにより，上気道粘膜の自然防御機構が障害された，二次感染として起こる．乳幼児と高齢者で重症化しやすい．

② 上気道感染および中耳炎：幼児および小児の気道感染および中耳炎の主要起因菌である．

③ 髄膜炎：上下気道，中耳炎などの一次感染に続いて発症する．五類感染症（全数）．

#### 診断・治療・予防

細菌学的検査によって確定診断が行われる．

治療は，ペニシリン系薬が有効であるが，ペニシリン結合タンパク質（PBP）が変異したペニシリン耐性肺炎球菌［penicillin-resistant *S. pneumoniae*（PRSP）：PCG-MIC≧2μg/mL（PCG：ベンジルペニシリン）］や低感受性菌［PC-intermediate SP（PISP）：PCG-MIC＝0.13〜1μg/mL］が認められる場合，高濃度投与で組織内の薬剤濃度を高める必要がある．とくに，髄膜炎では薬剤の髄液への移行性が低いため，薬剤の選択に注意する．

治療薬として，経口ではアモキシシリン，レスピラトリーキノロン系，マクロライド系薬が，注射薬ではアンピシリン水和物，セフォタキシムナトリウム，レボフロキサシン水和物などが用いられる．PRSPではキノロン系や第三世代セファロスポリン系が有効である．髄膜炎の場合，ペニシリン感受性菌（PSSP）ではペニシリン系，あるいは上記の第三世代セファロスポリン系薬が，PISPでは第三世代セファロスポリン系薬またはカルバペネム系薬が，PRSPではPISPの薬剤にバンコマイシン塩酸塩の併用投与が推奨される．

予防として，13種または23種の莢膜抗原をもつ肺炎球菌から作製された13価タンパ

ク質結合型と23価の肺炎球菌ワクチンがあり，13価ワクチンは主に小児に，23価ワクチンは65歳以上に定期接種が認められている．

### 4) 口腔内レンサ球菌感染症　oral streptococcal infections

■ 病態生理・症候

口腔内には歯周病などに関連するレンサ球菌が多数存在し，これらの多くがα溶血性を示すので緑色レンサ球菌 viridans streptococci ともいう．歯茎の傷などから血流に入り，感染性心内膜炎や化膿性炎症の原因となる．

■ 診断・治療・予防

臨床的な診断に加え，原因菌の同定によって確定診断が行われる．ペニシリン系などのβ-ラクタム系薬が有効である．感染性心内膜炎では，β-ラクタム系薬とゲンタマイシン硫酸塩やバンコマイシン塩酸塩の併用が行われる．予防には口腔内ケアが重要である．

### 5) 腸球菌感染症　enterococcal infections

■ 病態生理・症候

腸球菌は腸管，外陰部，上気道の常在菌で，病原性は非常に低い菌である．典型的な日和見感染菌であり，易感染宿主に尿路感染，心内膜炎，胆道感染，術後感染などを起こす．臨床分離株の70〜80%が *Enterococcus faecalis* であり，次いで *E. faecium* などである．

〈バンコマイシン耐性腸球菌　vancomycin-resistant enterococci（VRE）〉

腸球菌は抗菌薬に対する感受性が低い菌であり，そのような菌がグラム陽性菌に有効なバンコマイシン塩酸塩に対して耐性を獲得し，多剤耐性化すると治療が困難となる．バンコマイシン耐性腸球菌（VRE）は，エイズ患者，白血病，高齢者などの易感染性患者の院内感染の原因となる．VREが検出された場合，それが感染症の原因であるか保菌であるかを判断する必要がある．保菌である場合は治療の必要はないが，感染管理は必要である．VREの耐性遺伝子としては *vanA* が最も重要である．五類感染症である．

■ 診断・治療・予防

薬剤感受性を測定し，有効な薬剤を選択する．薬剤感受性菌では，アンピシリン水和物が有効である．セフェム系薬は，基本，無効である．VREの内，耐性が強い *E. faecium* には，リネゾリドとキヌプリスチン・ダルホプリスチンが有効である．

## 5. グラム陰性球菌感染症　Gram negative coccal infections

### a. 淋病　gonococcal infections

■ 病態生理・症候

グラム陰性の双球菌である淋菌 *Neisseria gonorrhoeae* による性感染症である．淋菌は，日光，乾燥，熱などに弱いため，性行為以外での感染はまれである．潜伏期は平均2〜10日で，男性は排膿を伴う前部尿道炎で発症し，女性では子宮頸管炎，骨盤内炎症性疾

表 10-7 細菌性髄膜炎の起炎菌

| 髄膜炎 | 市中発症髄膜炎 | | | | 院内発症髄膜炎 |
|---|---|---|---|---|---|
| 年齢 | 2ヵ月未満 | 2ヵ月以上の小児 | 成人 | 50歳以上の成人 | |
| 主な原因菌 | B群レンサ球菌<br>大腸菌<br>リステリア菌 | 肺炎球菌<br>インフルエンザ菌 | 肺炎球菌<br>髄膜炎菌<br>(インフルエンザ菌) | 肺炎球菌<br>リステリア菌<br>グラム陰性桿菌* | ブドウ球菌(MRSA)<br>グラム陰性桿菌* |

*グラム陰性桿菌:大腸菌,クレブシエラ,エンテロバクター,緑膿菌など.

患などを起こす.オーラルセックスによる淋菌性咽頭炎も認められる.治療を怠ると発熱,関節炎,心内膜炎,髄膜炎,敗血症を伴う播種性淋菌感染症を起こすこともある.また,出産時に新生児に感染すると,淋菌性眼炎から失明する場合がある.

■ 診断・治療・予防

検出は,細菌検査やPCRによるDNA検査が有効である.耐性菌が増えたため,第三世代セファロスポリン系薬のセフトリアキソンナトリウム水和物やセフォジジムナトリウム,またはアミノグリコシド系のスペクチノマイシン塩酸塩水和物の単回投与が行われる.淋病患者の多くはクラミジアにも罹患していることが多く,アジスロマイシン水和物の単回投与(1,000 mg)も用いられる.

### b. 髄膜炎菌感染症　meningococcal infections

■ 病態生理・症候

髄膜炎菌 N. meningitidis は,グラム陰性の双球菌で,ヒトの鼻腔内常在菌であるが,細菌性髄膜炎の原因菌の1つである(表10-7).鼻咽腔粘膜より侵入し,2～3日の潜伏期を経て,高熱で発症する.その後,髄膜炎を起こすと頭痛,嘔吐,意識混濁などの症状が認められる.飛沫感染で伝播するが,近年,わが国での流行はまれである.五類感染症(全数).

■ 診断・治療・予防

血液と髄液の細菌学的診断が行われる.多くの薬剤に感受性であり,髄液に移行するペニシリン系や第三世代セファロスポリン系薬のセフトリアキソンナトリウム水和物やセフォタキシムナトリウムなどが用いられる.予防として,髄膜炎菌多糖体ワクチンが用いられる.

## 6. グラム陽性桿菌感染症　Gram positive bacillary infections

### a. 破傷風　tetanus

■ 病態生理・症候

破傷風菌 Clostridium tetani は,グラム陽性,偏性嫌気性で芽胞形成性の桿菌であり,太鼓ばち状の形態を示し,ヒトに破傷風 tetanus を起こす.クロストリジウム属の菌の多くは土壌細菌である.傷口より侵入した破傷風菌の芽胞は,発芽,増殖して神経毒テタノスパスミン tetanospasmin を産生する.毒素は運動神経末端より軸索内に侵入し,

脊髄運動神経系（中枢神経）の神経伝達を阻害するため筋肉の強直を起こす．強直は感染局所の筋肉のほか，顔面から頸部，体幹，四肢へと広がる．

■ 診断・治療・予防

診断は臨床的に行われ，細菌検査は補助的である．治療は ① 抗破傷風毒素抗体の投与，② 気道の確保，筋弛緩薬の投与などの対症療法，③ 病巣の切除や十分な洗浄である．予防には破傷風トキソイドが有効である．

### b. ボツリヌス症　botulism

■ 病態生理・症候

ボツリヌス菌 Clostridium botulinum は，グラム陽性，偏性嫌気性芽胞形成性の桿菌である．本菌は，ハム，ソーセージなどの密閉された食品中で増殖した際に，産生する毒素によって毒素型食中毒などのボツリヌス症を引き起こす．ボツリヌス毒素は活性が強い神経毒素で，A～G型の7種類があるが，ヒトでは主にA, B, E型によってボツリヌス症が起こる．摂取された毒素は腸管から吸収され，筋肉を収縮させる神経の先端（神経筋接合部）に作用し，アセチルコリンの放出を妨害することにより筋肉の弛緩を引き起こす．めまいや頭痛で始まり，眼の筋肉の異常による視力低下，複視などが現れ，のどの筋肉麻痺によるしわがれ声（嗄声），嚥下困難が生じる．さらに全身の筋肉麻痺，呼吸困難に陥り死にいたる．

ボツリヌス症には，食餌性ボツリヌス中毒，乳児ボツリヌス症，創傷ボツリヌス症，成人の腸管感染毒素型ボツリヌス症などがある．

乳児ボツリヌス症では，ボツリヌス菌の芽胞が乳児の腸管内で栄養型細胞に変わり増殖し，腸管内で産生された毒素により乳児に便秘，哺乳力低下，筋緊張低下などを起こす．ハチミツが原因となるため，1歳未満の乳児にはハチミツを与えないように注意する．

ボツリヌス毒素は筋のけいれんを抑制するため，眼瞼けいれん，痙性斜頸，さらに重度の多汗症やしわ治療などに応用されている．

■ 診断・治療・予防

血清や糞便からボツリヌス毒素の検出によって行われる．治療は抗毒素抗体の投与と呼吸の管理が重要である．米国では乳児ボツリヌス症にヒト型抗体（IgG）が投与されている．

芽胞は100℃に数時間に耐えるが，毒素は100℃，1分で失活するため，食品を摂取する前に加熱処理することで予防可能である．

### c. 偽膜性大腸炎　pseudomembranous colitis

■ 病態生理・症候

抗菌薬の投与により腸内細菌叢が変動し，ディフィシル菌 Clostridium difficile が異常増殖して起こる疾患を抗菌薬関連腸炎 C. difficile associated diarrhea（CDAD）という．抗菌薬投与開始後の約2週間以内に発熱，腹痛，下痢が発症し，さらに，本菌が産生する毒素によって大腸粘膜の潰瘍とそれを覆う偽膜が形成され，偽膜性大腸炎の病像を呈する（1章4-d参照）．患者の便中には多数の白血球が観察される．高齢者に多く，病院・

介護施設などで院内感染を引き起こす.

■ 診断・治療・予防

診断として,便中のCDトキシンAまたはトキシンBの検出法が用いられる.偽膜性大腸炎はCDADの重症疾患で,大腸内視鏡により診断される.治療は,使用中の抗菌薬投与を中止し,メトロニダゾールまたはバンコマイシン塩酸塩の経口投与(10〜14日間)が行われる.再発が多いことに留意する.予防としてプロバイオティクスが併用される場合がある.接触感染によって伝播するが,芽胞はアルコール性消毒薬では消毒できないので,石けんと流水による手洗いを励行する.消毒には次亜塩素酸ナトリウム(0.1〜0.5%)が有効である.

### d. ジフテリア diphtheria

■ 病態生理・症候

ジフテリア菌 *Corynebacterium diphtheriae* は,通性嫌気性のグラム陽性の桿菌で,飛沫感染する.菌は咽頭や鼻の粘膜に付着し,そこで増殖して偽膜をつくり,菌体外毒素を産生する.菌そのものは血流中に侵入することはないが,毒素は血中に入り,神経炎や心筋炎を起こし死にいたることもある.偽膜性炎症が進行すると気道閉塞を起こすことがある.

■ 診断・治療・予防

治療はジフテリア抗毒素療法と抗菌薬の併用である.ジフテリアと診断されたらただちに治療を開始する.通常,予防にはジフテリアトキソイド(D)−百日咳ワクチン(P)−破傷風トキソイド(T)の三種混合ワクチン(DPT)が用いられる.

### e. 炭疽 anthrax

■ 病態生理・症候

炭疽は,ウシ,ヒツジ,ウマなどの草食動物がかかるグラム陽性の通性嫌気性芽胞形成桿菌である炭疽菌 *Bacillus anthracis* が原因の人獣共通感染症である.土壌細菌で,芽胞が生体内に侵入するとマクロファージに取り込まれ,発芽し,栄養型細胞となる.同時に,毒素を産生してマクロファージを融解し,血液内で増殖し,宿主はショックを起こして死にいたる.

感染経路から皮膚炭疽,肺炭疽,腸炭疽に分かれる.生物兵器としてバイオテロに用いられた.

■ 診断・治療・予防

抗菌薬の早期投与が必要であり,通常,シプロフロキサシンやドキシサイクリン塩酸塩水和物が使われる.予防には莢膜非産生の弱毒株によるワクチンが実用化されている.

### f. 抗酸菌感染症 mycobacterial infections (acid-fast bacterial infections)

■ 病態生理・症候

抗酸菌もグラム陽性菌であり,重要な病原菌は,結核菌と非結核性抗酸菌である.結核菌による肺結核については4章(p.175)で解説する.

### 1) 非結核性抗酸菌症　nontuberculous mycobacteriosis

　結核菌とらい菌以外の抗酸菌．原因の多くは *Mycobacterium avium*，*M. intracellulare* の *M. avium* complex（MAC）や *M. kansasii* などによる肺結核に類似した呼吸器感染症である．皮膚炎を起こすこともある．土壌や水系の自然環境に生息し，これらの菌に汚染された水や埃を吸い込むことで感染すると考えられている．これらの非抗酸菌は病原性が低く，日和見感染菌で免疫不全患者に感染する．感染力は低いので隔離の必要性はない．

■ 診断・治療・予防

　診断には細菌学的な原因菌の同定が重要である．非結核性抗酸菌は薬剤感受性が低く，治療に抵抗性を示すものが多い．抗結核薬のリファンピシンやエタンブトール塩酸塩にマクロライド系のクラリスロマイシンやニューキノロン系薬の多剤併用療法が行われる．

### 2) ハンセン病　leprosy（Hansen disease）

■ 病態生理・症候

　らい菌 *M. leprae* を原因とする皮膚や末梢神経を侵す慢性感染症である．らい菌は人工培地で培養不能な菌である．感染力は低く，患者の鼻汁や皮疹浸出液の皮膚や粘膜への接触感染と考えられている．多くは不顕性である．菌に対する細胞性免疫の強さによって，境界が鮮明な紅斑や丘疹を示す軽症な T 型（類結核型），菌が全身で増殖して末梢神経，眼，リンパ節などにらい腫を形成する L 型（らい腫型），T 型と L 型の中間の B 群（境界群）に分類される．B 群の患者が多く，皮疹よりも神経症状が先行する傾向にある．L 型では，皮膚の結節が多発し，進行すると視力障害，顔面や四肢の変形などを呈する．この変形が偏見を生み，1996 年「らい予防法」が廃止されるまでは，患者は差別的な強制隔離が行われていた．その後，「らい（癩）」という病名は廃止され，患者の人権回復と保護が行われている．

■ 診断・治療・予防

　臨床的には，知覚障害を伴う皮疹，末梢神経肥厚や神経障害から疑い，病変組織の抗酸菌染色によるらい菌の鏡検，らい菌表層抗原 PGL-1 に対する免疫学的診断，PCR による DNA 診断などが行われる．治療はジアフェニルスルホン（DDS，ダプソン），クロファジミンとリファンピシンの 3 剤併用療法が行われる．

## 7. グラム陰性桿菌感染症　Gram negative bacillary infection

### a. 大腸菌感染症　*Escherichia coli* infections

■ 病態生理・症候

　大腸菌 *Escherichia coli* は，腸内細菌科の代表的菌種の 1 つである．表層リポ多糖である O 抗原や鞭毛の K 抗原などで血清学的に細分される．ヒトの腸管内に常在している細菌であり，通常ヒトに病原性を示さないが，コレラ菌や赤痢菌由来と考えられる毒素などの病原因子を獲得して，腸管感染症，膀胱炎，腎盂腎炎，胆嚢炎などを起こす．

### a) 腸管感染症

原因となるものを病原性大腸菌 pathogenic *E. coli* または下痢原性大腸菌 diarrheagenic *E. coli* という．現在までに6種類報告されている．とくに重要なものは，腸管出血性大腸菌と毒素原性大腸菌である．腸管出血性大腸菌は，ウシなどの動物の腸管常在菌であり，汚染された生肉，野菜，水が感染源となる．赤痢菌と同様に胃酸に抵抗性を示し，比較的少ない菌数で発症する．消化器症状とともに急性腎不全，溶血性貧血，血小板減少症などを伴う溶血性尿毒症症候群（HUS）を起こす．この病原因子は志賀 Shiga 毒素（ベロ毒素）という．腸管出血性大腸炎は三類感染症に指定されている．幼児や高齢者はハイリスク患者となる．O157 が最も重要で，近年増加傾向にある．

毒素原性大腸菌はコレラ様の水様性下痢を起こし，世界的にも大腸菌による下痢症の中で最も頻度が高く，「旅行者下痢症」の原因でもある．100℃，10分間の加熱で失活する易熱性エンテロトキシン（LT）と，失活しない耐熱性エンテロトキシン（ST）の2種類を産生する．LT はコレラ毒素と相同性が高く，コレラ様の激しい下痢を誘発する．代表的なものとして，O6，O25，O148，O169 などが挙げられる．腸管出血性大腸炎のような重篤な全身症状は起こさない．治療は水と電解質を補給する補液療法を行い，抗菌薬の使用の是非については結論が出ていない．

### b) 腸管外感染症

単純性尿路感染症の70〜80%は大腸菌が原因である．これらの大腸菌の多くは定着因子である線毛 pili や溶血毒素である α-ヘモリジン α-hemolysin を発現している．莢膜抗原 K1 をもつ大腸菌は，新生児における髄膜炎の原因菌となる．K1 抗原は髄膜炎菌の莢膜多糖と類似している．他に，院内感染によって肺炎，創傷感染，腹膜炎，胆嚢炎などの原因となる．

腸管感染症以外の感染症を引き起こす大腸菌では，薬剤耐性菌を考慮すべきで，β-ラクタム系，アミノグリコシド系，ニューキノロン系などが用いられる．市中の単純性尿路感染症では，レボフロキサシン水和物などのニューキノロン系薬や経口第三世代セファロスポリン系薬が用いられる．

## b. 細菌性赤痢　shigellosis

### ■ 病態生理・症候

細菌性赤痢の原因菌である赤痢菌 *Shigella* には，志賀赤痢菌 *S. dysenteriae*，フレクスナー Flexner 赤痢菌 *S. flexneri*，ボイド Boyd 赤痢菌 *S. boydii*，ソンネ Sonne 赤痢菌 *S. sonnei* の4菌種がある．赤痢菌は経口感染し，潜伏期は1〜4日であるが感染菌量によって異なる．胃酸に強く，10〜100個の菌でも発症する．症状は発熱，粘血便を伴う下痢，腹痛などである．細菌性赤痢は三類感染症である．国内発症例は *S. sonnei* が多く，症状は軽度であることが多い．

### ■ 診断・治療・予防

確定診断は赤痢菌の検出により，治療にはニューキノロン系薬またはホスホマイシンが選択される．

### c. サルモネラ感染症　Salmonellosis

サルモネラ感染症には，チフス菌やパラチフス菌による腸チフスとパラチフス，および腸炎菌やネズミチフス菌による非チフス性サルモネラ症である急性腸炎がある．後者は食中毒に分類されている．

#### 1）腸チフス・パラチフス　typhoid fever/paratyphoid fever
■ 病態生理・症候

チフス菌 *Salmonella enterica* subspecies *enterica* serovar Typhi またはパラチフス菌 A *S.* Paratyphi A の経口感染によって起こる．口から入った菌は小腸まで達した後，粘膜に侵入し，1〜2週間の潜伏期に粘膜下リンパ組織や腸管膜リンパ節で増殖する．やがてリンパ管を経て血中に入り全身感染を起こし，階段状の発熱を呈する．第1病週末には40℃前後に達して，バラ疹が現れる．第2病週以降40℃前後の高熱が持続し，第3病週に徐々に解熱するが，まれに腸出血や穿孔を合併する．第4病週に解熱し回復する．三類感染症に指定されている．近年，わが国での流行はまれで，ほとんどは海外からの輸入感染である．

■ 診断・治療・予防

確定診断には菌の検出が必要である．抗菌薬治療を要する．ニューキノロン系薬もしくは第三世代セファロスポリン系薬が用いられる．

#### 2）非チフス性サルモネラ症　nontyphoidal salmonellosis
■ 病態生理・症候

非チフス性サルモネラ菌によるサルモネラ食中毒は，世界的に多い食中毒である．非チフス性サルモネラ菌はペットや家畜の腸管に常在し，人獣共通感染症を引き起こす．本属菌によって汚染された食肉，乳製品や鶏卵の摂取が原因となる．8〜24時間の潜伏期の後，悪心，嘔吐，発熱（38〜39℃），腹痛，下痢などを主症状とする．成人では急性胃腸炎のみの場合が多い．

■ 診断・治療・予防

治療は対症療法である．ニューキノロン系薬が有効とされるが，抗菌薬の使用は奨励されていない．止瀉剤は排菌を阻害するので用いない．予防は食中毒対策と同様である．

### d. その他の腸内細菌科細菌による感染症

クレブシエラ属菌 *Klebsiella*，プロテウス属菌 *Proteus*，エンテロバクター属菌 *Enterobacter*，シトロバクター属菌 *Citrobacter*，セラチア属菌 *Serratia* が院内感染および日和見感染の原因として重要である．ほとんどがヒト腸内細菌常在菌であり，自然環境に生息する環境細菌でもある．

■ 病態生理・症候

身近な細菌で病原性は低いが，生育条件が広いため医療器具などに付着・増殖して感染源となる．易感染性の入院患者において，カテーテルなど医療器具の装着を介して尿路や呼吸器などの院内感染を起こす．また，輸液製剤や輸液ルートの管理が不衛生であ

る場合では，輸液系で増殖し血流感染を起こすことがある．抗菌薬に対する感受性が低いため，基礎疾患を有する患者において菌交代症を引き起こし，敗血症など重症化する場合もある．

クレブシエラ属には，院内肺炎，尿路感染症，髄膜炎の原因となる肺炎桿菌 K. pneumoniae などがある．セラチア属菌の S. marcescens は霊菌とも呼ばれ，複数の薬剤に低感受性であるため輸液ルートからの重症な血流感染を引き起こしやすい．

■ 診断・治療・予防

診断は細菌学的検査で行われる．クレブシエラ属菌の薬剤感受性は大腸菌に類似しペニシリナーゼ（クラス A β-ラクタマーゼ）を産生する．ペニシリン系以外の β-ラクタム系薬が有効である．ただし，基質拡張型 β-ラクタマーゼ Extended spectrum β-lactamase (ESBL) を産生する大腸菌や肺炎桿菌では，基本，第三世代セファロスポリン系薬は無効であり，セファマイシン系やカルバペネム系薬を使用する．他のエンテロバクター属菌やセラチア属菌は染色体性セファロスポリナーゼ (AmpC) を産生するため，ペニシリン系や第一世代セファコスポリン系は無効であり，第二世代セファロスポリン系以上の β-ラクタム系薬が用いられる．しかし，AmpC が過剰発現した菌ではセフェム系薬の有効性は期待できない．カルバペネム系，ニューキノロン系やアミノグリコシド系が用いられる．カルバペネム系薬を分解するカルバペネマーゼを産生するカルバペネム耐性腸内細菌科細菌 carbapenem-resistant Enterobacteriaceae (CRE) が出現し問題となっている．これらの薬剤に感受性を示さない場合は，チゲサイクリンやコリスチンメタンスルホン酸ナトリウムが適用可能である．ただし，薬剤耐性菌は常に進化あるいは新たな耐性菌が出現しており，有効とされる薬剤の感受性が低くなっている場合がある．それゆえ，常に薬剤感受性の測定と耐性遺伝子の同定などの結果から総合的に判断して抗菌薬を選択することが望ましい．

### e. 好気性グラム陰性桿菌感染症 aerobic Gram-negative bacillary infections

■ 病態生理・症候

緑膿菌 Pseudomonas aeruginosa やアシネトバクター・バウマンニイ Acinetobacter baumannii が重要である．偏性好気性，ブドウ糖非発酵グラム陰性桿菌である．土壌，河川，下水などの湿潤性の自然環境に広く分布し，病院環境では流しやトイレなどから分離される．緑膿菌のグループは，多くの化学物質を分解する酵素を産生する．アシネトバクター属菌は，一般環境に加え，ヒトの皮膚・粘膜からも分離される．これらの細菌は病原性が低い日和見感染原因菌であり，医療従事者の手指あるいは医療器具を介して易感染性患者に伝搬し，院内感染の原因となる．白血病，重症熱傷患者，がん化学療法中の好中球減少患者あるいは全身的な感染防御能低下患者において，肺炎，創傷感染，尿路感染，血流感染，敗血症の原因菌となる．元来，抗菌薬や消毒薬に対して感受性が低い（自然耐性）菌である．この原因としては，外膜と異物排出系である薬剤排出ポンプの寄与が大きい．また，薬剤耐性を獲得しやすい菌である．

■ 診断・治療・予防

薬剤感受性を測定して効果が期待できる適切な抗菌薬を投与することが望ましい．カルバペネム系，アミノグリコシド系，ニューキノロン系，あるいはその併用療法が行わ

れる．しかし近年，カルバペネム系，アミノグリコシド系（アミカシン），ニューキノロン系抗菌薬の3剤耐性を示す多剤耐性緑膿菌 multidrug-resistant *P. aeruginosa*（MDRP），多剤耐性アシネトバクター multidrug-resistant *Acinetobacter*（MDRA）が出現し，問題となっている．これらはカルバペネム系薬を分解するカルバペネマーゼを産生する．MDRPやMDRAを含めた多剤耐性グラム陰性桿菌に対する感染症治療薬として，ポリペプチド系コリスチンメタンスルホン酸ナトリウムの注射薬がある．腎毒性，神経障害などの副作用があるため，使用には十分な注意が必要である．また，MDRAにはグリシルサイクリン系のチゲサイクリンも有効である．これらの薬剤の使用に際しては，薬剤感受性測定の結果から有効な薬剤がない場合に，最後の切り札として使用する．

### f. コレラ cholera

#### ■ 病態生理・症候

コレラ菌 *Vibrio cholerae* は，やや弯曲したグラム陰性桿菌で，ビブリオ属の海水性の細菌である．菌体表層のO抗原で約210種に分類されている．コレラ毒素 cholera toxin を産生するコレラ菌がコレラの原因菌で，O1とO139がある．生物学的性状から古典型（アジア型）とエルトール型に分かれる．現在もエルトール型コレラ菌によるパンデミックが起こっている．主症状は，米のとぎ汁様の下痢とそれに伴う脱水症状であるが，経口感染した菌が小腸下部に定着，増殖し，産生されたコレラ毒素によるものである．コレラ毒素は腸管上皮細胞内のアデニル酸シクラーゼを活性化し，cyclicAMP濃度を上昇させることにより，特有の激しい水様性下痢を引き起こす．O1以外のコレラ菌は，non-O1コレラ菌またはナグビブリオ non-agglutinable *Vibrio cholerae*（NAG Vibrio）といわれ，食中毒の原因菌である．

#### ■ 診断・治療・予防

水分と電解質の補給が中心で，種々の経静脈輸液が使用されるが，世界保健機関（WHO）は経口補液 oral rehydration solution（ORS）の経口投与を推奨している．ORSの組成は，水1Lに対し食塩3.5g，炭酸水素ナトリウム2.5g，塩化カリウム1.5g，グルコース20.0gを溶解する．重症の患者では，ニューキノロン系やテトラサイクリン系の抗菌薬投与が行われる．予防としては途上国の生の水や食品を摂取しないことである．

### g. 腸炎ビブリオ感染症 *Vibrio parahaemolyticus* infections

#### ■ 病態生理・症候

腸炎ビブリオ *Vibrio parahaemolyticus* は，約3%の食塩濃度で最もよく発育する好塩菌で，生鮮魚介類によるわが国の細菌性食中毒の主要な原因菌である．本菌は30℃以上になると急速に増殖するため，その食中毒は夏場に多い．患者の糞便から分離された多くの菌は耐熱性溶血毒素を産生する．通常8〜24時間の潜伏期の後に発症し，主症状は下痢，発熱，強い腹痛で，悪心，嘔吐もしばしばみられるが数日中に回復する．病原因子として耐熱性溶血毒素（TDH）およびその類似溶血毒素（TRH）があり，TDHによって起こる溶血反応を神奈川 Kanagawa 現象という．

#### ■ 診断・治療・予防

抗菌薬投与前に新鮮便を塗抹，培養する．下痢，腹痛に対する対症療法とニューキノ

ロン系の抗菌薬の投与が中心である．

### h. 百日咳　pertussis

■ 病態生理・症候

百日咳は，偏性好気性グラム陰性短桿菌である，百日咳菌 *Bordetella pertussis* が産生する毒素が原因であり，特有の激しいけいれん性咳嗽が頻発する小児を中心とする感染症である．ワクチンの普及により，わが国での患者は多くないが，世界的には多くの患者が発生している．飛沫感染で，通常7〜10日くらいの潜伏期の後，かぜ症状で始まり，次第に咳の回数が増える（カタル期）．さらに特徴ある発作性けいれん性の咳となる．発熱はないか，あっても微熱程度である（痙咳期）．激しい発作は次第に減衰し，回復に向かう（回復期）．

■ 診断・治療・予防

予防にはワクチン接種が有効であり，通常三種混合ワクチン［DPT；ジフテリアトキソイド（D）−百日咳ワクチン（P）−破傷風トキソイド（T）］として実施される．治療にマクロライド系薬が用いられる．

### i. インフルエンザ菌感染症　*Haemophilus influenzae* infections

■ 病態生理・症候

インフルエンザ菌 *Haemophilus influenzae* は，通性嫌気性のグラム陰性短桿菌で，1800年代のインフルエンザ流行時に患者より分離され，インフルエンザの原因菌とされ，このような学名となった．インフルエンザ菌はヒトの上気道常在菌であり，菌体表面をおおう莢膜多糖を有する株（莢膜株）と無莢膜株に大別される．主に生後3ヵ月以上の小児の肺炎，気管支炎，中耳炎，髄膜炎などの原因となる．本菌の莢膜多糖が貪食殺菌抵抗性に関与しており，莢膜抗原b型を有する菌の病原性が強い．乳幼児にみられる髄膜炎のほとんどがこのb型菌である．

β−ラクタマーゼ産生によるアンピシリン（ABPC）耐性菌やβ−ラクタマーゼ非産生 ABPC 耐性菌 β-lactamase nonproducing ampicillin-resistant（BLNAR）が分離されるようになった．BLNARの耐性機構は，細胞壁合成酵素であるペニシリン結合タンパク質（PBP）の変異である．

■ 診断・治療・予防

ABPC 耐性菌が多いため，薬剤感受性を確認し，β−ラクタマーゼ阻害薬配合ペニシリン系，第三世代セファロスポリン系，レスピラトリーキノロン系薬が使用される．髄膜炎では，上記のβ−ラクタム系薬に加え，メロペネム水和物などのカルバペネム系薬が推奨される．予防として，強毒なb型菌に対する Hib ワクチン（定期接種）がある．

### j. レジオネラ症　legionellosis

■ 病態生理・症候

1976年，米国のフィラデルフィアで開催された米国在郷軍人会において原因不明の重症肺炎が発生し，分離された細菌は，在郷軍人（レジオネーア）にちなんで *Legionella pneumophila* と命名された．この事例では，ホテルのエアコンの冷却水中で増殖した本

菌が，冷房用の空気を汚染して肺炎を発症させた．

　本菌は好気性のグラム陰性桿菌で，河川，湖，土壌中の自然環境中に生息しており，アメーバに寄生して増殖する．人工的な環境では，ビルの空調設備の冷却水，50℃以下の温泉，給湯系，加湿器，浴槽水などで増殖し，本菌で汚染された水のエアゾールを吸入することにより感染する．レジオネラ症は，新生児や高齢者など易感染性患者で好発する日和見感染症で，肺炎とポンティアック Pontiac 熱がある．肺炎の潜伏期は 2～10 日であり，発熱，全身倦怠，筋肉痛などの初期症状に始まり，その後高熱を伴った急性肺炎症状を呈する．重症化する危険性が高いため，早期診断に努め，入院加療を原則とする．ポンティアック熱は，全身倦怠，筋肉痛，発熱，悪寒などのインフルエンザ様症状を示す急性熱性疾患で，肺炎像はみられず，潜伏期は 1～2 日と短く，軽症で，予後は良好である．

■ 診断・治療・予防

　尿中抗原検出キットで診断される．細胞内増殖性のため，細胞内移行性の優れたマクロライド系，ニューキノロン系が有効である．予防として，温泉水や冷却水の塩素消毒あるいは給湯設備の 60℃ 以上の保持によってレジオネラを未検出にすることが奨励されている．

### k. ヘリコバクター・ピロリ感染症　*Helicobacter pylori* infections

■ 病態生理・症候

　ヘリコバクター・ピロリ *Helicobacter pylori* はグラム陰性の微好気性らせん状桿菌で，ウレアーゼ urease を産生することで尿素からアンモニアを発生させ，胃酸（pH1～2）を中和して，胃内に感染する．ヘリコバクター・ピロリ感染症は，本菌が胃粘膜に持続感染することによって，萎縮性胃炎，胃・十二指腸潰瘍，胃 MALT（mucosa-associated lymphoid tissue）リンパ腫，胃過形成性ポリープ，さらに胃がんを引き起こす．胃以外にも特発性血小板減少性紫斑症の発症にも関与していると考えられている．*H. pylori* が胃内に感染すると，高頻度で萎縮性の胃炎を引き起こし，感染者の胃粘膜にはリンパ球や好中球の浸潤がみられる．また，胃・十二指腸潰瘍患者から本菌が高率に分離され，抗菌薬による除菌を行うと再発率は激減する．したがって，*H. pylori* 感染者では除菌治療が推奨される．感染経路は解明されてないが，衛生環境の悪い地域での経口感染によると考えられ，わが国での感染は 50% 弱であるが，60 代以上では 60～70% と高く，若年層では低い．

■ 診断・治療・予防

　診断には，上部消化管内視鏡検査による胃生検を用いた迅速ウレアーゼ試験，鏡検法や培養法および内視鏡検査を必要としない血清中 *H. pylori* 抗体検査，糞便内抗原検出法，尿素呼気試験などがある．一次除菌法として，胃酸の分泌を抑制するプロトンポンプ阻害薬と抗菌薬 2 種（アモキシシリンとクラリスロマイシン）の 3 剤併用の 1 週間投与が行われ，治療終了後 4 週目以降に除菌判定を行う．この除菌が失敗した場合，二次除菌としてクラリスロマイシンの代わりにメトロニダゾールを用いた 3 剤併用の 1 週間投与が行われる．除菌失敗の要因として，クラリスロマイシン耐性菌の増加や患者の服薬コンプライアンスの低下が指摘されている．

## 8. その他の原核微生物による感染症

### a. マイコプラズマ感染症　mycoplasma infections

マイコプラズマ *Mycoplasma* は，細胞壁をもたない最小の細菌である．

#### 1） マイコプラズマ肺炎　mycoplasma pneumonia
■ 病態生理・症候

肺炎マイコプラズマ *M. pneumoniae* は，ヒトにマイコプラズマ肺炎を引き起こす．市中肺炎の約 20% を占める．飛沫感染し，潜伏期は 2〜3 週間で発熱，激しい乾性咳嗽などの症状がみられる．

#### 2） その他のマイコプラズマ感染症

*Ureaplasma urealyticum* や *M. hominis*，*M. genitalium* などは非クラミジア性非淋菌性尿道炎からよく分離される．しかし，疾患との関連性は明らかではない．

■ 診断・治療・予防

寒冷赤血球凝集反応，間接凝集反応，補体結合反応などの血清学的診断や PCR による DNA 診断が用いられる．また，迅速・簡易キットがある．細胞壁を欠くため $\beta$-ラクタム系抗菌薬は無効であり，マクロライド系，テトラサイクリン系，ニューキノロン系薬を用いる．近年，マクロライド系抗菌薬の耐性化が急速に進んでおり，注意が必要である．

### b. リケッチア感染症　rickettsia infections

リケッチアは，短桿菌状から球菌状の多様な形態をとるグラム陰性菌である．最大の特徴は，生細胞内でのみ増殖可能な偏性細胞内寄生性菌であること，ダニ，ノミ，シラミなどの節足動物により媒介されることである．

#### 1） ツツガムシ病　Tsutsugamushi disease
■ 病態生理・症候

ツツガムシ病リケッチア *Orientia tsutsugamushi* による感染症で，東アジアから中央アジアにかけて広く分布する．ツツガムシ病は，陰部，腋窩，腹部などを感染ツツガムシに刺されることにより発症する．4〜18 日の潜伏期の後，発熱，悪寒，頭痛，関節炎などの症状が出現し，発熱は段階的に上昇，40℃ に達する．皮膚には特徴的な刺し口がみられ，顔面・体幹を中心に紅斑・丘疹が出現する．

■ 診断・治療・予防

確定診断は主に抗体検査を用いる．早期に診断し，ドキシサイクリン塩酸塩水和物，ミノサイクリン塩酸塩を投与する．重症化すると播種性血管内凝固症候群（DIC）を起こし，致死的となることがある．

### 2) 日本紅斑熱　Japanese spotted fever

■ 病態生理・症候

西日本を中心に *Rickettsia japonica* を保有するマダニの媒介で，2〜8日の潜伏期を経て，頭痛，発熱，悪寒をもって発症する．ツツガムシ病との臨床的区別は難しいが，より重症感があり，手掌にも現れる紅斑が鑑別点になり得る．

■ 診断・治療・予防

ツツガムシ病と同様である．重症の場合はニューキノロン系薬の静注が推奨される．

## c. クラミジア感染症　chlamydial infections

クラミジア Chlamydia は，グラム陰性，非運動性の偏性細胞寄生性の小球菌でクラミジア Chlamydia 属とクラミドフィラ Chlamydophila 属がある．

### 1) トラコーマ　trachoma

■ 病態生理・症候

*Chlamydia trachomatis* のうち，血清型 A〜C がトラコーマの原因となる．トラコーマは患者の眼脂からの直接感染，あるいは手指や汚染物質を介して伝染するヒトの眼にのみみられる角結膜炎である．約1週間の潜伏期の後，急性濾胞性結膜炎が発症する．治療にはテトラサイクリン系薬が用いられるが，先進国にはほとんど患者はいない．

### 2) クラミジア尿路生殖器感染症　genital chlamydial infection

■ 病態生理・症候

*C. trachomatis* のうち，血清型 D〜K は，性感染症（STD）の主要な病原体となっており，男性の非淋菌性尿道炎の30〜50%を占めるといわれている．女性では子宮頸管炎，子宮内膜炎，卵管炎などの原因となるが，自覚症状も少ないので感染源となりやすい．卵管炎などの場合には不妊症の原因となる．新生児では垂直感染により新生児肺炎や新生児封入体結膜炎を高率で引き起こす．

### 3) オウム病　psittacosis

■ 病態生理・症候

オウム病クラミジア *Chlamydophila psittaci* を病原体とする人獣共通感染症で，ヒトへの感染は，オウムやインコなどの鳥類の排泄物中のクラミジアを吸入することにより起こる．潜伏期は10日前後で，高熱，悪寒，頭痛，倦怠感などのインフルエンザ様症状で発症する．非定型肺炎像を呈する型と肺炎症状が顕著でない敗血症様の全身症状を呈する型がある．

### 4) クラミジア肺炎　chlamydial pneumonias

■ 病態生理・症候

肺炎クラミジア *Chlamydophila pneumoniae* は，わが国の健康成人の抗体保有率は約60%で，多くが5〜15歳で感染すると推定されている．かぜ症候群の原因菌の1つとして重要であり，成人市中肺炎の約10%を占めると推定されている．飛沫感染によってヒ

トからヒトへと感染し，臨床症状はマイコプラズマ肺炎と類似し，発熱，咽頭痛，気管支炎，持続性の乾性咳嗽などの症状がみられる．

■ 診断・治療・予防

結膜炎ではギムザ染色などによる封入体の観察が可能である．他に，クラミジア抗原の検出やPCRによるDNA診断が用いられる．治療薬として，細胞内移行性の高いドキシサイクリン塩酸塩水和物，ミノサイクリン塩酸塩，アジスロマイシン水和物，レボフロキサシン水和物などが用いられる．クラミジアは細胞壁（外膜）をもつが，ヒトの細胞内でのみ増殖するので細胞壁の役目は少なく，$\beta$-ラクタム系薬のような細胞壁合成阻害薬は無効である．STDでは，男女間でお互いに感染させる（ピンポン感染）ため，両者の治療を同時に行うことが重要である．

### d. スピロヘータ感染症　spirochaetal infections

スピロヘータは，グラム陰性の5～20 $\mu$mの大きならせん状桿菌で，嫌気性もしくは微好気性で活発に運動する．自然環境に多く存在している．

#### 1) 梅　毒　syphilis
■ 病態生理・症候

梅毒トレポネーマ *Treponema pallidum* による性感染症である．第1期は性行為によって感染し，3週間程度の潜伏期の後，局所で増殖して無痛性の硬結，潰瘍（硬性下疳）を生じる．このとき鼠径リンパ節の腫脹が起こる．これらは2～3週間で自然に消退する．感染後3ヵ月を経過すると第2期に移行，トレポネーマは全身に広がり，皮膚や粘膜に特有のバラ疹が現れる　骨，関節，その他の臓器に病変を起こすが自然消退する．再発を繰り返すこともある．3～10年を経て第3期になると，皮膚や内臓にゴム腫が形成され，その末期（第4期）には神経系の障害を引き起こす．現在では第3期以降の梅毒はほとんどみられない．妊婦が感染していた場合，生まれた子は第2期以降の症状が現れ，これを先天梅毒という．梅毒トレポネーマは外的環境に弱く，感染は直接的な性行為による．

■ 診断・治療・予防

梅毒患者に認められるリン脂質カルジオリピンを抗原とした梅毒血清試験STS（ワッセルマン Wassermann 反応）がスクリーニングとして，トレポネーマを抗原とした試験（TP）である赤血球凝集試験（TPHA）などが診断として用いられる．治療は，ベンジルペニシリンカリウムやアンピシリンの大量投与が行われる．ペニシリン投与後，24時間以内に発熱，発疹，頭痛などのヤーリッシュ・ヘルクスハイマー Jarisch-Herxheimer 反応が現れることがある．これは，破壊された *T. pallidum* に対する免疫反応と考えられている．ペニシリン過敏症患者にはマクロライド系薬が用いられる．

#### 2) ライム病　Lyme disease
■ 病態生理・症候

ライム Lyme 病は，米国コネチカット州ライム地方で発見された疾患であり，スピロヘータの一種であるライム病ボレリア *Borrelia burgdorferi* が病原体である．野ネズミ

や野鳥が保菌動物となり，マダニにより媒介される．遊走性紅斑やインフルエンザ様症状に続いて，関節炎，神経症状，皮膚の変形萎縮などの複雑な病態を呈する．わが国においては本州中部以北に媒介体であるシュルツェマダニが生息し，患者が認められる．

■ 診断・治療・予防

表層抗原や鞭毛抗原の血清診断あるいは PCR による DNA 診断が用いられる．テトラサイクリン系，アモキシシリン水和物，セフトリアキソンナトリウム水和物などの抗菌薬が有効である．

## 9. 真菌感染症　mycotic infections

真菌は空気中や土壌の中ばかりでなく，ヒトの体内にも常在菌として存在している．健康なヒトに対しては通常，病気を起こすことはないが，免疫機能が低下したりすると，アレルギーや日和見感染症の原因となる．真菌感染症は病変の部位により表在性真菌症と深在性真菌症に分けられる．前者の代表的な疾患が皮膚真菌症であり，14 章 (p.421) で解説する．深在性真菌症は，カンジダ症，アスペルギルス症やクリプトコッカス症，接合菌症など，主に呼吸器系疾患であり 4 章 (p.153) において解説する．

■ 診断・治療

真菌学的な同定が確定診断であるが，重篤な深在性真菌症では初期治療が重要であり，血清診断は有用である．診断マーカーとして $\beta$-1,3-グルカンが真菌症のスクリーニングとして，さらに，*Candida albicans* のマンナン抗原，*Aspergillus fumigatus* のガラクトマンナン抗原，*Cryptococcus neoformans* のグルクロノキシロマンナン抗原などの検出が同定に利用される．また，補助診断として PCR による DNA 診断がある．深在性真菌症

表 10-8　深在性真菌症における抗真菌薬の特徴と抗真菌スペクトル

| 分類 | | ポリエン系 | アゾール系* | | キャンディン系 |
|---|---|---|---|---|---|
| 薬剤 | | アムホテリシン B | フルコナゾール | ボリコナゾール | ミカファンギンナトリウム |
| 作用機序 | | エルゴステロールに結合して細胞膜障害 | 細胞膜成分であるエルゴステロールの合成阻害 | | 細胞壁成分である $\beta$-D-グルカンの生合成阻害 |
| 真菌 | *Candida albicans* | ○ | ◎ | ○ | ○ |
| | *Candida glabrata* | ○ | △ | ○ | ◎ |
| | *Aspergillus* | ○ | × | ○ | ○ |
| | *Cryptococcus* | ◎ | ◎ | ○ | × |
| | 接合菌 | ◎ | × | × | × |
| 副作用の頻度 | | 高 | 低 | 中 | 低 |
| 主な副作用 | | 腎障害，電解質異常，発熱，悪寒，貧血，過敏反応 | 肝障害，皮疹，催奇形性 | 視野障害，肝障害 | 肝障害 |
| 薬物相互作用 | | 少ない | 要注意 (CYP を阻害) | | 少ない |
| 投与 | | 静注 | 静注・経口 | 静注・経口 | 静注 |
| 中枢神経移行性 | | △ | ○ | ○ | × |
| 腎障害時の投与量調節 | | 必要 | 必要 | 不要 | 不要 |

*アゾール系のイトラコナゾールは，皮膚糸状菌感染症（爪白癬症など）において，経口薬として使用される．

の治療薬の特徴を**表 10-8** に示した．

# 10. 原虫・寄生虫感染症　protozoan and parasitic infections

熱帯・亜熱帯では，現在でも多くの寄生虫症が問題になっているが，わが国では衛生状況の改善などにより患者は激減した．しかし，近年，交通機関の発達により輸入感染症として，また，高齢社会における日和見感染として散発的に原虫・寄生虫感染症が発症しており，わが国にない疾患もあるため，診断が難しく，治療薬が流通していないこともある．治療に際しては，熱帯病治療薬研究班等の専門施設に問い合わせをすることも考慮する．

## a. マラリア　malaria

### ■ 病態生理・症候

マラリアは，熱帯・亜熱帯を中心に 100 ヵ国余りで流行しており，年間 2 億人以上が感染し，200 万人が死亡していると推計されている．ヒトに寄生するマラリア原虫は，熱帯熱マラリア *Plasmodium falciparum*，三日熱マラリア *P. vivax*，四日熱マラリア *P. malariae*，卵形マラリア *P. ovale* の 4 種である．すべてハマダラカによって媒介される．ヒトでは蚊の吸血により，スポロゾイトという子虫が注入され，肝臓に侵入する（赤外型）．肝臓でメロゾイトに変化して，赤血球に侵入する（赤内型）．赤血球内で増殖し，新たな赤血球への感染を繰り返す（**図 10-1**）．赤血球が破壊され，血液中に多くのメロゾイトが放出されたときに高熱を発する．潜伏期は 10 日〜1 ヵ月であり，すべてのマラリアに共通する症状は，貧血，発熱，脾腫である．倦怠，突然の悪寒と 39〜41℃ の発熱で，2〜6 時間後に解熱すると，多量の発汗がある．この発作の周期は，三日熱マラリアと卵形マラリアでは 48 時間，四日熱マラリアでは 72 時間といわれる．一方，熱帯熱マラリアは悪性マラリアと呼ばれ，重症となり致死率が高い．

### ■ 診断・治療・予防

診断は血液塗抹ギムザ染色の鏡検である．赤血球内にギムザによって染まった核をもつマラリア原虫の存在から判定する．治療において，非熱帯熱マラリアにはメフロキン塩酸塩，キニーネ塩酸塩水和物，アトバコン・プログアニル塩酸塩を，熱帯熱マラリアにはアトバコン・プログアニル塩酸塩，メフロキン，アーテメーター・ルメファントリン，キニーネ・ドキシサイクリン塩酸塩水和物が選択される．軽症は経口薬で，重症の場合は注射薬と病態に応じた対症療法が行われる．

## b. 赤痢アメーバ症　amoebiasis（amebiasis）

### ■ 病態生理・症候

原虫である赤痢アメーバ *Entamoeba histolytica* は，栄養型とシスト（囊子）の生活環をとる．シストは小腸で栄養型になり，大腸に達すると活発に分裂・増殖し，大腸組織を破壊して粘血便の下痢を起こす．感染は糞便中のシストの経口感染であり，シストは環境中で長く生存する．感染経路は，途上国での汚染された食物や飲料水の摂取，同性

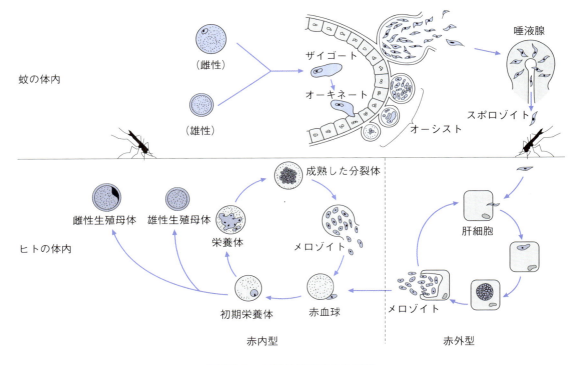

図 10-1　マラリア原虫の生活環

愛者における性感染である．細菌性赤痢に比べ症状が軽い．また，腸管から肝へ移行（translocation）した場合，肝細胞を溶解させ肝膿瘍を形成させる．

■ 診断・治療・予防

渡航歴や性交渉歴の問診と糞便中からの原虫の検出から診断される．治療薬としてメトロニダゾールやチニダゾールが用いられる．

### c. トキソプラズマ症　toxoplasmosis

ネコ科の動物を宿主とする原虫 *Toxoplasma gondii* が病原体である．ヒトへの感染は，ネコの糞便中に排泄されたオーシストの経口摂取，感染した中間宿主（ブタ，ヒツジ，ウマなど）の肉の調理不足によるシストの経口摂取，妊婦から胎児への垂直感染などによる．健常者が感染しても多くは不顕性であるが，免疫が低下した患者では後天性トキソプラズマ症を好発する．伝染性単核球症様症状を示し，免疫不全患者ではトキソプラズマ脳炎や多臓器不全を起こすこともある．先天性トキソプラズマ症は，妊婦が初感染すると胎盤を経由して胎児に感染し，死産や水頭症，脈絡膜炎，脳内石灰化，精神運動機能障害などを起こす．

■ 診断・治療・予防

血液，臍帯血，髄液などからのトキソプラズマ抗体や DNA 検出検査により診断される．ブタなどはよく加熱調理したものを食する．治療薬として ST 合剤が用いられる．

### d. トリコモナス症　trichomoniasis

■ 病態生理・症候

トリコモナス *Trichomonas vaginalis* による感染症で，ヒトでは主に性感染症である腟トリコモナス症を起こす．女性ではトリコモナスの感染により悪臭を伴う帯下，性器のかゆみや痛みといった自覚症状が現れる．男性では無症状が多く，感染の媒介者となる．

■ 診断・治療・予防

分泌物からトリコモナスの鏡検観察や培養で確定診断が行われる．治療はメトロニダゾールの経口投与が有効である．難治性では経口と腟剤の併用が行われる．メトロニダゾールは胎盤を通過するので，妊婦には注意する．男女同時の検査，治療が必要で，男性はメトロニダゾールを内服する．

### e. クリプトスポリジウム症　cryptosporidiosis

■ 病態生理・症候

クリプトスポリジウム *Cryptosporidium parvum* は哺乳類の腸管に寄生し，小腸内で増殖したオーシストが糞便とともに排泄され，環境水を汚染する．オーシストは塩素抵抗性が強く，水道水の処理に用いられる塩素濃度では死滅せず，集団感染が報告されている．殺菌には乾燥あるいは70℃以上の加熱が必要である．主な症状は，下痢，腹痛，悪心である．

■ 診断・治療・予防

免疫機能が正常な患者であれば，2〜3週間で自然治癒するので対症療法を行う．

### f. 回虫症　ascariasis

■ 病態生理・症候

虫卵に汚染された野菜などの経口摂取で感染する．小腸でふ化した幼虫が門脈系に侵入し，血行性に肺に移行し，消化管に戻って成虫（体長：20〜30 cm）となる．多くは無症状であるが，肺など異所に迷入すると回虫性肺炎などの局限性の疾患を起こすことがある．腸管で多数増殖すると虫垂炎やイレウスなどの急性腹症を起こすことがある．最近では感染はまれである．

■ 診断・治療

糞便からの虫卵や成虫の検出，また，腸管内視鏡などで虫体を認めたりすることがある．治療はピランテルパモ酸塩を経口投与する．妊婦には禁忌である．

### g. 蟯虫症　enterobiasis

■ 病態生理・症候

肛門周囲に産卵された虫卵を手指を介して，あるいは埃とともに舞い上がった虫卵を経口的に摂取することで感染する．腸管内でふ化・成長し，夜間に肛門周囲に産卵する．多くは無症状だが，家族内で集団感染することもある．小児では，肛門周辺のかゆみによる不機嫌や不眠などの神経的な症状を起こすことが多い．

### ■ 診断・治療・予防

起床直後，セロファンテープなどを肛門に貼り付けた虫卵検査で診断される．ピランテルパモ酸塩が有効で，家族に陽性患者がでた場合は検査し，陽性であれば治療が行われる．最近では，まれな疾患となり，2016年度より蟯虫検査は廃止された．

### h. アニサキス症　anisakiasis

#### ■ 病態生理・症候

アニサキス *Anisakis* は，クジラ，イルカなどの海棲哺乳類の胃に寄生する．虫卵は海中で幼虫となり，幼虫はオキアミ類に摂取され，サケ，マス，サバなどに摂取され，これらの海産魚へ移行する．これらの魚を生食すると，幼虫はヒトの胃に寄生し，数時間以内に激しい腹痛を伴う症状を呈する．

#### ■ 診断・治療・予防

内視鏡で胃壁から虫体（幼虫は2～3 cm）を摘出する．冷凍や加熱処理で予防できる．

### i. エキノコックス症　echinococcosis

#### ■ 病態生理・症候

包虫 *Echinococcus* は，キタキツネ，イヌ，野ネズミを宿主とし，糞便中の虫卵を摂取することで感染する．北海道以北が生息地であったが，交通網の整備により本州中部でも散見されている．5～15年の潜伏期を経て肝腫大，黄疸などで発症し，ヒトの各臓器，とくに肝，肺，腎，脳などに囊胞を形成して，増殖，転移する．放置した場合の死亡率は高い．

#### ■ 診断・治療・予防

ELISA法，超音波検査，ウエスタンブロット法などによって診断される．外科的切除が根本療法である．アルベンダゾールは遺残病巣や転移の補助療法として使われる．

### j. 疥　癬　scabies

#### ■ 病態生理・症候

ヒゼンダニ *Sarcoptes scabiei* が皮膚へ寄生して，瘙痒の強い皮疹を生ずる節足動物による疾患である．通常の疥癬と重症の角化疥癬がある．ヒゼンダニが角層にトンネルを作り，皮膚に生息する．卵→幼虫→若虫→成虫と変態し，約2週間で成熟する．ダニは乾燥に弱く，皮膚から離れると数時間で死滅する．感染はヒトとヒトの接触であり，性行為等によっても感染する．病院や高齢者介護施設で集団発生するため，その感染制御が重要視されている．

#### ■ 診断・治療・予防

疥癬トンネルなどの患部をはぎ取り，検鏡によりヒゼンダニを確認することで診断できる．治療としては外用と内服がある．外用剤としては，フェノトリンローションとイオウ剤がある．クロタミトンは保険適用でないが使用されている．内服では，イベルメクチンが有効であるが，卵には無効である．1～2週間隔の2回連続の検査でヒゼンダニが未検出の場合に駆除と判定する．しかし，再発する場合があるので，駆除後も約半年は注意することが必要である．

# 11. 感覚器疾患

## 1. 白内障　cataract

### 病態生理

a）概　念

白内障とは，眼球内のレンズである水晶体が混濁した状態をいう．原因としては，加齢により発症する老人性（加齢）白内障が最も多く，白内障全体の 80～90% 以上を占めている．

b）水晶体の構造と機能

水晶体は，両面が凸の透明なレンズであり，中心部を核，その外層を皮質と呼び，水晶体嚢という膜状の袋に包まれている．眼球は角膜と水晶体という 2 枚のレンズからなり（図 11-1），眼球に入った光は角膜と水晶体で屈折され，眼の奥の網膜に像を結ぶ．また，水晶体は近くの物体にピントを合わせる調節作用をもっている．

c）白内障の病態

水晶体の透明性は，水晶体細胞の配列の規則性と細胞内におけるタンパク質の分子配列の規則性によって維持されている．したがって，水晶体細胞の配列やタンパク質の分子配列の規則性が障害されると透明性が失われる．

d）白内障の分類

白内障は，先天白内障と後天白内障に大別される（表 11-1）．薬物に起因した白内障では，副腎皮質ステロイドによるものが代表的であるが，その他の主な薬物を表 11-2 に示した．

### 症　候

白内障の自覚症状には，霧視，視力低下，羞明，片眼複視（片目で物が二重，三重に

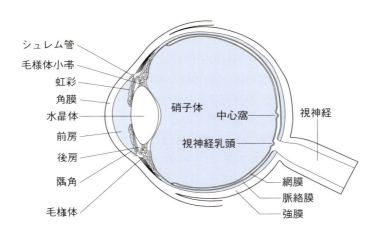

図 11-1　眼球の断面図

表11-1 白内障の分類

| 分類 | |
|---|---|
| 先天白内障 | |
| 後天白内障 | 老人性白内障 |
| | 外傷性白内障 |
| | 後発白内障（白内障術後の嚢の混濁） |
| | ステロイド白内障 |
| | 放射線白内障 |
| | 併発白内障（他の眼疾患に併発） |
| | 全身病に合併する白内障［糖尿病白内障（糖尿病），アトピー性白内障（アトピー性皮膚炎）］ |

表11-2 白内障を引き起こす主な薬物

| 薬物名 | 効能 |
|---|---|
| コルチコステロイド | 副腎皮質ステロイド |
| クロルプロマジン塩酸塩 | 向精神薬 |
| ブチロフェノン | 向精神薬 |
| ピロカルピン塩酸塩 | 縮瞳薬 |
| ヨウ化エコチオパート | 縮瞳薬 |
| 2,4-ジニトロフェノール | 肥満治療薬 |
| フェニトイン | 抗けいれん薬 |
| アミオダロン塩酸塩 | 抗不整脈薬 |
| 1,4-ビスフェニルイソプロピルピペラジン | トランキライザー |
| ブスルファン | 抗がん薬 |

だぶって見える）などがある．

■ 診断・検査
① 視力検査
② 細隙灯顕微鏡検査：水晶体の混濁部位や程度が観察される．

■ 治療
a）薬物療法
点眼薬が用いられるが，白内障の進行を遅らせることが目的であり，症状を改善させるためには手術が必要となる．

b）手術療法
水晶体嚢の前方（前嚢）の一部に窓をあけて超音波で核を細かく破砕しながら核と皮質を吸引する超音波水晶体乳化吸引術と同時に，水晶体嚢内に人工のレンズを挿入する眼内レンズ挿入術を行う．

## 2. 緑内障　glaucoma

■ 病態生理
a）概念
従来，緑内障は眼圧（目の内圧）が上昇し，視神経に障害が及び視機能が低下する疾患とされてきたが，現在は，「視神経と視野に特徴的変化を有し，通常，眼圧を十分に下降させることにより，視神経障害を改善もしくは抑制しうる，眼の機能的・構造的異常を特徴とする疾患」と定義されている．つまり，緑内障診断は視神経乳頭の異常（眼底検査）と視機能（視野検査），治療の指標としての眼圧という3つの関連した特徴をもつ．

眼圧の正常値（正常眼圧）は10～21 mmHgであるが，22 mmHg以上でも視機能に障害のない場合（高眼圧症）もあれば，21 mmHg以下でも障害が出てくる場合（正常眼圧緑内障）もある．

わが国では40歳以上の5％が緑内障あるいはその予備軍で，その中でも正常眼圧緑内障の頻度が高いとされている．また，成人の失明原因の第1位が緑内障である．

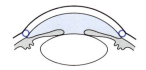
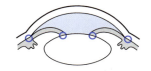

　　　a. 開放隅角緑内障　　　　b. 閉塞隅角緑内障

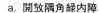

図11-2　流出抵抗の起こる部位（○印）

表11-3　緑内障の分類

　I. 原発緑内障
　　　1. 原発開放隅角緑内障（広義）
　　　　　A. 原発開放隅角緑内障
　　　　　B. 正常眼圧緑内障
　　　2. 原発閉塞隅角緑内障
　　　　　A. 原発閉塞隅角緑内障
　　　　　B. プラトー虹彩緑内障
　　　3. 混合型緑内障
　II. 続発緑内障
　　　1. 続発開放隅角緑内障
　　　2. 続発閉塞隅角緑内障
　III. 発達緑内障
　　　1. 早発型発達緑内障
　　　2. 遅発型発達緑内障
　　　3. 他の先天異常を伴う発達緑内障

［日本緑内障学会：緑内障診療ガイドライン，第3版，2011より一部改変］

### b）隅角と病型

　眼球の水晶体より前方は房水という透明な液体で満たされている．房水は毛様体で産生されて，後房から瞳孔を通って前房に入り，角膜と虹彩の移行部の隅角からシュレムSchlemm管を通って静脈に吸収される．緑内障では，房水の流れは，主に隅角（線維柱帯）と瞳孔縁において障害を受けやすい（図11-2）．

　緑内障は，眼圧上昇の原因となる眼疾患のないものを原発緑内障，原因となる眼疾患のあるものを続発緑内障と呼び，さらに隅角の広狭により分類されている（表11-3）．

### ■ 症　候

　原発開放隅角緑内障や正常眼圧緑内障の初期には，ほとんど自覚症状がない．進行例では視力や視野障害が自覚される．

　一方，閉塞隅角緑内障では急激な眼圧上昇により頭痛，眼痛，吐き気，嘔吐などを起こすことがある（急性緑内障発作）．

### ■ 検　査

　① 眼圧測定
　② 眼底検査：神経線維が減少（視神経線維欠損）し視神経乳頭が萎縮して蒼白になり，陥凹が生じる（緑内障性視神経乳頭陥凹）．
　③ 視野検査：視野検査は，緑内障の診断や進行状態を把握するうえで最も重要な検査

**表11-4 緑内障の原因となりうる主な薬物**

| | |
|---|---|
| 散瞳作用によるもの | 散瞳薬(アトロピン硫酸塩，シクロペントラート塩酸塩，トロピカミド，フェニレフリン塩酸塩など) |
| | チエノジアゼピン系抗不安薬(エチゾラムなど) |
| | 三環系抗うつ薬(アミトリプチリン塩酸塩，イミプラミン塩酸塩など) |
| | カテコラミン系昇圧薬(アドレナリンなど) |
| | ベンゾジアゼピン系全身麻酔薬(ミダゾラムなど) |
| | ベラドンナアルカロイド(スコポラミン臭化水素酸塩水和物など) |
| | 非ベンゾジアゼピン系睡眠薬(ゾルピデム酒石酸塩など) |
| 毛様体浮腫によるもの | スルフォンアミド系薬剤など |
| 副腎皮質ステロイド | プレドニゾロン，トリアムシノロンアセトニドなど |

である．初期の緑内障では，鼻側の視野欠損(鼻側階段)，中心から10～30°離れた位置の小さな暗点(傍中心暗点)や弓型の暗点(ブエルム Bjerrum 暗点)が出現する．

■ 治 療

a） 薬物療法

緑内障の薬物療法は主として点眼薬が用いられる．点眼薬の主な眼圧下降機序は，房水流出促進(プロスタグランジン関連薬，交感神経刺激薬など)と房水産生抑制($\beta$遮断薬，炭酸脱水酵素阻害薬など)である．近年，複数の眼圧下降効果を併せもつ配合剤が開発され注目されている．眼圧の上昇が著しいときや緊急に眼圧を下げる必要がある場合には内服薬や点滴治療も行われる．

b） 手術療法

生理的流出路を改善する術式や新たに流出路をつくる濾過手術などがある．

c） 緑内障禁忌薬への対応

薬剤の効能書に「緑内障の人には禁忌あるいは慎重投与」と記載されていることがある．これは薬剤誘発性緑内障発作を回避するためであり，ここでいう緑内障とは「閉塞隅角緑内障」を指す．ただし，副腎皮質ステロイドでは開放隅角緑内障でも緑内障になることがある．緑内障の原因となりうる主な薬物を**表11-4**に示した．

## ■3. 結 膜 炎　conjunctivitis

■ 病態生理

結膜とは，白目の表面をおおう半透明な膜(眼球結膜)とまぶた(眼瞼)の裏側をおおうピンク色の粘膜(眼瞼結膜)を指す．

結膜炎は，眼球結膜や眼瞼結膜に発症した炎症であり，主な原因として，細菌・ウイルスやクラミジアなどの病原体，花粉などによるアレルギーがある．ウイルス性結膜炎の中で，流行性角結膜炎(アデノウイルス8, 19, 37型)・咽頭結膜熱(アデノウイルス3, 4, 7型)・急性出血性結膜炎(別名：アポロ Apollo 病．エンテロウイルス70型かコクサッ

キー Coxsackie A24 変異株）は他人に感染しやすく，「はやり目」と呼ばれる．潜伏期は，アデノウイルスでは約 1 週間，エンテロウイルスでは約 1 日である．

ウイルスによる結膜炎にはほかに，単純ヘルペスウイルスや水痘・帯状疱疹ウイルスによるものもある．

### ■ 症　候

主な症状は，充血，眼脂（めやに），流涙，かゆみなどである．

### ■ 診断・検査

充血などの結膜の所見や眼脂の性状などの肉眼的観察，またはかゆみなどの自覚症状からおおよその原因は判定できる．近年，アデノウイルス結膜炎の診断キットが開発され，迅速病因診断が可能となった．

### ■ 治　療

細菌性結膜炎では抗菌薬の点眼を用いる．しかし，多くのウイルス性結膜炎には今のところ特効薬はなく，細菌による混合感染を予防する目的で抗菌薬の点眼を使用する．重症度に応じ，副腎皮質ステロイドの点眼薬を用いることもある．単純ヘルペスウイルスや水痘・帯状疱疹ウイルスによるものには，抗ウイルス薬の点眼薬・眼軟膏や内服薬を用いる．アレルギー性結膜炎は，抗アレルギー薬や副腎皮質ステロイドの点眼薬を使用する．

ウイルス性結膜炎は他人への感染予防が重要である．流水で手指についたウイルスをよく洗い流し，幼稚園や学校，職場には行かないことが感染拡大の予防となる．咽頭結膜熱では，糞便中に 1 ヵ月はウイルスが排出されるため，この間のプールは禁止する．

## 4. 網膜症　retinopathy

### ■ 病態生理

代表的な網膜症として，糖尿病網膜症，未熟児網膜症，高血圧性網膜症などが挙げられる．

糖尿病網膜症は，糖尿病性腎症・神経症とともに糖尿病の三大合併症の 1 つである．高血糖が長く続くと，網膜の細い血管は少しずつ損傷を受け，網膜が酸欠状態に陥り，酸素不足を補うために新しい血管（新生血管）がつくられる．この新生血管からの出血により網膜に増殖組織が形成され網膜剥離を起こすことがある．糖尿病網膜症は，進行するまで自覚症状がない場合もあり，定期的な眼底検査が必要である．

未熟児網膜症は，眼の網膜血管の未熟性に関連して網膜血管の進展不足が起こり，病態の悪化に伴い新生血管・増殖性変化をきたす．重症例では網膜剥離を併発し失明にいたる疾患である．

高血圧性網膜症は，網膜の細動脈の狭細化，動脈の色調の変化，交叉現象，出血，白斑などが病状に応じて認められる．

### ■ 症　候

糖尿病網膜症や高血圧性網膜症では，視力低下・視野狭窄などがみられる．

### 診断・検査
一般的な眼底検査に加え，蛍光眼底造影検査で病期を判定する．
### 治療
糖尿病網膜症の治療には，網膜光凝固術と硝子体手術がある．

未熟児網膜症は，軽症例では自然軽快し無処置で治癒することが多いが，重症例では網膜光凝固術や網膜冷凍凝固術，硝子体手術を行うこともある．

高血圧性網膜症の治療の基本は，全身的な高血圧の原因検索と治療である．

## 5. 加齢黄斑変性　age-related macular degeneration

### 病態生理
網膜の中心部である黄斑部が加齢にともなって障害をきたす疾患であり，滲出型と萎縮型に分けられる．

#### a) 滲出型加齢黄斑変性
網膜の外側にある脈絡膜から新生血管が網膜に伸びてくる．このタイプは急速に進行する．

#### b) 萎縮型加齢黄斑変性
網膜が加齢により変性し，萎縮していくタイプである．進行は緩徐であるが，現時点では治療法がみつかっていない．

### 症候
物を見る中心部が障害されるので，「物がゆがんで見える」，「見たいところが暗く見える，かすんで見える」などの症状がみられる．

### 診断・検査
① 視力検査
② 眼底検査
③ 眼底造影検査
④ 眼底三次元画像解析
⑤ 視野検査

とくに，眼底三次元画像解析は，OCT（光干渉断層計）の開発が進み，診断のみならず病態解明や治療効果の判定に必須の検査となっている．

### 治療
萎縮型では，効果的な治療法はみつかっていない．滲出型では，いくつかの治療法がある．

① 薬物治療：血管内皮細胞増殖因子 vascular endothelial growth factor (VEGF) は，血管がないところに新たに血管をつくったり，すでにある血管から分枝した新しい血管をつくったりすることに関与している．滲出型加齢黄斑変性の発生には，この VEGF が関与しているとされ，VEGF 阻害薬を硝子体に注射することにより，進行を遅らせたり改善させたりする効果が期待されている．

② 光線力学的療法 photodynamic therapy (PDT)：光感受性をもつ特殊な薬剤を腕か

ら注射し，薬剤が新生血管に集積したときに，レーザーを照射し，新生血管を消退させる治療である．

③ レーザー光凝固治療

④ 再生治療：最近，加齢黄斑変性に対して，iPS細胞を使った網膜の移植手術が行われた．将来，有望な治療法と期待されるが，長期的な結果の報告が待たれる．

⑤ 予防：まだ明確な予防法はないが，下記のようなものが推奨されている．

ⓐ 禁煙

ⓑ 食事・サプリメント：抗酸化ビタミン（ビタミンA, C, E, など），カロチノイド（ルテインなど），抗酸化ミネラル（亜鉛など）などが推奨されている．

## 6. ぶどう膜炎　uveitis

### 病態生理

ぶどう膜とは，眼球の内側にある脈絡膜と毛様体，虹彩の3つをまとめて呼ぶ総称である．これらの組織は眼球全体をおおっているため球形で，血管に富み色がぶどうの実に似ていることから，ぶどう膜と呼ばれている．これらの組織に炎症が起こることをぶどう膜炎といい，ぶどう膜だけではなく，脈絡膜の内側の網膜や外側の強膜に生じる炎症も含む．

### 症候

a) 眼症状

かすみ，羞明，充血，眼痛，歪み，飛蚊症などが主な眼症状である．症状が進行すると重篤な視力低下を認め，失明につながることもある．

b) 全身症状

口内炎，皮膚炎，関節痛，発熱などの他の臓器の症状を伴うことがある．

c) 原因

代表的なぶどう膜炎は，サルコイドーシス，原田病，ベーチェットBehçet病であり，三大ぶどう膜炎といわれている．その他，免疫異常や感染症によることもある．

### 診断・検査

問診，眼科検査所見，全身検査所見から統合的に診断する．全身の症状が診断の手がかりになることも多く，詳細な問診が重要である．

一般的な眼科検査，蛍光眼底造影や光干渉断層撮影などの眼科特殊検査に加えて，血液検査・胸部X線検査などの全身検査，ツベルクリン反応検査が行われる．また，房水や硝子体液を検査して，感染の原因を検索することもある．

### 治療

点眼薬，内服薬や点滴注射で治療を行う．

① 副腎皮質ステロイド薬：炎症の部位や程度によって，点眼，内服，注射などを使い分ける．

② 散瞳薬：瞳孔を広げることで虹彩の安静を保つ点眼薬である．また，虹彩に炎症があるときに，虹彩と水晶体の癒着防止に用いる．

③ コルヒチン：白血球の動きを抑える薬で，主にベーチェット病の発作予防・抑制に使われる．催奇形性があるので，挙児希望がある場合は服用できない．
④ 免疫抑制薬：病状により免疫力を抑える薬を使用する．
⑤ インフリキシマブ：関節リウマチなどの治療薬として注目されている炎症発作を抑える薬剤である．サイトカインの働きを抑え，発作を起きにくくする．難治性で既存治療で効果不十分な場合にのみ使用する．約2ヵ月おきに点滴する必要がある．

## 7. 網膜色素変性　retinitis pigmentosa

### 病態生理
網膜は10層からなり，網膜色素変性では，その中の視細胞が最初に障害される．視細胞には杆体と錐体という2種類の細胞があり，杆体は網膜の中心からずれた部分に多く分布し，主に暗いところでの物の見え方や視野の広さなどに関係している．錐体は，網膜の中心部（黄斑部）に多く分布して，主に中心の視力や色覚などに関係している．網膜色素変性ではこの2種類の細胞のうち杆体が主に障害されるため，最初に暗いところで物が見えにくくなったり（夜盲），視野が狭くなったりするような症状を起こす．そして病気の進行とともに視力が低下する．

遺伝性疾患であるが，孤発例も多くみられる．本疾患の遺伝形式には，常染色体優性遺伝，常染色体劣性遺伝，X染色体劣性遺伝の3つのタイプがある．

### 症候
主に進行性夜盲，視野狭窄，視力低下などの症状を認める．

### 診断・検査
問診・眼底検査（ごま塩状眼底，骨小体様色素沈着）・視野検査（求心性視野狭窄，輪状暗点など）・蛍光眼底造影検査・網膜電図などの検査により診断を行う．眼底検査・視野検査・網膜電図で特徴的な所見が揃えば，ほぼ診断できる．

### 治療
根本的な治療法はない．症状の進行を遅らせるため，暗順応改善薬（ヘレニエン），ビタミンA，循環改善薬などの内服を行うことがある．また，網膜神経保護，遺伝子治療，網膜幹細胞移植，人工網膜などの研究が行われている．

低視力者へのケアであるロービジョンケアとして，遮光眼鏡や拡大読書器などを症状に合わせて勧めることがある．

厚生労働省から難病指定を受けており，医療費助成制度の適応疾患である．

## 8. 扁桃炎　tonsillitis

### a. 扁桃の機能と構造

咽頭にはリンパ組織が密集しており，咽頭扁桃（アデノイド），耳管扁桃，口蓋扁桃，

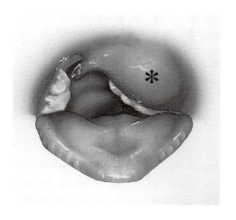

図 11-3　扁桃周囲膿瘍

[大山　勝：急性扁桃炎，扁桃周囲炎，扁桃周囲膿瘍．図説臨床耳鼻咽喉科講座，第 4 巻，口腔，咽頭，喉頭，気管，食道疾患，本多芳男ほか編，メジカルビュー社，p. 49, 1983]

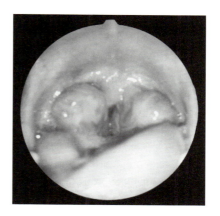

図 11-4　扁桃肥大

咽頭側索，舌扁桃からなるワルダイエル Waldeyer 扁桃輪を形成する．感染防御機能とともに免疫機能を有し，これら扁桃は絶えず細菌や外来抗原を積極的に取り込み，抗体を産生することにより身体の防御を担っている．扁桃は小児期から学童期初めにかけて生理的に肥大し，以後は退行萎縮する．

b.　**急性（口蓋）扁桃炎**　acute tonsillitis，**扁桃周囲炎**　peritonsillitis

■ 病態生理

通常，ウイルス感染による上気道炎に引き続いて，レンサ球菌（β溶血性レンサ球菌），ブドウ球菌，インフルエンザ菌，肺炎球菌などの細菌感染により起こる．一般に小児に多いといわれているが，最近では成人にも多い．

■ 症　候

局所所見として扁桃の発赤，腫脹，膿栓付着が認められる．38℃ 以上の発熱，咽頭痛，頸部リンパ節腫脹・圧痛を認めることが多い．

■ 診断・検査

自覚症状と局所所見から診断する．細菌培養，血液検査などを行うこともある．

■ 治　療

安静と感受性を示す抗菌薬の使用，経口摂取不良例では補液を行う．通常，約 1 週間で治癒するが，扁桃周囲膿瘍，糸球体腎炎，心内膜炎，リウマチ性疾患などが続発することがあるので注意が必要である．

c.　**扁桃周囲膿瘍**　peritonsillar abscess

急性扁桃炎に続発して起こり，扁桃被膜と扁桃床の間に膿瘍を形成する（図 11-3）．通常一側性である．咽頭痛が高度で，開口障害，嚥下障害，膿瘍が増大すると呼吸障害をきたす．十分な抗菌薬の投与と膿瘍の切開排膿が必要である．

d. **慢性扁桃炎** chronic tonsillitis, **扁桃肥大** tonsillar hypertrophy

　扁桃の急性炎症の反復（反復性扁桃炎または習慣性アンギーナ habitual angina）が原因となる．症状は，軽い咽頭違和感，咳嗽，微熱，倦怠感である．頸部リンパ節腫脹をきたすことがある．局所所見として，扁桃は肥大していることが多いが（図11-4），逆に萎縮し埋没していることもある．扁桃表面は凹凸不平で，圧迫時の疼痛と膿栓の流出を認める．口蓋扁桃肥大，咽頭扁桃（アデノイド）による気道狭窄は，睡眠時無呼吸症候群 sleep apnea syndrome の病因の1つである．手術（両側口蓋扁桃摘出術）の適応は扁桃が非常に大きいもの，病巣感染源となっているもの（次項 e. 参照），反復性扁桃炎を呈するもの，上気道狭窄による睡眠時無呼吸症候群の原因と考えられる場合である．

e. **扁桃と病巣感染**

　グートツァイト Gutzeit の定義では，病巣感染とは「身体のどこかに限局した慢性炎症の病巣があり，それ自体はほとんど無症状か，時に症状を呈するにすぎないが，原病巣から離れた諸臓器に反応性の器質的または機能的障害を惹起する」病像を指す．最も多い慢性炎症病巣は口蓋扁桃である．惹起される疾患として，糸球体腎炎の一種である IgA 腎症，皮膚疾患である掌蹠膿疱症などがあり，扁桃摘出術により症状改善効果が期待できる．

## 9. 急性副鼻腔炎　acute sinusitis

### ■病態生理
　上気道のウイルス感染に引き続いて起こる細菌性二次感染であり，副鼻腔（篩骨洞，上顎洞，前頭洞，蝶形骨洞）に片側性あるいは両側性に発症する．起炎菌として肺炎球菌，インフルエンザ菌が多い．また，上顎歯の歯根部の感染（歯性上顎洞炎），顔面骨の外傷・異物の侵入，急激な気圧の変動（潜水，航空），慢性副鼻腔炎の急性増悪も発症の原因となることがある．

### ■症候
　鼻閉，膿性鼻漏，後鼻漏を認め，頬部痛，前頭部痛を伴うことが多い．急性嗅覚障害を訴えることもある．まれに眼瞼の発赤，腫脹などの眼窩および頭蓋内合併症状をきたすことがある．

### ■診断・検査
　鼻腔粘膜は発赤腫脹し，下鼻道，中鼻道，嗅裂は狭小となり，粘膿性分泌物を認める．確定診断には鼻副鼻腔 X 線検査が必須であり，最近では鼻副鼻腔 X 線 CT 検査が頻用される．鼻内からの上顎洞穿刺による貯留液の有無の確認や，貯留液の細菌培養検査は診断の確定とともに治療上の参考になる．

### ■治療
a) 全身薬物療法
　細菌の同定には時間を要するので，まず肺炎球菌，インフルエンザ菌に有効な抗菌ス

ペクトルの広い抗菌薬（アモキシシリン，セフジトレン ピボキシル等）を用い，細菌感受性の判明後に検出菌に準じた抗菌薬に変更する．疼痛時には非ステロイド抗炎症薬を，また消炎酵素薬，抗アレルギー薬を併用する．

### b）局所療法

粘膜腫脹の改善，副鼻腔からの排膿を促すために血管収縮薬を鼻内噴霧，膿を吸引し，その後に抗菌薬や副腎皮質ステロイドを含んだネブライザー療法を行う．上顎洞穿刺洗浄は改善効果が高く，抗菌薬を加えて繰り返し行うと有効である．

### c）手術療法

保存的治療で改善しない例や，眼窩ないし頭蓋内合併例が手術療法の対象となる．

## 10. 鼻茸 nasal polyp, 慢性副鼻腔炎 chronic sinusitis

### ■ 病態生理

急性副鼻腔炎から移行する．鼻中隔彎曲や鼻甲介の肥厚などの鼻腔形態異常による．副鼻腔の通気・排泄機能の障害やウイルス感染，細菌感染，アレルギー，栄養状態などが副鼻腔での炎症の慢性化につながると考えられる．気管支喘息 bronchial asthma を合併する難治性の副鼻腔炎として，副鼻腔粘膜に多数の好酸球浸潤の認められる好酸球性副鼻腔炎では，篩骨洞粘膜の腫脹が主体で鼻茸 nasal polyp が多発，再発し，非常に粘稠な鼻漏や強い嗅覚障害を呈する．

### ■ 症候

腫脹した副鼻腔粘膜からなる鼻茸により，鼻閉が生じる．粘稠な鼻汁の増加により，とくに後鼻漏の訴えが多い．頭重感や頭痛を伴う．また，嗅裂が鼻茸により閉塞されると嗅覚減退または脱失を生じる．その他，鼻性注意不能（記憶力や注意力減退）や下気道症状（気管支炎や気管支拡張症の合併）を呈することがある．

### ■ 診断・検査

前鼻鏡，後鼻鏡，さらに内視鏡を用い，鼻内を詳細に観察する（図11-5）．画像診断ではX線CT（図11-6），MRIが有用で，病変の詳細を把握できる．

鼻腔通気度検査で鼻呼吸状態を客観的に評価する．また，静脈性嗅覚検査であるアリナミンテストや，5種の基準臭を用いて行うT&Tオルファクトメトリーなども施行する．近年，慢性副鼻腔炎とアレルギー疾患との関連が指摘されており，末梢血好酸球数，総IgE値，抗原特異的IgE値（スギ花粉やイネ科花粉，ハウスダストなど）の測定を行う．

### ■ 治療

#### a）保存的治療

鼻処置，分泌物吸引，鼻洗浄などの局所処置は副鼻腔炎治療の基本で，鼻粘膜の腫脹をとり，排膿を促進し，炎症の改善を図る．ネブライザーや上顎洞穿刺洗浄をあわせて行うことがある．

薬物療法では，抗菌薬や気道粘液溶解薬，消炎酵素薬などを内服する．とくに慢性副鼻腔炎の急性増悪期には抗菌薬が有効である．マクロライド系抗菌薬の少量長期療法が行われる．その有効率は60〜80％とされ，本来の抗菌作用ではなく，抗炎症作用，免疫

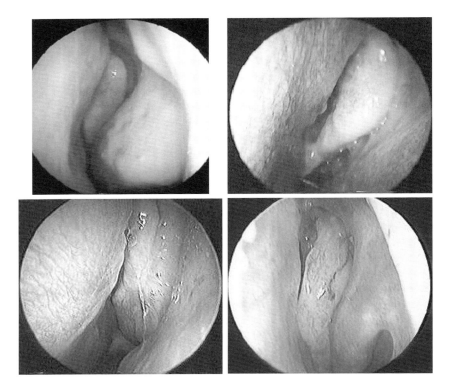

図 11-5　前鼻内視鏡所見（左鼻腔）
　　　左上：ほぼ正常．
　　　右上：膿性な鼻汁が観察される．
　　　左下：浮腫状な中鼻道が観察される．
　　　右下：中鼻道から鼻茸が観察される．

[春名眞一：内視鏡検査．新図説耳鼻咽喉科・頭頸部外科講座，第3巻，鼻・副鼻腔（夜陣紘治ほか編），メジカルビュー社，p.37，2000]

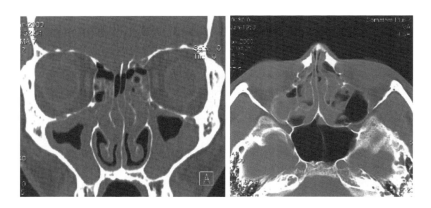

図 11-6　慢性副鼻腔炎の CT 像
　　前額断および水平断 CT 像：両側の篩骨洞，上顎洞に陰影を認める．

調節作用，粘膜過剰分泌抑制作用によると考えられている．副腎皮質ステロイド点鼻薬や局所血管収縮薬を併用することもある．

### b）手術療法

近年，慢性副鼻腔炎における罹患率の低下や軽症化とともに，手術療法は内視鏡下副鼻腔手術 endoscopic sinus surgery（ESS）が選択されることが多い．内視鏡を用いることで死角なく明視下で的確な手術操作が行えるが，できるだけ粘膜を残す保存的手術であるので，術後治療が重要である．前述のマクロライド少量長期療法や鼻内局所処置などを継続する．

## 11. 中耳炎 otitis media

中耳炎とは中耳腔における炎症の総称であり，急性と慢性に分けられる．その他，中耳腔の換気障害による滲出性中耳炎がある．

### a. 急性中耳炎 acute otitis media

#### ■ 病態生理

主に乳幼児期に罹患する疾患であり，3歳までに過半数の乳幼児が少なくとも1回は罹患するといわれる．中耳の炎症のみと考えるべきではなく，鼻・副鼻腔～上咽頭（鼻咽頭）～耳管～中耳を一体とした感染症としてとらえるべき病態である．乳幼児に急性中耳炎の多い理由として，耳管が成人に比べて太く，短く，鼻咽腔に低位で開口しているため，病原体を含んだ鼻咽腔の分泌物が短い耳管を通って中耳腔へ容易に逆流しやすいこと，咽頭扁桃（アデノイド）の肥大により耳管閉塞をきたしやすいことなどが挙げられる．

#### ■ 症　候

感冒様症状（膿性鼻汁やくしゃみ，痰がらみの咳など）が先行し，耳痛，耳漏，伝音性難聴，発熱などをきたす．

#### ■ 診断・検査

耳鏡で鼓膜の発赤や貯留液による膨隆が認められ，進行すると鼓膜穿孔をきたし，分泌物が流出する（耳漏）．原因菌の特定のため，細菌培養，感受性検査を行う．

#### ■ 治　療

細菌学的検査の結果に従って抗菌薬を選択する．ペニシリン中等度耐性肺炎球菌（PISP），ペニシリン耐性肺炎球菌（PRSP）を考慮し，第一選択はアモキシシリン水和物（AMPC）あるいはクラブラン酸カリウム・アモキシシリン水和物配合（CVA/AMPC）である．近年，薬剤耐性菌の出現，増加により治療に難渋することがある．貯留液による鼓膜膨隆が認められる場合には，鼓膜切開術を行い，速やかな排膿を促す．

### b. 慢性中耳炎 chronic otitis media

#### ■ 病態生理

急性中耳炎に続発して慢性化したものが大多数であり，鼓膜に穿孔を伴う．

### ■ 症　候
耳漏と難聴で，進行するとめまい，耳鳴，顔面神経麻痺をきたすことがある．

### ■ 診断・検査
鼓膜の穿孔，石灰化や陥凹，癒着が認められる．純音聴力検査で伝音難聴を示すが，進行すると内耳障害をきたし，混合性難聴となる．画像検査では中耳腔に炎症性軟部組織の存在を認める．耳漏を認める場合には，細菌検査により感受性を調べる．

### ■ 治　療
有効な抗菌薬を全身あるいは局所投与する．局所投与としては，抗菌薬や副腎皮質ステロイドを含有した点耳液の使用が有効である．鼓膜穿孔が保存的治療で閉鎖しなかった場合や，耳漏が停止しない場合，手術が必要である．手術の目的は，中耳腔の病変を除去して耳漏を停止させ，耳小骨連鎖形成を行った後，鼓膜穿孔を閉鎖して聴力改善を図ることである．

## c. 滲出性中耳炎　otitis media with effusion

### ■ 病態生理
中耳と鼻咽腔とを連絡する耳管の閉塞により，中耳に滲出液が貯留した病態である．咽頭扁桃の肥大を伴う小児に多くみられ，鼻炎や副鼻腔炎のような上気道炎が誘因となる．時に成人にもみられ，上咽頭がんの随伴徴候のことがある（咽頭の悪性腫瘍の項を参照のこと）．

### ■ 症　候
急性中耳炎と異なり耳痛はないことが多い．中耳内の滲出液貯留により伝音難聴をきたす．罹患するのが小児であるため，家族が「名前を呼んでも返事をしない」「テレビの音声を大きくして視ている」といった難聴の症状で気づくことが多い．学校の検診で発見されることもある．

### ■ 診断・検査
鼓膜を通して中耳内の滲出液が透見されれば診断は容易である．鼓膜のコンプライアンスを反映するティンパノメトリーも有用である．

### ■ 治　療
病状に応じて耳管通気や鼓膜切開，鼓膜換気チューブ留置術やアデノイド切除術を行う．上気道炎が存在する場合は抗菌薬や消炎薬の処方も有効である．

# 12. メニエール病　Ménière's disease

### ■ 病態生理
メニエール Ménière 病は，内耳の中の内リンパ液の代謝障害により内リンパ水腫をきたすことにより，めまい，難聴を繰り返す疾患である．原因は不明であるが，ストレスホルモンの1つである抗利尿ホルモン antidiuretic hormone（ADH）が，メニエール病の発症と再発に関与している可能性が近年の研究により指摘されている．

■ 症　候

反復するめまい発作に難聴，耳鳴などの蝸牛症状が随伴，消長する．特別な誘因がなく激しいめまいが発現し，10分から数時間以上持続する．めまい発作時には，悪心，嘔吐などの自律神経症状を伴うことが多いが，意識障害，複視，構音障害などの中枢神経障害を伴うことはない．

■ 診断・検査

標準純音聴力検査で低音障害型感音難聴を示し，可逆性の場合が多いが，病変の進行とともに難聴は次第に高音域に波及して不可逆性となる．発作時には，患側に向かう律動的に反復する眼球運動（眼振）を認め，発作が軽減すると健側に向かう眼振を認めることが多い．迷路刺激検査で半規管麻痺 canal paresis を呈する．

■ 治　療

発作期には，7％重曹水の静注や制吐薬，鎮暈薬を内服する．寛解期にはストレス軽減を目指した規則正しい生活や有酸素運動などの生活指導や，利尿薬などの薬物療法を行う．保存的治療で発作の制御が困難な場合に，内リンパ嚢開放術を選択する．

## 13. 突発性難聴　sudden deafness

突発性難聴は，ある日突然に発症する原因が不明，または不確実である感音難聴で一連の症候群である（表11-5）．病態は明らかになっていないが，ウイルス感染や内耳循環障害が病因として考えられている．

**表11-5　突発性難聴の診断基準**

1. 主症状
    1) 突然の難聴
       文字通り即時的な難聴，または朝，目が覚めたら気づくような難聴．ただし，難聴が発症したとき「就寝中」とか「作業中」とか，自分がそのとき何をしていたかが明言できるもの．
    2) 高度な感音難聴
       必ずしも「高度」である必要はないが，実際問題としては「高度」でないと突然難聴になったことに気づかないことが多い．
    3) 原因が不明，または不確実
       つまり，原因が明白でないこと．
2. 副症状
    1) 耳鳴
       難聴の発生と前後して耳鳴を生ずることがある．
    2) めまいおよび吐き気・嘔吐
       難聴の発生と前後してめまいや吐き気・嘔吐を伴うことがあるが，めまい発作を繰り返すことはない．
- 診断の基準
    確実例：主症状と副症状の全項目を満たすもの．
    疑い例：主症状の1), 2)の項目を満たすもの．

[厚生省急性高度難聴に関する調査研究班, 1975]

■ 治　療

睡眠を十分にとり，仕事などのストレスを避け，安静を図る．

薬物療法として，脳循環・代謝改善薬であるアデノシン三リン酸二ナトリウム水和物（ATP），ベタメタゾンやヒドロコルチゾンなどの副腎皮質ステロイド，血管拡張薬のアルプロスタジル（リポプロスタグランジン $E_1$），ビタミン $B_{12}$ などの静注，内服などを用いる．

その他，高気圧酸素療法，星状神経節ブロックなどの治療を行うことがある．

## 14. 口内炎　stomatitis

口内炎とは，口腔内に生じる炎症の総称である．以下に示すようなさまざまな原因で惹起されるが，一般的に局所の疼痛を伴い，炎症が高度の場合は摂食障害をきたす．

### a. 物理的・化学的障害による口内炎

物理的障害として，機械的障害（自分の歯牙で誤って口腔粘膜を咬んだことによる裂傷や硬い食物を咀嚼した際の擦過傷，不適切な義歯による口腔粘膜損傷など）や温度障害，放射線障害などがある．化学的障害は強酸や強アルカリ性の化学薬品を誤って口腔内に入れたことによる腐食性の炎症である．治療として，含嗽剤による口腔内の消毒や細菌感染のおそれがある場合は抗菌薬の投与を行う．

### b. アフタ性口内炎

口腔内に浅い小さな円形の潰瘍（アフタ aphtha）を形成するもので，潰瘍表面にはフィブリンを主体とする白苔を伴う．20〜30 歳代に好発し，2 週間以内に治癒する．口唇粘膜や歯肉に生じることが多い．栄養障害や胃腸炎，精神的ストレスが原因とされる．治療として口腔粘膜用副腎皮質ステロイド軟膏の塗布やビタミン剤の内服が行われるが，多くは再発を繰り返し，再発性アフタ性口内炎 recurrent aphthous stomatitis ともいう．口腔内のアフタはベーチェット Behçet 病やクローン Crohn 病のような全身疾患の部分的徴候として現れることがあるので，診断には注意が必要である．

### c. 口腔カンジダ症

免疫機能の低下による日和見感染 opportunistic infection により，口腔内常在菌である真菌のカンジダ（主に *Candida albicans*）が引き起こす口内炎である．特徴的な白色の点状ないし斑状の病変を認める．口腔内の病変部を擦過して検体を採取し，真菌培養または塗抹標本の検鏡にてカンジダの菌糸を確認することにより診断する．治療は基礎疾患の管理とともに抗真菌薬の含嗽ないし内服を行う．

# 15. 咽　頭　炎　pharyngitis

## a. 急性咽頭炎　acute pharyngitis

### ■ 病態生理
　咽頭は気道の一部であることから，呼吸に伴って外来性に侵入する各種ウイルスが病原体となる．ウイルス感染に続いて咽頭粘膜の局所免疫機能が破綻し，細菌感染が起きる（二次感染）．とくにA群β溶血性レンサ球菌が重要である．隣接臓器への炎症の波及もみられ，急性副鼻腔炎や急性中耳炎を併発することが多い．

### ■ 症　候
　初期は咽頭異物感から始まり，続いて咽頭痛，発熱，嚥下痛がみられる．A群β溶血性レンサ球菌による感染では全身倦怠感とともに高熱，続いて頸部リンパ節腫脹が認められる．炎症が耳管咽頭口に及んだ場合，中耳炎の所見がなくても耳痛を自覚する（耳への放散痛）．

### ■ 診断・検査
　臨床症状と咽頭の肉眼所見（充血，腫脹など）から比較的簡単であるが，患者年齢や季節，地域での流行状況も参考にする．咽頭ぬぐい液を採取し，細菌培養や各種病原体の検出を行う．最近では迅速検出キットが普及し，有用である．

### ■ 治　療
　ウイルス感染であれば，解熱鎮痛薬や消炎薬による対症療法がとられる．溶血性レンサ球菌による細菌感染にはペニシリン系抗菌薬の経口ないし静脈内投与を第一選択とする．咽頭痛により経口摂取が困難な場合は，点滴による充分な補液も必要となる．通常は1週間程度で治癒する．

## b. 慢性咽頭炎　chronic pharyngitis

　急性咽頭炎が充分に治癒せずに慢性化した状態である．また，喫煙や刺激性のガスを吸引した場合にもみられる．咽頭異物感や軽度の咽頭痛，嚥下痛，乾燥感を訴える．治療としては，禁煙指導や飲酒の制限を行い，含嗽やトローチの使用により咽頭の清潔を保ち，保湿に努める．

# 16. 喉頭蓋炎　epiglcttitis

### ■ 病態生理
　急性喉頭蓋炎は，急性喉頭炎のうちで，とくに喉頭蓋に急激かつ高度の腫脹を伴うものである．わが国においては主に40〜50歳代の男性に好発し，小児には少ない．背景因子として喫煙と糖尿病が重要である．起炎菌としてインフルエンザ菌，A群β溶血性レンサ球菌，肺炎球菌などが検出される．急激な喉頭蓋の腫脹により急速に気道閉塞が生じて，窒息により死亡することがあり，耳鼻咽喉科における緊急性の高い疾患である．

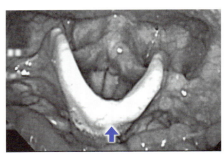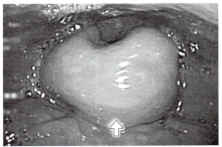

**図 11-7 喉頭内視鏡所見**
左：健常人の喉頭蓋(↑)．きれいなU字型で，直下に声帯が縦にみえている．
右：喉頭蓋炎の際の高度に腫脹した喉頭蓋(↑)．ほぼ球形で，声帯が見えない．高度の気道閉塞である．

### ■ 症　候
咽頭痛，嚥下痛が初期症状で，進行すれば呼吸困難を生じる．特徴的な含み声（口の中に音がこもった感じの発声）となる．発熱を伴うが全身状態は比較的よい．

### ■ 診断・検査
#### a) 喉頭内視鏡検査
喉頭内視鏡による観察で赤く高度に腫脹した喉頭蓋が認められれば，すぐに診断できる．喉頭蓋粘膜を透かして黄色の膿瘍がみられることもある（**図11-7**）．基礎疾患として糖尿病や免疫不全がある場合，炎症がさらに進展して頸部膿瘍を合併することがある．

#### b) 頸部X線検査法
頸部側面の単純X線検査により喉頭蓋の肥厚像がみられる．

### ■ 治　療
気道閉塞による窒息死の危険性があるので，基本的に入院加療とする．

#### a) 薬物療法
① 抗菌薬：強力な抗菌作用を期待し，セフェム系やリンコマイシン系の抗菌スペクトルの広い薬剤が使用される．系統の異なる2剤が併用されることもある．

② 副腎皮質ステロイド：副腎皮質ステロイドのもつ強力な抗炎症作用と浮腫軽減作用を期待して投与される．咽頭痛により内服できないため，基本的に①と②は点滴による静脈内投与となる．経口摂取困難による脱水に対して充分な補液を，疼痛に対して消炎薬や解熱鎮痛薬の投与も行う．

#### b) 局所療法
エアロゾル治療（ネブライザー）：副腎皮質ステロイドやアドレナリンを含んだ吸入液により，喉頭粘膜を収縮させ，気道閉塞を改善させる目的で行う．

#### c) 気管切開術
呼吸困難のある場合や，薬物を投与開始したにもかかわらず喉頭蓋の腫脹が増悪する場合は，局所麻酔下により気管切開術を施行する．

# 12. 骨・関節疾患

　高齢社会の到来に伴い，入院して治療が必要となる骨・関節等の運動器の障害が増加している．日本整形外科学会では，運動器の障害により移動機能の低下した状態を表す新しい言葉として「ロコモティブシンドローム locomotive syndrome（運動器症候群）」を提唱し，疾病横断的に運動器疾患をとらえ，要介護予防対策に乗り出している．ロコモティブシンドロームの原因となる運動器疾患のうち，頻度の最も高いものは変形性関節症であり，次いで骨粗鬆症である．

## 1. 骨粗鬆症　osteoporosis

### 病態生理

　骨粗鬆症の定義は，2000年の米国立衛生研究所(NIH)におけるコンセンサス会議において，「骨強度の低下を特徴とし，骨折のリスクが増大しやすくなる骨格疾患」とすることが提案され，「骨強度」は骨密度と骨質の2つの要因からなり，骨密度が骨強度の70％を，骨質が30％を占めるとされた．なお，「骨質」に含まれる内容として，骨の微細構造，骨代謝回転，微小骨折の集積，石灰化の程度等が挙げられている．

　骨粗鬆症の患者数は，2005年の年齢・性別人口構成と，腰椎と大腿骨頸部の骨密度による有病率から，男性260万人，女性810万人，合計で1,280万人と推計され，年々増加している．

#### a)　骨リモデリングと骨強度の低下

　骨密度や微細構造は，骨の新陳代謝機構である骨リモデリング remodeling によって制御されている．骨リモデリングの際には，骨は破骨細胞による骨吸収を受け，その後，骨芽細胞により同程度の骨形成が起こるため骨量は減少しない．骨リモデリングにより海綿骨は年間約40％，皮質骨では4～7％が絶えず入れ替わっている．

　骨密度は，学童期から思春期にかけて高まり，いわゆる骨量頂値 peak bone mass を迎える．成人期以降は，骨吸収と骨形成はほぼ等しくなり，骨量はほぼ一定となる．40歳を過ぎると加齢や閉経に伴い，破骨細胞による骨吸収が骨芽細胞による骨形成を上回り，骨密度は低下する．骨密度の低下には，①閉経に伴うエストロゲンの減少による破骨細胞の活性化による骨吸収の亢進，②加齢による骨芽細胞機能の低下に伴う骨形成の低下，③加齢に伴う活性型ビタミンD産生・作用の低下等によるカルシウム吸収能の低下，④骨リモデリングの亢進による二次石灰化の低下，等が関与している．

　一方，骨質は，骨の素材としての質である材質と，その素材に基づき作られた構造（微細構造）により規定される．構造については，骨リモデリングの亢進により，構造劣化や二次石灰化の低下等が起こる．材質については，酸化ストレスや糖化の亢進，ビタミンDやビタミンK不足による骨基質タンパクの劣化等が関与している（図12-1）．

#### b)　分　類

　骨粗鬆症は大きく2つに分類される．1つは原発性骨粗鬆症で，とくに原因となる別

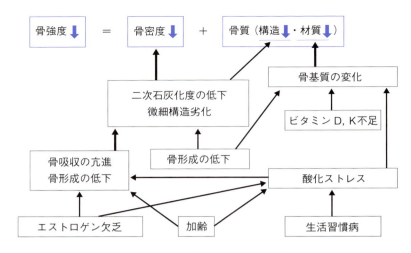

**図 12-1　骨強度の低下要因の多様性**

［骨粗鬆症の予防と治療ガイドライン作成委員会（編）：骨粗鬆症の予防と治療ガイドライン2015，ライフサイエンス出版，2015］

の疾患がなく，加齢に伴って起こるもので，閉経後骨粗鬆症，男性骨粗鬆症，特発性骨粗鬆症（妊娠後骨粗鬆症等）が含まれる．2つ目は，続発性骨粗鬆症で，原因となる別の疾患や，その薬の副作用により起こるもので，その原因として副甲状腺機能亢進症等の内分泌性，栄養性，副腎皮質ステロイド薬等の薬物，不動性，先天性，関節リウマチや糖尿病等のその他が含まれる．

### ■ 症　候

骨粗鬆症の症状は，骨強度の低下により，軽微な外力により生じる骨折であり，脆弱性骨折と呼ばれる．軽微な外力とは，立った姿勢からの転倒か，それ以下の外力を指す．骨粗鬆症による骨折は，脊椎椎体，大腿骨近位部，橈骨遠位端，上腕骨近位部等の部位で生じやすい．

脊椎椎体骨折は，最も頻度の高い骨折であり，好発部位は胸腰椎移行部である．骨折したときに，強い腰背痛を生じることがあるが，痛みを感じず骨折に気づかないことも多い．骨折が多発すると身長が短縮し，脊柱変形（後弯，円背）をきたす．大腿骨近位部骨折では歩行不能となり，寝たきりの原因となることが多いので，早期に人工股関節置換術等の手術療法が推奨されている．

### ■ 診断・検査

原発性骨粗鬆症の診断は，脆弱性骨折の有無と骨密度測定に基づいて行う（**表12-1**）．骨密度測定には，エネルギーの異なる2種のX線を用いる二重X線吸収法 dual-energy X-ray absorptiometry（DXA）や定量的超音波 quantitative ultrasound（QUS）等がある．躯幹骨DXAは測定誤差も小さく，脊椎椎体や大腿骨の測定に適しており，診断に推奨されている．

骨代謝マーカーは，骨粗鬆症の病態解明，治療方針の決定，治療効果の評価を行ううえで，有用な臨床指標である．骨代謝マーカーには骨吸収マーカーと骨形成マーカーがあり，骨吸収マーカーの高値は骨吸収亢進状態を示唆し，骨折のリスクが高いことが知られている．骨吸収マーカーには，尿中デオキシピリジノゲン（DPD），血中・尿中Ⅰ型

**表12-1　原発性骨粗鬆症の診断基準（2012年度改訂版）**

低骨量をきたす骨粗鬆症以外の疾患または続発性骨粗鬆症を認めず、骨評価の結果が下記の条件を満たす場合、原発性骨粗鬆症と診断する．

I．脆弱性骨折[注1]あり
　1．椎体骨折[注2]または大腿骨近位部骨折あり
　2．その他の脆弱性骨折[注3]があり、骨密度[注4]がYAMの80％未満

II．脆弱性骨折なし
　骨密度[注4]がYAMの70％以下または−2.5SD以下

YAM：若年成人平均値（腰椎では20〜44歳、大腿骨近位部では20〜29歳）．
[注1] 軽微な外力によって発生した非外傷性骨折．軽微な外力とは、立った姿勢からの転倒か、それ以下の外力を指す．
[注2] 形態椎体骨折のうち、3分の2は無症候性であることに留意するとともに、鑑別診断の観点からも脊椎X線像を確認することが望ましい．
[注3] その他の脆弱性骨折：軽微な外力によって発生した非外傷性骨折で、骨折部位は肋骨、骨盤（恥骨、坐骨、仙骨を含む）、上腕骨近位部、橈骨遠位端、下腿骨．
[注4] 骨密度は原則として腰椎または大腿骨近位部骨密度とする．また、複数部位で測定した場合にはより低い％値またはSD値を採用することとする．腰椎においてはL1〜L4またはL2〜L4を基準値とする．ただし、高齢者において、脊椎変形などのために腰椎骨密度の測定が困難な場合には大腿骨近位部骨密度とする．大腿骨近位部骨密度には頸部またはtotal hip (total proximal femur)を用いる．これらの測定が困難な場合は橈骨、第二中手骨の骨密度とするが、この場合は％のみ使用する．
（付記）骨量減少（骨減少）low bone mass (osteopenia)：骨密度が−2.5SDより大きく−1.0SD未満の場合を骨量減少とする．

［日本骨代謝学会，日本骨粗鬆症学会合同原発性骨粗鬆症診断基準改訂検討委員会：原発性骨粗鬆症の診断基準（2012年度改訂版）］

コラーゲン架橋N-テロペプチド（NTN），血中・尿中I型コラーゲン架橋C-テロペプチド（CTN），血中酒石酸抵抗性酸ホスファターゼ（TRACP-5b）等が，骨形成マーカーには，血中骨型アルカリホスファターゼ（BAP），血中I型プロコラーゲンN-プロペプチド（P1NP）等がある．

### ■ 治　療

骨粗鬆症の治療と予防の目的は，骨折を予防し，QOLの維持・向上を図ることである．一般療法としては，食事療法と運動療法がある．食事ではカルシウム，ビタミンD，ビタミンK等を十分に摂取することが推奨されている．また，過度のアルコール，喫煙等は骨折の危険因子とされている．

薬物療法は，原発性骨粗鬆症診断基準に合致するもの，または骨粗鬆症骨折の危険性があるものを対象に開始する．主な薬物としては以下のものがある．

① ビスホスホネート薬：破骨細胞のアポトーシスを誘導し，骨吸収を強力に抑制する．経口製剤は，吸収率を上げるため起床時に，食道炎等を予防するため多量の水で内服する必要がある．静注製剤は月1回の投与である．

② デノスマブ：破骨細胞形成に必須のサイトカインであるRANKL (receptor activator NF-κB ligand)の中和抗体で，骨吸収を強力に抑制する．6ヵ月に1回の注射である．低カルシウム血症に注意が必要である．

③ 選択的エストロゲン受容体モジュレーター（SERM）：エストロゲン受容体に作用し，骨についてはエストロゲンと同様の骨吸収抑制効果を発揮する．子宮や乳腺においてはエストロゲンと拮抗する作用をもつ．

④ テリパラチド：副甲状腺ホルモン（PTH）は間欠投与すると骨形成促進作用が認め

られる．PTH の生理活性部位の 34 アミノ酸を合成した注射剤である．使用期限に上限があるため，骨折の危険性の高い症例に使用する．

⑤ 活性型ビタミン $D_3$ 薬：ビタミン D の骨密度増加効果は弱いが，骨折予防効果は強く，ビタミン D の筋力増強・運動能力改善作用を介した転倒予防作用が示唆されている．高カルシウム血症に注意が必要である．

⑥ カルシトニン製剤：骨量増加作用，骨折抑制効果は強くないが，中枢性・末梢性の疼痛抑制作用が認められる．ペプチドであるため経口投与ができず，注射剤として使用する必要がある．

⑦ ビタミン $K_2$ 製剤：オステオカルシンの γ-カルボキシル化を介して骨形成を促進する．ワルファリンカリウム投与中の患者には禁忌である．

## 2. 変形性関節症　osteoarthritis

### 病態生理

変形性関節症は，関節軟骨の変性と破壊，関節辺縁や軟骨下骨の増殖性変化，滑膜炎を伴う関節内の限局性の炎症により，最終的には不可逆的な関節変形に進展する退行性疾患である．

加齢に伴い軟骨は弾力性を失い，そこに反復する力学的な負荷が加わることにより，軟骨表層の不整，細繊維化や亀裂が認められるようになり，軟骨は破壊され磨耗していく．軟骨の衝撃緩衝作用の低下は，軟骨下骨への力学的負荷の増大を招き，中心部での硬化や辺縁部での骨棘形成を誘発する．また変性した軟骨は，磨耗して関節内に遊離し，滑膜に炎症を惹起し，滑膜水腫や滑膜肥厚等を誘発する．

分類としては，基礎疾患がなく加齢により起こる一次性（特発性）と，基礎疾患がある二次性（続発性）に分けられる．

変形性関節症は，膝，股関節等の四肢荷重関節によくみられる．変形性膝関節症が最も多く，約 90％ が一次性である．一方，変形性股関節症の頻度は，変形性膝関節症に比較し，かなり少なく，発育性股関節形成不全や臼蓋形成不全等に続発する二次性が多い．

以下，最も頻度の高い変形性膝関節症を中心に記述する．

### 症候

発症は中高年に緩徐に起こり，関節の軽い疼痛から始まる．疼痛は，動作開始時に自覚し，安静により軽快する．疾患の進行に伴い，運動時や荷重時痛が増強し，安静時痛を訴える場合もある．反応性滑膜炎を生じると，関節液が貯留し関節腫脹を認めるが，熱感や発赤はほとんどない．進行に伴い，関節面の変形により関節外観が変化し，変形性膝関節症では内反膝変形を呈することが多い．また進行に伴い，徐々に関節可動制限が悪化する．

### 診断・検査

血液検査では，特別に異常値を示すものはなく，診断は臨床症状，X 線所見により診断する．X 線像では，初期には関節軟骨の消失により関節裂隙の狭小化を認める．進行すると関節裂隙は消失し，骨変化として関節辺縁の骨増殖による骨棘形成，軟骨下骨の

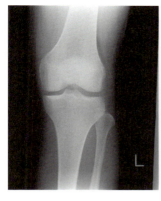
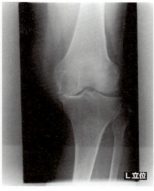
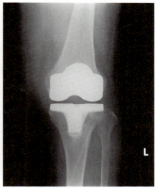

a. 正常　　　　　　b. 変形性膝関節症　　　　c. 人工膝関節置換術後

**図 12-2　変形性膝関節症の単純 X 線**
b.　関節裂隙の狭小化，骨棘形成を認める．

硬化像が出現する（図 12-2）．

### 治　療

保存的治療として，食事や運動による減量，杖の使用等の生活指導，筋力強化や関節可動域維持の理学療法，楔状足底挿板等の装具療法も重要である．

薬物療法としては，第一選択薬として，非ステロイド抗炎症薬の内服や経皮消炎鎮痛薬が使用される．ヒアルロン酸ナトリウム製剤の関節内注射は，軟骨機能維持・疼痛軽減に有効である．関節炎症状を有する変形性膝関節症では，副腎皮質ステロイドの関節腔内注射が有効とされているが，関節軟骨損傷の原因ともなるので頻回に行うことは避けるべきである．

保存療法で症状の改善の得られない関節破壊が進展した症例では，手術療法を考慮する必要がある．

## 3. 骨軟化症（くる病を含む）　osteomalacia（rachitis）

### 病態生理

骨軟化症・くる病は，骨基質の石灰化障害により類骨（石灰化が不十分な骨）が増加し，骨の脆弱性が生じる全身性の代謝性骨疾患である．骨端線閉鎖以前ではくる病，骨端線閉鎖完了後の成人では骨軟化症と呼ばれる．

骨は，Ⅰ型コラーゲンを中心とする基質に，カルシウム，リン，OH よりなるヒドロキシアパタイト結晶が沈着して形成される．このため，これらのイオンの血中濃度が結晶形成に必要な濃度を下回れば，骨の石灰化が障害され，骨軟化症・くる病を呈する．原因はビタミン D 作用不全と低リン血症に大別される．ビタミン D 作用不全には，ビタミン D 受容体の異常等の作用障害や，胃切除，腸疾患，肝胆膵疾患等の吸収障害，抗てんかん薬の長期投与，腎性骨異栄養症等の活性化障害が含まれる．低リン血症には，リン

吸収障害や腎尿細管におけるリン再吸収障害，アシドーシス等が含まれる．

### ■ 症　候

くる病では，骨成長障害による低身長，O脚変形等の下肢変形，肋軟骨結合部の肥厚（くる病数珠），歩行障害等がみられる．

骨軟化症では，骨痛，筋力低下，筋肉痛等がみられる．年齢にかかわらず，原因が低カルシウム血症による場合には，手や口唇周囲の異常感覚，筋けいれん，テタニー等が出現することがある．

### ■ 診断・検査

診断は，臨床症状や身体所見，X線所見，血液検査所見により臨床診断がなされるのが一般的である．X線所見として最も頻度の高い変化は，骨密度の低下である．その他に，くる病では長管骨の彎曲，骨端線の拡大や不整等が，骨軟化症では偽骨折等が認められる．血液生化学検査では，アルカリホスファターゼは高値，血清リンは低値，血清カルシウムは正常または軽度の低値となる．骨組織生検により類骨過剰状態を認めれば，診断が確定する．

### ■ 治　療

ビタミンD作用不全によるものは，活性型ビタミン$D_3$の補充を行う．低リン血症によるものでは，活性型ビタミン$D_3$および中性リン製剤の補充を行う．中性リン製剤は処方薬が存在しないため，試薬からの調合が必要となる．定期的に血液検査を行い，高カルシウム血症に注意する．

# 13. 女性生殖器疾患

## 1. 子宮内膜症　endometriosis

子宮内膜症とは，子宮内膜に類似する組織が子宮内腔または子宮筋層以外の部位で発生・発育するものであり，病巣は主として骨盤内である．子宮内膜類似の組織が子宮体部筋層に存在するものは子宮腺筋症という．

### ■ 病態生理

子宮内膜を構成する上皮細胞・腺細胞・間質細胞が正常な上皮組織や結合組織の間に浸潤する．月経周期に合わせて内膜の増殖や剥離が起こり，月経時には出血もする．血液は組織間に貯留し，ブルーベリー斑や散布状黒斑などの色素性病変を生じる．病変が卵巣内で進行した場合はチョコレート囊胞を形成する．血液が浸潤した結果，組織が線維化して癒着や硬結を引き起こす．ときに骨盤内臓器が癒着のために一塊となり，凍結骨盤と呼ばれる状態にもなる．

### ■ 症　候

主な症状は，下腹痛，腰痛，排便痛などの月経時の疼痛（月経困難症）であり，およそ8割に認められる．痛みは続発性であり，年齢とともに増悪傾向を示す．月経時以外に，慢性骨盤痛，性交痛，排便痛を訴えることも多い．子宮内膜症患者の30％程度が不妊症を合併し，一方原因不明不妊症のおよそ半数に子宮内膜症が存在する．

### ■ 診断・検査

子宮内膜症は主として月経痛などの症状を訴える女性や不妊の原因検索中に発見される．問診により疼痛の経過・発見時期・部位などを聴取する．続いて内診により子宮内膜症に特有な所見を確認する．同時に経腟超音波検査にて卵巣のチョコレート囊腫の有無を観察する．卵巣に腫瘍が認められた場合にはさらにMRIやCT検査が診断の確定に必要なこともある．腫瘍マーカーとしてはCA125が繁用されているが，感度や特異度は高くない．厳密な意味での確定診断には，病変を腹腔鏡や開腹で直接視認する．

### ■ 治　療

a）薬物療法

① 鎮痛薬（NSAIDsなど）：長期の低エストロゲン療法を避けたい若年者や不妊患者が主な対象となる．

② ゲスターゲン療法：エストロゲン＋プロゲステロン製剤を投与する偽妊娠療法．いわゆるピルが用いられる．

③ 低エストロゲン療法

・ダナゾール療法：ダナゾールはテストステロン誘導体であるためアンドロゲン作用をもつ．

・GnRHアゴニスト療法：下垂体のゴナドトロピン放出ホルモン（GnRH）に対する感受性を低下させ，ゴナドトロピンの産生・分泌を抑制することでエストロゲンの分

泌を低下させる．

b）外科療法

卵巣嚢胞の核出や固定を行うが，挙児希望がない重症例には子宮全摘出術，付属器切除術などが施行される．

## 2. 子宮筋腫　uterine leiomyoma

子宮筋腫は，子宮筋層を構成する平滑筋に発生する良性の腫瘍で，婦人科腫瘍性疾患の中で最も高頻度なものであり，30歳以上の女性の20～30%にみられる．

### 病態生理

筋腫を構成する平滑筋細胞の増殖には，エストロゲンおよびプロゲステロンが関与している．初経前にみられることはなく，性成熟期には筋腫が増大する可能性を考慮する必要があるが，閉経後は一般的に縮小する．

その発育方向によって，次の3つに分類される（図13-1）．
① 粘膜下筋腫：子宮内膜の直下に発生し，子宮腔内に向けて発育するもの．
② 筋層内筋腫：子宮筋層内に発生，発育するもの．
③ 漿膜下筋腫：子宮漿膜直下に発生，発育するもの．

この3つの中で最も高頻度に認められるのは筋層内筋腫である．また，単発性のものよりも多発性のものが多く（60～70%），上記3種類の筋腫が複数種合併し多発することが多い．

### 症　候

子宮筋腫の約半数は無症状で経過し，婦人科検診時に偶然みつかる場合もある．

代表的な症状は，過多月経・貧血，月経困難症，下腹部腫瘤感や圧迫症状，不妊などである．

筋腫の存在する部位により症状の種類や頻度が変わる．漿膜下筋腫では下腹部腫瘤感

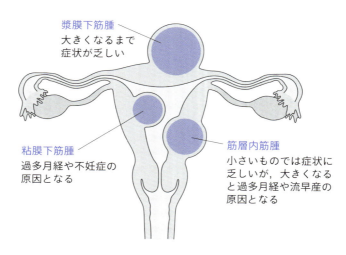

図 13-1　子宮筋腫の発生部位

や圧迫症状が，粘膜下筋腫では過多月経・貧血や不妊が多く認められる．

■ 診断・検査

　a) 内　診

筋腫が存在する子宮に，形状が不整で硬く腫大して触れる．

　b) 超音波検査 (経腹法・経腟法)

筋腫を診断するうえで，簡便で有用な検査法である．経腟法では子宮内膜がより明瞭に描出されるので，子宮内膜と筋腫との関係がわかりやすいという利点がある．筋腫が多発していて子宮全体が大きく腫大している場合は，経腹法のほうが正常子宮と筋腫の位置関係および子宮の全体像を把握するのに優れている．

　c) MRI 検査

筋腫に対する画像検査としては CT 検査よりも MRI 検査のほうが一般的で優れている．超音波検査で非典型的な所見が得られた症例や，長期にわたり保存的治療を施行する症例に対しては，MRI 検査を施行することが望ましい．

　d) 子宮鏡検査

粘膜下筋腫の診断に有用で，子宮腔内に半球状または有茎性の球状を示す表面平滑な腫瘍として認められる．

■ 治　療

筋腫に対する主な治療法には，薬物療法と手術療法があるが，その進歩に伴い多様な治療法が開発されている．

　a) 対症療法

造血薬，止血薬，消炎鎮痛薬などで症状の緩和を図る方法がある．

　b) GnRH アゴニスト (Gn-RHa) 療法

Gn-RHa による偽閉経効果により筋腫は縮小し症状も軽快する．通常，治療開始後 2〜4ヵ月のうちに，20〜40％の容積の減少が期待できる．しかし投与終了後，筋腫は元の大きさに戻り，また卵巣機能の欠落症状や長期投与による骨密度の低下などの副作用がある．

このため，① 過多月経による貧血の強い場合に手術までの待機治療，② 筋腫核出術に際して手術時の出血を少なくさせる，③ 閉経に近い患者に治療を中止したときに閉経することを期待して使用するなどの場合に限って，6ヵ月間を1クールとして投与されることが多い．

　c) 手術療法

子宮全摘術，子宮筋腫核出術，子宮鏡下筋腫摘出術，子宮動脈塞栓術 uterine artery embolization (UAE) がある．

# 3. 不　妊　sterility

WHO によると，「不妊とは避妊をしていないのに2年以上にわたって妊娠にいたらない状態」と定義されている．一度も妊娠しない状態を原発性不妊，一度以上の妊娠・分娩後に妊娠しない状態を続発性不妊と区別する場合もある．

妊娠を望んでいるカップルの約10%が不妊症である．不妊の30%は女性側に，30%は男性側に，10%は両性に原因があり，残りの30%は原因不明とされている．

本項では，不妊の原因が女性側にある場合を解説する．

■ 病態生理

妊娠が成立するには，排卵・受精・受精卵輸送・着床の各過程が必要であり，いずれかが障害されると女性因子による不妊症となる．

　a）排卵因子

月経周期は，視床下部から分泌されるゴナドトロピン放出ホルモン，下垂体からのゴナドトロピン，そしてその支配のもとに卵巣で生合成・分泌されるエストロゲンやプロゲステロンなどのホルモン作用，ならびにポジティブ・ネガティブフィードバック機構によって巧みに調節されている．この内分泌調節系のいずれかの異常により排卵が障害されると，無月経などの月経異常が生じ，さらには不妊にいたる．

　① 視床下部性排卵障害

続発性無月経の原因として最も頻度が高い．心因性無月経・減食性無月経・神経性食欲不振症・運動性無月経は，ここに分類される．

　② 下垂体性排卵障害

下垂体性障害で多いのは下垂体腺腫で，プロラクチン産生腫瘍が比較的多くみられる．高プロラクチン血症は視床下部からのゴナドトロピン放出ホルモンの分泌を抑制し排卵障害をもたらす．

　③ 卵巣性排卵障害

卵巣性原発性無月経としてはターナー Turner 症候群が最も多く，生後の卵巣における卵胞の消失が急速で索状の性腺となる．

　b）卵管因子

卵管機能としては，卵の捕獲，受精・卵分割の場の提供，精子の移送，受精能獲得の促進，受精卵の子宮への移送などが挙げられる．クラミジアなどによる骨盤内炎症性疾患は急激にまん延し始めており，それによる卵管機能障害が不妊症の原因となっている．

　c）子宮因子

ほとんどが子宮内腔異常である．先天性子宮内腔異常（双角子宮，重複子宮などのミューラー Müller 管の発生異常）と，後天性子宮内腔異常（内膜ポリープ，粘膜下筋腫など）に分類される．

■ 診断・検査

内分泌排卵因子の検査項目としては基礎体温，ホルモン負荷試験，血中ホルモン測定などが挙げられる．卵管因子としてはクラミジア検査，とくに子宮頸管部抗原検査，血中抗体価のほか子宮卵管造影が知られている．子宮因子の検査としては子宮卵管造影のほか超音波検査やMRIが知られている．

■ 治　療

不妊の原因に応じた適切な治療法が選択される（表13-1）．

表 13-1　不妊の治療法

| タイミング法 | | 基礎体温・頸管粘液・尿中黄体化ホルモン・卵胞径などを測定して，排卵日の予測を行い，その排卵日の前後に性交渉を行う方法である． |
|---|---|---|
| 排卵誘発法 | クロミフェン療法 | 内因性エストロゲンに対する拮抗作用をもち視床下部のエストロゲンレセプターをブロックするので，ゴナドトロピン放出ホルモンの分泌量を増やし，結果的に過排卵となる． |
| | ブロモクリプチン療法 | ドパミンの作動薬で，下垂体レベルでプロラクチンの分泌を抑制し，結果としてゴナドトロピンのパルス状分泌を回復させ排卵をもたらす． |
| | hMG-hCG 療法 | 卵胞刺激ホルモン（FSH）作用の強い閉経後婦人尿性ゴナドトロピン（hMG）を連日投与し，卵胞が成熟した時点でヒト絨毛性ゴナドトロピン（hCG）を注射して排卵を誘発するものである． |
| 配偶者間人工授精（AIH） | | 用手法で採取した精液から運動精子を洗浄濃縮法にて抽出し，人工的に子宮腔内に注入する． |
| 生殖補助医療技術（ART） | | 一般的な手順では，まず超音波ガイド下で卵巣を穿刺し，複数個の卵子を採取する．この後の方法は，体外受精（IVF）と顕微授精（ICSI）とに分かれる．IVF の場合は培養液中で精子と卵子を受精させる．ICSI では顕微鏡下で卵細胞内に直接精子を注入する．受精卵を得られたら，子宮腔内に胚移植を行う． |

## 4. 異常妊娠　abnormal pregnancy

妊娠中は初期から満期まで，母体側にそして胎児側にさまざまな異常が起こりうる（表13-2）．これらの中で本項では，発症頻度の高い流産，切迫早産，妊娠糖尿病，妊娠高血圧症候群について概説する．

### a. 流産

流産とは妊娠 22 週未満で妊娠が終了することをいう．妊娠 12 週未満の流産を初期流産，妊娠 12 週以降の流産を後期流産と称する．流産が自然に生ずる場合を自然流産といい，人工的に流産にいたらしめる場合を人工流産という．自然流産の頻度は全妊娠の 10〜15% である．自然流産の 80% 以上は初期流産であり，後期流産は 20% 以下である．

臨床的な形式によって切迫流産，進行流産，完全流産，不全流産，稽留流産に分類される．

#### 病態生理

自然流産の原因は，胎児側・母体側などきわめて多岐にわたっている（表13-3）．

初期流産の最大の原因は，胎児（胎芽）の染色体異常である．初期流産の胎児あるいは絨毛の 50〜60% に染色体異常が認められる．ただし，そのほとんどは偶発的に生じた染色体不分離による．

流産を連続して 3 回以上繰り返した場合には，なんらかの原因があると考え習慣流産と呼ぶ．習慣流産患者の自己抗体陽性頻度は 20〜30% と高率であり，自己免疫疾患と流産の関連が注目されている．現在，流産との関連が示唆される自己抗体には，抗カルジオリピン抗体やループスアンチコアグラントなどの抗リン脂質抗体がある．

表13-2 異常妊娠

| 母体の異常 |
| --- |
| 妊娠悪阻，流産，異所性（子宮外）妊娠，胞状奇胎，頸管無力症，（切迫）早産，血液型不適合妊娠，合併症妊娠（甲状腺機能亢進症，全身性エリテマトーデスなど），妊娠糖尿病，妊娠高血圧症候群，過期妊娠 |
| 胎児と付属物の異常 |
| 多胎妊娠，胎児発育制限（FGR），胎児機能不全（NRFS），絨毛膜羊膜炎，常位胎盤早期剥離，前置胎盤，羊水過多・過少，前期破水 |

表13-3 流産の原因

| 胎児側因子 |
| --- |
| 胎児（胎芽）の異常（染色体異常など），胎児付属物の異常（羊水過多など），多胎妊娠 |
| 母体側因子 |
| 子宮の異常（頸管無力症，子宮奇形，子宮筋腫など），卵巣機能異常（黄体機能不全など），内分泌疾患（プロラクチン分泌異常，甲状腺機能異常，糖尿病など），血栓素因，感染症，自己免疫疾患，外傷，放射線被曝，嗜好品，精神神経因子 |
| 夫婦間因子 |
| 免疫異常（HLA適合性など），血液型不適合 |

後期流産では母体要因，とくに感染が原因となる頻度が高い．下部性器病原微生物の上行性感染が自然流産の原因となる．また，頸管無力症は後期流産の約20％を占める．とくに妊娠20週前後に多く，無症候性（明らかな子宮収縮によらず）に頸管開大を起こし，胎胞膨隆，前期破水，流早産へと進行する．

■ 症　候

流産に伴う主な症状は，性器出血と下腹痛・腰痛である．

■ 診断・検査

超音波検査で子宮内に胎嚢 gestational sac（GS）と胎児（胎芽）心拍動の有無を確認すること，ならびに尿中・血中のヒト絨毛性性腺刺激ホルモン（hCG）を測定することが診断の中心であり，流産の予後を判定するための指標ともなる．

■ 治　療

切迫流産の治療は，まず安静である．後期切迫流産の場合は，安静以外に，抗菌薬による感染の予防と治療，子宮収縮抑制薬の投与，頸管縫縮術を行うことがある．進行流産や不全流産，稽留流産では流産手術（子宮内容除去術）を行う．

### b. 切迫早産

妊娠22週以降37週未満に下腹痛（10分に1回以上），性器出血，破水などの症状に加えて，外側陣痛計で規則的な子宮収縮があり，内診では子宮口開大，頸管展退の進行が認められ，早産の危険性が高いと考えられる状態と定義されている．早産率は全出生数の約6〜7％とされている．

■ 病態生理

切迫早産の原因はきわめて複雑である（表13-4）．早産全体の少なくとも40％が子宮

表13-4 早産のリスク因子

| | |
|---|---|
| ・破水 | ・羊水過多による子宮の増大 |
| ・絨毛膜羊膜炎，細菌性腟症，歯周炎などの炎症，感染症 | ・子宮筋腫，子宮腺筋症などの子宮腫瘍の合併 |
| ・早産，死産，習慣流産の既往 | ・子宮奇形による子宮腔の拡大制限 |
| ・頸管無力症の既往，頻回な子宮口開大操作と掻爬術，円錐切除術，頸管裂傷 | ・抗リン脂質抗体症候群合併 |
| | ・母体ストレス |
| ・多胎 | ・喫煙などの嗜好 |

内感染を伴うと推測され，そのほとんどが細菌性腟症からの上行性感染である．脱落膜細胞，線維芽細胞やマクロファージが刺激を受け遊走し，IL-1β，TNF-α，IL-8，IL-6などの炎症性サイトカインを放出する．これによりプロスタグランジン産生が促進され，子宮収縮・頸管熟化が発現する．IL-1βなどの作用により頸管ではIL-8が産生され好中球が遊走する．この好中球が脱顆粒しエラスターゼを放出し，このエラスターゼがコラーゲン分解を引き起こし頸管熟化に作用する．

■ 症　候

子宮収縮の自覚症状としての下腹部・背部・腰部・恥骨部の疼痛と頸管の開大に伴う出血である．

■ 診断・検査

頸管，子宮収縮の状態や破水，出血の有無などを観察する．経腟エコー検査による頸管長の測定，がん胎児性フィブロネクチン，顆粒球エラスターゼの測定が参考になる．

■ 治　療

切迫早産の治療方針は，できる限り妊娠の継続を図ることであるが，破水，感染の有無，施設の体制などにより個々に判断する．安静のみでは子宮収縮が抑制できない場合に，子宮収縮抑制薬や抗菌薬などの薬物治療の適応となる．妊娠34週未満では，胎児肺成熟目的で副腎皮質ステロイド投与を行うこともある．

### c. 妊娠糖尿病　gestational diabetes mellitus（GDM）

妊娠糖尿病（GDM）は従来，妊娠前に発症した糖尿病も含んでいたが，2010年の診断基準改訂で，「妊娠中に初めて発見または発症した糖尿病にいたっていない糖代謝異常で，明らかな糖尿病は含めない」と定義した．

■ 病態生理

妊娠が進むにつれて，インスリン抵抗性と膵のインスリン分泌は増加する．これらの代謝の変化は正常であり，胎児へのグルコース供給を円滑にしている．しかし，母体のインスリン分泌の増加がインスリン抵抗性の亢進に追いつかなくなると，GDMが発症する．

妊娠中のインスリン抵抗性の原因として，胎盤から分泌されるエストロゲン，プロゲステロンが推定されている．また，妊娠進行に伴い増加する胎盤ラクトゲンは，成長ホルモンとしての作用をもち，血中の遊離脂肪酸を増加させて，その結果インスリン抵抗性が上昇する．

表13-5 75g経口ブドウ糖負荷試験によるGDMの診断基準

|  | 静脈血漿グルコース値(mg/dL) |
|---|---|
| 空腹時値 | ≧92 |
| 負荷後1時間値 | ≧180 |
| 負荷後2時間値 | ≧153 |
| 以上のうち1つ以上を満たすもの. | |

[日本糖尿病・妊娠学会, 2010]

■ 症候

母体は無症状であることが多い.しかし,過剰な体重増加,過度の空腹感や口渇,頻尿,繰り返す腟感染症を呈することがある.

胎児・新生児合併症としては,先天奇形や流産,巨大児,新生児低血糖などが挙げられる.

■ 診断・検査

75g経口ブドウ糖負荷試験で表13-5に示した結果が得られた場合GDMと診断する.

■ 治療

妊娠中の血糖管理は以下のとおりである.

a) 血糖コントロール目標

血糖コントロール目標値は,静脈血漿グルコース値が食前70〜100 mg/dL,食後2時間値120 mg/dL以下である.HbA1c(NGSP)値については≦6.2%を達成することが望ましい.

b) 食事療法

妊娠中は極端な食事制限をせず,妊婦としての適正な栄養をとらせる.1日摂取総エネルギー量は,非妊娠時の推定エネルギー必要量[標準体重(kg)×30]kcalに妊娠・授乳期の付加量を加えて算定する.

c) インスリン療法

適正な食事療法を行ってもなお目標血糖値が達成できない場合には,インスリン投与の適応となる.妊娠中は強化インスリン療法を行う.

### d. 妊娠高血圧症候群　pregnancy induced hypertension (PIH)(旧来の妊娠中毒症)

妊娠高血圧症候群(PIH)は,「妊娠20週以降,分娩後12週までに高血圧がみられる場合,または高血圧にタンパク尿を伴う場合のいずれかで,かつこれらの症候が偶発合併症によらないものをいう」と定義された.PIHは妊婦に高率に発症し,母体死亡および胎児・新生児死亡に密接に関与する.

■ 病態生理

PIHの成因については,最近,胎盤形成の異常による胎盤病という概念が注目されている.すなわち,病理学的にPIHの絨毛は脱落膜や子宮筋へ十分に浸潤せず,母体の血管壁がトロフォブラストに変換されない結果,絨毛間腔への血液供給が減少し,胎盤内で血管作動物質や血管内皮障害因子が産生されるという考えである.

PIHの二大病態は血管れん縮と血管内皮障害である(表13-6).両者は,さまざまな

表 13-6　PIH の病態

| 病　態 | 関連因子 |
|---|---|
| 血管れん縮 | 血管れん縮に関与する血管作動物質（カテコラミン・エンドセリン・セロトニンなど）の増加 |
|  | プロスタサイクリン（血管内皮で産生され血管拡張作用・抗血小板作用をもつ）の減少 |
|  | トロンボキサン（血小板で産生され血管収縮作用をもつ）の増加 |
| 血管内皮障害 | 血小板の活性化・凝固能の亢進による血栓の過剰産生 |
|  | 白血球の活性化によるフリーラジカル産生能やエラスターゼの上昇 |

表 13-7　PIH の病型分類（日本産科婦人科学会 1998 年改訂）

1. 妊娠高血圧腎症（preeclampsia）
   妊娠 20 週以降に初めて高血圧が発症し，かつタンパク尿を伴うもので，分娩後 12 週までに正常に復するもの
2. 妊娠高血圧（gestational hypertension）
   妊娠 20 週以降に初めて高血圧が発症し，分娩後 12 週までに正常に復するもの
3. 加重型妊娠高血圧腎症（superimposed preeclampsia）
   1) 高血圧症が妊娠前あるいは妊娠 20 週までに存在し，妊娠 20 週以降にタンパク尿を伴うもの
   2) 高血圧とタンパク尿が妊娠前あるいは妊娠 20 週までに存在し，妊娠 20 週以降に，いずれかまたは両症候が増悪するもの
   3) タンパク尿のみを呈する腎疾患が妊娠前あるいは妊娠 20 週までに存在し，妊娠 20 週以降に高血圧が発症するもの
4. 子癇（eclampsia）
   妊娠 20 週以降に初めてけいれん発作を起こし，てんかんや二次性けいれんが否定されるもの．発症時期により妊娠子癇・分娩子癇・産褥子癇と称する

物質を介して相互に作用し，臨床的には高血圧・タンパク尿の要因となる．

■ 症　候

高血圧，タンパク尿，浮腫を 3 主徴とする．ただし，浮腫はタンパク尿に伴う症状としてとらえられている．

■ 診断・検査

PIH の病型分類を表 13-7 に示す．

■ 治　療

妊娠によって増加している母体の循環器系への負荷，とくに母体の血管内皮機能の障害によって発症する高血圧を改善することが重要となる．

a) 生活指導および栄養指導

"安静" と "ストレスを避けること" を勧める．栄養指導については，BMI 別エネルギー摂取制限と妊娠中の適切な体重増加を勧める．

b) 妊娠の終了

PIH の根本的治療は妊娠の終了である．母体および胎児の生命の危機が予測される場合は，帝王切開による速やかな妊娠の終了が必要である．

c) 薬物療法

薬物療法は，子宮胎盤血流量を減少させる可能性があるので，胎児にとっては有害な

場合が多い．したがって，胎児が未熟であるため妊娠を継続する場合にのみ行われる．適応は，安静臥床にして血圧が160/110 mmHgを超えるときで，降圧目標は140/90 mmHgとする．PIHで使用されている第一選択の降圧薬は，ヒドララジン塩酸塩とメチルドパ水和物が多い．

## 5. 異常分娩　abnormal labor

正常な経腟分娩の進行には，娩出力，産道，胎児の3要素の調和が必要である．これらの3要素の1つでも異常があると分娩の進行は障害され，異常分娩となる．

本章では，異常分娩のうち「微弱陣痛」について，また異常分娩と関連が深く薬物治療が重要な「産科ショック」について解説する．

### a. 微弱陣痛

微弱陣痛とは，陣痛発作の頻度，持続時間および強さのうち，いずれかまたはすべてが減弱して，分娩進行が遷延するものと定義される．頻度としては全分娩の8％，初産婦では11％に認められる．

■ 病態生理

微弱陣痛は原発性と続発性に分類される．原発性微弱陣痛は分娩開始時より陣痛が弱く，分娩が進行しないものを指す．① 子宮発育不全・子宮奇形・子宮筋腫などの器質的異常，② 多胎妊娠・羊水過多などによる子宮筋の過伸展，③ 骨盤位・前置胎盤・狭骨盤などで胎児の先進部による子宮下部の圧迫がないこと，が原因となる．続発性微弱陣痛は分娩の途中から陣痛が微弱となるものである．二次的な全身性または子宮筋の疲労によることが多い．① 狭骨盤・軟産道強靱・骨盤内腫瘍などの産道異常，② 巨大児，胎児奇形などの胎児異常，③ 胎位・胎勢・回旋の異常，が原因となる．

■ 症　候

分娩が遷延し，さらには停止する．

■ 診断・検査

微弱陣痛は，子宮内圧が外子宮口7〜8 cm開大時までは10 mmHg未満，9 cm以上では40 mmHg未満と定義されている．臨床的には子宮内圧の代わりに外測法による陣痛周期と陣痛持続時間をもって表現することも認められている．

■ 治　療

未破水で児頭が骨盤内に陥入している場合は，卵膜を人工的に破り陣痛増強を図る．この処置で陣痛増強がなければ陣痛促進を考慮する．破水後24時間以上経過している場合も，子宮収縮薬の点滴静注による陣痛促進を実施する．

陣痛促進にあたっては，子宮収縮薬の副作用・帝王切開の可能性など十分なインフォームド・コンセントを行ったうえで，児頭骨盤不均衡がないことを確認してから実施する．正確に必要量の薬剤を投与できる持続輸液注入ポンプを使用し，さらに効果の評価と胎児監視のための胎児心拍数陣痛計を装着することが大事である．ときに過強陣痛の発生や子宮破裂の報告が見受けられるので，慎重に行う．

### b. 産科ショック

産科ショックとは，妊娠もしくは分娩に伴って発生した病的状態に起因するショックと定義されている．

■ 病態生理

一般にショックは，出血性（循環血液量減少性）ショック，敗血症性ショック，アナフィラキシーショック，神経原性ショック，心原性ショック，その他のショック，に分類される．産科ショックの特徴は以下の3点である．① 循環血液量減少性ショックが圧倒的に多く約90%を占める．周産期では前置胎盤，常位胎盤早期剥離，弛緩出血など，循環血液量減少性ショックの原因となる疾患が多くある．② また，妊娠中は非妊時と比較して凝固亢進，線溶抑制状態であり，短時間に播種性血管内凝固症候群（DIC）を併発しやすい．③ そのため，速やかに対応しなければならない．

■ 症　候

患者は気分不快，嘔気を訴え，精神的に不安となる．代表的な他覚症状として，蒼白，虚脱，冷汗，脈拍触知不能，呼吸不全が挙げられる．血圧の低下とショックの重症度はほぼ相関し，脈拍数が収縮期血圧を超えたら要注意である．

■ 治　療

産科ショックの治療は，原因となる疾患に対する治療と全身管理を併せて行う．

① 気道の確保，酸素投与．

② 血管の確保，輸液．

③ 輸血：赤血球濃厚液，新鮮凍結血漿，濃厚血小板．

④ 血圧の維持：収縮期血圧100 mmHg以上，心拍数100回/分以下を目標とする．循環血液量が十分に保たれているにもかかわらず，血圧が回復しない場合にはカテコラミン製剤などの昇圧薬を用いる．

⑤ 尿量の維持：尿量0.5 mL/kg/時（時間尿30 mL）以上を確保する．循環血液量が改善されても，尿量が確保されない場合には慎重にフロセミドなどの利尿薬を用いる．

⑥ 急性循環不全の治療：副腎皮質ステロイドの大量投与やウリナスタチンが有効である．

⑦ DICの治療：DICを併発する際にはアンチトロンビンⅢ製剤，ガベキサートメシル酸塩，ナファモスタットメシル酸塩などによるDIC治療を開始する．産科DICは線溶系亢進が著しいため，ヘパリンナトリウムが使用されることはまれである．

# 14. 皮膚疾患

## 1. アトピー性皮膚炎　atopic dermatitis（AD）

### 病態生理
　軽快と悪化を慢性に繰り返す瘙痒を伴う湿疹病変で，背景にアトピー性素因と表皮バリア機能低下という遺伝的素因に，さまざまな悪化因子（乾燥した環境，発汗，過労やストレスなど）が加わり発症する．

### 症候
　乳児期は，頭や顔のびらんや痂皮を伴う湿潤した紅斑局面が次第に体幹，四肢に拡大する．幼小児期には，頸部や四肢関節部の鱗屑を伴った乾燥性紅斑や体幹の鳥肌様の乾燥性皮疹が特徴とされる．思春期から成人期には，顔面や頸部，胸部，背など上半身に皮疹が目立ち，浸潤の強い紅斑や苔癬化，痒疹がしばしば観察される．

### 診断・検査
　気管支喘息，アレルギー性鼻炎，アレルギー性結膜炎などのアレルギー性疾患の合併や家族歴は診断の参考となる．血清IgE値が高値となりやすいが，皮疹が重症であるにもかかわらず総IgE値が基準値内の患者も少なからずみられる．アレルゲン特異IgE抗体は，乳児で卵白や牛乳などの食物に，幼児以降でダニ，ペット，真菌，花粉などの環境アレルゲンに陽性になることが多い．しかし，これらのアレルゲンが実際に症状の悪化に関与しているかについては，病歴，生活歴やプリックテストなどの皮膚検査の結果と合わせて個々の患者で慎重に判断する必要がある．ケモカインの1つである血清TARC値は現在の病勢を反映する指標となる．

### 治療
　治療の目標は，「軽度な症状の維持あるいはほぼ症状のない寛解であるが，時に急に悪化しても遷延することがない」状態にコントロールすることである．
　治療は，① 皮膚の炎症を減弱させること，② 乾燥した皮膚に対して保湿剤，保護剤によるスキンケア，③ 悪化因子の検索と除去，の3つの因子がポイントとなる．まず，抗炎症外用薬で十分に炎症をコントロールすることが大切である．表皮バリア機能の低下は皮膚の易刺激性や瘙痒を誘発するため病変が軽快してからも保湿剤や保護剤による乾燥皮膚に対するスキンケアを継続することが肝要である．
　治療の主体となる副腎皮質ステロイド外用薬は，即効性が期待できるが，長期連用による副作用，とくに副腎皮質ステロイド依存に陥らないよう皮疹の性状や重症度，部位，年齢などを考慮して，適切なランクのものを選択することが大切である．タクロリムス外用薬は，外用塗布初期に刺激感がみられるが，副腎皮質ステロイド外用薬にみられるような局所副作用は乏しいことから，顔面頸部などの副腎皮質ステロイド外用薬による副作用を生じやすい部位の病変や，副腎皮質ステロイド外用薬で軽快した病変の維持療法（proactive療法）に使用されることが多い．ただし，びらんや潰瘍面には使用できず，

外用量や年齢制限（2歳以上）といった使用上の注意点がある．

　抗ヒスタミン薬はアトピー性皮膚炎の瘙痒に対して有用であり，非鎮静性あるいは軽度鎮静性の第二世代抗ヒスタミン薬を第一選択薬とする．既存治療で十分な効果が得られず病変が長期にわたり遷延持続している場合，シクロスポリンの内服が有用である．他の治療で満足の得られない痒疹型のアトピー性皮膚炎では，とくに効果が期待できる．ただし，長期持続使用では，腎障害や高尿酸血症がしばしば観察されるため，2～3年で他の治療に変更するほうが好ましい．

　日常生活としては，以下の項目を指導する．① 入浴，シャワー浴の励行，石けんは泡で洗う，皮膚をこすらない，② 入浴後すぐ軟膏処置をする，③ 適温・適湿な環境の保持，④ 規則的な生活リズムを保つ，⑤ 痒くなったら搔破する前に軟膏を塗布する，などが挙げられるが，保湿剤や保護剤によるスキンケアを常に心がけるよう指導することが肝要である．

## 2. 皮膚真菌症　dermatomycoses

### 病態生理

　真菌症には，白癬，癜風，カンジダ症，スポロトリコーシス，クロモミコーシスなどが含まれる．白癬とは，皮膚糸状菌による病変のことで浅在性と深在性に分類される．真皮で菌が増殖する深在性白癬はきわめてまれでケルスス禿瘡がその代表例である．浅在性白癬は病変が生じた場所による分類がよく用いられる．すなわち，頭部白癬，体部白癬，股部白癬，足白癬，爪白癬である．

### 診断・検査

　診断法としては，直接鏡検と培養，分子生物学的同定法などがある．菌を同定することにより，薬剤感受性の判定，感染経路の推測や予後予測も可能になる．

### 治療

　治療は病変を生じた場所によって異なる．頭部白癬では，毛包内に菌が存在するため抗真菌薬の内服が必要なことがある．体部白癬や股部白癬は，外用抗真菌薬で十分効果が期待できる．2週間程度で効果判定できる．爪白癬は，抗真菌薬内服による治療が基本である．

　ケルスス禿瘡のような深在性白癬では，内服療法を選択する．内服抗真菌薬には，テルビナフィン塩酸塩とイトラコナゾールの2種類が使用できる．両者ともに薬剤相互作用により併用禁忌となっている薬剤があるため注意する．外用療法は，病変部位により治療期間が異なり足底など角質が厚い部分では5ヵ月以上の塗布継続が必要とされる．外用抗真菌薬には5系統あるが，イミダゾール系のなかではラノコナゾール（アスタット®）とルリコナゾール（ルリコン®）が皮膚糸状菌に効果が高い．その他の系統では，テルビナフィン塩酸塩（ラミシール®），リラナフタート（ゼフナート®），ブテナフィン塩酸塩（メンタックス®，ボレー®）が効果を期待できる．カンジダ感染の場合は，イミダゾール系薬剤を選択する．新規トリアゾール系であるエフィナコナゾール（クレナフィン®）は，ケラチンとの親和性が少ないため爪甲での透過性に優れており外用薬としては初め

て爪白癬に適応症を獲得できた．

## 3. 褥　　瘡　pressure ulcer

### 病態生理

皮膚局所の持続的圧迫による皮膚ならびに皮下組織の虚血性壊死と定義される．体を自ら動かすことができなかったり関節の拘縮などが原因であり，仙骨部，外果，腸骨部，肩甲骨部などの骨が突出しやすい部位に好発する．加齢，栄養不良，介護力不足，体圧分散寝具の不使用，皮膚局所の湿潤も褥瘡発生の重要な誘因となる．

### 治　療

褥瘡治療において栄養管理はきわめて重要であり，低栄養状態では褥瘡の改善は望めない．経口摂取ができない患者では経管栄養，中心静脈栄養などが行われる．とくに，創傷治癒には，タンパク質，亜鉛，鉄，ビタミンB群，ビタミンC群が重要である．低栄養状態の判定は，ヘモグロビン値やアルブミン値，総コレステロール値などが指標となりうる．

急性期褥瘡に対する局所療法は，その範囲と深達度が判明するまでポリウレタンフィルムなどを貼付し観察する．

慢性期褥瘡に対する局所療法は，創表面の色調による病期分類が理解しやすい．黒色期から黄色期は壊死組織の存在，赤色期は肉芽形成，白色期は上皮化を意味する．壊死組織は，できるだけ外科的にデブリードマンをして取り除くことが大原則である．切除の程度によっては，出血や滲出液の増加をみるため吸水と抗菌作用をもつカデキソマー・ヨウ素（カデックス®軟膏やパウダー），白糖・ポビドンヨード配合（ユーパスタ®軟膏，イソジン®シュガーパスタ軟膏など）を貼布する．滲出液が少なくなればスルファジアジン銀（ゲーベン®クリーム）に変更してもよい．壊死組織が乾燥し硬化して切除しにくいときはゲーベン®クリームを塗布してプラスチックフィルムでおおい化学的デブリードマンを行う．

赤色期すなわち肉芽組織が創面の80％以上になったら，肉芽形成を促進するトラフェルミン（フィブラスト®スプレー），アルプロスタジルアルファデクス（プロスタンディン®軟膏）などを外用塗布しガーゼあるいはポリウレタンフィルムなどを貼付する．ただし，肉芽組織から膿性の滲出液の増加や肉芽組織の浮腫性変化をきたした状態は，深部感染ならびに創傷治癒が遷延する危険性があるため，洗浄を十分に行い，抗菌作用のある外用剤あるいはAg含有ドレッシング剤を使用する．

白色期すなわち肉芽組織が十分に形成され周囲皮膚との段差がなくなり創周囲から上皮化が始まる時期となる．この時期には，プロスタンディン®軟膏，ブクラデシンナトリウム（アクトシン®軟膏）を貼布する．滲出液が多くない場合，デュオアクティブ®，ハイドロサイト®，アクアセル®などの創傷被覆材も使用できる．

褥瘡は予防が第一，すなわち褥瘡を作らないことが肝心である．患者1人ひとりに褥瘡発生のリスク評価を行い対策を講じていく．

## 4. じんま疹 urticaria

### 病態生理

じんま疹とは一過性の紅斑と膨疹を特徴とする限局性の浮腫をいう．個々の皮疹は痒みを伴い通常数時間以内に跡形なく消退する．じんま疹に合併してあるいは単独に皮膚ないし粘膜の深部を中心とした限局性の浮腫は，とくに血管性浮腫 angioedema と呼ぶ．

じんま疹は，皮膚のマスト細胞から脱顆粒したヒスタミンなどの化学伝達物質により，皮膚毛細血管から血漿成分が漏出して限局性に浮腫が生じたものである．そのメカニズムとして，IgE 抗体を介した即時型アレルギー機序によるものと，非アレルギー機序によるものとがある．原因や悪化誘因として，食物，薬物，吸入抗原，感染，内臓疾患，物理的刺激，疲労，ストレスなどが挙げられるが，明らかな原因を同定できない場合も少なくない．

### 症候

通常のじんま疹は，境界明瞭な紅斑・膨疹よりなる．一方，血管性浮腫や遅発性圧じんま疹では，顔面（眼瞼や口唇）にやや境界不鮮明な腫脹をみる．組織学的に，通常のじんま疹が真皮浅層血管の反応によるのに対し，血管性浮腫や遅発性圧じんま疹では，真皮深層ないし皮下組織の血管の反応により生じるためであり，数日間持続する．また，難治性の慢性じんま疹の中には，IgE または高親和性 IgE 受容体に対する自己抗体（IgG）が証明されることがある（自己免疫性じんま疹）．

2011 年，「蕁麻疹診療ガイドライン」として診療のための指針が作成された．また，じんま疹の分類は，「蕁麻疹の主たる病型」として記載されている（**表 14-1**）．

特発性のじんま疹とは，明らかな誘因なく毎日のように皮疹が出没するもので，発症後の経過が 1 ヵ月以内の場合，急性じんま疹と呼び，細菌やウイルス感染などが原因となっていることが多い．経過が 1 ヵ月以上の場合，慢性じんま疹と呼ぶが原因を特定できないことが多い．じんま疹の中で，特発性じんま疹が最も多く 70〜80% を占める．

刺激誘発型のじんま疹とは，個体に特定の刺激が加わった場合のみに症状が現れる．アレルギー性のじんま疹は，食物抗原の大部分，一部の薬剤（ペニシリン），植物（天然ゴム製品），昆虫の毒素などに含まれるアレルゲンに特異的 IgE が反応して生じる．多くは数分から 2 時間以内に曝露された抗原が原因となるが，納豆によるものは数時間から半日後に生じる．ラテックスアレルギーをもつ患者が交叉抗原性のある果物・野菜（バナナ，栗，キウイ，パパイヤ，マンゴー，ニンジン，リンゴなど）を摂取することにより口腔粘膜の症状をみることがある．これを口腔アレルギー症候群やラテックス・フルーツ症候群と呼ぶ．原因食物の摂取後 15 分以内に口唇，口腔，咽頭の違和感，痒み，ひりひり感を生じる．時に腫脹，水疱まで進展することがある．じんま疹・血管性浮腫だけでなく鼻水，眼の発赤・腫脹などの症状，腹痛，嘔吐，下痢などの消化器症状，喉頭浮腫，喘鳴などの呼吸器症状，アナフィラキシーショックを併発することがある．花粉アレルギーをもつ患者が交叉抗原性のある食物を摂取することで同様な症状をきたす花粉・食物アレルギー症候群も知られている．食物摂取後 2〜3 時間以内の運動によりじんま疹を生じる食物依存性運動誘発アナフィラキシーという病態がある．原因食物として小麦，

**表 14-1　蕁麻疹の主たる病型**

I. 特発性の蕁麻疹
1. 急性蕁麻疹
2. 慢性蕁麻疹

II. 刺激誘発型の蕁麻疹（特定刺激ないし負荷により皮疹を誘発することができる蕁麻疹）
3. アレルギー性の蕁麻疹
4. 食物依存性運動誘発アナフィラキシー
5. 非アレルギー性の蕁麻疹
6. アスピリン蕁麻疹（不耐症による蕁麻疹）
7. 物理性蕁麻疹［機械性蕁麻疹，寒冷蕁麻疹，日光蕁麻疹，温熱蕁麻疹，延性圧蕁麻疹，水蕁麻疹，振動蕁麻疹（振動血管性浮腫）］
8. コリン性蕁麻疹
9. 接触蕁麻疹

III. 血管性浮腫
10. 特発性の血管性浮腫
11. 外来物質起因性の血管性浮腫
12. C1 エステラーゼ阻害因子（C1-esterase inhibitor；C1-INH）の低下による血管性浮腫［遺伝性血管性浮腫（HAE），自己免疫性血管性浮腫など］

IV. 蕁麻疹関連疾患
13. 蕁麻疹様血管炎
14. 色素性蕁麻疹
15. Schnitzler 症候群
16. クリオピリン関連周期熱（CAPS）

［日本皮膚科学会：蕁麻疹診療ガイドライン，2011］

エビが多い．

　血管性浮腫とは，皮膚，粘膜の限局した範囲に生じる深部浮腫で痒みは必発ではなく，数日間持続する．顔面（眼瞼や口唇）に好発し，強い気道浮腫を生じると窒息の危険性が高まる．通常のじんま疹と同様に外来抗原や NSAIDs，アンジオテンシン変換酵素（ACE）阻害薬やアンジオテンシン II 受容体拮抗薬（ARB）などの薬剤が誘因となる．曝露後数時間以内に症状が出現するが，ACE 阻害薬による場合は内服開始後数日から数週間して症状をみることが多い．

　じんま疹様血管炎に，皮疹は慢性じんま疹に似るが，個々の皮疹は 24 時間以上持続し，皮疹消退後に色素沈着を残す．病理組織学的に血管炎の像がみられ全身性エリテマトーデスに合併あるいは移行する例がある．

　色素性じんま疹は，皮膚局所にマスト細胞の集簇と色素沈着をみる．多くは皮疹が多発している．皮疹部を擦過するとその部位に一致して膨疹を生じる．これをダリエ徴候と呼ぶ．

　シュニッツラー Schnitzler 症候群は，慢性じんま疹，間欠熱，関節痛（関節炎），骨痛などを生じる．血清口にモノクローナルな IgM の増加を伴う．

　クリオピリン関連周期性症候群（CAPS：cryopyrin-associated periodic syndrome）は，発熱や倦怠感，関節痛とじんま疹様の皮疹の出現を繰り返す．cryopyrin タンパクをコードする遺伝子（CIAS1）の異常に起因する．

## 5. 薬疹 drug eruption

### 病態生理・症候

経皮投与以外の方法で体内に摂取された薬剤，あるいはその代謝産物の作用によって誘導された皮膚粘膜障害と定義される．

薬疹を考える場合，詳細な薬剤歴の聴取が最も重要である．内服薬，注射薬に限らず坐薬，点眼薬，点鼻薬など，また市販薬，頓用している薬剤，サプリメントを含めて聴取するべきである．被疑薬の内服開始から発症までの期間は，早くて10分から数時間以内（じんま疹型，アナフィラキシー型）であるが，多くの薬剤は，5〜14日である．ただし，すでに感作されている場合は，1日以内と短くなる（多形紅斑型，播種状紅斑丘疹型，光線過敏型）．長期間投与されることの多い薬剤（アロプリノール，カルバマゼピンなど）は発症までの期間が長い傾向がある．薬剤性過敏症症候群（DIHS）（次頁参照）は，2〜8週間，苔癬型や乾癬型では数ヵ月から数年後に発症することがある．

近年，多くの種類の分子標的治療薬（分子標的薬）や生物学的製剤が使われはじめ，特徴的な薬疹が知られるようになった．抗EGFR（上皮成長因子受容体）抗体であるセツキシマブやパニツムマブ，EGFR-TKI（EGFRのtyrosine-kinase inhibitor）であるゲフィチニブやエルロチニブにより，痤瘡用皮疹（投与後2週から），脂漏性皮膚炎，乾皮症（投与後4週から），爪周囲炎（投与後6週から）を高頻度に生じる．セツキシマブによるアナフィラキシーを回避するために，セツキシマブ投与前に牛肉・豚肉の特異IgE抗体やα-Gal特異IgE抗体の有無を検査する．これは，α-Galに対するIgE抗体を持つ患者は，牛肉アレルギーとの交叉反応を示すからである．抗体陽性者への投与を避けることによりアナフィラキシーの発症を予防できる．VEGFR（血管内皮細胞増殖因子受容体）などに対するマルチキナーゼ阻害薬であるソラフェニブトシル酸塩やスニチニブリンゴ酸塩により体の荷重がかかりやすい部位に紅斑，胼胝，疼痛を生じる．これを手足症候群という．TNF-α阻害薬であるインフリキシマブ，アダリムマブ，エタネルセプトにより，まれに乾癬様皮疹やエリテマトーデス様皮疹を生じる．C型肝炎に対するペグインターフェロンα-2bとリバビリンの2剤併用療法では，注射部位を中心に高頻度に播種状紅斑丘疹型薬疹を生じる．また，テラプレビルを加えた3剤併用療法では，SJS（スティーブンス・ジョンソン症候群），TEN（中毒性表皮壊死症），DIHSなどの重症薬疹を生じることがあるため注意深い皮疹の観察が必要である．

光線過敏型薬疹をきたす薬剤として，特発性肺線維症に対するピルフェニドンや降圧薬としてヒドロクロロチアジド配合薬は，遮光指導が必要である．

### 診断・検査

検査として，じんま疹型，アナフィラキシー型の場合は，プリックテスト，皮内テスト，湿疹型，紅皮症型，SJS，TEN，DIHSのような重症薬疹の場合などの場合は，パッチテスト，光パッチテストが好ましい．

### 治療

治療は，被疑薬の速やかな中止が原則である．場合によっては，系統の異なる代替薬に変更する．軽症であれば，無治療あるいは副腎皮質ステロイド外用薬塗布＋抗アレル

ギー薬の内服で軽快してくる．症状が高度な場合は，副腎皮質ステロイドの内服あるいは静注を行う．広範囲に多発する固定薬疹や発熱を伴う多形紅斑型薬疹の場合は，SJS，TENへの進展に注意しながら副腎皮質ステロイド内服治療を開始する．

EGFR阻害薬によるさまざまな薬疹に対しては，一部の患者で減量，休薬が必要となるが，テトラサイクリン系抗菌薬の予防内服や副腎皮質ステロイドの外用によりほとんどの症例で継続可能である．

## 6. 薬剤性過敏症症候群　drug-induced hypersensitivity syndrome (DIHS)

### 病態生理

薬剤性過敏症症候群（DIHS）は，限られた薬剤で遅発性（原因薬剤の投与後2〜6週後）に生じる臓器障害を伴う薬疹である．原因薬剤を中止後も悪化し，軽快と再燃を繰り返す．DIHSの再燃には再活性化するウイルス，すなわちヒトヘルペスウイルス6（HHV-6）やサイトメガロウイルスなどが関与する．原因薬剤として，抗けいれん薬（カルバマゼピン，フェノバルビタール，フェニトイン，ゾニサミド，ラモトリギンなど），アロプリノール，サラゾスルファピリジン，メキシレチン塩酸塩，ジアフェニルスルホン，ミノサイクリン塩酸塩が挙げられる．また，ST合剤，シアナミド，イソニアジド（結核治療薬），テラプレビル（C型肝炎治療薬），バルプロ酸ナトリウム（抗けいれん薬）による報告がある．

### 診断・検査

厚生労働省の診断基準によると，①急速に拡大する紅斑，②原因薬剤中止後2週間以上遷延，③38℃以上の発熱，④肝機能障害，⑤末梢血異常（白血球増多，好酸球増多，異型リンパ球出現のいずれか），⑥リンパ節腫脹，⑦経過中のHHV-6の再活性化のうちすべてを満たすものを典型DIHS，①〜⑤まで満たすものを非典型DIHSと診断する．

### 症候

皮膚症状は，播種状紅斑丘疹，多形紅斑や紅皮症にいたるが，特徴的なのは，顔面の腫脹，口囲の痂皮を伴った丘疹や口囲から頬部にかけての膿疱がみられることである．急激な浮腫により体重の著しい増加や四肢の水疱形成をみることがある．まれに，中毒性表皮壊死症（TEN）の臨床症状や組織所見（表皮壊死）を呈することがある．

HHV-6の再活性化は発症後4週のHHV-6 IgG抗体の有意な上昇で確認することができる．また，サイトメガロウイルスの再活性化は，C7-HRP陽性細胞の有無で判断する．

小児でもDIHSを発症することがあり，その場合フェノバルビタールが原因薬剤として最も多い．発症までの薬剤投与期間は2週間から2ヵ月が多く遅発性の発症といえる．また，川崎病のため免疫グロブリンやアスピリンを原因として発症した報告がある．

DIHSの合併症として，中枢神経障害，激症1型糖尿病，心筋炎がみられることがある．さらに，自己免疫性疾患（バセドウ病，橋本病，1型糖尿病，円形脱毛症など）が発症することがある．

### ■ 治 療

 推奨される治療は，副腎皮質ステロイド薬が第一選択薬として挙げられておりプレドニゾロン（0.5〜1 mg/kg/日）を7〜14日間，その後，症状をみながら1〜2週間ごとに5〜10 mg減量する．

 サイトメガロウイルス感染症は，副腎皮質ステロイド薬の漸減中に生じることがあり，副腎皮質ステロイド薬を減量することで増殖したサイトメガロウイルスに対する細胞障害性の免疫反応を引き起こし重篤な臓器障害を生じると説明される．そのため，副腎皮質ステロイドの減量は症状の悪化を招くことがある．治療は，ガンシクロビル5 mg/kg，1日2回，少なくとも14日間静注．

## 7. スティーブンス・ジョンソン症候群 Stevens-Jonson Syndrome（SJS），中毒性表皮壊死症 toxic epidermal necrolysis（TEN）

### ■ 病態生理・症候

 スティーブンス・ジョンソン症候群（SJS）と中毒性表皮壊死症（TEN）は同一スペクトラム上にあり，皮膚障害が体表面積の10％未満の場合SJSとし，10％以上の場合TENとする．

 SJSは，発熱と粘膜皮膚移行部の重篤な病変を特徴とする．粘膜障害は，眼，口腔，外陰部にみられる．皮膚病変は，多形紅斑様であるが，きれいな標的状にはならずatypical targetである．紅斑は水疱からびらんを形成する．皮膚障害は体表面積の10％未満と定義される．

### ■ 診断・検査

 SJSの診断には，病理組織所見が重要であり，① 表皮内に多数の個細胞壊死，② 表皮真皮境界部に高度の空胞変性，③ 進展すると表皮内や表皮下水疱さらに表皮全層性壊死にいたる．合併症として眼の障害すなわち視力障害やドライアイなどの後遺症をきたすことがあるので，眼科医の診療は必須である．肺，肝，腎，骨髄障害などの内臓病変の検討も重要である．原因としてマイコプラズマや薬剤を考えるが，薬剤が原因の場合は薬剤誘発性リンパ球刺激試験（DLST）を行う．SJSでは，発症後1週間以内の急性期でDLSTの陽性率が高くなる．

### ■ 治 療

 治療は，まず被疑薬の中止を即急に行う．副腎皮質ステロイドの内服（プレドニゾロン1 mg/kg）が第一選択である．皮疹の進展が急激な場合や粘膜障害が高度の場合は，ステロイドパルス療法（メチルプレドニゾロン1,000 mg/日を3日間点滴静注）を選択する．以上の治療でも症状の寛解が期待できないとき，TENへの進展が危惧されるとき，あるいは基礎疾患などにより十分な副腎皮質ステロイド投与が困難な場合は，ヒト免疫グロブリンを400 mg/kg/日で5日間点滴静注するか，血漿交換療法を選択する．

# 8. 水疱症　bullous dermatosis

　水疱症には，皮膚・粘膜に病変を生じるさまざまな自己免疫性水疱性疾患や遺伝性疾患が含まれるが，病理学的に表皮内水疱を示す天疱瘡と表皮下水疱を示す類天疱瘡を例に挙げて概説する．

## a. 天疱瘡

### ■ 病態生理

　表皮細胞間の接着障害により生じる棘融解性表皮内水疱を呈する．これは，皮膚粘膜または循環血中に検出される表皮細胞膜表面抗原であるデスモグレイン（Dsg）に対する自己抗体（IgG）が原因とされる．Dsg はカドヘリン型細胞接着分子の1つであり，表皮細胞接着に重要な役割をもっている．

　天疱瘡は，尋常性天疱瘡 pemphigus vulgaris（PV），落葉状天疱瘡 pemphigus foliaceus（PF），その他（腫瘍随伴性天疱瘡，増殖性天疱瘡，紅斑性天疱瘡，疱疹状天疱瘡や薬剤誘発性天疱瘡）の3型に分類される．

　水疱形成機序として，IgG自己抗体が Dsg に結合し，その接着機能を阻害するために水疱が形成されるといわれている．

### ■ 症候

　PV の臨床は，皮膚・口腔粘膜に生じる痛い難治性のびらん・潰瘍が特徴である．弛緩性水疱であり，破れて容易にびらんとなる．一見正常な部位でも圧をかけると表皮剥離を生じ，びらんとなる（ニコルスキー Nikolsky 現象）．皮膚病変が少なく粘膜病変が主体の粘膜優位型と，粘膜と皮膚が広い範囲に侵される粘膜皮膚型がある．PF の臨床は，皮膚に生じる薄い鱗屑・痂皮を伴った紅斑で，水疱びらんは比較的少ない．まれに拡大して紅皮症様となることがある．好発部位は脂漏部位で粘膜病変はみられない．

### ■ 治療

　重症，中等症では，プレドニゾロン 1.0 mg/kg/日が標準投与量である．2週間で効果を判定するが不十分と判断した場合は速やかに他の治療法を選択する．すなわち，① 他の免疫抑制薬（アザチオプリン，シクロスポリン，シクロホスファミド水和物，ミコフェノール酸モフェチル，メトトレキサート，ジアフェニルスルホンなど）とプレドニゾロンとの併用，② ガンマグロブリン大量静注療法，③ 血漿交換療法，④ ステロイドパルス療法などを選択する．

　外用療法としては，抗菌薬含有軟膏や副腎皮質ステロイド軟膏を塗布するが，MRSAや真菌感染を併発することがある．

## b. 類天疱瘡

### ■ 病態生理

　表皮真皮境界部の接着障害により生じる表皮下水疱を呈するのが特徴である．類天疱瘡は，水疱性類天疱瘡，妊娠性疱疹，粘膜類天疱瘡などに分類される．ここでは，水疱性類天疱瘡について記載する．

### ■症　候

水疱性類天疱瘡の臨床は，皮膚に多発する浮腫性紅斑と緊満性水疱が特徴であり，強い瘙痒を伴う．高齢者に比較的多いが，若中年者にも生じる．

水疱性類天疱瘡は皮膚粘膜または循環血中に検出される基底細胞膜抗原であるヘミデスモゾーム構成タンパクのBP180（17型コラーゲン）に対する自己抗体（IgG）が原因とされる．

### ■治　療

重症度に応じて，重症0.75〜1 mg/kg/日，中等症0.5 mg/kg/日，軽症0.3 mg/kg/日で治療を開始する．その他の治療として，① テトラサイクリンやニコチン酸アミドの併用，② 他の免疫抑制薬（アザチオプリン，ミコフェノール酸モフェチル，メトトレキサート，ジアフェニルスルホンなど）とプレドニゾロンとの併用，③ ガンマグロブリン大量静注療法，④ 血漿交換療法，⑤ ステロイドパルス療法などを選択する．

## 9. 乾　癬　psoriasis

鱗屑を伴う紅色局面を主徴とする炎症性角化症の1つである．皮疹は，どこにでも生じるが肘，膝などの外力が加わりやすい場所や体幹，腰部，下腿などが好発部位である．被髪頭部，爪は難治部位であるが症状初発部位となりうる．

乾癬の病型には，尋常性乾癬，関節症性乾癬，乾癬性紅皮症，膿疱性乾癬，滴状乾癬などがある．

### a. 尋常性乾癬

#### ■病態生理・診断・検査

尋常性乾癬は，臨床像から容易に診断できるが，組織学的な情報から他疾患を鑑別しなくてはならない場合もある．尋常性乾癬の病理組織の特徴は，① 過角化と錯角化，② 角層内あるいは角層下にマウンド状の好中球の集簇（Munro微小膿瘍），③ 顆粒層の菲薄化あるいは消失，④ 表皮突起の不規則な延長を伴う表皮肥厚，⑤ 真皮乳頭直上の表皮の菲薄化，⑥ 真皮乳頭の浮腫と毛細血管拡張，である．④と⑤は完成された皮疹に特徴的な所見である．

乾癬に伴いやすい合併症として，2型糖尿病，脂質異常症，高血圧症，心血管系疾患，慢性腎疾患が知られている．

#### ■治　療

治療には，4つの柱があるが，① 外用療法（副腎皮質ステロイド，ビタミン$D_3$），② 内服療法（シクロスポリン，エトレチナート），③ 光線療法（PUVA，narrow-band UVB），④ 生物学的製剤（アダリムマブ，インフリキシマブ，ウステキヌマブ，セキキヌマブ）を難治症例やQOLの損なわれている程度により選択していく．

### b. 膿疱性乾癬

■ 病態生理・症候

膿疱性乾癬には，限局性と汎発性とがあるが，ここでは，汎発性膿疱性乾癬について述べる．病理学的にコゴイ Kogoj 海綿状膿疱を特徴とする角層下膿疱である．尋常性乾癬が先行する場合としない場合があるが，再発を繰り返すことが特徴である．炎症反応に伴い粘膜症状，関節炎をきたし，まれに眼症状，アミロイドーシスを合併する．心循環不全で死亡する例も報告されている．

■ 治療

膿疱性乾癬の治療は，全身症状に対する心循環ならびに呼吸管理が優先される．エトレチナート，シクロスポリン，副腎皮質ステロイド，生物学的製剤，顆粒球吸着除去療法などが選択される．

### c. 関節症性乾癬

■ 症候

関節症性乾癬は，関節炎や付着部炎を伴い患者の QOL を著しく障害するため早期診断，治療が必要である．乾癬皮疹が先行し，とくに爪，頭部，殿部および肛門周囲に病変があると関節症性乾癬を合併しやすくなるといわれている．リウマトイド因子は陰性で DIP（遠位指節間関節）関節炎，付着部炎（アキレス腱から足底部），指炎，脊椎炎のかたちをとる．

■ 治療

関節症性乾癬の治療は，わが国および海外のガイドラインでは生物学的製剤（TNF-α 阻害薬）による治療が第一選択である．

## 10. 接触皮膚炎　contact dermatitis

■ 病態生理・症候

外来物質が皮膚に接触することによって生じる限局性の湿疹病変である．原因物質を見つけ，接触を避けることができれば治癒を期待できる．

接触皮膚炎をその機序から分類すると以下の5種類が挙げられる．

①一次刺激性接触皮膚炎：接触した物質が直接に作用して皮膚炎を生じたもの．

②アレルギー性接触皮膚炎：アレルギー感作が成立している接触物質に対する湿疹反応．

③光接触皮膚炎：接触した物質に光線が関与し生じる湿疹病変あるいは光線によって活性酸素が産生されることにより組織が障害され，皮膚炎を生じたもの．

④接触皮膚炎症候群：接触部位を越えて全身に皮膚病変を生じたもの．

⑤全身性接触皮膚炎：経皮感作成立後，皮膚以外の部分からアレルゲンが体内に入ることによって全身に皮膚炎を生じたもの．

### ■ 治 療

治療は，生じてしまった病変に関しては，副腎皮質ステロイド外用薬，副腎皮質ステロイド内服，抗アレルギー薬などで対処するが，アレルゲンや刺激物質との接触を避けることが肝要である．ゴム手袋の加硫剤にアレルギーがある患者は，加硫剤を含まないゴム手袋への変更により病変の再発を予防できる．毛染めにアレルギーがある患者は，パラフェニレンジアミン(PPD)に対してアレルギーを獲得していることが多く，PPDを含まないヘアマニキュアやヘナへの変更で再発を防止できる．

## 11. 光線過敏症　photosensitivity, photodermatosis

光線過敏症は，健常人では何ら変化を起こさないような光線照射により，異常な皮膚反応を生じる疾患群をいう．光線過敏型薬疹，光接触皮膚炎，色素性乾皮症などが含まれる．

### a. 光線過敏型薬疹

#### ■ 病態生理・症候

薬剤による光線過敏症のうち，内服，注射，坐薬など全身投与された薬剤が原因の場合を光線過敏型薬疹という．光が関与した皮膚炎には，光毒性と光アレルギー性とがあるが，この両者を厳密に分けることは難しい．皮疹は，顔面，前頸部から上胸部(V領域)ならびに手背などの露光部に限局した分布をみる．光毒性反応の場合，重症の日焼け反応に類似した疼痛を伴う急性の浮腫性紅斑が主体で水疱を生じることもある．色素沈着を強く残すことが多い．一方，光アレルギー性反応では瘙痒を伴う湿疹性変化が多く照射部位を越えて反応がみられることがある．原因薬剤としてサイアザイド系降圧利尿薬[ヒドロクロロチアジド，アンジオテンシンⅡ受容体拮抗薬(ARB)とヒドロクロロチアジドの合剤など]，ループ利尿薬(フロセミド)，スルホニルウレア系経口血糖降下薬，サルファ剤，フェノチアジン系抗ヒスタミン薬，非ステロイド抗炎症薬(ケトプロフェン，スプロフェン，ピロキシカム)，キノロン系抗菌薬，ピルフェニドンが挙げられる．

#### ■ 診断・検査

内服照射試験や光パッチテストにより原因薬剤を特定することで診断する．

#### ■ 治 療

治療は，原因薬剤の中止とともにサンスクリーン剤の塗布，衣服，帽子，サングラス，傘などによる光防御．

### b. 光接触性皮膚炎

#### ■ 病態生理・症候

光接触性皮膚炎とは，原因物質が皮膚に接触後，光の作用により発症する外因性光線過敏症である．薬剤性のものでは，外用薬が原因となる．露光部に原因物質，原因薬剤が接触した部位に一致して紅斑を生じる．光毒性反応の場合，局所に水疱，びらんなど

の日焼け反応をみることがある．一方，光アレルギー性反応の場合は，湿疹性変化を示す．ケトプロフェンが原因の場合，たとえ中止後でも数週から数ヵ月は光照射により皮膚症状が再燃することがある．また，ケトプロフェン非使用部位にも皮疹が拡大する．ケトプロフェン内服，スプロフェン外用，フェノフィブラート内服，チアプロフェン酸内服，オキシベンゾン含有化粧品（サンスクリーン剤）との交叉反応を生じることがある．

■ 診断・検査

光パッチテストにより原因薬剤を特定することで診断する．

### c. 色素性乾皮症

■ 病態生理・症候

色素性乾皮症は，常染色体劣性遺伝性の光線過敏症である．紫外線によるDNA損傷の修復機構の欠陥が原因で，ヌクレオチド除去修復（NER）機構に異常のあるA～G群とNERは正常で損傷乗り換え機構に異常のあるバリアント型（V型）の8タイプある．発症頻度は，22,000人に1人で日本人はA群（50％）とV型（25％）が多い．いずれのタイプも露光部に皮膚がんを好発するが，光線過敏症の程度，精神神経症状の有無に差がある．A群は重症で，生後間もなく強い日焼け反応として発症し，やがて露光部に限局した色素斑を多数生じてくる．C群，E群やV型では強い日焼け反応はみられないが露光部に色素斑が幼小児期から多発する．皮膚がんは成人になってから生じることがある．

■ 治療

治療は，厳重な遮光によるが，生じた皮膚がんは早期に切除する．

# 15. 悪性腫瘍

　がんは，① 上皮性のがん（胃がん，大腸がんなど），② 非上皮性のがん（骨肉腫など），③ 血液のがん（白血病，悪性リンパ腫など）に大別できる．

　悪性の腫瘍細胞は，正常細胞との類似性が少なく異型性が強い．増殖力が強く（自律的増殖），周囲の組織を破壊・浸潤して他臓器に転移する．悪性細胞の増殖は，正常細胞の場合と異なり，足場を必要とせず，周辺の細胞との接触阻害も起こさない．また，他の正常組織が必要とする栄養素を奪い取るために，体が衰弱し，悪液質が引き起こされる．悪性腫瘍の組織内には，血管新生により血管が張り巡らされている．一方，良性の腫瘍細胞は1つの集団として周囲の正常組織を圧迫するように増殖するだけで，発生した場所に限局していて浸潤や転移はせず，生命を脅かすことは少ない．一般に，分裂速度は悪性腫瘍が速く，良性腫瘍は遅い．

　ほとんどの悪性腫瘍は，複数の遺伝子の突然変異が積み重なり発生する．すなわち悪性腫瘍とは，細胞で発生する遺伝子の病である．生体内の細胞は，正常な状態では増殖，分化，アポトーシスを適正に繰り返しており，細胞が老化し死滅するときに，新しい細胞が生じて置き換わる．しかし特定の遺伝子に突然変異が生じると，このメカニズムが破綻し，死滅すべき細胞が死滅しなくなる．悪性の細胞は，細胞分裂の際に染色体が均等に分配されず，分裂のたびに遺伝的性質の異なった細胞が生み出される．

　主に増殖，分化，細胞死に関与し，発がんにかかわる遺伝子群として，がん遺伝子とがん抑制遺伝子が知られている．がん遺伝子は，もともとは正常細胞の機能維持に不可欠であるが，その遺伝子産物の発現異常や機能異常により，細胞の発がん機構を活性化する（図15-1）．がん抑制遺伝子は，その遺伝子産物の発現異常や機能異常により，がんの抑制機構を不活性化し，細胞のがん化を促進する（図15-1）．がん抑制遺伝子は，いずれもがんの発生や悪性化と密接に関連している．DNAの恒常性維持に関与するミスマッチ修復遺伝子はがん抑制遺伝子に含まれる．

　がん遺伝子とがん抑制遺伝子の異常が引き起こされる要因として，自然突然変異と遺伝的要因が挙げられる（図15-1）．自然突然変異によるがんの発生は，年齢を重ねるほど，また炎症などで細胞増殖の頻度が上がるほど，その確率は高くなる．遺伝的要因では，発がん過程に必要な複数の遺伝子変異のうち，一部の変異が遺伝的に受け継がれることによって，家系でがんが起こる確率が高くなる．他方，環境および外的要因として食品やタバコの煙などに含まれる変異原化学物質，紫外線や放射線，ウイルスや細菌などが知られている．環境および外的要因は，自然突然変異の確率を上昇させうる（図15-1）．

　がん治療の薬剤として従来は，化学療法薬が主として使用されていたが，最近は数々の分子標的治療薬（分子標的薬）が開発されている．分子標的治療薬とは，がん細胞のもつ特異的な性質を分子レベルでとらえ，がんの増殖や転移などに必要な分子を標的として治療することを目的とした薬である．大別してモノクローナル抗体と低分子化合物がある．モノクローナル抗体としてHER2，VEGF（vascular endothelial growth factor；血管内

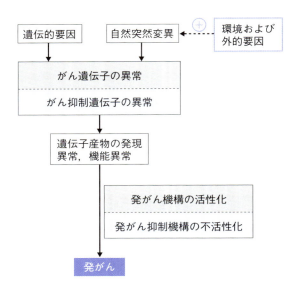

図 15-1 発がんメカニズムの概略

皮細胞増殖因子), CD20, CD33, EGFR (epidermal growth factor receptor；上皮成長因子受容体) チロシンキナーゼなどを標的とするもの，低分子化合物として EGFR チロシンキナーゼ，Raf キナーゼ，プロテアソーム，PDGF (platelet-derived growth factor；血小板由来増殖因子) 受容体, mTOR (mammalian target of rapamycin) などを標的とするものが開発されている．分子標的治療薬は，がん細胞がもっているある特定の分子をターゲットにしたり，腫瘍血管の増殖を抑制するので，がんに対する特異性が高いという特長があるが，重い副作用が起こる場合もあり，使用には十分な注意が必要である．

## 1. 消化管の悪性腫瘍

### a. 食道がん　carcinoma of the esophagus

食道は，約 25 cm の細長い臓器で，頸部食道 (Ce)，胸部食道 (Te) [胸部上部食道 (Ut)，胸部中部食道 (Mt)，胸部下部食道 (Lt)]，腹部食道 (Ae) に分類される (図 15-2)．食道には，下咽頭と食道胃接合部が隣接する．

■病態生理

食道がんは消化器がんの中で最も難治性のがんである．早期よりリンパ節転移を起こしやすく，胸部のみならず頸部や腹部など広範囲に転移する．

わが国では，ほとんどが扁平上皮がんであるが，欧米では半数以上がバレット Barrett 食道由来の腺がんである．喫煙，アルコール摂取，熱い食事の摂取などが危険因子となる．食道アカラシアも危険因子である．高齢の男性に多い．

食道がんの好発部位は，胸部中部食道が最も多く，次いで胸部下部食道である (図 15-2)．

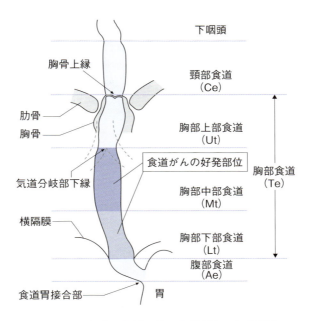

**図 15-2 食道の領域区分と食道がんの好発部位**
Ce：cervical esophagus, Te：thoracic esophagus, Ut：upper thoracic esophagus, Mt：middle thoracic esophagus, Lt：lower thoracic esophagus, Ae：abdominal esophagus

　がん腫が，粘膜下層までにとどまるものを表在がん，固有筋層より深くに及んでいるものを進行がんとする．「臨床・病理食道癌取扱い規約」（第11版補訂版；日本食道学会，2015年）においては0～5型までの病型分類がなされている．0型は表在型でがん腫が粘膜内にとどまるものである．進行型には，1型（隆起型），2型（潰瘍限局型），3型（潰瘍浸潤型），4型（びまん浸潤型）がある．5型は分類不能型である．

　がん腫の壁深達度は，T1a（粘膜内にとどまる），T1b（粘膜下層にとどまる；SM），T2（固有筋層にとどまる；MP），T3（食道外膜に浸潤している；AD），T4（食道周囲臓器に浸潤している；AI）に分けられる．T1aとT1bはさらに3つに，T4はさらに2つに分類される（図15-3）．T1aは早期がんであり，T1bまでが表在がんである．T2～T4は進行がんである．

### ■症　候

　早期がんや表在がんでは症状がないことが多いが，嚥下時にわずかにしみる感じがする場合がある．進行がんでは，嚥下困難，嚥下時の胸骨後部痛，狭窄感，異物感，嗄声が出現する．がんによる潰瘍により出血や穿孔を起こすことがある．

　気管，肺などに浸潤すると咳，血痰，呼吸困難，肺炎などが引き起こされることがある．経口摂取低下による体重減少がみられる場合がある．

### ■診断・検査

　食道造影と内視鏡検査を行う．食道造影検査では，早期がんは発見しにくいが，表在がん以上ならば診断可能であり，造影剤のたまりなどを認める．内視鏡検査において，早期がん，表在がんでは，発赤，隆起・陥凹などが観察され，進行がんでは辺縁不正な潰瘍や隆起などが観察される．色素内視鏡検査では，ルゴール®（ヨード）で食道粘膜を

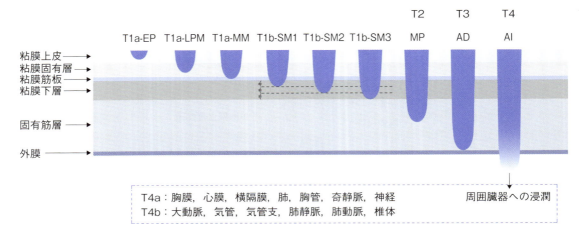

図15-3 食道がんの壁深達度分類

染色すると，非がん部の粘膜のみがヨウ素でんぷん反応により褐色に染まる．逆に，トルイジンブルーで染色すると，がんの部分のみが青色に染まる．

がんの深達度やリンパ節転移などの進行度は超音波内視鏡により診断する．また，肺がん，胃がん，肝がんなどの合併の有無を検査する必要がある．

腫瘍マーカーとして，扁平上皮がん関連抗原 squamous cell carcinoma antigen (SCC)，がん胎児性抗原 carcinoembryonic antigen (CEA)，抗 p53 (anti-p53) などがある．

### ■ 治 療

局所切除のみで可能な早期がんは，内視鏡的治療を行う．早期がん以外で切除可能な場合は，外科的治療を行う．他の臓器への浸潤が疑われる場合は，手術前に放射線療法を行う場合がある．遠隔転移や他臓器への浸潤により，がんが切除不可能な場合は，シスプラチンとフルオロウラシル (5-FU) との併用などによる化学療法を行う．食道がんに対しては，単剤としての使用では一般に奏効率が低く，多剤併用療法が用いられている．また化学療法は，手術前後の補助療法としても適応となる．

【食道がんに関連する疾患】

a) バレット食道　Barrett's esophagus

胃から連続性に食道に伸びる円柱上皮をバレット Barrett 粘膜と呼び，バレット粘膜の存在する食道をバレット食道と呼ぶ．バレット粘膜は食道腺がんの発生母地となる．正常な食道粘膜は円柱上皮ではなく，重層扁平上皮から構成されている．

b) 食道アカラシア　esophageal achalasia

後天的に，食道壁内のアウエルバッハ Auerbach 神経叢が消失し，食道の蠕動運動消失と下部食道括約筋の弛緩不全が起こる病態である．長期にわたり嚥下障害や食物の逆流などが認められる原因不明の機能性疾患である．逆流性食道炎の場合と異なり，逆流液中には胃酸の混在がないため酸味はない．

### b. 胃 が ん　gastric cancer

胃は，大彎と小彎をそれぞれ3等分し，各対応点を結んだ線により，上部，中部，下部の3つの領域に分けられる（図15-4）．胃壁は内腔面から，粘膜，粘膜筋板，粘膜下

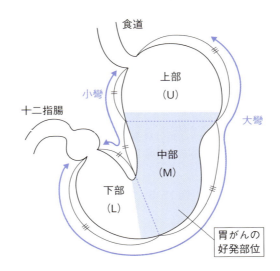

**図 15-4　胃の領域区分と胃がんの好発部位**
U：upper，M：middle，L：lower

層，固有筋層，漿膜下層，漿膜とする層構造をなしている．わが国は，世界的にみて胃がんの多発国である．寒冷地に多発する傾向がみられる．

### 病態生理

　疫学的調査では，食塩の過剰摂取や硝酸塩を高濃度に含んだ食物（燻製など）の長期間摂取が危険因子であり，野菜や果物の摂取は発がん抑制因子と考えられている．

　ヘリコバクター・ピロリ *Helicobacter pylori* の感染と胃がんの発生には密接な関係があり，明らかに発がん性を有する因子として，世界保健機関（WHO）/ 国際がん研究機関（IARC）が definite carcinogen（group 1）に認定している．*H. pylori* に感染した胃は，萎縮性胃炎，腸上皮化生などを経て，胃がんにいたる．

　胃がんは，上部，中部，下部のいずれの部位にも発生するが，好発部位は中部および中部前後の領域である（**図 15-4**）．

　胃がんの多くは腺がんであり，胃腺頸部増殖帯の細胞から発生し，腺管を形成し増殖すると考えられている．一方，スキルス胃がんは，腺管を形成せず，特異な発育・進展様式を示し，予後はきわめて不良である．

　胃癌取扱い規約（第 14 版；日本胃癌学会，2010 年）では胃がんを内腔面からみて，その形態を 0～5 型に分類する．0 型（表在型）はがんが粘膜下層までにとどまる場合に多くみられる肉眼形態，1 型（腫瘤型）は明らかに隆起した形態を示し，周囲粘膜との境界が明瞭なもの，2 型（潰瘍限局型）は潰瘍を形成し，それをとりまく胃壁が肥厚し周囲粘膜との境界が比較的明瞭な周堤を形成するもの，3 型（潰瘍浸潤型）は潰瘍を形成し，それをとりまく胃壁が肥厚し周囲粘膜との境界が不明瞭な周堤を形成するもの，4 型（びまん浸潤型）は著明な潰瘍形成，周堤がなく，胃壁の肥厚・硬化を特徴とし周囲粘膜との境界が不明瞭なもの，5 型（分類不能）は 0～4 型のいずれにも分類できないものである（**図 15-5**）．

　また，壁深達度により，早期胃がんは，がんの局在が粘膜（M）または粘膜下層（SM）

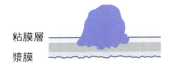 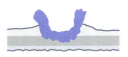 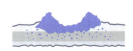 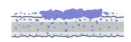

粘膜層
漿膜

1型（腫瘤型）
明らかに隆起した形態を示し，周囲粘膜との境界が明瞭なもの．表面に明らかな潰瘍形成を示さない．

2型（潰瘍限局型）
潰瘍を形成し，それをとりまく胃壁が肥厚し周囲粘膜との境界が比較的明瞭な周堤を形成するもの．限局性の発育を示す．

3型（潰瘍浸潤型）
潰瘍を形成し，それをとりまく胃壁が肥厚し周囲粘膜との境界が不明瞭な周堤を形成するもの．周囲に浸潤性の発育を示す．

4型（びまん浸潤型）
著明な潰瘍形成，周堤がなく，胃壁の肥厚・硬化を特徴とし周囲粘膜との境界が不明瞭なもの．びまん性に浸潤発育を示す．

**図15-5　胃がんの肉眼的分類**

までにとどまるもの（T1腫瘍）とされる．進行がんは粘膜下層を越え固有筋層（MP），漿膜下層（SS）に達するもの（T2およびT3腫瘍），漿膜表面に接しているか漿膜を破って遊離腹腔に露出しているもの（SE）およびがんの浸潤が直接他臓器まで及ぶもの（SI）（T4腫瘍）とされている．

胃がんの転移には，血行性転移，リンパ行性転移，腹膜播種がある．血行性転移では肝や肺などへ転移する．リンパ行性転移では所属リンパ節から遠隔リンパ節に転移する．腹膜播種は漿膜を越えて浸潤したがん細胞によりがん性腹膜炎を起こし，腹水貯留をきたす．

### ■ 症　候

早期がんでは特異的な症状はなく，進行がんになるまで無症状のことが多い．主な症候は，腹痛，食欲不振，嘔吐，体重減少，出血などで，消化性潰瘍と同様である．したがって症状のみで胃がんと消化性潰瘍を区別することは困難である．

### ■ 診断・検査

早期発見のためには定期検診が必要である．上部消化管造影検査や内視鏡検査が用いられる．生検による診断も重要である．確定診断は内視鏡検査時の生検による病理学的診断による．

上部消化管造影検査では，胃の硬化，進展性，陥凹，ひだ集中，変形などを観察する．スキルス胃がんの診断では上部消化管造影が適しており，胃壁の硬化や伸展不良などが判定できる．内視鏡検査では，粘膜の発赤，隆起，陥凹などを観察する．

超音波内視鏡検査では，胃壁は5層に描出され，深達度やスキルス胃がんの浸潤範囲を判定するために用いられる．

腫瘍マーカーとしてCEA（carcinoembryonic antigen），CA19-9（carbohydrate antigen 19-9），CA72-4（carbohydrate antigen 72-4），Span-1（s-pancreas-1 antigen）などがあるが臓器特異性は高くない．

### ■ 治　療

早期がんでリンパ節転移のない場合は内視鏡的切除を行う．がんの浸潤が近隣臓器，局所リンパ節までで，切除可能な場合は外科手術（根治手術）を行う．進行がんで，切除不能な浸潤や転移がなければ根治手術を行う．

化学療法は単独では完全治癒が困難である．化学療法を行う際には，副作用に常に気

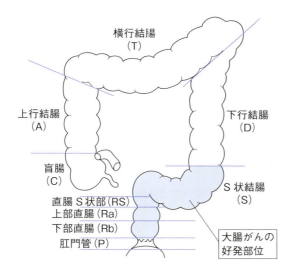

図 15-6 大腸の領域区分と大腸がんの好発部位

を配り，有効性とのバランスを慎重に考慮する必要がある．

【胃がんに関連する疾患】

a）消化管間質腫瘍　gastrointestinal stromal tumor（GIST）

胃粘膜下のカハール Cajal 介在細胞由来の腫瘍で，間葉系腫瘍の1つである．*c-kit* 遺伝子の変異により受容体型チロシンキナーゼ（KIT）が活性化され，自律的増殖が引き起こされる．免疫染色による診断でKIT陽性を示す．症状として腹痛，下血，貧血などがある．治療は外科手術が基本であるが，切除不能の場合はイマチニブメシル酸塩などによる化学療法を行う．

b）胃 MALT リンパ腫　mucosa-associated lymphoid tissue lymphoma

胃粘膜下に発生するリンパ系腫瘍の1つである．*H. pylori* の感染により胃粘膜内に二次性のリンパ濾胞が形成されることが主な原因であり，*H. pylori* の除菌により寛解する場合が多い．

### c. 大腸がん　colorectal cancer

大腸癌取扱い規約（第8版；大腸癌研究会，2013年）では，大腸を9つの部分に分ける．小腸に近い側から，盲腸（C），上行結腸（A），横行結腸（T），下行結腸（D），S状結腸（S），直腸S状部（RS），上部直腸（Ra），下部直腸（Rb），肛門管（P）である（図15-6）．

■ 病態生理

発がんの危険因子として肉類やアルコール摂取，肥満など，予防因子として野菜，食物繊維，非ステロイド抗炎症薬（NSAIDs），身体活動などが考えられている．

大腸癌取扱い規約では，腫瘍を肉眼的分類で6つに分けている．0型（表在型），1型（隆起腫瘤型），2型（潰瘍限局型），3型（潰瘍浸潤型），4型（びまん浸潤型），5型（分類不能）である．

がん腫の壁深達度により，漿膜を有する部位に関して次のように分類される．Tis（粘膜内にとどまり，粘膜下層に及んでいない），T1（粘膜下層までにとどまり，固有筋層に

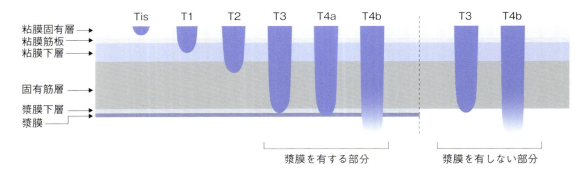

図 15-7　大腸がんの壁深達度分類

及んでいない), T2 (固有筋層まで浸潤し, これを越えていない), T3 (固有筋層を越えて浸潤している), T4a (漿膜表面に露出している), T4b (直接他臓器に浸潤している). 漿膜を有しない部位 (直腸の一部など) では, がんが固有筋層を越えて浸潤している場合を T3, 直接他臓器に浸潤している場合を T4b とする. 早期がんは Tis と T1 がんである (図 15-7).

　発がんには遺伝的要因と環境的要因 (遺伝子に傷害を与えやすい環境因子) が関与するが, 大腸がんの大部分は非遺伝性と考えられている.

　発がんのメカニズムとして, adenoma–carcinoma sequence タイプと de novo タイプがあるが, 大部分は adenoma–carcinoma sequence タイプである. adenoma–carcinoma sequence においては, がん抑制遺伝子 APC の不活性化により, 正常細胞が低〜中異型度の腺腫となり, がん遺伝子 KRAS の活性化により腺腫は高異型度となる (異型度とは, 腺腫の構造異型や細胞異型の程度に基づく). その後, がん抑制遺伝子 p53 などの不活性化によりがんへと進展する. さらにさまざまながん抑制遺伝子の不活性化により, がんの浸潤や転移が起こると考えられている. 大腸がんは粘膜上皮から発生し, 大部分が腺がんである. 好発部位は, 直腸と S 状結腸である (図 15-6). de novo 説は, 正常粘膜から腺腫を介さず, 直接がんが発生すると考えられている. 大腸がんの血行性転移は肝転移, 肺転移が多い.

　大腸がんで遺伝的要因によるものとして家族性大腸腺腫症 familial adenomatous polyposis (FAP) と遺伝性非ポリポーシス大腸がん hereditary non–polyposis colorectal cancer (HNPCC) がある. FAP では, 遺伝的な APC 遺伝子の変異により, 健常者よりも APC 遺伝子の不活性化が生じやすく, 大腸に多数の腺腫が発生する. その後は, adenoma–carcinoma sequence によりがんが発生すると考えられている. FAP と診断されれば, がんの発症前に大腸全摘手術などの予防的処置をとることもある. HNPCC は家系内に大腸がん (腺がん) が多発する遺伝子疾患である. DNA のミスマッチ修復遺伝子 (☞ Memo 1) 群の変異により, 健常者よりもミスマッチ修復遺伝子群の不活性化を生じやすく, 発がんにいたると考えられている. HNPCC は遺伝性大腸がんの大部分を占めると考えられている.

　その他, 長期経過した炎症性腸疾患 (潰瘍性大腸炎やクローン Crohn 病) に大腸がんの合併が多いことが知られている.

> **Memo 1　ミスマッチ修復遺伝子**
>
> 　DNAが損傷し，修復できない場合，細胞増殖を制御する遺伝子が損傷し，細胞増殖をコントロールできなくなることがある．細胞分裂の際に起こるDNA複製のミスマッチを検出・修復し，DNAの恒常性を維持する酵素タンパク質をコードするがん抑制遺伝子が，ミスマッチ修復遺伝子である．これまでに *hMSH2* や *hMLH1*，*hPMS1* などが同定されている．

### ■ 症　候

　早期がんでは無症状である場合が多い．進行がんでは，一般的に発生部位によって症状が異なる．直腸やS状結腸では，血便，腹痛，便秘，便の細小化，排便回数の増加，残便感などが起こる．盲腸や上行結腸では，内腔が広く，また腸の内容物が液状であるため症状が出現しづらいが，症状としては，貧血，体重減少，腹痛などが挙げられ，がんが大きい場合は腹部を触ると腫瘤の存在を認める場合がある．

### ■ 診断・検査

　抗ヒトヘモグロビン抗体を用いた免疫学的便潜血反応検査は，集団検診や人間ドックで一次スクリーニング検査として用いられている．潜血検査は2日（2回）の異なる便に対して行い，1回でも陽性になった場合は，内視鏡検査を行うことが望ましい．内視鏡検査では，陥凹型のがんや早期がんを発見できる．注腸造影検査では，大腸におけるがんの存在場所が診断できる．また壁の変形から深達度診断も可能である．進行がんでは，腸管の狭窄により，両側に変形をきたした腸管像が認められる場合が多く，その形状がリンゴの芯のようにみえることからapple-core signといわれている．

　腫瘍マーカーとして，胃がんと同様に，CEA，CA19-9，CA72-4，Span-1などがあるが臓器特異性は高くない．

### ■ 治　療

　早期がんでリンパ節転移の可能性が少ないもの（2 cm未満のMがんとSM軽度浸潤がん）は内視鏡的治療を行う．内視鏡的治療の適応外の場合は外科手術により腸管を切除する．切除が行われても再発の可能性の高い場合は，化学療法または放射線照射による補助的治療が行われる．肛門に近い直腸がんの場合，肛門括約筋が温存できず人工肛門の造設が行われる．外科手術の適応外の場合は化学療法が選択される．化学療法では，フルオロウラシル（5-FU），イリノテカン塩酸塩水和物（CPT-11），オキサリプラチンなどが用いられ，これらの薬剤の組み合わせによる数々のプロトコールが適用されている．

> **Memo 2　大腸がんにおける分子標的治療薬（抗体製剤）とバイオマーカー**
>
> 　抗体製剤には，重い副作用が観察される場合があることや，薬剤費が高額であるといった問題点があるため，適用に当たっては慎重に対応する必要がある．興味深いことに，抗EGFR抗体であるセツキシマブやパニツムマブの抗腫瘍効果は，*RAS* 遺伝子（*KRAS/NRAS* 遺伝子）の変異の有無と強い相関性があることが明らかになっており，*RAS* 遺伝子が，これらの分子標的治療薬の有効性を予測するバイオマーカーとして有用である．そのため，治療ガイドラインでは，セツキシマブやパニツムマブを使用する際には，あらかじめ遺伝子検査を行い，*RAS* 遺伝子野生型の大腸がんに限って使用するように推奨されている．

## 2. 肝・胆・膵系の悪性腫瘍

### a. 肝がん　liver cancer

　肝がんは肝臓の中に発生した悪性腫瘍である．その発生母地細胞はいくつかあるが，肝がんの 95％ は肝細胞がん hepatocellular carcinoma (HCC) で，その他の中で多いのが胆管細胞がん cholangiocellular carcinoma (CCC) である．肝細胞がんは 2013 年の統計では，日本人男性がん死因の 4 位，女性では 6 位，全体で 5 位となっている．肝臓の構造上，他臓器のがんからの転移は多く（転移性肝がん），原発性肝がんの約 10 倍の頻度である．

#### 1）肝細胞がん
■ 病態生理

　HCC の原因は，7 割が C 型肝炎ウイルス（HCV）感染，1 割が B 型肝炎ウイルス（HBV）感染，1 割がアルコール過飲による．最近では非 B 非 C（NBNC）の HCC が増えており，これは NASH など非アルコール性脂肪性肝疾患（NAFLD）（p. 78 参照）からの発がんではないかと考えられている．いずれも肝硬変の原因とほぼ同様である．C 型慢性肝炎の項（p. 73）で説明があるように，慢性肝炎の線維化が進行して肝硬変に進行するに従い発がん率が増加する．HCV 感染による HCC が多いわが国では，HCV に対する治療が進むにつれ次第に HCC の発生が減少している．しかし，肝細胞がんの発生は肥満や糖尿病と関係が深く，生活習慣病の増加とともにこれらの原因が増える傾向がある．

　HBV では発がん率と血中 HBV DNA 量との相関が認められるが，HCV では相関はない．発がんはウイルス感染と密接な関係があるため，ウイルス感染が持続していると再発を繰り返す．また，多くは肝硬変に発生するため治療に難渋する．

　切除後の 5 年生存率は全体でおよそ 50％ とされている．

■ 症　候

　慢性肝障害の経過観察中に生ずるもので特別な症状はない．ただし，急激な増大などで痛みが生ずることがある．また，進行すると腹腔内に出血を起こして失血性ショックとなることがある．

■ 診断・検査

　診断は画像検査と腫瘍マーカーによる．HCC の腫瘍マーカーは AFP，PIVAK-II，AFP レクチン分画（AFP-L3），CCC の腫瘍マーカーは CEA，CA19-9 である．慢性肝障害では，定期的に腫瘍マーカーと画像検査が行われる．慢性肝炎では 6 ヵ月に 1 回，肝硬変では 3 ヵ月に 1 回程度のフォローが必要とされている．腫瘍の検出に最も鋭敏なのは腹部超音波検査であり，被曝などの侵襲がないため頻繁に行われる．CT，MRI では造影剤が使用される．HCC では造影剤の早期濃染（図 15-8）と後期相での早期流出が特徴で，リスクの高い肝臓に腫瘍が認められ造影効果に上記の特徴が認められれば，生検をせずに HCC と診断される．

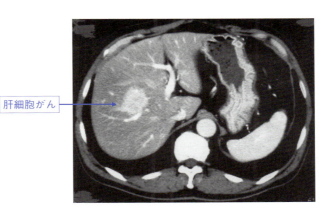

図15-8 肝細胞がんのCT診断
造影早期相における腫瘍の濃染.

## ■ 治 療

### 【使用される薬物】
・ソラフェニブトシル酸塩
・TACEに用いる化学療法薬：ドキソルビシン塩酸塩，エピルビシン塩酸塩，マイトマイシンC，シスプラチン，ミリプラチン水和物，ミトキサントロン塩酸塩

治療は基本的に治療ガイドラインのアルゴリズム（図15-9）に従って行われる．治療の原則は，第一に肝障害度に基づき判別される．肝障害度が高ければ手術などの侵襲性の高い治療法は選択できない．その後，腫瘍の大きさと数，肝外転移に従い，肝切除，焼灼療法（多くはラジオ波治療で腫瘍径3cm以内），塞栓療法，化学療法，肝移植，緩和ケアが選択される．

#### a) 焼灼療法
体表から超音波装置にて肝内の腫瘍を確認しながら，穿刺針を腫瘍内に挿入し，ラジオ波を用いて加熱凝固させる．その他，マイクロ波焼灼装置もある．

#### b) 塞栓療法
肝組織は70%が門脈から，30%が肝動脈から血流を受けているが，HCCはある時期になると100%肝動脈からの血流を受ける．この性質を利用して腫瘍に近い動脈までカテーテルを進め，ゼラチンスポンジ等（塞栓物質）にて動脈を塞栓する治療である．この動脈支配領域の正常肝組織は塞栓後も門脈から血流を受けられる．これにより腫瘍を阻血状態にして死滅させる（経動脈的塞栓療法；TAE）．さらに塞栓をする前に油性造影剤と抗がん薬を混和して腫瘍血管に取り込ませ，その後塞栓する経動脈的化学塞栓療法（TACE）が多く行われる．この方法によれば，抗がん薬は長時間腫瘍局所に限定して留まる．さらに肝障害度が進むと，カテーテルから化学療法薬を動注することもある．

CCCでは，腫瘍血管の増生は豊富でなく，通常TAEやTACEの適応にならない．

#### c) 化学療法
HCCに対する単独一次化学療法として認可されているのは，ソラフェニブトシル酸塩（分子標的治療薬，経口薬）である．この薬物は手足皮膚反応や高血圧，代謝性脳症など

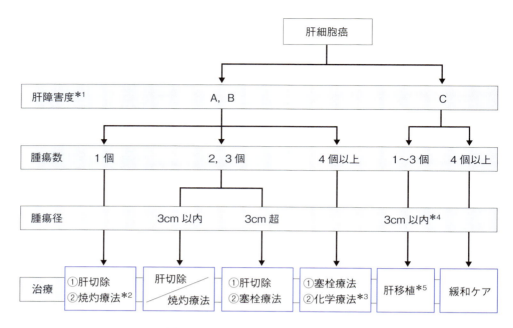

**図 15-9　HCC 治療のアルゴリズム**

(追記)・脈管侵襲を有する肝障害度 A の症例では肝切除・化学療法・塞栓療法が選択される場合がある．
　　　・肝外転移を有する Child-Pugh 分類 A の症例では化学療法が推奨される．
(注) [*1] 内科的治療を考慮するときは Child-Pugh 分類の使用も可．
　　 [*2] 腫瘍径 3 cm 以内では選択可．
　　 [*3] 経口投与や肝動注などがある．
　　 [*4] 腫瘍が 1 個では 5 cm 以内．
　　 [*5] 患者年齢は 65 歳以下．

[日本肝臓学会(編):科学的根拠に基づく肝癌診療ガイドライン 2013 年版]

重篤な副作用があり，症例を選び慎重に使用される．2017年二次治療薬レゴラフェニブが認可された．現在，多くの分子標的治療薬の第3相臨床試験が行われている．

## 2) 胆管細胞がん(胆道がん)

### ■ 病態生理

　胆管がんは，肝臓内胆管から十二指腸出口までにできるがんであり，60 歳代にピークがある．ところがこの数年，若い患者の発生が多くみられ，しかも印刷所で高率に発生した(2013 年から労災認定が始まった)．多くは肝内胆管がんであった．その後の調査で印刷で使用したインクを洗浄する際に使用した 1,2-ジクロロプロパン，ジクロロメタンが原因とわかった．局所で高濃度に長期間曝露されることが発がんにつながった．

　胆嚢がんの危険因子は，膵・胆管合流異常，胆石などが，胆管がんの危険因子は，膵・胆管合流異常，原発性硬化性胆管炎(PSC)，潰瘍性大腸炎，肝内結石，寄生虫などが報告されている．

### ■ 症　候

　多くは黄疸で気づいて医療機関を受診する．その他，食欲不振，腹痛，嘔気，体重減少などがある．多くの場合，進行してから発見されることが多いために予後は悪い．

### ■ 診断・検査
画像検査により診断される．腫瘍マーカーとしてCEA，CA19-9が用いられる．
### ■ 治　療
**【使用される薬物】**
- ゲムシタビン塩酸塩
- シスプラチン
- テガフール・ギメラシル・オテラシルカリウム配合（S-1）[ティーエスワン®（TS-1）]

原則は手術による切除である．根治切除例の5年生存率は，胆嚢がんで13％，肝門部胆管がんでは26％，中下部胆管がんでは34％と報告されている．

進行胆道がんに対して，ゲムシタビン単独療法，ゲムシタビン＋シスプラチン併用療法，TS-1単独療法，ゲムシタビン＋TS-1療法などが試みられている．非切除例の化学療法による生存中央期間は，5-FU併用療法で4.7〜11ヵ月，シスプラチン併用で5.0〜14.0ヵ月，ゲムシタビン併用で6.7〜11.7ヵ月と報告されている．

## b. 膵がん　pancreatic cancer

### ■ 病態生理
膵がん発生の危険因子としては，遺伝性膵炎，家族歴，慢性膵炎，糖尿病の合併，喫煙などがいわれている．膵臓は腹部深く背部に接しているため画像診断も難しく，早期診断が今後の課題であり，膵臓は，肝臓，胃，脊椎，下大静脈，大動脈，腹腔動脈，上腸間膜動静脈，門脈，十二指腸，小腸，腹膜などに接しているため隣接臓器への浸潤が治療の妨げになることが多い．

特殊な膵腫瘍として，IPMN（intraductal papillary mucinous neoplasm；膵管内乳頭粘液性腫瘍）がある．これは膵管の一部から嚢胞様に発生する腫瘍で，多くの場合良性であるが，嚢胞が大きくなるとその中に悪性腫瘍が発生することがある．

### ■ 症　候
膵がんは発生する部位により出現する症状が異なり，診断時期に影響する．膵頭部に発生した場合，胆道系に影響して早期に黄疸を呈し診断されることが多い．ただし，膵頭部は胃，十二指腸などを合併切除するため手術侵襲が大きい．膵体部に発生する膵がんは，膵管の流れを障害して膵炎様の症状を呈して診断がつくことがある．膵尾部の発生は長期間気づかずにいることも多く，急激な糖尿病の悪化で診断されることがある．多くの場合，進行して体重減少や黄疸にて医療機関を受診する．腹痛は40％に，黄疸は15％に認められる．腰背部痛も多い．

### ■ 診断・検査
画像検査により診断される．腫瘍マーカーとしてCA19-9，Span-1，Dupan-2，CEA，CA50が用いられる．

### ■ 治　療
**【使用される薬物】**
- ゲムシタビン塩酸塩
- TS-1
- エルロチニブ塩酸塩

手術による切除が原則であるが，進行している例が多く，手術不能となることも多い．臨床病期による5年生存率は，Stage I で 56.7％，II 期で 41.8％，III 期で 18.5％，IVa 期で 9.8％，IVb 期になると 2.0％ である．手術を目指して術前化学療法を行うことがある．この場合，ゲムシタビン単独療法が使われる．

非切除例に対しては，ゲムシタビン単独療法，TS-1 単独療法，ゲムシタビン＋TS-1 併用療法，ゲムシタビン＋エルロチニブ塩酸塩併用療法などが行われる．化学療法の生存中央期間は 2.5〜10.2 ヵ月と短いのが現状である．

IPMN では手術の適応時期について議論が続いている．

## 3. 腎・尿路系の悪性腫瘍

### a. 腎がん　renal cell carcinoma

腎がん（腎細胞がん）は，50〜60 歳代の男性に多く，その性差は約 2〜3：1 である．最近では若年例での増加がみられる．

■ 病態生理

腎がんは，腎実質由来の悪性上皮性腫瘍で，組織型では淡明細胞がんが多い．腎がんは早期では腎内に限局（T1，T2）しているが，進行すると腎周囲脂肪や静脈内に浸潤（T3）するようになり，やがてゲロタ Gerota 筋膜を越えて浸潤（T4）する．

■ 症候

無症状で健康診断や他疾患精査中の画像検査［超音波検査（US）や CT］で偶然に発見されることが多い．血尿，腹部腫瘤，腰背部痛が 3 主徴とされたが，すべてがそろうケースは少ない．また，発熱，貧血，体重減少などの尿路外症状が発見の契機となることもある．

■ 診断・検査

血尿の存在は重要な所見であるが，尿路上皮がんとは異なり，尿細胞診の診断的価値は低い．画像診断では造影 CT が有用で，組織型で最も多い淡明細胞がんでは，造影早期（動脈相）で腫瘍が濃染され，造影後期（静脈相）には造影剤が速やかに wash out されるという特徴がある（図 15-10）．

■ 治療

腎がんの治療の基本は手術治療であり，下大静脈内腫瘍血栓や周囲臓器への浸潤症例でも手術が標準治療とされる．従来の根治的腎摘出術は開腹手術で行われていたが，最近では T2（腫瘍径 7 cm 以下）までの腫瘍は，腹腔鏡下（または後腹膜鏡下）に腎摘除術が行われている．また，小径腎がんに対しては，開腹ないし鏡視下での腎部分切除術が推奨されている．

一方，腎がんは化学療法や放射線療法の有効性が低いため，転移性腎がんや切除不能腎がんに対しては免疫療法（インターフェロン，インターロイキン 2 など）が主たる治療法であったが，奏効率は 15〜20％ 以下と満足のいく成績ではなかった．しかし，近年では分子標的治療薬の導入により治療効果の向上が期待されている．現在わが国では，ソ

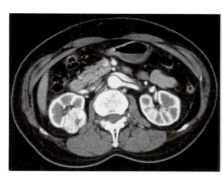
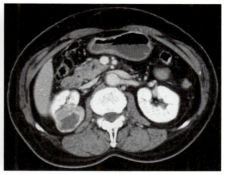

造影 CT 動脈相　　　　　　　　　造影 CT 静脈相

図 15-10　腎細胞がんの造影 CT 所見

ラフェニブトシル酸塩，スニチニブリンゴ酸塩，エベロリムス，テムシロリムス，アキシチニブ，パゾパニブ塩酸塩が保険適用となり，腫瘍縮小効果や生存期間の延長が期待されるが，特有な有害事象を認めることから，使用に当たっては十分な注意が必要である．

### b.　膀胱がん　bladder cancer

膀胱がんは 50～60 歳代の男性に多く，その性差は約 3：1 である．芳香族アミンなどの化学薬品への曝露や喫煙などが危険因子に挙げられる．

■ 病態生理

膀胱がんの約 90％ は膀胱の尿路上皮由来の尿路上皮がんであり，膀胱の尿路上皮から発生し，粘膜下層，筋層へと進展していく．膀胱がんの深達の程度(staging)は，腫瘍の浸潤が粘膜固有層まで(pT1 以下)を表在性(早期がん)，筋層まで(pT2 以上)を浸潤性(進行がん)としている．

■ 症　候

無症候性肉眼的血尿や検診における顕微鏡的血尿で発見されることが多く，約 80％ の症例に血尿が認められる．

■ 診断・検査

尿沈渣で尿中赤血球(血尿)の有無を確認することが重要で，尿細胞診は異型度の高い膀胱がんほど陽性率が高くなる．膀胱鏡検査は必須の検査で，乳頭状有茎性のものは表在性腫瘍が多く，非乳頭状広基性のものは浸潤性腫瘍が多い(図 15-11)．また，膀胱がんは膀胱以外に腎盂や尿管に尿路上皮がんが同時発生することがあるので，排泄性尿路造影，CT，MRI などの画像診断検査も必須である．

■ 治　療

膀胱がんの治療においては，予後因子として腫瘍の深達度と異型度を知ることが重要であり，これを組織学的に明らかにするために経尿道的膀胱腫瘍切除術 transurethral resection of bladder tumor (TUR-BT) が行われる．

表在性膀胱がん(pT1 以下)で，初発，単発，2 cm 以下であれば TUR-BT のみで根治切除となる場合もあるが，多発性症例や組織学的異型の高い pT1 症例では根治術とはみ

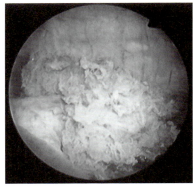
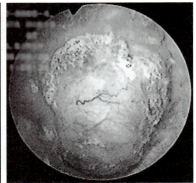

乳頭状の表在性腫瘍　　　　　　非乳頭状の浸潤性腫瘍

図15-11　膀胱がんの膀胱鏡所見

なされず，TUR-BT 後の再発予防あるいは残存腫瘍に対する直接効果を目的とした膀胱内 BCG 注入療法を追加で行うことが推奨されている．

　一方，浸潤性膀胱がん（pT2 以上）は TUR-BT のみで根治切除とはならず，原則的に膀胱全摘除術（膀胱＋前立腺＋精囊摘出）の適応であり，骨盤内リンパ節郭清術を行うとともに尿路変向術が必要となる．尿路変向術としては回腸導管造設術が一般的であるが，腸管が利用できない場合や患者の全身状態が悪い場合には侵襲の少ない尿管皮膚瘻造設術が，尿禁制を希望する場合には回腸新膀胱造設術が選択される．

　転移を有する膀胱がんや周囲臓器に浸潤を認める場合には，M-VAC 療法（メトトレキサート，ビンブラスチン硫酸塩，ドキソルビシン塩酸塩，シスプラチン）や GC 療法（ゲムシタビン塩酸塩，シスプラチン）などの抗がん化学療法が行われる．副作用は消化器症状，骨髄抑制，腎機能障害などがある．膀胱全摘後の後療法 adjuvant chemotherapy として行われることもあるが，最近では術前に施行 neoadjuvant chemotherapy されるケースも増加している．

### c. 前立腺がん　prostate cancer

　前立腺がんは加齢に従って罹患率が上昇し，とくに 60 歳以上で急増する．わが国においては，高齢化や食事の欧米化，腫瘍マーカーである前立腺特異抗原 prostate specific antigen（PSA）の普及による診断技術の進歩などの影響もあり，増加している．

#### ■ 病態生理

　前立腺がんの約 70％ は前立腺の辺縁領域から発生し，アンドロゲンにより発育するという特有の性質をもつ．移行領域の肥大により発症する前立腺肥大症とは各々独立した疾患である．組織学的異型度は，グリソン Gleason 分類として表記され，そこから算出されるグリソン・スコア Gleason score（GS）が臨床の場で活用されている．GS が高いほど，がんの進行が速く悪性度が高い．

#### ■ 症　候

　前立腺内にがんが限局する病期 A，B では，排尿に関する特有の症状はなく，がんが前立腺周囲に広がる病期 C になると，血尿や尿道閉塞に伴う排尿困難などがみられるよ

うになり，がんの転移を有する病期Dでは骨転移に伴う疼痛が出現する場合がある．

### ■ 診断・検査

　前立腺がん検診や前立腺がんを疑った場合には，まず腫瘍マーカーであるPSAの測定を行う．前立腺がんの触診所見は，比較的早期のがんでは結節を触知するが表面は平滑である．一方，進行したがんでは表面不整で石様硬な所見となる．画像検査ではMRIが有用である．組織診断のための前立腺生検は，経直腸的超音波ガイド下に6〜12ヵ所の組織が採取される．前立腺がんの診断確定後は，臨床病期を確定するための骨盤CTやMRI，骨転移の有無をみるための全身骨シンチグラフィを行う．

### ■ 治　療

　前立腺がんの治療において，再発や予後を推測評価する方法としてリスク分類があり，限局性がん（T2以下）の低リスク群はPSA監視療法，手術療法，放射線療法などさまざまな治療法が可能である．限局性がんの中〜高リスク群では，手術療法と放射線療法が主たる治療であるが，後者ではホルモン療法（内分泌療法）の併用が勧められる．手術療法には，従来の開腹手術である恥骨後式前立腺全摘除術 radical retropubic prostatectomy（RRP）以外に，腹腔鏡下前立腺全摘除術 laparoscopic radical prostatectomy（LRP），ロボット支援腹腔鏡下前立腺全摘除術 robot-assisted laparoscopic radical prostatectomy（RALP）がある．放射線療法には，外照射，永久挿入密封小線源療法 brachytherapy などがあり，低リスク群では手術療法と遜色ない成績が得られている．

　一方，局所進行がん（T3以上）では，放射線療法とホルモン療法の併用療法が標準的治療法とされているが，骨盤内リンパ節転移や骨転移を有する場合の標準的治療はホルモン療法である．前立腺はアンドロゲンにより発育するため，アンドロゲンが存在しなくなるとがん細胞はアポトーシスを起こし退縮あるいは消滅する．ホルモン療法には外科的去勢と薬物療法がある．後者で最も一般的に行われているのは黄体形成ホルモン放出ホルモン luteinizing hormone-releasing hormone（LH-RH）アゴニストおよび抗アンドロゲン薬の併用 combined androgen blockade（CAB）療法あるいは単独療法である．LH-RHアゴニストにはゴセレリン，ニュープロレリンがあり，抗アンドロゲン薬にはステロイド性のクロルマジノン酢酸エステルと非ステロイド性のビカルタミド，フルタミドがある．現在，新規ホルモン療法薬として，エンザルタミド，アビラテロン酢酸エステルなどが開発され，その効果が期待されている．ホルモン治療による治療効果は急速に現れるが，数ヵ月から数年の間に多くの症例が去勢抵抗性の状態になる．去勢抵抗性前立腺がん castrate-refractory prostate cancer（CRPC）に対する治療にはタキサン系の化学療法薬であるドセタキセル水和物が標準的に用いられている．

## 4. 肺がん　lung cancer

### ■ 病態生理

#### 【組織型の種類】

　肺がんは，がんの中でも最も予後の悪いがんの1つである．その理由は無症状に経過することが多く発見が遅れるためであり，X線写真では2 cmを超える病巣となるまで

発見しにくいことである．したがって，発見時にはすでに転移巣をつくっているものが多く，根治手術できない患者が多い．肺がん組織型は多岐にわたっているが，扁平上皮がん（類表皮がん），腺がん，大細胞がん，増殖速度が最も早い小細胞がんの4種類が，その大半を占めている．前3者は発生・進展様式および治療に対する反応性などにおいて共通点があるため，非小細胞肺がん（全肺がんの80〜85％）として一括して取り扱われることもある．発生部位として，3〜4次気管支までの肺門に近い部位に発生した肺がんを肺門（中心）型肺がん，それより末梢のものを肺野（末梢）型肺がんと呼ぶ．

### a）扁平上皮がん

男性に多く，ほとんどすべての症例に喫煙歴がある．通常，局所の病巣にとどまり，直接浸潤が主体で遠隔転移は比較的少ない．肺門部発生例が多かったが，近年末梢気道域発生例の増加が認められる．症例の2/3は肺門部発生例で，気管支腔内に結節状あるいはポリープ状の隆起を示し，気管支を狭窄ないし閉塞するとともに，肺動脈を圧排，狭窄することがある．また縦隔，心嚢に浸潤し，時に肺静脈・心房に及ぶことがある．

### b）腺がん

肺がんのうち最も頻度の高い組織型である．腺がんは原発性肺がんの約半数を占め，とくに女性の肺がんでは約75％を占める．喫煙との関連が少ないとされている．腺がんは気管支腺由来のものを除けば，そのほとんどが肺末梢に発生し，肺門部発生はきわめてまれである．腺がんの増殖速度は多様で，増殖速度の緩徐ながんでは年1回の胸部X線写真ではほとんど大きさに変化がみられないこともある．気管支内の腫瘍増殖が高度になると，末梢にある気道および肺胞内の気体成分は吸収され，無気肺となり収縮する．このようなことが繰り返されると，周辺の肺実質は腫瘍中心のほうへ引き寄せられる．腺がんでは，腫瘍中心部に炭粉沈着を伴う線維化巣が存在し，これに向かって胸膜の陥凹や血管，気管支の収束像を認める．

### c）小細胞がん

小細胞がんは小型の細胞からなるがんで，増殖速度が速く，リンパ節や他の臓器にも転移しやすく，転移巣が先に発見されることもある．喫煙歴を有する患者が多く進行が早い．一方で，化学療法や放射線療法に感受性が高いという特徴を有する．小細胞がんは，肺門部発生例では太い気管支にできやすく，リンパ節を巻き込んで大きな腫瘤を形成するか，あるいは気管支や血管の長軸に沿って進展する．末梢気道域発生例では，境界が明瞭な白色の腫瘤を形成する．

### d）大細胞がん

大細胞がんは，扁平上皮がん，腺がん，小細胞がんのどの組織型にも属さない未分化がんと定義されている．腫瘍の発育が早く，予後不良のことが多い．

## ■症候

肺がんは初期には，ほとんど無症状で進行する．また，初期症状として，咳嗽，喀痰がみられた場合も，それは喫煙者において日常よく認められる症状であり，とくに気にかけない場合が多い．がんが進行し切除不能な段階や遠隔転移の段階となって症状が出現することもしばしばである．肺がんは，非常に転移しやすいがんであり，初期症状が現れにくいことと相まって，症状が出たときにはすでに治療が難しい進行したがんになっていることが多い．転移を起こしやすい臓器としては，肝臓，副腎，骨，脳が挙げられ

る．骨や脳への転移では症状の発現が顕著であるが，肝臓，副腎についてはかなり進行しないと症状は現れにくい．

### a) 咳嗽・血痰

咳嗽は肺がん以外の気道炎症性疾患でもみられるものであり特異性は低い．いずれにせよ炎症所見が少なく，長期にわたる咳については，肺がんを鑑別する必要がある．咳は腫瘍が太い気管支やその付近にできた場合に起こりやすく，太い気管支にできる扁平上皮がんでは止まらない咳や痰または血痰で早期発見されることがある．しかし，肺の奥のほうにできるがんでは咳は出にくく発見は遅れる．

### b) 胸 痛

肺がん患者の1/4～1/2に胸痛が認められる．肺がんの初期に胸の痛みを訴えることは少ない．肺そのものは痛みを感じない臓器であるため，痛みはがんの浸潤などによる周囲の臓器に由来する．たとえば，壁側胸膜，腕神経叢，肋間神経，肋骨，脊髄神経や胸の筋肉に浸潤した場合などである．

### c) 呼吸困難

中枢の気管支の閉塞，閉塞性肺炎，無気肺，胸水，がん性心嚢炎の際にみられる．

### d) 嗄 声

咽頭部の炎症から起こるものや反回神経がおかされた結果生じるものがある．

### e) 胸 水

胸水の貯留に伴い，胸痛，呼吸困難，胸部圧迫感，咳嗽などが出現する．ただし，感染による胸膜炎や心不全による胸水と区別するために，穿刺して細胞診をする必要がある．

### f) 肩・背部痛

肺がんの浸潤が神経，筋肉，血管および骨などに及ぶと，肩や背部などに痛みを感じることがある．

### g) 上大静脈症候群

腫瘍または縦隔リンパ節の腫大により，上大静脈が圧迫されると，静脈血の還流が妨げられ，胸部・顔面・頸部・上肢の表在血管の怒張が出現する．上大静脈は頭部，首，上肢，胸部の上部から静脈血が心臓に戻る経路であり，気管支周辺のリンパ節に囲まれているため，気管の近くの腫瘍やリンパ節転移により圧迫されやすい．

### h) 心臓タンポナーデ

肺がん浸潤により心膜炎が起こり，心膜腔内に心嚢液が多量に貯留すると心臓が圧迫され，収縮および拡張が障害された状態，すなわち心臓タンポナーデを起こし，咳嗽，呼吸困難，頸部静脈の拡張を認める．胸部X線像で心陰影の拡大を認め，心不全にいたると胸水の貯留も認める．

### i) 骨転移

肺がん患者において骨転移の頻度は高く，腰痛，背部痛など局所の痛みに関しては，常に骨への転移を考えておく必要がある．血清カルシウム値やアルカリホスファターゼ値の上昇がみられた場合，骨転移を疑い，確定診断は局所の骨X線検査，骨シンチグラフィ，MRIなどにより行われる．脊椎への転移は進行すると脊髄に障害をきたし，下肢などの麻痺，および膀胱・直腸障害をきたすことがある．

j) 中枢神経系への転移

脳転移が起こると，めまい，頭痛，吐き気などの症状が生じ，進行すると，麻痺，けいれん，意識消失など顕著な神経症状を呈する．髄液腔に腫瘍が浸潤すると，脳炎，髄膜炎を生じ意識障害をきたす場合もある．

k) 腫瘍随伴症状

小細胞がんでは副腎皮質刺激ホルモンを分泌することがあり，肥満，高血圧，月経異常，多毛，骨粗鬆症，満月様顔貌などを示すいわゆるクッシング Cushing 症候群が現れることがある．ばち状指 clubbed finger（爪と指のなす角度が通常 150～160° 程度であるのが 180° 以上に大きくなる）は，先天性心疾患，慢性呼吸不全，肝硬変などでも現れ肺がんに特有ではないが，肺がんに伴うばち状指は急速に発現する．その他バソプレシン不適切分泌症候群，高カルシウム血症，筋無力症候群，顆粒球増多症などが腫瘍随伴症状としてみられる．

### Memo 3: PET

がんの診断法として，核医学検査の1つである PET（positron emission tomography）検査がある．がん細胞は正常の細胞よりも糖代謝が亢進しているため，グルコースががん細胞に多く取り込まれることを利用したもので，ポジトロン（陽電子）を放出するアイソトープで標識されたグルコース 2-deoxy-2-[$^{18}$F] fluoro-D-glucose（$^{18}$F-FDG）を投与してその体内分布を画像化することにより悪性腫瘍や心・脳疾患の診断を行う．PET は従来の X 線 CT，MRI，超音波検査などと異なり，機能的な画像診断法として腫瘍の早期診断，悪性度や転移・再発の診断，治療効果の判定などに有用性が高いとされている．PET の特徴はその感度のよさにあるが，正常組織や炎症巣にも FDG が集積すること，空間解像度が CT や MRI に劣ることなど，その限界についても十分に認識しておくことが必要である．PET による機能画像と CT による形態画像を組み合わせた PET/CT により診断精度が向上する．

## ■治療

【肺がんの病期と治療法の選択】

a) 肺がんの種類と進行度

肺がんの治療は，その組織型（種類）と進行度（病期）に基づいて決定されている．扁平上皮がん，腺がん，大細胞がんの3種（非小細胞がん）と小細胞がんとでは，その病態や各種治療に対する反応が大きく異なるので，基本的には非小細胞がんと小細胞がんとに分けて治療方針が決定される．2010年11月に日本癌学会が発表した肺癌取扱い規約第7版によると肺がんの進行度は，主腫瘍の状態，リンパ節転移の有無，遠隔転移により軽症から重症まで，潜伏癌の潜在癌，ⓐ 0 期，ⓑ IA 期，IB 期，ⓒ IIA 期，IIB 期，ⓓ IIIA 期，ⓔ IIIB 期，ⓕ IV 期，と分けられ，さらに TNM 分類法により細かく分類され，T は腫瘍 tumor の大きさ・広がりを指し，N はリンパ節 lymph node への転移の度合，M は転移 metastasis の度合を指し，それぞれ，TX および T0～T4，NX および N0～N3，M0～M1 と分類されている（**表 15-1**）．これらを用いて，病態がどの病期かを，理学的所見や各種画像診断法を用いて正確に評価し，治療方針が決定される．また小細胞がんでは，限局型 limited disease（LD）と進展型 extended disease（ED）との2群に分けて治療方針が決定されることが一般的である．LD とは腫瘍の範囲が一側胸腔内，同側

表 15-1 肺がんの病期分類（TNM 分類）

| 潜伏癌 | TX | N0 | M0 |
|---|---|---|---|
| 0 期 | Tis | N0 | M0 |
| IA 期 | T1a または T1b | N0 | M0 |
| IB 期 | T2a | N0 | M0 |
| IIA 期 | T1a または T1b | N1 | M0 |
| | T2a | N1 | M0 |
| | T2b | N0 | M0 |
| IIB 期 | T2b | N1 | M0 |
| | T3 | N0 | M0 |
| IIIA 期 | T1a または T1b | N2 | M0 |
| | T2a または T2b | N2 | M0 |
| | T3 | N2 | M0 |
| | T3 | N1 | M0 |
| | T4 | N0 | M0 |
| | T4 | N1 | M0 |
| IIIB 期 | Any T | N3 | M0 |
| | T4 | N2 | M0 |
| IV 期 | Any T | Any N | M1a または M1b |

| 腫瘍の大きさ・広がり | |
|---|---|
| TX | 潜伏癌 |
| T0 | 原発腫瘍を認めない |
| Tis | 上皮内癌（carcinoma in situ） |
| T1 | 腫瘍の最大径≦3 cm |
| T1a | 腫瘍の最大径≦2 cm |
| T1b | 腫瘍の最大径＞2 cm かつ≦3 cm |
| T2 | 腫瘍の最大径≦7 cm，気管分岐部≧2 cm，臓側胸膜浸潤，部分的無気肺 |
| T2a | 腫瘍の最大径＞3 cm かつ≦5 cm，あるいは腫瘍の最大径≦3 cm で臓側胸膜浸潤 |
| T2b | 腫瘍の最大径＞5 cm かつ≦7 cm |
| T3 | 腫瘍の最大径＞7 cm，胸壁，横隔膜，心膜，縦隔胸膜への浸潤，気管分岐部＜2 cm，一側全肺の無気肺，一側全肺の閉塞性肺炎，同一肺葉内の不連続な腫瘍結節 |
| T4 | 縦隔，心臓，大血管，気管，反回神経，食道，椎体，気管分岐部，同側の異なった肺葉内の副腫瘍結節 |
| リンパ節転移 | |
| NX | 所属リンパ節評価不能 |
| N0 | 所属リンパ節転移なし |
| N1 | 同側肺門リンパ節転移 |
| N2 | 同側縦隔リンパ節転移 |
| N3 | 対側肺門，対側縦隔，前斜角筋または鎖骨上窩リンパ節転移 |
| 遠隔転移 | |
| M0 | 遠隔転移なし |
| M1 | 対側肺内の副腫瘍結節，胸膜結節，悪性胸水，悪性心囊水，遠隔転移 |
| M1a | 対側肺内の副腫瘍結節，胸膜結節，悪性胸水（同側，対側），悪性心囊水 |
| M1b | 他臓器への遠隔転移 |

肺門リンパ節，両側縦隔リンパ節および鎖骨上リンパ節に限局している状態を指し，ED は腫瘍がその範囲を越える場合である．

#### b）治療方法の選択

① 非小細胞がん

ⓐ 0期：0期のがんは気管支鏡で確認される上皮内がんで，外科的に高率に治癒が期待される．呼吸機能の低下をできるだけ少なくするように，手術療法に代わって，腔内照射法と呼ばれる放射線治療や光感受性物質と内視鏡レーザーを用いる治療が，施設によっては行われている．

ⓑ IA期，IB期：リンパ節転移のない病期で手術療法が適応される．肺葉切除術が標準的切除法であるが，低肺機能の患者の場合，肺の切除範囲を縮小した楔状切除術や部分切除術にとどめることもある．またIA期の患者に対しても部分切除術でとどめ，呼吸機能を温存する方法もとられている．全身状態により手術不能と考えられる患者には，根治的な放射線治療が適応となる．現在のところIA期の5年生存率は約80％である．

ⓒ IIA期，IIB期：基本的治療法は手術療法で，肺門リンパ節転移がある場合，切除範囲が二葉切除または全摘となる場合がある．また隣接臓器への浸潤がみられる場合その臓器も可能であれば切除する．気管分岐部近傍への浸潤例では肺全摘術や気管支形成術が行われる．術後の化学療法を行うか否かは，意見の統一がなされていない．

ⓓ IIIA期：手術療法で根治が期待できるのは，少数例に限られている．T3N1症例では手術可能であれば，手術を行うと術後の経過は比較的よい．腫瘍が大きかったり，多数のリンパ節転移を認める場合には，手術療法のみではその多くが術後に再発をきたす．このような患者に対して治癒率を改善する目的で，術前に抗がん薬による治療（☞ Memo 4）や化学療法と放射線治療の併用を行い，その奏効例に手術を施行する治療法が試みられている．また術後の補助療法も試行されている．

N2の症例に関しては，手術療法を中心にすべきか化学療法と放射線療法を中心にすべきかについて統一見解がなく，症例や施設ごとに戦略が異なる．

ⓔ IIIB期：一般的には切除不能な隣接臓器浸潤と進行したリンパ節転移を認める病態である．この病期の基本的な治療は，放射線療法あるいは化学放射線療法である．しかし，わずかながら手術療法による根治可能な例があり，手術療法が考慮されることがある．

ⓕ IV期：遠隔転移を有するこの病期では，化学療法か支持療法が選択される．化学療法の効果は，支持療法のみで治療した場合と比較して数ヵ月の延命が期待される．一方，脳転移や骨転移に対しては，支持療法としての放射線治療が，延命や生活の質の向上にきわめて有効である．さらに単発の肺転移，脳転移，副腎転移を認める場合には，原発巣とともにこれら転移巣も切除して根治されることがある．

非小細胞肺がんに対する化学療法は，シスプラチン（CDDP）を含む併用療法が中心である．シスプラチンとビンデシン硫酸塩（VDS）を併用するPV療法，PV療法にマイトマイシンC（MMC）を組み合わせるMVP療法がよく行われ，奏効率は約20～40％である．

② 小細胞がん

小細胞がんは増殖速度が速く，初診時すでに進行していることが多く，IIIA期以上の

状態で発見されることが多い．しかし非小細胞がんとは異なり，抗がん薬や放射線治療に対して高い感受性を有している．そのため化学療法と放射線療法の併用が標準的治療である．小細胞肺がんでは，シクロホスファミド水和物（CPA）＋ドキソルビシン塩酸塩（DXR）［アドリアマイシン（ADM）］（アドリアシン®）＋ビンクリスチン硫酸塩（VCR）の3剤併用（CAV療法）およびシスプラチンとエトポシド（VP-16）の併用療法（PE療法）が標準的化学療法として広く行われており，とくにPE療法は，その低い血液毒性と高い奏効率により，現在最も広く用いられている療法である．この2つの治療法に加え，CAVにエトポシドを加えたCAVE療法およびCAVとPEを交互に施行する，CAV/PE療法などが標準的治療法とされてきたが，近年，シスプラチン＋イリノテカン塩酸塩水和物がPE療法と比較して生存期間を延長させるケースも報告され，標準療法に加えられてきている．また，これらを一部変更した療法や，これらに新薬を加えた療法が試みられ，よりよい処方の開発が続けられている．

　一方，小細胞がんでもⅠ，Ⅱ期に発見される場合があり，これらの患者に対しては手術療法が行われることがある．ⅠA，ⅠB期の場合には，手術に加えて術前，術後あるいは両方の時期に化学療法を行うことが必須である．Ⅱ期においては手術療法は一般的ではないが，化学療法によりよい効果が得られた場合，適応されることがある．この場合には術後にも化学療法，あるいは化学放射線療法が行われる．Ⅲ期以上の患者に対する手術の意義は認められていない．

　小細胞がんの標準的な化学・放射線併用療法の反応率は高くLDで80％以上，EDでも60〜80％に及ぶが，しかし，中間生存期間はLDで14〜20ヵ月，EDで7〜9ヵ月，3年生存率はLDで約30％，EDで0％である．小細胞がんは難治性のがんで，治療に対する反応性のよさ＝治癒可能ながんとはいえない．

　以上のように，組織型と臨床病期に基づき肺がん治療は明確に規定されている．しかし，肺がん患者の多くが高齢者であることから，治療方法を選択するうえで多くの制約が生じることも多い．すなわち呼吸機能，心機能の低下や糖尿病，高血圧症，脳血管障害などの合併は，その患者に対する標準的治療法の選択を不可能にする．

---

**ネオアジュバント化学療法**　Memo 4

　ネオアジュバント化学療法の定義は，外科的切除などの根治的治療に先立って行う腫瘍巣縮小治療 cytoreductive therapy である．
　ネオアジュバント化学療法の目的は，①術前検査で発見できなかった可能性のある微小遠隔転移巣を制御する，②外科操作に伴う腫瘍の拡散の発生を防止（減少）させる，③腫瘍の縮小により切除不可能な腫瘍も切除可能となる，④腫瘍の縮小により，正常肺組織の切除量を減少させる，などが挙げられる．

---

## 5. 網膜芽細胞腫　retinoblastoma

### 病態生理

小児の眼内の悪性腫瘍で，出生約15,000人に対し1人の割合で発生する．80〜90％が

5歳までに発見される．約10〜30%は両眼性で常染色体優性遺伝，残りは片眼性で散発性である．

### ■症　候
白色瞳孔（網膜内の腫瘍あるいは腫瘍により前進した網膜により，瞳孔が猫の目のように光る），斜視，低視力，充血などがある．

### ■検査・診断
眼底検査，超音波検査，CT検査，MRI検査などで確定診断される．眼底検査で，隆起した腫瘍が確認できる．CT検査やMRI検査で，腫瘍の眼球外への浸潤などがわかることがある．

### ■治　療
早期で，とくに片眼性の場合は，眼球摘出を行う．両眼性の場合は重篤なほうを眼球摘出し，他方は保存的な治療を行うことがある．保存的な治療として，レーザー凝固，放射線治療，抗がん薬治療などがある．

5年生存率は90%といわれている．最近は，遺伝子解析技術が進歩しており，ある程度遺伝子の異常を検出できるようになってきた．家系内に網膜芽細胞腫の患者がいる場合は，遺伝子検査の目的・限界を理解したうえで，遺伝カウンセリングを行っている施設への相談が勧められる．

## 6. 喉頭，咽頭，鼻腔・副鼻腔，口腔の悪性腫瘍
malignant tumors of larynx, pharynx, nasal cavity・paranasal sinuses and oral cavity

頭頸部がんの約80%は喉頭，咽頭，鼻腔・副鼻腔，口腔に発生し，その大部分が扁平上皮がん squamous cell carcinoma である．年間の頭頸部がんの罹患患者総数は約3万人であり，これは全がん総数の5%にあたる．頭頸部は呼吸，発声，咀嚼あるいは嗅覚・味覚の受容に重要な解剖学的部位である．頭頸部がんの治療の主体は手術療法であるが，生活の質 quality of life（QOL）の温存を目的とした抗腫瘍薬 anti-cancer drugs の役割が大きい．

### a. 喉頭がん　laryngeal cancer

#### ■病態生理
頭頸部がんの中で最も高頻度であり，男女比10：1と圧倒的に男性に多い．ヘビースモーカーに発症率が高く，喫煙との関係が明らかである．組織学的にほとんどが扁平上皮がんであり，腺がんや肉腫などがまれにみられる．喉頭がんの占拠部位は臨床的に声門（声帯）との関係から，声門上部，声門部，声門下部の3つに分けられる．

#### ■症　候
声門部がんの場合，かなり早期から嗄声が出現するので早期発見できる．声門上がんと声門下がんは，ある程度進展しないと嗄声は生じない．病変が増大すると喉頭内腔が狭窄し，呼吸困難を訴える．声門上がんと声門下がんは頸部リンパ節へ転移しやすい．

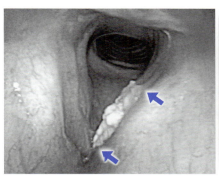
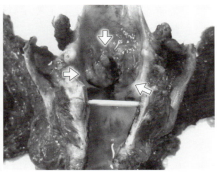

**図 15-12　喉頭がんの喉頭内視鏡所見と全摘出された喉頭組織**
左：喉頭がんの喉頭内視鏡所見．左声帯に凹凸不整で隆起した腫瘤を認める（⬅︎から⬅︎の間）．
右：全摘出された喉頭組織．声門上に表面不整ながんを認める（⇦で囲まれた範囲）．喉頭の内腔は後方から開かれ，棒で拡張されている．

### ■ 診断・検査

間接喉頭鏡，喉頭内視鏡（**図 15-12，左**），CT，MRI による画像検査などがある．確定診断には組織生検を行う．

### ■ 治療

#### a）放射線治療

病初期の場合，喉頭の発声機能を温存するために放射線治療が選択される．一般的に 5 cm×5 cm の照射野に総線量として 66〜70 Gy（グレイ）が照射される．治療効果を高めるため，白金製剤（シスプラチン，カルボプラチン）や代謝拮抗薬（フルオロウラシル），タキソイド系抗腫瘍薬を併用することがある．

#### b）手術的治療

ある程度進展したがんに対して，喉頭全摘出術 total laryngectomy が選択される（**図 15-12，右**）．気管の断端は前頸部の皮膚に縫合され，永久気管孔となる．以後この部位から呼吸することとなる．リンパ節転移を伴うことから，頸部郭清術をあわせて行う．

#### c）発声機能のリハビリテーション

喉頭全摘出術が行われた場合，術後は発声機能を喪失する（身体障害者 3 級）．食道発声法のトレーニングや人工喉頭でのコミュニケーションが必要となる．

## b．咽頭がん　pharyngeal cancer

咽頭がんは近年，増加傾向にある．病変の解剖学的位置により上咽頭がん，中咽頭がん，下咽頭がんの 3 つに分けられ，それぞれ病態が異なる．

### 1）上咽頭がん

#### ■ 病態生理

鼻咽頭がん nasopharyngeal cancer ともいわれ，多くは分化度の低い扁平上皮がんである．台湾や香港，シンガポールに多発地帯がみられ，エプスタイン・バーウイルス Epstein-Barr virus（EBV）の感染が発がんに関与しているとされる．頸部リンパ節や遠

隔臓器への転移を起こしやすいがんである．

■ 症　候

　病初期には症状が出現しにくく，頸部リンパ節転移による頸部腫瘤が初発症状のことがある．病変が進展すると，鼻腔の後端が閉塞して鼻閉を生じる．また，腫瘍による耳管の狭窄により耳閉感，難聴，滲出性中耳炎を併発する．さらに腫瘍が頭蓋底に浸潤すると外転神経麻痺による複視を訴える．

■ 診断・検査

　症状，経過より上咽頭がんを疑い，経鼻的に内視鏡で観察しながら確定診断のための組織生検を行う．腫瘍の進展範囲の評価を他の頭頸部がんと同様にCTやMRIなどの画像診断にて行う．転移をきたしやすいので，全身の核医学的検査（主に positron emission tomography：PET）による遠隔転移巣の検索もあわせて行う．

■ 治　療

　上咽頭は鼻腔よりさらに最深部に位置し，なおかつ頭蓋底に接しており手術による腫瘍の全摘出は困難である．したがって，抗腫瘍薬を併用した放射線治療が中心となる（化学放射線同時併用療法 concomitant chemoradiotherapy：CCRT）．一般的に総線量70 Gyを局所に分割照射し，3週間おきに白金製剤であるシスプラチン（CDDP）を体表面積あたり80〜100 mg投与する方法がとられる．これらの治療は抗腫瘍薬による放射線の増感作用と微小転移巣の制御が目的である．

## 2）中咽頭がん

■ 病態生理

　中咽頭がんは軟口蓋から舌骨の高さまでの咽頭に生じたがんであり，その半数は中咽頭側壁（口蓋扁桃や扁桃窩，口蓋弓など）に発生する．近年増加傾向がみられ，とくに発がんに際してヒトパピローマウイルス human papilloma virus（HPV）の関与が注目されている．90％以上が扁平上皮がんであり，それ以外に小唾液腺由来の腺がんがみられる．

■ 症　候

　咽頭の異物感や耳への放散痛が初期症状としてみられるが，腫瘍がある程度の大きさになるまで無症状のことが多い．腫瘍の進展により，出血や開口障害，舌の運動障害による構音障害や嚥下障害が生じてくる．

■ 診断・検査

　視診および触診にて咽頭を診察し，腫瘍性病変がみられた場合は診断確定のための組織生検を行う．内視鏡検査も有効である（図15-13）．あわせて頸部リンパ節の触診やCT，MRIなどの画像診断にて病期を明らかにする．

■ 治　療

　中咽頭は嚥下機能や構音，呼吸経路としての働きをもつ．したがって，治療においては根治性とともにQOLの温存にも配慮する．

　① 化学療法：機能温存と根治を目指し，複数の抗腫瘍薬を用いて行う（多剤併用化学療法）．一般的にはシスプラチン，フルオロウラシルおよびパクリタキセル等を中心静脈経路にて用いる．

　② 化学放射線同時併用療法：放射線治療をしつつ，シスプラチンとフルオロウラシル

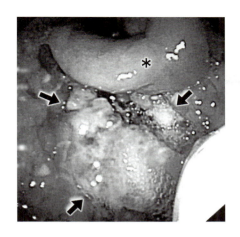

**図15-13 中咽頭がんの内視鏡所見**
中咽頭前壁（舌根部）に表面不整な腫瘤を認める（←で囲まれた範囲）．喉頭蓋（＊）との位置関係に注意．

を定期的に投与する．
　③ 手術療法：口内法や下顎骨正中離断法があるが，欠損部を補うために自家組織による組織再建が必要になる．

### 3）下咽頭がん

■ 病態生理

大半が進行がんの状態で発見される，最も予後の悪いがんの1つである．下咽頭がんは発生部位により梨状陥凹，輪状後部，後壁の3つに分類される．梨状陥凹がんは飲酒・喫煙との関係が明らかであり，輪状後部がんは鉄欠乏性貧血を伴う女性に多い．

■ 症　候

咽頭異常感や咽頭閉塞感といった軽微な訴えが初発症状となり，進行がんになって疼痛や嚥下障害，血痰，呼吸困難などを生じる．

■ 診断・検査

高分解能の電子内視鏡を用いた診断が有用である．CTやMRIにより腫瘍の進展範囲やリンパ節転移を評価する．

■ 治　療

下咽頭がんの過半数が診断時に進行がんであり，手術療法が主体となっている．根治を目指して下咽頭・喉頭・頸部食道摘出術と頸部郭清術が選択されることが多い．下咽頭から頸部食道の欠損部は，自家遊離空腸による再建が一般的である．

化学療法は補助療法としての位置づけであり，化学療法のみでの根治は期待できない．

### c. 鼻腔・副鼻腔がん　cancer of nasal cavity and paranasal sinuses

■ 病態生理

固有鼻腔ないし副鼻腔（上顎洞，篩骨洞，前頭洞，蝶形骨洞）に生じたがんであり，その大部分が上顎洞に発生する（上顎がん）．ほとんどは扁平上皮がんであり，ときに腺が

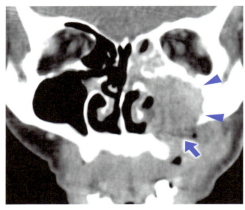
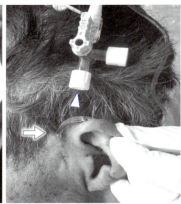

**図 15-14 上顎がんの CT 画像と治療用カテーテル**
左：上顎がんの CT 画像．左上顎洞に腫瘤陰影を認める．上顎骨との辺縁は不整で（◀），部分的な骨破壊がみられる（←）．
右：左浅側頭動脈に留置された治療用カテーテル（⇨）．カテーテルには3方活栓が接続されており，キャップ（◁）を外して抗腫瘍薬の動脈内注入ができる．

んや肉腫，悪性リンパ腫がみられる．近年，減少傾向にある疾患である．本項では上顎がんについて述べる．

### ■ 症候

上顎洞は骨組織で囲まれており，腫瘍がかなり進行して骨破壊を示すまで無症状のことがある（図 15-14，左）．上顎洞の下方に腫瘍が進展した場合，歯痛や歯肉の腫脹をきたす．上方に進展すれば眼球突出，前方に進展すれば頬部腫脹を生じる．

### ■ 診断・検査

腫瘍が上顎洞自然孔から鼻内に浸潤している場合は，鼻咽腔内視鏡で診断できる．上顎洞内に腫瘍がとどまっている場合は，CT や MRI による画像診断が有用である．いずれにせよ診断確定のための組織生検が必要である．

### ■ 治療

#### a）三者併用療法

抗腫瘍薬と放射線療法および腫瘍減量手術を組み合わせて行う治療法で，上顎骨の形態が保存されることにより顔面の変形や複視，開口障害や咀嚼機能の障害が防げる．

① 抗腫瘍薬の動脈内注入：患側の浅側頭動脈に動脈注入用のカテーテルを挿入し，カテーテル先端が顎動脈の分岐に達する深さで留置する（図 15-14，右）．フルオロウラシル（5-FU）250 mg を 1 日 1 回，1 時間程度で持続注入する．上顎がん病巣に直接的に高濃度の抗腫瘍薬を灌流でき，全身的な副作用も軽減できる投与法である．

② 放射線療法：病変部に外照射を行う．①と併用することにより，治療効果の増強が期待できる．

#### b）上顎全摘出術

がん組織を上顎骨ごと一塊として摘出する方法である．術後は患側の口蓋がなくなることによる咀嚼機能の障害と顔面の変形が残ることから，必要に応じて自家組織による組織再建を行う必要がある．

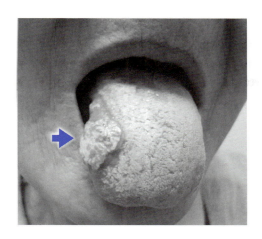

**図 15-15　舌がんの肉眼所見**
右舌縁に凹凸不整な腫瘤を認める(➡).

### d. 口腔がん　cancer of oral cavity

#### ■ 病態生理

　口腔がんは発生部位により頰粘膜,歯肉,硬口蓋,舌(可動部),口腔底などに分類される.90%以上が扁平上皮がんで,高齢者に増加傾向がみられる.約6割が舌がんであり,舌縁部に多い(図15-15).本項では代表的な舌がんについて述べる.

#### ■ 症　候

　摂食時の疼痛や「しこり」を自覚する.普段は痛みの自覚がなく,腫瘤がかなり大きくなるまで放置されることがある.

#### ■ 診断・検査

　口腔内の視診や触診で比較的容易に診断できる.組織生検で確定し,画像診断もあわせて行う.

#### ■ 治　療

　早期の舌がんに対しては,手術による舌部分切除が行われる.
　進展した舌がんの場合は舌半切除術,舌亜全摘出術から舌全摘出術までのさまざまな術式がとられる.手術による欠損部は自家組織により再建する.必要に応じて術後に化学療法や放射線療法が追加される.

## 7. 骨肉腫　osteosarcoma

#### ■ 病態生理

　骨肉腫は,骨代謝に関与する骨芽細胞や破骨細胞が悪性化したもので,腫瘍細胞が直接類骨あるいは骨組織を形成する.骨原発の悪性腫瘍では最も頻度が高く,第二次成長期の10歳代に好発する.骨代謝が盛んな長管骨の骨幹端部に好発し,とくに大腿骨遠位あるいは脛骨近位といった膝関節周囲に多い.

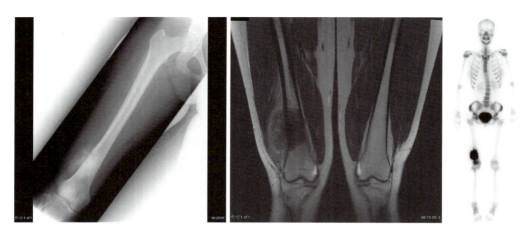

a. 単純X線　　　　　b. MRI $T_1$ 強調像　　　　c. 骨シンチグラフィ

**図 15-16　骨肉腫の画像**

同一患者.
a. 右大腿骨遠位の骨幹端を中心に辺縁不整な骨硬化を伴う骨腫瘍を認める.
b. MRIでは腫瘍の進展範囲がより明らかである.
c. 病変部に強い集積を認め，遠隔転移は認めない.

骨芽細胞はさまざまな基質を産生する能力をもつが，悪性化した骨肉腫細胞は，細胞形態を変化させ，多くの基質を産生し，さまざまな組織像を示す．病理学的には，優勢を示す組織像より，骨芽細胞（骨形成）型，軟骨芽細胞（軟骨形成）型，線維芽細胞（線維形成型），等に分類される．

### ■ 症　候

腫瘍が骨内に発生すると骨強度が低下し，荷重や動きによるストレスで微小骨折が起こり，疼痛が生じる．多くは運動時痛で初発し，次第に自発痛を認めるようになる．また腫瘍が増大すると，骨内に留まらず，骨の外に腫瘤を形成し，局所の腫脹を自覚するようになる．骨破壊が進行すると，最終的に骨折（病的骨折）をきたす．

### ■ 診断・検査

診断は，画像診断と生検による病理診断で確定される．X線では，境界不明瞭な骨破壊を呈し，種々の程度の腫瘍性骨新生像が混在した画像が認められる．CT像やMRI像，骨シンチグラフィ等の各種画像診断にて，腫瘍の進展範囲や遠隔転移の有無を把握する（図15-16）．なお，転移は肺に生じることが多く，経過観察中には定期的に胸部CTを施行することが必要である．血液生化学検査では，血清アルカリホスファターゼ（ALP）値の上昇を認めることがあるが，病勢と相関することが多いため，治療効果の判定の参考とされる．

### ■ 治　療

1970年以前の手術のみによる治療では，5年生存率は15%程度と予後不良であった．その後，多剤併用化学療法の導入により徐々に予後は改善し，現在では，切除可能な転移を有さない症例では70〜80%程度まで改善している．

治療の流れは，術前補助化学療法を行った後，外科的治療を行い，その後さらに術後補助化学療法を行う．多剤併用化学療法では，シスプラチン（CDDP），ドキソルビシン

塩酸塩（DXR），イホスファミド（IFO），メトトレキサート（MTX）等が主に用いられる．骨髄抑制や腎障害，心筋障害等の副作用に注意しながら投与する必要がある．

## 8. 乳がん　breast cancer

### 疫　学

乳がんの罹患者数は増加の一途をたどり，現在は欧米同様女性の固形がんの第1位である．2014年現在の乳がん罹患者数は年約86,000人と推計され，わが国の女性の12人に1人に当たる．乳がん死亡者数は年約13,000人である．

この背景には食生活の欧米化，とくに動物性脂肪摂取量の増加があり，女性生理との関係では有月経年数の延長，初産年齢の高齢化などがある（表15-2）．

### 病態生理

乳腺悪性腫瘍の99％は乳腺原発の上皮性悪性腫瘍である乳がんが占め，非上皮性悪性腫瘍の頻度は低い．乳がんの発生にはエストロゲンが関与していると考えられている．

乳がんの分類では組織型分類（表15-3）と臨床病期分類（表15-4）が主に用いられる．発生部位別にみると乳管より発生する乳管がんと小葉から発生する小葉がんとがあり（図15-17），さらに乳管内あるいは小葉内に限局する非浸潤がんと間質に浸潤する浸潤がんとに大別されるが，浸潤がんが約90％を占める．わが国では全乳がんの80〜85％は浸潤性乳管がんである．2000年3月の老人保健法第65号通達によりマンモグラフィ検診が推奨され，近年は非浸潤がんの割合が増えてきている．

乳がんは増殖とともに周囲の乳腺組織から脂肪組織を巻き込んで浸潤性に発育し，近接する皮膚や大胸筋に向かい，また乳管に沿って進展する．間質における脈管への浸潤に伴いリンパ行性あるいは血行性の転移が惹起され，前者は主に腋窩・鎖骨下領域のリンパ節に，後者は骨，肺，肝，脳などに転移を起こす．

表15-2　乳がんの危険因子

| | | |
|---|---|---|
| 1. | 年齢 | 40歳以上 |
| 2. | 居住地域 | 大都市圏 |
| 3. | 婚姻状態 | 未婚（30歳以上） |
| 4. | 初産年齢 | 30歳以上（未産婦を含む） |
| 5. | 初潮年齢 | 11歳以下 |
| 6. | 閉経年齢 | 55歳以上 |
| 7. | 職業・社会階層 | 専門・管理職 |
| 8. | 肥満（肥満指数） | 1.2以上 |
| 9. | 食物・栄養 | 高脂肪・高栄養 |
| 10. | 乳がん家族歴 | あり |
| 11. | 乳がん既往 | あり |
| 12. | ホルモン製剤投与 | エストロゲン製剤投与 |
| 13. | アルコール | 飲酒者 |

表 15-3　乳がんの組織学的分類

1. 非浸潤癌
    a. 非浸潤性乳管癌
    b. 非浸潤性小葉癌
2. 浸潤癌
    a. 浸潤性乳管癌
        a1. 乳頭腺管癌
        a2. 充実腺管癌
        a3. 硬癌
    b. 特殊型
        b1. 粘液癌
        b2. 髄様癌
        b3. 浸潤性小葉癌
        b4. 腺様嚢胞癌
        b5. 扁平上皮癌
        b6. 紡錘細胞癌
        b7. アポクリン癌
        b8. 骨・軟骨化生を伴う癌
        b9. 管状癌
        b10. 分泌癌（若年性癌）
        b11. 浸潤性微小乳頭癌
        b12. 基質産生癌
        b13. その他
3. Paget 病

［日本乳癌学会：臨床・病理乳癌取扱い規約, 第17版, 金原出版, 2012］

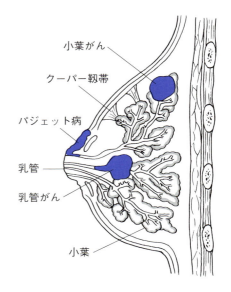

**図 15-17　乳房の解剖と乳がん**

［泉雄　勝（編著）：最新・乳癌の診断と治療, 第2版, 永井書店, 1997 より一部改変］

■ 症　候

① しこり（腫瘤・硬結）：乳がん患者の 80～90％ が「しこり」を主訴に来院する．乳房の外側上四分円に最も多い（約 50％）．

② 乳頭異常分泌：血性分泌のみが初発症状となることがある．

③ 皮膚の引きつれ・陥凹：えくぼ症状 dimpling sign（視診では異常ないが指で皮膚をよせると陥凹が出現する）．

④ 乳頭の引きつれ・陥凹：がんによる牽引症状．

⑤ 乳頭のびらん・湿疹様変化：パジェット Paget 病と呼ばれる予後のよい乳がんに特徴的である．

⑥ 進行すると皮膚の発赤・浮腫，皮膚への腫瘍露出・潰瘍形成などがみられる．

---

**乳がんに対する考え方**　　　　　　　　　　　　　　　　　　　　Memo 5

「乳がんはある時期までは局所病である」という 19 世紀のハルステッド Halsted 以来の考え方に対し，1970 年代以降フィッシャー Fisher らの「乳がんは比較的早期から血行性転移を伴う全身病 systemic disease である」とする説が広く支持されるようになってきた．これが外科的切除を最小限にして補助療法を加える乳房温存療法の根拠となっている．

表 15-4　乳がんの病期分類（TNM 分類）

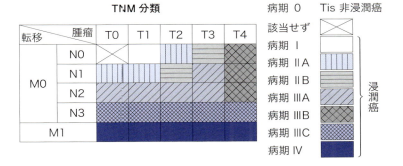

| T | 内容 |
|---|---|
| Tis | 非浸潤癌あるいは腫瘤を認めないパジェット病 |
| T0 | 原発巣を認めず |
| T1 | 2 cm 以下，皮膚・胸壁浸潤なし |
| T2 | 2 cm を超え 5 cm 以下，皮膚・胸壁浸潤なし |
| T3 | 5 cm を超え，皮膚・胸壁浸潤なし |
| T4 | 大きさを問わず皮膚・胸壁浸潤のあるもの，または炎症性乳癌 |

| N | 内容 |
|---|---|
| N0 | リンパ節転移なし |
| N1 | 同側腋窩リンパ節転移あり，可動性あり |
| N2 | 同側腋窩リンパ節転移あり，可動性なし／胸骨傍リンパ節のみ転移あり |
| N3 | 胸骨傍リンパ節と腋窩リンパ節に転移あり／同側鎖骨下リンパ節または鎖骨上リンパ節転移あり |

| M | 内容 |
|---|---|
| M0 | 遠隔転移なし |
| M1 | 遠隔転移あり |

［日本乳癌学会：臨床・病理乳癌取扱い規約，第17版，金原出版，2012］

■ 診断・検査

① 問診：**表 15-2** の項目などを含めて問診．遺伝性乳がんが5〜10％に認められるので家族歴の聴取は重要である．

② 視診・触診：症候の項参照．

③ マンモグラフィ（乳房軟 X 線撮影）：腫瘤影・微細石灰化・構築の乱れなど．

④ 超音波検査：マンモグラフィとともに診断法として重要である．

⑤ 細胞診：診断に広く用いられている（穿刺吸引細胞診）．

⑥ 生検（組織検査）：マンモグラフィ検診の普及から石灰化のみの非触知乳がんも増えており，マンモグラフィ下に組織生検［吸引式組織生検（VAB）］が行われる頻度が増加している．細胞診では誤陰性・誤陽性が数％生じるので，確定診断には針生検（CNB）やVAB などの組織診を行うことが多くなった．切開生検や切除生検は最近ではほとんど行われなくなった．

⑦ CT：リンパ節転移や遠隔転移（肺・肝など）の検索．

⑧ 骨シンチグラフィ：骨転移の検索．

⑨ MRI：病巣の拡がりや乳管内進展の検索．

⑩ 腫瘍マーカー：CEA，CA15-3，NCC-ST-439，BCA225 などが主に用いられる．

⑪ ホルモンレセプター：乳がんはホルモン依存性腫瘍の代表的なものの１つである．腫瘍組織のエストロゲンレセプター（ER）およびプロゲステロンレセプター（PgR）の検

索が行われる（内分泌療法の効果が予測できる）．

⑫ HER2（ハーツーと読む）：乳がんのうち15〜25%はHER2/neu遺伝子の増幅があり，HER2タンパクの増幅は免疫組織化学染色（ハーセプテスト）により，遺伝子の過剰発現はFISH（fluorescence in situ hybridization）法により検査される．分子標的治療薬（後述）の適応決定に用いられる．

> **Memo 6　遺伝性乳がん卵巣がん（HBOC）**
>
> 乳がんや卵巣がんの5〜10%は遺伝が関与していると考えらており，その中で最も多いのが遺伝性乳がん卵巣がん Hereditary Breast and Ovarian Cancer（HBOC）症候群である．
> BRCA1遺伝子またはBRCA2遺伝子の病的な変異が原因で乳がんや卵巣がんを高リスクに発症する．

■ 治　療

乳がんは予後の良好な悪性腫瘍に属し，早期乳がん（臨床病期Ⅰ）の10年生存率は約90%である．病期Ⅰ〜Ⅲでは手術療法の対象となる．通常は温存療法の適応から外れる乳がん（腫瘍径3cm以上）に対しても，術前に化学療法を施行して腫瘍を縮小させてから温存術が施行されることもある．

### a) 手　術

**① 乳房切除術**

乳腺を全切除する術式．大・小胸筋は通常温存するが，腫瘍の浸潤があれば筋肉を合併切除する場合もある．皮膚や乳頭乳輪を残す場合もある．

**② 乳房温存手術**

乳房扇状部分切除術，乳房円状部分切除術など．

**③ リンパ節郭清**

腋窩・鎖骨下リンパ節を切除する術式．①，②と一緒に行われる．センチネルリンパ節生検を行うことも多い（☞ Memo 7）．

1980年代以降手術術式は縮小化が進み，日本乳癌学会の調査では，わが国においても2003年に乳房温存手術の施行数が乳房切除術を上回った．しかし，最近では無理な温存手術をするよりも「全摘＋乳房再建」を選ぶ場合が多くなり，再び乳房切除術の比率が増えてきている．

> **Memo 7　センチネルリンパ節生検**
>
> センチネル sentinel とは「見張り」の意味で，がんが最初に転移を起こすリンパ節をセンチネルリンパ節という．「センチネルリンパ節に転移がなければ，それより末梢のリンパ節には転移がない」という仮説が多くの研究で実証され，腋窩リンパ節郭清を省略しうる症例の選択に用いられている．

### b) 放射線

乳房温存手術に加えて残存乳腺に放射線照射を行うのが一般的である．そのほか再発巣に対して照射が行われることがある．乳房切除後の照射は腋窩リンパ節転移が4個以

上の場合に推奨されている．

c）薬　物

　乳がんの治療は局所療法（手術・放射線）は最小限にして全身療法（薬物療法）に重点を置くようになってきた．EBM (evidence based medicine) の考え方が浸透し，大規模臨床試験の結果が乳がん治療をめざましく変貌させている．抗悪性腫瘍薬は約70%に使用され，内分泌療法も合わせると90%以上が薬物療法の対象となる．治療の指標としては，2年に一度ザンクトガレン St. Gallen で開かれる会議のコンセンサスや米国のNCCNガイドライン，わが国の乳癌診療ガイドラインの3つが主に用いられている．

　ER，PgR，HER2などのバイオマーカーの発現や多遺伝子アッセイなどの情報をもとに個別化治療が行われる．

① 内分泌療法

　ホルモン依存性の腫瘍であるため内分泌療法が奏効する場合が多い．ER，PgRの有無，閉経状態を指標とする．ホルモン感受性の乳がん（ERまたはPgRが陽性）は全体の約75%を占める．一般に内分泌療法は化学療法と比べ副作用は軽度で，更年期症状が主な副作用である．長期投与に伴って，脂肪肝やそれに伴う肝機能障害，血栓症，子宮体がんの発生，骨粗鬆症などの副作用が知られている．

　抗エストロゲン薬（タモキシフェンクエン酸塩，トレミフェンクエン酸塩），黄体形成ホルモン放出ホルモン（LH-RH）アゴニスト（ゴセレリン酢酸塩，リュープロレリン酢酸塩），プロゲステロン製剤［メドロキシプロゲステロン酢酸エステル（MPA）］，アロマターゼ阻害薬（アナストロゾール，レトロゾール，エキセメスタン）などが用いられる．SERM（☞ Memo 8）ではない純粋な抗エストロゲン薬のフルベストラントが2011年に再発乳がんに対して適応となった．

　外科的内分泌療法（卵巣摘出，副腎摘除など）は現在ほとんど行われない．

---

**Memo 8　選択的エストロゲン受容体モジュレーター（SERM）**

　選択的エストロゲン受容体モジュレーター selective estrogen receptor modulator (SERM) とは一部の組織ではエストロゲンと同様の作用をし，他の組織ではエストロゲンの作用を阻害する薬剤のことである．乳房や子宮にはアンタゴニスト（拮抗薬）として作用し，骨にはアゴニスト（作用薬）として作用する．タモキシフェンクエン酸塩やトレミフェンクエン酸塩はSERMである．骨粗鬆症の治療薬ラロキシフェン塩酸塩もSERMである．

---

② 抗悪性腫瘍薬

　多剤併用化学療法が主に行われる．アントラサイクリン系薬剤（アドリアマイシン，エピルビシン塩酸塩など）とタキサン系薬剤（パクリタキセル，ドセタキセル水和物）を含むレジメンが主に用いられる．組み合わせと投与順序や投薬間隔についての臨床試験が世界中で進行中である．AC，FEC，AC-T，CMFなどいろいろな組み合わせがある[*1]．

　そのほかビノレルビン酒石酸塩，ゲムシタビン塩酸塩，エリブリンメシル酸塩も再発治療によく使用される．

[*1] A：アドリアマイシン，C：シクロホスファミド水和物，E：エピルビシン塩酸塩，T：タキサン［パクリタキセル（PTX）とドセタキセル水和物（DTX）］，F：フルオロウラシル（5-FU），M：メトトレキサート．

以前は経口フッ化ピリミジン系薬剤がわが国では頻用されたが，EBM の観点からはあまり推奨されなくなった．現在は海外で先に承認されたカペシタビンが最も使用されるが，テガフール・ウラシル配合［ユーエフティ®（UFT）］の CMF に対する非劣性がわが国の臨床試験で証明され，存在意義が見直され始めている．

③ 分子標的治療薬

乳がんのうち 15〜25% は，HER2/neu 遺伝子の過剰発現があり，乳がん細胞の表面にHER2 と呼ばれるタンパク質が増加する．この HER2 は乳がんの増殖に関与していると考えられている．近年この HER2 を狙い撃ちした治療法（抗 HER2 療法）が開発され，乳がん治療を大きく変えた［トラスツズマブ（ハーセプチン®）］．ハーセプチン治療は HER2 タンパク，あるいは HER2 遺伝子を過剰にもっている乳がんにのみ効果が期待できる．2009 年に HER1・HER2 に対するチロシンキナーゼ阻害薬であるラパチニブトシル酸塩水和物（タイケルブ®）が再発乳がんに対して認可され，2014 年にはトラスツズマブと抗がん薬であるエムタンシンの複合体である T-DM1（カドサイラ®）も認可された．その他，ベバシズマブ（抗 VEGF 抗体）が 2011 年に，エベロリムス（mTOR 阻害薬）が 2014 年に乳がんに適応拡大された．分子標的治療薬は現在最も注目されている領域である．

④ 骨転移治療薬

乳がんの転移・再発部位で最も頻度の高いのは骨である．乳がんの溶骨性骨転移に対し 2004 年にビスホスホネート製剤であるパミドロン酸二ナトリウム水和物が保険適用となった．2006 年にゾレドロン酸水和物が溶骨性・造骨性の両方の骨転移に対して適応承認された．さらに 2012 年にデノスマブ（抗 RANKL 抗体）が認可された．

## 9. 子宮がん　uterine cancer

子宮がんは，発生部位の違いによって子宮頸がんと子宮体がんに大別される（図 15-18）．子宮頸がんでは扁平上皮がん，子宮体がんでは腺がんがその大半を占める．両者は組織型のみならず病態生理についても大きな違いがある．

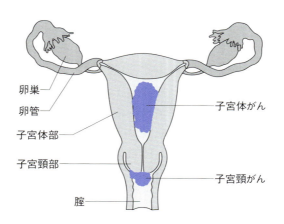

図 15-18　子宮頸がんと子宮体がん

表 15-5　子宮頸がん臨床進行期分類

| | |
|---|---|
| I 期 | ：がんが子宮頸部に限局するもの（体部浸潤の有無は考慮しない） |
| 　IA 期 | ：組織学的にのみ診断できる浸潤がん．肉眼的に明らかな病巣はたとえ表層浸潤であっても IB 期とする．浸潤は，計測による間質浸潤の深さが 5 mm 以内で，縦軸方向の広がりが 7 mm を超えないものとする．浸潤の深さは，浸潤がみられる表層上皮の基底膜より計測して 5 mm を超えないものとする．脈管（静脈またはリンパ管）侵襲があっても進行期は変更しない |
| 　IA1 期 | ：間質浸潤の深さが 3 mm 以内で，広がりが 7 mm を超えないもの |
| 　IA2 期 | ：間質浸潤の深さが 3 mm を超えるが 5 mm 以内で，広がりが 7 mm を超えないもの |
| 　IB 期 | ：臨床的に明らかな病巣が子宮頸部に限局するもの，または臨床的に明らかではないが IA 期を超えるもの |
| 　IB1 期 | ：病巣が 4 cm 以下のもの |
| 　IB2 期 | ：病巣が 4 cm を超えるもの |
| II 期 | ：がんが子宮頸部をこえて広がっているが，骨盤壁または腟壁下 1/3 には達していないもの |
| 　IIA 期 | ：腟壁浸潤が認められるが，子宮傍組織浸潤は認められないもの |
| 　IIA1 期 | ：病巣が 4 cm 以下のもの |
| 　IIA2 期 | ：病巣が 4 cm を超えるもの |
| 　IIB 期 | ：子宮傍組織浸潤の認められるもの |
| III 期 | ：がん浸潤が骨盤壁にまで達するもので，腫瘍塊と骨盤壁との間に cancer free space を残さない．または，腟壁浸潤が下 1/3 に達するもの |
| 　IIIA 期 | ：腟壁浸潤は下 1/3 に達するが，子宮傍組織浸潤は骨盤壁にまで達していないもの |
| 　IIIB 期 | ：子宮傍組織浸潤が骨盤壁にまで達しているもの．または明らかな水腎症や無機能腎を認めるもの |
| IV 期 | ：がんが小骨盤腔をこえて広がるか，膀胱，直腸の粘膜を侵すもの |
| 　IVA 期 | ：膀胱，直腸の粘膜への浸潤があるもの |
| 　IVB 期 | ：小骨盤腔をこえて広がるもの |

［日産婦 2011，FIGO 2008］

## a.　子宮頸がん　cervical cancer

### ■病態生理

　子宮頸がんの発症には性行為を通じて伝播するヒトパピローマウイルス human papilloma virus（HPV）が発がん過程においてきわめて重要な役割を担っていることが明らかになった．

　HPV はパピローマウイルス科に属する DNA ウイルス（表 10-1〈p.352〉参照）で，DNA 塩基配列の相同性により約 70 種類のタイプに分類されている．HPV は宿主域がきわめて狭く，ヒト扁平上皮細胞で特異的に感染し増殖する．感染部位や形成する病変は，HPV のタイプごとに異なり性器に感染するタイプとして約 20 種類が知られている．検出される HPV の型は，前がん病変の中でも軽度異形成では比較的多彩であるが，病変の悪性度が増すほど特定の型の検出率が上昇し，高度異形成や上皮内がんでは浸潤がんでのスペクトラムに近いものとなる．これらの悪性病変から検出される型は 16，18，31，33，35，51，58 型などで，悪性型 HPV とされている．子宮頸がん組織から 90％ 以上の頻度で悪性型 HPV の DNA が検出される．わが国でも最近 HPV 16 型と 18 型に対する抗体をつくらせる子宮頸がん予防ワクチンが接種できるようになった．

表15-6 ベセスダシステムによる子宮頸部細胞診結果の報告様式（扁平上皮系）

| 結果 | 略語 | 推定される病理診断 | 従来のクラス分類 | 運用 |
|---|---|---|---|---|
| 陰性 | NILM | 非腫瘍性所見 炎症 | I, II | 異常なし：定期検査 |
| 意義不明な異型扁平上皮細胞 | ASC-US | 軽度扁平上皮内病変疑い | II-IIIa | 要精密検査<br>① HPV検査による判定が望ましい<br>　陰性：1年後に細胞診, HPV併用検査<br>　陽性：コルポ, 生検<br>② HPV検査非施行<br>　6ヵ月以内細胞診検査 |
| HSILを除外できない異型扁平上皮細胞 | ASC-H | 高度扁平上皮内病変疑い | IIIa-b | 要精密検査：コルポ, 生検 |
| 軽度扁平上皮内病変 | LSIL | HPV感染 軽度異形成 | IIIa | 要精密検査：コルポ, 生検 |
| 高度扁平上皮内病変 | HSIL | 中等度異形成<br>高度異形成<br>上皮内がん | IIIa<br>IIIb<br>IV | 要精密検査：コルポ, 生検 |
| 扁平上皮がん | SCC | 扁平上皮がん | V | 要精密検査：コルポ, 生検 |

［日本産婦人科医会：ベセスダシステム2001準拠子宮頸部細胞診報告様式の理解のために, 2008から引用改変］

■ 症候

異形成や上皮内がん・早期浸潤がんでは，不正性器出血や接触出血をみることもあるが多くは無症状である．集団検診や外来で偶然に発見されることがある．1b以上の浸潤がんでは不正性器出血や帯下の増加を，また進行がんでは疼痛や排尿異常を訴えることが多い．臨床進行期分類を表15-5に示す．

■ 診断・検査

スクリーニング法としては細胞診が用いられ，ASC-H（ベセスダ Bethesda システム）以上ではコルポスコピーや組織診による精検を要する（表15-6）．組織診のための検体を採取するためにはパンチまたはナイフによる診査切除，頸管内掻爬，円錐切除などが用いられている．細胞診とコルポスコピーや狙い組織診の結果が一致しない場合は，可視範囲に病変の全体像がとらえられていないことがあり，頸管内の検索などが必要である．

浸潤がんでは進行期の決定が重要である．浸潤の程度や転移の有無を確認するため，直腸診，膀胱鏡，骨盤CT・MRI，腎盂尿管造影法，リンパ管造影法を行う．腫瘍マーカーとしてはSCC抗原が有用である．

■ 治療

前がん病変および上皮内がんでは，LEEP（loop electrosurgical excision procedure）法，レーザー円錐切除・蒸散を行うことが多い．浸潤がんの治療は，原則的にI期，II期では手術療法，III期，IV期では放射線療法ならびに化学療法（抗がん薬）が中心となるが，あらかじめ化学療法を行い腫瘍の縮小を図った後に手術や放射線療法を行うこともある．また骨盤限局の他臓器浸潤例で切除可能であれば，周辺臓器との合併切除も実施

## b. 子宮体がん　carcinoma of uterine body

### ■ 病態生理

正常子宮内膜は，成熟卵胞より分泌されるエストロゲンと黄体より分泌されるプロゲステロンによって，周期的に制御されている．この周期性が損なわれ，エストロゲン作用が持続し，プロゲステロンの拮抗作用が失われた状況，すなわち相対的高エストロゲン状態が誘因となって　子宮体がんが発生すると考えられている（たとえば，多嚢胞卵巣，エストロゲン産生卵巣腫瘍，肥満，エストロゲン補充療法を受けている女性など）．

### ■ 症　候

閉経期前後の不正性器出血を主症状とする．進行例では，血性，膿性のがん滲出液が帯下として現れる．がん滲出液・分泌物が子宮腔内に貯留すると，陣痛様の疝痛をもたらす．

### ■ 診断・検査

内診所見では，増大した，やや硬い子宮体を認める．子宮ゾンデを挿入すると，子宮腔の増大を認め，かつ出血しやすく，貯留液が多量に流出してくることもある．スクリーニング法として内膜細胞診が普及しつつある．内膜細胞採取法には吸引法やエンドサイト法がある．さらに子宮内膜の診査掻爬によって子宮内膜を採取し，組織学的に検査する．初期がんにおいては子宮内腔の全面を掻爬する必要がある．ほかに子宮腔内に内視鏡を挿入し内腔の表面を直接観察する方法もある．進行期の決定には子宮頸がんと同様の諸検査を行う．腫瘍マーカーとしてはCA125が有用なことがある．

### ■ 治　療

子宮体がんに対する治療法の第一選択は手術療法である．手術不能例には化学療法（抗がん薬）あるいは放射線療法を行う．ただし，子宮体がんは頸がんに比べて放射線感受性が低い．子宮温存を希望する子宮体がん患者では，プロゲステロンを用いたホルモン療法が行われることもある．その条件として，がんが子宮体部内膜に限局，筋層内浸潤がない，高分化型腺がんである，プロゲステロン受容体陽性であることが挙げられる．

# 10. 卵巣がん　ovarian cancer

卵巣がんは，年々増加傾向にあり，現在婦人科がんの死亡の第1位である．

### ■ 病態生理

上皮性卵巣がんの発症には，以下のものが関与している可能性が指摘されている．

- 排卵によって繰り返し生じる卵巣表層上皮細胞の傷害：排卵回数との関連が指摘されていて，未婚や未妊女性，閉経が遅い女性に多い．
- エストロゲンやゴナドトロピンなどの内分泌環境の影響
- 卵管を介する外部環境因子への曝露
- BRCAやDNAミスマッチ修復遺伝子の変異などの遺伝因子（☞ Memo 1〈p. 443〉，Memo 6〈p. 468〉）

病理組織学的には，表層上皮性・間質性腫瘍（上皮性卵巣がん），性索間質性腫瘍，胚細胞腫瘍の3つに分類される．

① 上皮性卵巣がん：最も発生頻度が高く，卵巣をおおう一層の表層上皮に由来し，上皮と間質がさまざまの割合で混在する．

② 性索間質性腫瘍：顆粒膜細胞，莢膜細胞，セルトリSertoli細胞，ライディッヒLeydig細胞，線維芽細胞のいずれかの性格をもった細胞が，単独あるいは種々の組み合わせで認められる．

③ 胚細胞腫瘍：卵細胞由来の腫瘍．

■ 症　候

① 進行するまで無症状の場合が多い．
② 急激な腹囲の増加，腹部膨満感が出現することがある．
③ 圧迫症状として，頻尿，便秘，腰痛がみられることもある．
④ ホルモン産生腫瘍では，不正性器出血，月経異常や帯下増加を自覚することがある．
⑤ 茎捻転を起こして急激な下腹痛が出現することがあるが，悪性に特徴的なものではない．

■ 診断・検査

a） 画像検査

超音波検査（経腹法・経腟法），MRI検査，CT検査が用いられる．

良性腫瘍と卵巣がんを鑑別するために，① 腫瘍が単房性か多房性か，② 腫瘍壁内に不整な部分あるいは乳頭状突出部分は存在するか，③ 隔壁に不整な部分あるいは充実性部分が存在するか，④ 充実性部分の占める割合はどれくらいか，⑤ 腫瘍の輪郭が明瞭か不明瞭か，などを詳細に観察することが大切である．卵巣がんそのものに対する画像検査としては，CT検査よりもMRI検査のほうが優れている．CT検査は，所属リンパ節である後腹膜腔および傍大動脈リンパ節への転移，肝や肺などの遠隔転移の検索に適する．

b） 腫瘍マーカー

診断のみならず，治療効果や再発察知にも利用される．代表的な卵巣がんマーカーにはCA125，CA19-9，CEA（がん胎児性抗原），エストロゲン，アンドロゲン，AFP（α-フェトプロテイン），hCG（ヒト絨毛性ゴナドトロピン），LDH（乳酸脱水素酵素），ALP（アルカリホスファターゼ），SCCなどがある．

c） 細胞診

胸水や腹水貯留症例では，穿刺細胞診などにより悪性細胞の有無を確認する．

■ 治　療

a） 手術療法

初回治療は，原則として手術療法である．卵巣腫瘍の診断を確定し，組織型と進行期を決定し，病巣の完全摘出または最大限の腫瘍減量に加え，術後療法のための情報を得る．上皮性卵巣がん1A期で高分化型腺がん/境界悪性腫瘍であれば，妊孕性温存手術を行うこともある．

### b）化学療法

上皮性卵巣がんに対する標準的化学療法は，タキサン製剤と白金製剤の併用で，代表的なものがパクリタキセルとカルボプラチンの併用療法（TC療法）である．TC療法は3〜6サイクル繰り返すことが多い．

副作用として，とくにタキサン製剤では骨髄抑制，白金製剤では腎機能障害に注意する必要がある．また，パクリタキセルの副作用では末梢神経障害，関節痛・筋肉痛の頻度が高い．タキサン製剤による重篤な過敏症状の発現を防止するため，投与前に副腎皮質ステロイドの投与が必要となる．

化学療法は，その目的によって以下のように分類される．

① 寛解導入化学療法

初回手術後，評価可能な病変を有する症例に対してすべての病変の消失を目的として行う．

② 補助化学療法

初回手術時に，完全摘出あるいは残存 optimal 症例に対し，根治手術成績の向上を目的として行う．

③ 維持化学療法

寛解を長期間維持することを目的として行う．

④ サルベージ化学療法

標準的化学療法に抵抗を示した場合に，二次的に行う．

⑤ neoadjuvant chemotherapy（NAC）

合併症等により侵襲の大きな手術が困難な症例などでは，術前に化学療法が行われることがある．

# 11. 緩和ケア　palliative care

### a. がん患者の生存期間と身体症状

がん患者が余命1ヵ月ほどになると全身倦怠感，食欲不振，痛み，便秘，不眠などの身体症状を発現するが，それ以前は痛みが前面に立つ．したがって，緩和ケアの主な対象は痛みとなる．

### b. がん疼痛治療法

WHO方式がん疼痛治療法はがん疼痛の70〜90％に有効な治療法である．本法は低コストで，有効率も高いため，世界中で広く使用されている．本法における鎮痛薬の使用法として以下の5原則が挙げられている．

① 鎮痛薬はできる限り経口的に投与する．

② 鎮痛薬は時刻を決め，一定の時間間隔で規則正しく投与する．投与量は患者が楽になったと実感できる量であり，鎮痛薬の効果が切れる前に次の投与を行い，いつも痛みが消失した状態を維持する．

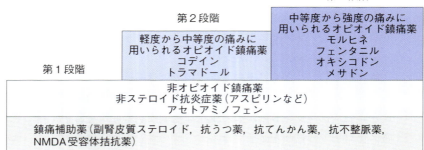

図15-19　WHO方式がん疼痛治療法で用いられる3段階除痛ラダー

表15-7　がん患者の痛みに用いる鎮痛薬

| 群 | 基本薬 | 代替薬 |
| --- | --- | --- |
| 非ステロイド抗炎症薬<br>アセトアミノフェン<br>（非オピオイド） | アスピリン<br>アセトアミノフェン<br>イブプロフェン<br>インドメタシン | ナプロキセン<br>ジクロフェナクナトリウム |
| 軽度から中等度の痛みに用いられるオピオイド鎮痛薬 | コデインリン酸塩水和物 | ジヒドロコデインリン酸塩<br>アヘン末<br>トラマドール塩酸塩 |
| 中等度から強度の痛みに用いられるオピオイド鎮痛薬 | モルヒネ | オキシコドン<br>フェンタニル<br>メサドン |

③　鎮痛薬は図15-19に示したWHO 3段階除痛ラダーに従って選択する．第1段階の非オピオイド鎮痛薬が有効でない場合には軽度から中等度の痛みに用いられるオピオイド鎮痛薬を加える（第2段階）．これでも効果がみられないときには中等度から強度の痛みに用いられるオピオイド鎮痛薬に替える（第3段階）．鎮痛薬は表15-7に示すそれぞれの群から1つの薬物を選んで使用する．このとき，原則的には同群の薬物を同時に2つ使用すべきではない．また，1つの鎮痛薬が効果を示さなくなったときには，同群の他薬剤に切り替えても解決にならないので，1段階強い鎮痛薬に替える．また，適応があるときには鎮痛補助薬（図15-19）を併用する．

④　オピオイド鎮痛薬には標準投与量がないので，患者の痛みが消える用量を適切な投与量として用いる．すなわち，患者ごとの個別的な量を投与する．ただし，非オピオイド鎮痛薬や軽度から中等度の痛みに用いるオピオイド鎮痛薬では有効投与量に限界（天井効果）があり，一定量以上では鎮痛効果が増強されずに，副作用のみが増強される．

⑤　上記の4原則を守ったうえで以下のような細心の配慮を行う．処方内容を書いて渡すと理想的であり，患者も家族も間違うことなく薬を正しく使用できる．さらに，予想される副作用も患者にあらかじめ説明しておく．

### c. オピオイド鎮痛薬の副作用と対策

　オピオイド鎮痛薬の代表的な副作用としては便秘，悪心・嘔吐，眠気などがある．便秘は最も頻度の高い副作用であり，酸化マグネシウムなどの塩類下剤で便を軟らかくし，センノシドなどの大腸刺激性下剤で蠕動運動を促進して便秘を改善する．なお，便秘には耐性が形成されない．また，オピオイド鎮痛薬服用中の約50％の患者に悪心・嘔吐が現れるので，ドパミン$D_2$受容体拮抗薬であるハロペリドール，プロクロルペラジン，メトクロプラミドなどを処置する．また，体動時の悪心・嘔吐には抗ヒスタミン性制吐薬（ホモクロルシクリジン塩酸塩，ジメンヒドリナートなど）を用いる．1〜2週間で悪心・嘔吐には耐性が形成される．さらに，眠気は投与初期に起こることがあるのであらかじめ患者に説明しておく．眠気は増量せずに3〜5日続けていると耐性により消失するが，強い場合にはまず鎮痛薬を減量し，その後徐々に増量する．

　がん疼痛にオピオイド鎮痛薬を適切に使用した場合，精神依存は問題にならないことが多くの臨床経験から明らかにされている．さらに，身体依存の形成も減弱されるが，投与を中止するときには用量を漸減すれば退薬症候が発現することはほとんどない．したがって，QOL向上の面からもがん疼痛治療にオピオイド鎮痛薬を積極的に使用することが推奨されている．

# 参考書

## 1. 消化器疾患

1) 星　猛，入來正躬（監修），松尾　裕，竹口紀晃（編）：臨床生理学シリーズ3．胃，南江堂，東京，1989
2) 矢崎義雄，小俣政男，木村　哲（編）：特集 炎症性腸疾患．内科 82（2），1998
3) 高橋　寛，藤田力也：New 専門医を目指すケース・メソッド・アプローチ 7 消化管疾患，日本医事新報社，東京，2007
4) 浦部晶夫，島田和幸，川合眞一（編）：今日の治療薬，第 38 版，南江堂，東京，2016
5) 橘　敏也：改訂版 新・病態生理，薬業時報社，東京，1998
6) 須賀哲弥（編著）：薬学必携 病態生理化学，朝倉書店，東京，1995
7) 小俣政男（監）：Bed Side ノートシリーズ（1）肝炎，現代医療社，東京，1998
8) Kumar V, Abbas AK, Aster JC（豊國伸哉・高橋雅英監訳）：ロビンス基礎病理学，原書 9 版，丸善出版，東京，2014
9) 宮田満男：疾病病態と薬物療法（朝長文弥監），シーエムシー，東京，1997
10) 富野康日己（監），渡辺純夫，三輪洋人（編）：専門医のための薬物療法 Q&A 消化器，中外医学社，東京，2008
11) 髙橋信一（編）：消化器疾患ガイドライン，総合医学社，東京，2007
12) 医療情報科学研究所（編）：病気がみえる vol.1 消化器，第 5 版，メディックメディア，東京，2016
13) 杉本恒明，矢崎義雄（総編集）：内科学，第 10 版，朝倉書店，東京，2013
14) 小澤瀞司，福田康一郎（監）：標準生理学，第 8 版，医学書院，東京，2014
15) 日本肝臓学会：治療ガイドライン　http://www.jsh.or.jp
16) 急性膵炎診療ガイドライン 2015 改訂出版委員会（編）：急性膵炎診療ガイドライン 2015，第 4 版，金原出版，東京，2015
17) 医薬品医療機器総合機構：重篤副作用疾患別対応マニュアル：急性膵炎（薬剤性膵炎），2009 http://www.pmda.go.jp/files/000145726.pdf
18) 日本消化器病学会（編）：肝硬変診療ガイドライン 2015，第 2 版，南江堂，2015

## 2. 心臓・血管系疾患

1) 福井次矢，高木　誠，小室一成（総編集）：今日の治療指針，2014 年版，医学書院，東京，2014
2) 日本高血圧学会高血圧治療ガイドライン作成委員会（編）：高血圧治療ガイドライン 2009，ライフサイエンス出版，東京，2009
3) 日本高血圧学会高血圧治療ガイドライン作成委員会（編）：高血圧治療ガイドライン 2014，ライフサイエンス出版，東京，2014

## 3. 泌尿器系疾患

1) 本間之夫，後藤百万：Overactive bladder questionnaire（OAB-q）の日本語版の作成と言語的妥当性の検討．日排尿機能会誌 **17**：241-249，2006

2) 日本排尿機能学会過活動膀胱診療ガイドライン作成委員会（編）：過活動膀胱診療ガイドライン，第2版，リッチヒルメディカル社，東京，2015
3) Berry SJ, Coffey DS, Walsh PC et al：The Journal of urology **132**：474-479，1984
4) 日本泌尿器科学会（編）：前立腺肥大症診療ガイドライン，リッチヒルメディカル社，東京，2011

## 4. 呼吸器疾患

1) 泉　孝英（編）：標準呼吸器病学，医学書院，東京，2000
2) 瀧　健治：呼吸管理に活かす呼吸生理，改訂版，羊土社，東京，2011
3) 長瀬隆英，永田泰自（編著）　図解　呼吸器内科学テキスト，中外医学社，東京，2006
4) 樫山鉄矢（編）：スーパーローテート各科研修シリーズ　呼吸器内科必修マニュアル，羊土社，東京，2005
5) 松岡　健（編）：新臨床研修ガイドラインに基づく　呼吸器内科 Q&A，総合医学社，東京，2007

## 5. 内分泌・代謝疾患

1) 日本糖尿病学会（編著）：糖尿病治療ガイド 2016-2017，文光堂，東京，2016
2) 医療情報科学研究所（編）：病気がみえる Vol.3 糖尿病・代謝・内分泌，第4版，メディックメディア，2014
3) 日本動脈硬化学会：動脈硬化性疾患予防のための脂質異常症治療ガイド 2013年版，杏林舎，東京，2013
4) 宮井　潔（編）：NEW 臨床検査診断学，南江堂，東京，1992
5) 佐藤良暢（監）：臨床病態学　第4版，南江堂，東京，2011
6) 浦部晶夫，島田和幸，河合眞一（編）：今日の治療薬，第38版，南江堂，東京，2016
7) 清水孝雄（監訳）：イラストレイテッド　ハーパー・生化学，原書29版，丸善出版，東京，2013
8) Hardman JG, Limbird LE (eds.)：Goodman and Gilman's The Pharmacological Basis of Therapeutics, 9th ed, McGraw-Hill, New York, 1996
9) 馬渕　宏：家族性高コレステロール血症，南江堂，東京，1991
10) 馬渕　宏，小泉順二：Molecular Medicine **31**：544，1994
11) 大須賀淳一：Molecular Medicine **42**：62，2005
12) 山下静也：Molecular Medicine **42**：69，2005
13) 菱沼　滋：図解表説　薬理学・薬物治療学，第4版，ティ・エム・エス，東京，2014
14) Miller M：Cleveland Clinic Journal of Medicine **70**(6)：553-560，2003
15) 寺本民生（編）：慢性疾患薬物療法のツボ　脂質異常症，日本医事新報社，東京，2009
16) 吉田雅幸（編）：脂質異常症薬物治療テクニック，南江堂，東京，2010

## 9. 免疫疾患と炎症

1) 小林芳郎，笠原　忠，片桐拓也，渡辺直子（編）：スタンダード免疫学，第4版，丸善出版，東京，2013
2) 矢田純一：医系免疫学，第13版，中外医学社，東京，2013
3) 松島綱治，山田幸宏（訳）　基礎免疫学，原著第4版，エルゼビア・ジャパン，東京，2014
4) 植田　正，前仲勝実（編）：薬系免疫学，第2版，南江堂，東京，2012
5) 山本　弘（編）：ベーシック薬学教科書シリーズ10　免疫学，化学同人，京都，2008

6) 大沢利昭，今井康之（訳）：インテグレーテッドシリーズ2　免疫学・微生物学，東京化学同人，東京，2010
7) 松島綱治，山田幸宏（監訳）：分子細胞免疫学，原著第7版，エルゼビア・ジャパン，東京，2014
8) 松島綱治（編）：炎症-全体像を知り慢性疾患を制御する．実験医学（増刊）**32**(17)，羊土社，2014
9) 厚生労働省：平成27年1月1日施行の指定難病（更新，新規）：45 シェーグレン症候群，62 全身性エリテマトーデス，63 全身性強皮症，93 皮膚筋炎/多発性筋炎，71 多発性硬化症/視神経脊髄炎，93 皮膚筋炎/多発性筋炎，概要，診断基準等
http://www.mhlw.go.jp/stf/seisakunitsuite/bunya/0000085261.html
10) 難病情報センター：原発性免疫不全症候群　http://www.nanbyou.or.jp/entry/95
11) 難病情報センター：原発性免疫不全症候群を疑う10の徴候
http://www.nanbyou.or.jp/pdf/031_poster.pdf
12) 免疫不全症データベース（PIDJ）：原発性免疫不全症候群に関する調査研究
http://pidj.rcai.riken.jp/index.html
13) 厚生労働科学研究費補助金エイズ対策研究事業：抗HIV治療ガイドライン（2015年3月）
http://www.haart-support.jp/guideline.htm
14) 日本エイズ学会HIV感染症治療委員会：HIV感染症治療ガイドライン，第18版，2014
http://www.hivjp.org/guidebook/hiv_18.pdf
15) 日本移植学会：臓器移植ファクトブック　http://www.asas.or.jp/jst/pro/pro8.html
16) トランスプラント・コミュニケーション　http://www.medi-net.or.jp/tcnet/DATA/heart.html

# 11. 感覚器疾患

1) 所　敬（監）：現代の眼科学，第12版，金原出版，東京，2015
2) 渡邉郁緒，新美勝彦：イラスト眼科，第7版，文光堂，東京，2003
3) 切替一郎（原著），野村恭也（監）：新耳鼻咽喉科学，第11版，南山堂，東京，2013
4) 加我君孝，市村惠一，新美成二（編著）：新臨床耳鼻咽喉科学　第3巻，中外医学社，東京，2002

# 12. 骨・関節疾患

1) 骨粗鬆症の予防と治療ガイドライン作成委員会（編）：骨粗鬆症の予防と治療ガイドライン2015年版，ライフサイエンス出版，東京，2015
2) 松野丈夫，中村利孝（総編集）：標準整形外科学，第12版，医学書院，東京，2015

# 14. 皮膚疾患

1) 渡辺晋一，古川福実（編）：皮膚疾患最新の治療2015-2016，南江堂，東京，2015
2) 秀　道広ほか：蕁麻疹診療ガイドライン，日本皮膚科学会雑誌 **121**：1339-1388，2011
3) 藤山幹子：薬剤性過敏症症候群．皮膚科の臨床　10月号臨時増刊号 **54**(11)：1447-1453，金原出版，東京，2012
4) 泉　美貴，檜垣祐子：みき先生とゆう子先生の皮膚病理診断ABC，秀潤社，東京，2013
5) 錦織千佳子：ピルフェニドン．皮膚科の臨床　10月臨時増刊号 **54**(11)：1523-1528，金原出版，東京，2012

## 15. 悪性腫瘍

1) 日本食道学会（編）：臨床・病理　食道癌取扱い規約，第11版，金原出版，東京，2015
2) 日本胃癌学会（編）：胃癌取扱い規約，第14版，金原出版，東京，2010
3) 大腸癌研究会（編）：大腸癌取扱い規約，第8版，金原出版，東京，2013
4) 日本泌尿器科学会・日本医学放射線学会（編）：腎癌取扱い規約，第4版，金原出版，東京，2013
5) Malkowicz SB：Management of superficial bladder cancer. Campbell's Urology, 8th ed (Walsh PC ed), Vol 4, pp. 2789-2792, Saunders, Philadelphia, 2002
6) D'Amico AV, Whittington R, Malkowicz SB et al：JAMA **280**(11)：969-974, 1998
7) 泉雄　勝（編著）：最新・乳癌の診断と治療，第2版，永井書店，大阪，1997
8) 日本乳癌学会（編）：臨床・病理　乳癌取扱い規約，第17版，金原出版，東京，2012
9) 真興交易医書出版部（編）：乳がんの診断と治療，真興交易医書出版部，東京，1998
10) Jemal A：CA：A Cancer Journal Clinicians **59**(4)：225-249, 2009
11) 日本乳癌学会（編）：科学的根拠に基づく乳癌診療ガイドライン，金原出版，東京，2015
12) 武田文和（訳）：がんの痛みからの解放，金原出版，東京，1996

## ■本書における薬学教育モデル・コアカリキュラム（平成25年度改訂版）対応一覧

| 薬学教育モデル・コアカリキュラム　SBO | | 本書の対応項 |
|---|---|---|
| E1 薬の作用と体の変化　(2) 身体の病的変化を知る | | |
| ①症　候 | 1. 以下の症候・病態について、生じる原因とそれらを伴う代表的疾患を挙げ、患者情報をもとに疾患を推測できる．<br>　ショック，高血圧，低血圧，発熱，けいれん，意識障害・失神，チアノーゼ，脱水，全身倦怠感，肥満・やせ，黄疸，発疹，貧血，出血傾向，リンパ節腫脹，浮腫，心悸亢進・動悸，胸水，胸痛，呼吸困難，咳・痰，血痰・喀血，めまい，頭痛，運動麻痺・不随意運動・筋力低下，腹痛，悪心・嘔吐，嚥下困難・障害，食欲不振，下痢・便秘，吐血・下血，腹部膨満（腹水を含む），タンパク尿，血尿，尿量・排尿の異常，月経異常，関節痛・関節腫脹，腰背部痛，記憶障害，知覚異常（しびれを含む）・神経痛，視力障害，聴力障害 | 総論 B |
| E2 薬理・病態・薬物治療　(1) 神経系の疾患と薬　　※以下，治療薬の薬理は非対応 | | |
| ②体性神経系に作用する薬・筋の疾患の薬，病態，治療 | 4. 以下の疾患について説明できる．<br>　進行性筋ジストロフィー，Guillain-Barré（ギラン・バレー）症候群，重症筋無力症（重複） | 各論 7 |
| ③中枢神経系の疾患の薬，病態，治療 | 4. 統合失調症について，治療薬の薬理（薬理作用，機序，主な副作用），および病態（病態生理，症状等）・薬物治療（医薬品の選択等）を説明できる．<br>5. うつ病，躁うつ病（双極性障害）について，治療薬の薬理（薬理作用，機序，主な副作用），および病態（病態生理，症状等）・薬物治療（医薬品の選択等）を説明できる．<br>6. 不安神経症（パニック障害と全般性不安障害），心身症，不眠症について，治療薬の薬理（薬理作用，機序，主な副作用），および病態（病態生理，症状等）・薬物治療（医薬品の選択等）を説明できる． | 各論 8 |
| | 7. てんかんについて，治療薬の薬理（薬理作用，機序，主な副作用），および病態（病態生理，症状等）・薬物治療（医薬品の選択等）を説明できる．<br>8. 脳血管疾患［脳内出血，脳梗塞（脳血栓，脳塞栓，一過性脳虚血），くも膜下出血］について，治療薬の薬理（薬理作用，機序，主な副作用），および病態（病態生理，症状等）・薬物治療（医薬品の選択等）を説明できる．<br>9. Parkinson（パーキンソン）病について，治療薬の薬理（薬理作用，機序，主な副作用），および病態（病態生理，症状等）・薬物治療（医薬品の選択等）を説明できる．<br>10. 認知症［Alzheimer（アルツハイマー）型認知症，脳血管性認知症等］について，治療薬の薬理（薬理作用，機序，主な副作用），および病態（病態生理，症状等）・薬物治療（医薬品の選択等）を説明できる．<br>11. 片頭痛について，治療薬の薬理（薬理作用，機序，主な副作用），および病態（病態生理，症状等）・薬物治療（医薬品の選択等）について説明できる． | 各論 7 |
| | 14. 以下の疾患について説明できる．<br>　脳炎・髄膜炎（重複），多発性硬化症（重複），筋萎縮性側索硬化症，Narcolepsy（ナルコレプシー），薬物依存症，アルコール依存症 | 各論 7, 8 |

| (2) 免疫・炎症・アレルギーおよび骨・関節の疾患と薬 | | |
|---|---|---|
| ②免疫・炎症・アレルギー疾患の薬,病態,治療 | 3. 以下のアレルギー疾患について,治療薬の薬理(薬理作用,機序,主な副作用),および病態(病態生理,症状等)・薬物治療(医薬品の選択等)を説明できる.<br>　アトピー性皮膚炎,蕁麻疹,接触性皮膚炎,アレルギー性鼻炎,アレルギー性結膜炎,花粉症,消化管アレルギー,気管支喘息(重複) | 各論 4, 9, 14 |
| | 4. 以下の薬物アレルギーについて,原因薬物,病態(病態生理,症状等)および対処法を説明できる.<br>　Stevens-Johnson(スティーブンス・ジョンソン)症候群,中毒性表皮壊死症(重複),薬剤性過敏症症候群,薬疹 | 各論 14 |
| | 5. アナフィラキシーショックについて,治療薬の薬理(薬理作用,機序,主な副作用),および病態(病態生理,症状等)・薬物治療(医薬品の選択等)を説明できる. | 各論 9 |
| | 6. 以下の疾患について,病態(病態生理,症状等)・薬物治療(医薬品の選択等)を説明できる.<br>　尋常性乾癬,水疱症,光線過敏症,ベーチェット病 | 各論 9, 14 |
| ②免疫・炎症・アレルギー疾患の薬,病態,治療 | 7. 以下の臓器特異的自己免疫疾患について,治療薬の薬理(薬理作用,機序,主な副作用),および病態(病態生理,症状等)・薬物治療(医薬品の選択等)を説明できる.<br>　バセドウ病(重複),橋本病(重複),悪性貧血(重複),アジソン病,1型糖尿病(重複),重症筋無力症,多発性硬化症,特発性血小板減少性紫斑病,自己免疫性溶血性貧血(重複),シェーグレン症候群 | 各論 5, 6, 7, 9 |
| | 8. 以下の全身性自己免疫疾患について,治療薬の薬理(薬理作用,機序,主な副作用),および病態(病態生理,症状等)・薬物治療(医薬品の選択等)を説明できる.<br>　全身性エリテマトーデス,強皮症,多発筋炎/皮膚筋炎,関節リウマチ(重複)<br>9. 臓器移植(腎臓,肝臓,骨髄,臍帯血,輸血)について,拒絶反応および移植片対宿主病(GVHD)の病態(病態生理,症状等)・薬物治療(医薬品の選択等)を説明できる. | 各論 9 |
| ③骨・関節・カルシウム代謝疾患の薬,病態,治療 | 1. 関節リウマチについて,治療薬の薬理(薬理作用,機序,主な副作用),および病態(病態生理,症状等)・薬物治療(医薬品の選択等)を説明できる. | 各論 9 |
| | 2. 骨粗鬆症について,治療薬の薬理(薬理作用,機序,主な副作用),および病態(病態生理,症状等)・薬物治療(医薬品の選択等)を説明できる.<br>3. 変形性関節症について,治療薬の薬理(薬理作用,機序,主な副作用),および病態(病態生理,症状等)・薬物治療(医薬品の選択等)を説明できる.<br>4. カルシウム代謝の異常を伴う疾患[副甲状腺機能亢進(低下)症,骨軟化症(くる病を含む),悪性腫瘍に伴う高カルシウム血症]について,治療薬の薬理(薬理作用,機序,主な副作用),および病態(病態生理,症状等)・薬物治療(医薬品の選択等)を説明できる. | 各論 5, 12 |
| (3) 循環器系・血液系・造血器系・泌尿器系・生殖器系の疾患と薬 | | |
| ①循環器系疾患の薬,病態,治療 | 1. 以下の不整脈および関連疾患について,治療薬の薬理(薬理作用,機序,主な副作用),および病態(病態生理,症状等)・薬物治療(医薬品の選択等)を説明できる.<br>　不整脈の例示:上室性期外収縮(PAC),心室性期外収縮(PVC),心房細動(Af),発作性上室頻拍(PSVT),WPW症候群,心室頻拍(VT),心室細動(VF),房室ブロック,QT延長症候群 | 各論 2B |

| | | |
|---|---|---|
| | 2. 急性および慢性心不全について，治療薬の薬理（薬理作用，機序，主な副作用），および病態（病態生理，症状等）・薬物治療（医薬品の選択等）を説明できる．<br>3. 虚血性心疾患（狭心症，心筋梗塞）について，治療薬の薬理（薬理作用，機序，主な副作用），および病態（病態生理，症状等）・薬物治療（医薬品の選択等）を説明できる．<br>4. 以下の高血圧症について，治療薬の薬理（薬理作用，機序，主な副作用），および病態（病態生理，症状等）・薬物治療（医薬品の選択等）を説明できる．<br>　本態性高血圧症，二次性高血圧症（腎性高血圧症，腎血管性高血圧症を含む）<br>5. 以下の疾患について概説できる．<br>　閉塞性動脈硬化症（ASO），心原性ショック，弁膜症，先天性心疾患 | 各論 2B |
| ②血液・造血器系疾患の薬，病態，治療 | 3. 以下の貧血について，治療薬の薬理（薬理作用，機序，主な副作用），および病態（病態生理，症状等）・薬物治療（医薬品の選択等）を説明できる．<br>　鉄欠乏性貧血，巨赤芽球性貧血（悪性貧血等），再生不良性貧血，自己免疫性溶血性貧血（AIHA），腎性貧血，鉄芽球性貧血<br>4. 播種性血管内凝固症候群（DIC）について，治療薬の薬理（薬理作用，機序，主な副作用），および病態（病態生理，症状等）・薬物治療（医薬品の選択等）を説明できる． | 各論 6 |
| | 5. 以下の疾患について治療薬の薬理（薬理作用，機序，主な副作用），および病態（病態生理，症状等）・薬物治療（医薬品の選択等）を説明できる．<br>　血友病，血栓性血小板減少性紫斑病（TTP），白血球減少症，血栓塞栓症，白血病（重複），悪性リンパ腫（重複）（E2（7）【⑧悪性腫瘍の薬，病態，治療】参照） | 各論 2B, 6 |
| ③泌尿器系，生殖器系疾患の薬，病態，薬物治療 | 2. 急性および慢性腎不全について，治療薬の薬理（薬理作用，機序，主な副作用），および病態（病態生理，症状等）・薬物治療（医薬品の選択等）を説明できる．<br>3. ネフローゼ症候群について，治療薬の薬理（薬理作用，機序，主な副作用），および病態（病態生理，症状等）・薬物治療（医薬品の選択等）を説明できる．<br>4. 過活動膀胱および低活動膀胱について，治療薬の薬理（薬理作用，機序，主な副作用），および病態（病態生理，症状等）・薬物治療（医薬品の選択等）を説明できる．<br>5. 以下の泌尿器系疾患について，治療薬の薬理（薬理作用，機序，主な副作用），および病態（病態生理，症状等）・薬物治療（医薬品の選択等）を説明できる．<br>　慢性腎臓病（CKD），糸球体腎炎（重複），糖尿病性腎症（重複），薬剤性腎症（重複），腎盂腎炎（重複），膀胱炎（重複），尿路感染症（重複），尿路結石 | 各論 3 |
| | 6. 以下の生殖器系疾患について，治療薬の薬理（薬理作用，機序，主な副作用），および病態（病態生理，症状等）・薬物治療（医薬品の選択等）を説明できる．<br>　前立腺肥大症，子宮内膜症，子宮筋腫 | 各論 3, 13 |
| | 8. 以下の生殖器系疾患について説明できる．<br>　異常妊娠，異常分娩，不妊症 | 各論 13 |
| (4) 呼吸器系・消化器系の疾患と薬 | | |
| ①呼吸器系疾患の薬，病態，治療 | 1. 気管支喘息について，治療薬の薬理（薬理作用，機序，主な副作用），および病態（病態生理，症状等）・薬物治療（医薬品の選択等）を説明できる．<br>2. 慢性閉塞性肺疾患および喫煙に関連する疾患（ニコチン依存症を含む）について，治療薬の薬理（薬理作用，機序，主な副作用），および病態（病態生理，症状等）・薬物治療（医薬品の選択等）を説明できる．<br>3. 間質性肺炎について，治療薬の薬理（薬理作用，機序，主な副作用），および病態（病態生理，症状等）・薬物治療（医薬品の選択等）を説明できる． | 各論 4, 8 |

| | | |
|---|---|---|
| ②消化器系疾患の薬, 病態, 治療 | 1. 以下の上部消化器疾患について, 治療薬の薬理(薬理作用, 機序, 主な副作用), および病態(病態生理, 症状等)・薬物治療(医薬品の選択等)を説明できる.<br>　　胃食道逆流症(逆流性食道炎を含む), 消化性潰瘍, 胃炎<br>2. 炎症性腸疾患(潰瘍性大腸炎, クローン病等)について, 治療薬の薬理(薬理作用, 機序, 主な副作用), および病態(病態生理, 症状等)・薬物治療(医薬品の選択等)を説明できる. | 各論1A |
| | 3. 肝疾患[肝炎, 肝硬変(ウイルス性を含む), 薬剤性肝障害]について, 治療薬の薬理(薬理作用, 機序, 主な副作用), および病態(病態生理, 症状等)・薬物治療(医薬品の選択等)を説明できる.<br>4. 膵炎について, 治療薬の薬理(薬理作用, 機序, 主な副作用), および病態(病態生理, 症状等)・薬物治療(医薬品の選択等)を説明できる.<br>5. 胆道疾患(胆石症, 胆道炎)について, 治療薬の薬理(薬理作用, 機序, 主な副作用), および病態(病態生理, 症状等)・薬物治療(医薬品の選択等)を説明できる. | 各論1B |
| | 6. 機能性消化管障害(過敏性腸症候群を含む)について, 治療薬の薬理(薬理作用, 機序, 主な副作用), および病態(病態生理, 症状等)・薬物治療(医薬品の選択等)を説明できる. | 各論1A |
| | 7. 便秘・下痢について, 治療薬の薬理(薬理作用, 機序, 主な副作用), および病態(病態生理, 症状等)・薬物治療(医薬品の選択等)を説明できる.<br>8. 悪心・嘔吐について, 治療薬および関連薬物(催吐薬)の薬理(薬理作用, 機序, 主な副作用), および病態(病態生理, 症状等)・薬物治療(医薬品の選択等)を説明できる. | 総論B |
| | 9. 痔について, 治療薬の薬理(薬理作用, 機序, 主な副作用), および病態(病態生理, 症状等)・薬物治療(医薬品の選択等)を説明できる. | 各論1A |
| (5) 代謝系・内分泌系の疾患と薬 | | |
| ①代謝系疾患の薬, 病態, 治療 | 1. 糖尿病とその合併症について, 治療薬の薬理(薬理作用, 機序, 主な副作用), および病態(病態生理, 症状等)・薬物治療(医薬品の選択等)を説明できる.<br>2. 脂質異常症について, 治療薬の薬理(薬理作用, 機序, 主な副作用), および病態(病態生理, 症状等)・薬物治療(医薬品の選択等)を説明できる.<br>3. 高尿酸血症・痛風について, 治療薬の薬理(薬理作用, 機序, 主な副作用), および病態(病態生理, 症状等)・薬物治療(医薬品の選択等)を説明できる. | 各論5 |
| ②内分泌系疾患の薬, 病態, 治療 | 2. Basedow(バセドウ)病について, 治療薬の薬理(薬理作用, 機序, 主な副作用), および病態(病態生理, 症状等)・薬物治療(医薬品の選択等)を説明できる.<br>3. 甲状腺炎[慢性(橋本病), 亜急性]について, 治療薬の薬理(薬理作用, 機序, 主な副作用), および病態(病態生理, 症状等)・薬物治療(医薬品の選択等)を説明できる.<br>4. 尿崩症について, 治療薬の薬理(薬理作用, 機序, 主な副作用), および病態(病態生理, 症状等)・薬物治療(医薬品の選択等)を説明できる. | 各論5 |
| | 5. 以下の疾患について説明できる.<br>　　先端巨大症, 高プロラクチン血症, 下垂体機能低下症, ADH不適合分泌症候群(SIADH), 副甲状腺機能亢進症・低下症, Cushing(クッシング)症候群, アルドステロン症, 褐色細胞腫, 副腎不全(急性, 慢性), 子宮内膜症(重複), アジソン病(重複) | 各論5, 13 |

| (6) 感覚器・皮膚の疾患と薬 | | |
|---|---|---|
| ①眼疾患の薬, 病態, 治療 | 1. 緑内障について, 治療薬の薬理（薬理作用, 機序, 主な副作用), および病態（病態生理, 症状等)・薬物治療（医薬品の選択等）を説明できる.<br>2. 白内障について, 治療薬の薬理（薬理作用, 機序, 主な副作用), および病態（病態生理, 症状等)・薬物治療（医薬品の選択等）を説明できる.<br>3. 加齢性黄斑変性について, 治療薬の薬理（薬理作用, 機序, 主な副作用), および病態（病態生理, 症状等)・薬物治療（医薬品の選択等）を説明できる.<br>4. 以下の疾患について概説できる.<br>　　結膜炎（重複), 網膜症, ぶどう膜炎, 網膜色素変性症 | 各論11 |
| ②耳鼻咽喉疾患の薬, 病態, 治療 | 1. めまい[動揺病, Ménière（メニエール）病等]について, 治療薬の薬理（薬理作用, 機序, 主な副作用), および病態（病態生理, 症状等)・薬物治療（医薬品の選択等）を説明できる. | 各論11 |
| | 2. 以下の疾患について概説できる.<br>　　アレルギー性鼻炎（重複), 花粉症（重複), 副鼻腔炎（重複), 中耳炎（重複), 口内炎・咽頭炎・扁桃腺炎（重複), 喉頭蓋炎 | 各論9, 11 |
| ③皮膚疾患の薬, 病態, 治療 | 1. アトピー性皮膚炎について, 治療薬の薬理（薬理作用, 機序, 主な副作用), および病態（病態生理, 症状等)・薬物治療（医薬品の選択等）を説明できる. [E2(2)【②免疫・炎症・アレルギーの薬, 病態, 治療】参照]<br>2. 皮膚真菌症について, 治療薬の薬理（薬理作用, 機序, 主な副作用), および病態（病態生理, 症状等)・薬物治療（医薬品の選択等）を説明できる. [E2(7)【⑤真菌感染症の薬, 病態, 治療】参照]<br>3. 褥瘡について, 治療薬の薬理（薬理作用, 機序, 主な副作用), および病態（病態生理, 症状等)・薬物治療（医薬品の選択等）を説明できる.<br>4. 以下の疾患について概説できる.<br>　　蕁麻疹（重複), 薬疹（重複), 水疱症（重複), 乾癬, 接触性皮膚炎（重複), 光線過敏症（重複) | 各論14 |
| (7) 病原微生物（感染症)・悪性新生物（がん）と薬 | | |
| ③細菌感染症の薬, 病態, 治療 | 1. 以下の呼吸器感染症について, 病態（病態生理, 症状等), 感染経路と予防方法および薬物治療（医薬品の選択等）を説明できる.<br>　　上気道炎[かぜ症候群（大部分がウイルス感染症）を含む], 気管支炎, 扁桃炎, 細菌性肺炎, 肺結核, レジオネラ感染症, 百日咳, マイコプラズマ肺炎 | 各論4, 10, 11 |
| | 2. 以下の消化器感染症について, 病態（病態生理, 症状等）および薬物治療（医薬品の選択等）を説明できる.<br>　　急性虫垂炎, 胆嚢炎, 胆管炎, 病原性大腸菌感染症, 食中毒, ヘリコバクター・ピロリ感染症, 赤痢, コレラ, 腸チフス, パラチフス, 偽膜性大腸炎 | 各論1A, 1B, 10 |
| | 3. 以下の感覚器感染症について, 病態（病態生理, 症状等）および薬物治療（医薬品の選択等）を説明できる.<br>　　副鼻腔炎, 中耳炎, 結膜炎 | 各論11 |
| | 4. 以下の尿路感染症について, 病態（病態生理, 症状等）および薬物治療（医薬品の選択等）を説明できる.<br>　　腎盂腎炎, 膀胱炎, 尿道炎 | 各論3 |
| | 5. 以下の性感染症について, 病態（病態生理, 症状等), 予防方法および薬物治療（医薬品の選択等）を説明できる.<br>　　梅毒, 淋病, クラミジア症等 | 各論10 |

| | | |
|---|---|---|
| | 6. 脳炎, 髄膜炎について, 病態(病態生理, 症状等)および薬物治療(医薬品の選択等)を説明できる. | 各論 7, 10 |
| | 7. 以下の皮膚細菌感染症について, 病態(病態生理, 症状等)および薬物治療(医薬品の選択等)を説明できる.<br>伝染性膿痂疹, 丹毒, 癰, 毛嚢炎, ハンセン病 | 各論 10 |
| | 8. 感染性心内膜炎, 胸膜炎について, 病態(病態生理, 症状等)および薬物治療(医薬品の選択等)を説明できる. | 各論 2B, 4 |
| | 9. 以下の薬剤耐性菌による院内感染について, 感染経路と予防方法, 病態(病態生理, 症状等)および薬物治療(医薬品の選択等)を説明できる.<br>MRSA, VRE, セラチア, 緑膿菌等 | |
| | 10. 以下の全身性細菌感染症について, 病態(病態生理, 症状等), 感染経路と予防方法および薬物治療(医薬品の選択等)を説明できる.<br>ジフテリア, 劇症型 A 群 β 溶血性連鎖球菌感染症, 新生児 B 群連鎖球菌感染症, 破傷風, 敗血症 | 各論 10 |
| ④ウイルス感染症およびプリオン病の薬, 病態, 治療 | 1. ヘルペスウイルス感染症(単純ヘルペス, 水痘・帯状疱疹)について, 治療薬の薬理(薬理作用, 機序, 主な副作用), 予防方法および病態(病態生理, 症状等)・薬物治療(医薬品の選択等)を説明できる. | |
| | 2. サイトメガロウイルス感染症について, 治療薬の薬理(薬理作用, 機序, 主な副作用), および病態(病態生理, 症状等)・薬物治療(医薬品の選択等)を説明できる. | 各論 10 |
| | 3. インフルエンザについて, 治療薬の薬理(薬理作用, 機序, 主な副作用), 感染経路と予防方法および病態(病態生理, 症状等)・薬物治療(医薬品の選択等)を説明できる. | |
| | 4. ウイルス性肝炎(HAV, HBV, HCV)について, 治療薬の薬理(薬理作用, 機序, 主な副作用), 感染経路と予防方法および病態[病態生理(急性肝炎, 慢性肝炎, 肝硬変, 肝細胞がん), 症状等]・薬物治療(医薬品の選択等)を説明できる. (重複) | 各論 1B |
| | 5. 後天性免疫不全症候群(AIDS)について, 治療薬の薬理(薬理作用, 機序, 主な副作用), 感染経路と予防方法および病態(病態生理, 症状等)・薬物治療(医薬品の選択等)を説明できる. | 各論 9, 10 |
| | 6. 以下のウイルス感染症(プリオン病を含む)について, 感染経路と予防方法および病態(病態生理, 症状等)・薬物治療(医薬品の選択等)を説明できる.<br>伝染性紅斑(リンゴ病), 手足口病, 伝染性単核球症, 突発性発疹, 咽頭結膜熱, ウイルス性下痢症, 麻疹, 風疹, 流行性耳下腺炎, かぜ症候群, Creutzfeldt-Jakob (クロイツフェルト・ヤコブ)病 | 総論 B,<br>各論 10 |
| ⑤真菌感染症の薬, 病態, 治療 | 2. 以下の真菌感染症について, 病態(病態生理, 症状等)・薬物治療(医薬品の選択等)を説明できる.<br>皮膚真菌症, カンジダ症, ニューモシスチス肺炎, 肺アスペルギルス症, クリプトコックス症 | 各論 4, 10, 14 |
| ⑥原虫・寄生虫感染症の薬, 病態, 治療 | 1. 以下の原虫感染症について, 治療薬の薬理(薬理作用, 機序, 主な副作用), および病態(病態生理, 症状等)・薬物治療(医薬品の選択等)を説明できる.<br>マラリア, トキソプラズマ症, トリコモナス症, アメーバ赤痢 | 各論 10 |
| | 2. 以下の寄生虫感染症について, 治療薬の薬理(薬理作用, 機序, 主な副作用), および病態(病態生理, 症状等)・薬物治療(医薬品の選択等)を説明できる.<br>回虫症, 蟯虫症, アニサキス症 | |

| | | |
|---|---|---|
| ⑦悪性腫瘍 | 1. 腫瘍の定義（良性腫瘍と悪性腫瘍の違い）を説明できる．<br>2. 悪性腫瘍について，以下の項目を概説できる．<br>　組織型分類および病期分類，悪性腫瘍の検査［細胞診，組織診，画像診断，腫瘍マーカー（腫瘍関連の変異遺伝子，遺伝子産物を含む）］，悪性腫瘍の疫学（がん罹患の現状およびがん死亡の現状），悪性腫瘍のリスクおよび予防要因 | 各論 15 |
| ⑧悪性腫瘍の薬，病態，治療 | 3. 以下の白血病について，病態（病態生理，症状等）・薬物治療（医薬品の選択等）を説明できる．<br>　急性（慢性）骨髄性白血病，急性（慢性）リンパ性白血病，成人 T 細胞白血病（ATL） | 各論 6, 10 |
| | 6. 悪性リンパ腫および多発性骨髄腫について，病態（病態生理，症状等）・薬物治療（医薬品の選択等）を説明できる． | 各論 6 |
| | 7. 骨肉腫について，病態（病態生理，症状等）・薬物治療（医薬品の選択等）を説明できる．<br>8. 以下の消化器系の悪性腫瘍について，病態（病態生理，症状等）・薬物治療（医薬品の選択等）を説明できる．<br>　胃癌，食道癌，肝癌，大腸癌，胆嚢・胆管癌，膵癌<br>9. 肺癌について，病態（病態生理，症状等）・薬物治療（医薬品の選択等）を説明できる． | 各論 15 |
| | 10. 以下の頭頸部および感覚器の悪性腫瘍について，病態（病態生理，症状等）・薬物治療（医薬品の選択等）を説明できる．<br>　脳腫瘍，網膜芽細胞腫，喉頭，咽頭，鼻腔・副鼻腔，口腔の悪性腫瘍 | 各論 7, 15 |
| | 11. 以下の生殖器の悪性腫瘍について，病態（病態生理，症状等）・薬物治療（医薬品の選択等）を説明できる．<br>　前立腺癌，子宮癌，卵巣癌<br>12. 腎・尿路系の悪性腫瘍（腎癌，膀胱癌）について，病態（病態生理，症状等）・薬物治療（医薬品の選択等）を説明できる．<br>13. 乳癌について，病態（病態生理，症状等）・薬物治療（医薬品の選択等）を説明できる． | 各論 15 |
| ⑨がん終末期医療と緩和ケア | 1. がん終末期の病態（病態生理，症状等）と治療を説明できる．<br>2. がん性疼痛の病態（病態生理，症状等）と薬物治療（医薬品の選択等）を説明できる． | 各論 15 |

# 索引

## 和文索引
(索引掲載の薬剤は一般名のみとした.)

### あ

アカンプロサートカルシウム　312
亜急性硬化性全脳炎　357
亜急性甲状腺炎　203
悪性高血圧　110
悪性腫瘍　435
悪性症候群　296
悪性貧血　226
悪性リンパ腫　250, 435
アザチオプリン　349
アシクロビル　353
アジスロマイシン水和物　367, 379
アジソン病　209, 220
アシドーシス　155
アシネトバクター・バウマンニイ　373
アスペルギルス症　174
アセチルシステイン　172
アダムス・ストークス症候群　99, 115
アダムス・ストークス発作　104
アダリムマブ　63
圧受容器　14
アディポサイトカイン　188
アテトーゼ　38
アデノイド　392, 397
アデノウイルス　358
アデノシンデアミナーゼ欠損症　340
アーテメーター・ルメファントリン　381
アテローム　257
アテローム血栓性脳梗塞　258
アテローム(性動脈)硬化　114, 257
アトバコン・プログアニル塩酸塩　381
アトピー性疾患　315
アトピー性白内障　386
アトピー性皮膚炎　321, 421
アドレナリン　219
アナフィラキシー　325
アナフィラキシー性ショック　325
アナフィラトキシン　318
アニサキス症　384
アフタ　8, 400
アフタ性口内炎　400
アポタンパク　190
アマンタジン塩酸塩　356

アミロイド仮説　267
アミロイド前駆体タンパク遺伝子　267
アムホテリシンB　380
アモキシシリン水和物　51, 397
アリストロキア酸腎症　144
アリナミンテスト　395
アルカローシス　155
アルコール依存　311, 312
アルコール性肝炎　78
アルサス反応　318
アルツハイマー型認知症　263, 266
アルツハイマー病　266
アルドース還元酵素阻害薬　187
アルドステロン　210, 221
アルプロスタジルアルファデクス　423
アルベカシン硫酸塩　159, 362, 363
アルベンダゾール　384
アレルギー　313
アレルギー型喘息　163
アレルギー性結膜炎　321
アレルギー性鼻炎　321
アレルゲン　313, 315
アレルゲン免疫療法　316
アン・アーバー分類　251
アンジオテンシンⅡ受容体拮抗薬　106, 129, 144, 425
アンジオテンシン変換酵素阻害薬　106, 129, 144, 425
安静狭心症　112, 114
アンチゲネミア法　354
アンチトロンビン　239
アンピシリン水和物　365
アンフェタミン　310
アンブロキソール塩酸塩　172
アンモニア　82

### い

胃MALTリンパ腫　376, 441
胃炎　53
胃潰瘍　49
胃過形成性ポリープ　376
胃がん　376, 435, 438
意義不明のMタンパク血症　254
異型狭心症　100, 112

意識障害　35, 218
胃・十二指腸潰瘍　376
萎縮型加齢黄斑変性　390
萎縮性胃炎　227, 376
異常Q波　115, 116, 117
異常妊娠　413
異常分娩　418
異常ヘモグロビン　15
異所性ACTH産生腫瘍　208
移植抗原　346
移植細胞対宿主反応　348
胃食道逆流症　18, 55
移植片　346
　　——の拒絶反応　345
移植片対宿主病　320
移植免疫　345
Ⅰ型アレルギー　313, 326
1型糖尿病　179, 329
苺舌　364
一次性高脂血症　191
一次胆汁酸　84
1秒率　155
1秒量　154
一過性脳虚血発作　257
胃底腺　51
遺伝子型　70, 73
遺伝子組換えエリスロポエチン　136
遺伝子組換えトロンボモジュリン　239
遺伝性乳がん卵巣がん　468
遺伝性非ポリポーシス大腸がん　442
イトラコナゾール　422
易熱性エンテロトキシン(LT)　371
いぼ痔　64
イミダゾール系　422
イリノテカン塩酸塩水和物　443
医療関連感染症　363
胃瘻造設　291
陰イオン交換樹脂　196
インスリン　179
　　——依存状態　180
　　——抵抗性　5, 78
　　——非依存状態　180
　　——療法　186
インスリン様成長因子-Ⅰ　213

陰性症状　294
インターフェロン　74
インターフェロン-γ　319, 328
インターロイキン-1　328
インターロイキン-4　316
インターロイキン-5　315
咽頭炎　364, 401
咽頭がん　459
咽頭結膜熱　354, 388
咽頭扁桃　392, 397
院内感染　363, 373
院内肺炎　158
インフリキシマブ　63, 392
インフルエンザウイルス　355
インフルエンザウイルス肺炎　162
インフルエンザ菌　375
インフルエンザ菌性肺炎　158
インフルエンザワクチン　356

### う
ウィスコット・オルドリッチ症候群　341
ウイリス動脈輪　262
ウイルス性胃腸炎　354, 358
ウイルス性結膜炎　388
ウイルス性下痢症　58
ウイルス性出血熱　359
ウイルス性髄膜炎　284
ウイルス性肺炎　161
植込み型除細動器　101
ウォルフ・パーキンソン・ホワイト症候群　97
ヴォーン・ウイリアムズ分類　101
右心不全　104
うつ病　296
ウレアーゼ　55, 376
運動障害　36
運動負荷心電図　92
運動麻痺　36
運動療法　183, 195

### え
エアゾール　376
エイズ　342, 360
エイズ関連症候群　344
エイズ脳症　344
エキノコックス症　384
エクソン・スキップ　287
エストロゲン　46, 465, 473
エストロゲンレセプター　467
エタンブトール塩酸塩　370
エネルギー摂取量　183

エプスタイン・バーウイルス　231, 250, 354, 459
エボラ出血熱　359
エリスロポエチン　223, 232, 244
エリスロマイシン　171
嚥下障害　18
嚥下性肺炎　158
炎症　326
　──の5徴候　327
炎症性サイトカイン　319, 328
炎症性腸疾患　61
炎症性メディエーター　327
エンテロウイルス　356
エンテロバクター属菌　372
塩分補給　218

### お
黄色ブドウ球菌　58, 360
黄色ブドウ球菌性肺炎　159
黄体化ホルモン　46
黄疸　25
嘔吐　16
嘔吐中枢　16
オウム病　161, 378
オキサリプラチン　443
オキシコドン　476
オクトレオチド酢酸塩　214
オーシスト　382, 383
悪心　16
オセルタミビルリン酸塩　162, 356
おたふくかぜ　357
オッディ括約筋　88
オレキシン受容体拮抗薬　306

### か
外因系経路　235
外痔核　64
改正臓器移植法　347
疥癬　384
咳嗽　9
回虫症　383
回転性めまい　42
潰瘍　8
潰瘍性大腸炎　61
下咽頭がん　461
化学受容器引金帯　17
化学放射線同時併用療法　460
化学療法　475
過活動膀胱　149
過換気症候群　9
核医学(的)検査　93, 460
角化疥癬　384

角結膜炎　378
核酸アナログ製剤　71, 76
核酸系 RTI　344
拡張型心筋症　123
下垂体 PRL 産生腺腫　214
下垂体 TSH 産生腫瘍　202
下垂体機能低下症　216
下垂体前葉ホルモン　217
かぜ　357
かぜ症候群　156
家族性アルツハイマー病　267
家族性高コレステロール血症　196
家族性大腸腺腫症　442
過多月経　410
喀血　10, 19
褐色細胞腫　218
活性型ビタミン $D_3$ 薬　406
活性化部分トロンボプラスチン時間　239
カテコラミン　219
カテーテル焼灼法　102
神奈川現象　374
化膿レンサ球菌　364
蚊媒介ウイルス熱　359
痂皮性膿痂疹　364
過敏症　313
過敏性腸症候群　60
下腹痛　414
かぶれ　322
花粉・食物アレルギー症候群　424
カベルゴリン　216
過飽和胆汁　84
仮面高血圧　110
可溶性インターロイキン 2 受容体（sIL-2R）　252
ガラクトマンナン抗原　380
カリウムイオン競合型アシッドブロッカー　52, 53
顆粒球コロニー刺激因子　229
カルジオリピン　379
カルシニューリン阻害薬　350
カルバペネマーゼ　373, 374
カルバペネム耐性腸内細菌科細菌　373
カルボシステイン　172
加齢黄斑変性　390
川崎病　115
がん　435
眼圧　386
がん遺伝子　435
肝炎　67
肝炎ウイルス　68
感音難聴　47

和文索引

肝がん 444
間欠熱 3
還元ヘモグロビン 15
肝硬変 79
肝細胞がん 444
肝細胞障害型 71
肝細胞性黄疸 25
ガンシクロビル 162, 354
カンジダ症 422
間質性肺炎 157, 158
乾性咳嗽 10
肝星細胞 73
がん性髄膜炎 284
冠性T波 116, 117
肝性脳症 81, 82
間接型ビリルビン 25
関節腫脹 44
関節症状 332
関節症性乾癬 431
関節痛 44
間接ビリルビン 226
関節リウマチ 45, 318, 330, 331
関節裂隙 406
乾癬 323, 430
完全寛解 246
感染症 351
感染症法 351
感染性心内膜炎 123, 363, 366
感染性大腸炎 56, 58
がん胎児性抗原 438
眼内レンズ挿入術 386
肝発がん率 73
カンピロバクター 58
ガンマグロブリン 162
がん抑制遺伝子 435
寒冷凝集素症 231
寒冷赤血球凝集反応 377
カンレノ酸カリウム 211
関連痛 3, 21
緩和ケア 475

**き**

記憶障害 41
機械的残気量 153
気管支けいれん 173
気管支喘息 163, 395
気管支粘膜浮腫 173
起坐呼吸 9
基質拡張型β-ラクタマーゼ 373
器質性便秘 22
脆弱性骨折 404
寄生虫 381

気導聴力 47
気道内分泌物貯留 173
企図振戦 39
キニーネ塩酸塩水和物 381
キヌプリスチン・ダルホプリスチン 366
機能性ディスペプシア 54
機能性便秘 22
偽膜性大腸炎 56, 59, 368
逆耐性 309
逆転写酵素 360
逆転写酵素阻害薬 344
逆流性食道炎 18, 55
キャリア 70, 344
丘疹 8
求心性視野狭窄 392
急性胃炎 53
急性胃粘膜病変 54
急性喉頭蓋炎 401
急性灰白髄炎 356
急性肝炎 68
急性冠症候群 113, 116
急性肝不全 70
急性気管支炎 156
急性拒絶反応 347
急性骨髄性白血病 245
急性細菌性前立腺炎 146
急性出血性結膜炎 388
急性出血性大腸炎 56, 59
急性循環不全 221
急性腎炎症候群 130, 138
急性心筋梗塞 113, 115, 116
急性心不全 103, 105, 107
急性腎不全 129
急性じんま疹 424
急性膵炎 86
急性水頭症 262
急性前骨髄性白血病 247
急性単純性腎盂腎炎 145
急性単純性膀胱炎 145
急性中耳炎 397
急性尿細管壊死 131, 132
急性白血病 245
急性腹症 20
急性副腎不全 221
急性副鼻腔炎 394
急性閉塞性化膿性胆管炎 85
急性扁桃炎 393
急性リンパ性白血病 245
急性濾胞性結膜炎 378
急速進行性糸球体腎炎 130
急速進行性腎炎症候群 138

吸入ステロイド薬 165
胸腔内疾患 218
狭心症 112
狭心痛 12
胸水 11
強制肺活量 153
蟯虫症 383
橋中心髄鞘崩壊症 218
強直-間代発作 281
胸痛 12
強皮症 337
胸部X線検査 92
胸膜炎 176, 453
莢膜抗原 365, 371
莢膜多糖 375
虚血性心疾患 111
虚血性大腸炎 56
去勢抵抗性前立腺がん 451
巨赤芽球性貧血 226
拒絶反応 346
ギラン・バレー症候群 36, 287
起立性低血圧 122
切れ痔 66
筋萎縮性側索硬化症 290
筋強剛 273, 274
筋ジストロフィー 37, 286
筋線維芽細胞 79
筋線維束性収縮 36
緊張型頭痛 34
筋力低下 36, 37, 290

**く**

隅角 387
クスマウルの大呼吸 134
クッシング症候群 207, 454
グッドパスチャー症候群 317
クームス試験 231, 232
クモ膜下出血 262
クラスI抗原 346
クラスII抗原 346
クラミジア 160, 378
クラミジア・トラコマチス肺炎 161
クラミジア・ニューモニエ肺炎 161
クラミジア尿道炎 146
クラミジア尿路生殖器感染症 378
クラミジア肺炎 160, 378
グラム陰性桿菌 85, 370
グラム陰性球菌 366
グラム陽性桿菌 367
グラム陽性球菌 360
クラリスロマイシン 51, 370
クリオピリン関連周期性症候群 425

グリオーマ 264, 265, 266
グリソン鞘 67
グリソン・スコア 450
クリプトスポリジウム症 383
クリミア・コンゴ出血熱 359
グルクロノキシロマンナン抗原 380
グルココルチコイド 205, 221, 349
グルタミン酸仮説 267
くる病 407
クレアチニンクリアランス 125, 135
クレチン症 203
クレブシエラ・オキシトカ 60
クレブシエラ属菌 372
グレーブス病 203
クロイツフェルト・ヤコブ病 37
クロストリジウム・ディフィシル 59
クロファジミン 370
クローン病 63
群発頭痛 34

## け

経気道的陽圧換気 287
経口血糖降下薬 184
経口補液 374
形質細胞 252
経蝶形骨洞的下垂体腫瘍摘出術 214
経尿道的尿管結石破砕術 148
経皮的冠動脈形成術 114, 117, 118, 119
経皮的腎結石破砕術 148
傾眠 35
稽留熱 3
けいれん 42
劇症型A群レンサ球菌感染症 364
劇症肝炎 67, 70
下血 19
血圧 107
血液透析 136
結核菌 369
結核結節 176
結核性髄膜炎 284
血管外溶血 230
血管新生 435
血管性浮腫 424, 425
血管内皮細胞増殖因子 390
血管内溶血 230
月経異常 46
月経困難症 46, 409
血漿浄化療法 288
欠神発作 281
血性胸水 11
血清TARC値 421
血清病 318

血清フェリチン 226
結石 147
結節 8, 79
血清クレアチニン 125
血栓症 122
血栓性血小板減少性紫斑病 241
血栓性微小血管障害 242
血痰 10
血中尿素窒素 125
血中濃度曲線下面積 363
血尿 31, 448
結膜炎 388
血友病 240
血流感染 362
ケミカルメディエーター 314
ケミカルメディエーター遊離抑制薬 316
ケモカイン 319
ケモカイン受容体 344
下痢 21
下痢原性大腸菌 371
ケルニッヒ症候 262
限局性強皮症 337
嫌酒薬 78
原虫 381
ケント束 97, 98, 99
原発開放隅角緑内障 387
原発性アルドステロン症 210
原発性硬化性胆管炎 73
原発性高脂血症 191
原発性骨粗鬆症 403
　　――の診断基準 405
原発性食細胞機能不全症 342
原発性胆汁性胆管炎 72, 77
原発性脳腫瘍 264
原発性不妊 411
原発性免疫不全症 339
原発閉塞隅角緑内障 387
顕微鏡的血尿 31

## こ

コアグラーゼ 360
コアグラーゼ陰性ブドウ球菌 360, 362
抗IL-6受容体抗体 334
抗アクアポリン4抗体 335
抗env抗体 344
抗EGFR抗体 426, 443
抗胃壁細胞抗体 226
抗うつ薬 296, 297
抗ARS抗体 338
抗Sm抗体 331
抗エストロゲン薬 469

抗HIV抗体 344
抗MRSA薬 362, 363
高LDLコレステロール血症 190
口蓋扁桃炎 393
抗核抗体 330, 337, 338
口渇 26
高カリウム血症 221
高カルシウム血症 212, 250, 253, 406
　悪性腫瘍に伴う―― 454
抗がん薬 143
好気性グラム陰性桿菌 373
抗胸腺細胞グロブリン 228, 229
抗菌薬 143
抗菌薬関連腸炎 368
口腔アレルギー症候群 424
口腔がん 463
口腔カンジダ症 400
口腔乾燥症 336
口腔内レンサ球菌感染症 366
抗グルタミン酸脱炭酸酵素抗体 179
抗グロブリン試験 232
高血圧 126, 219, 417
高血圧症 107
高血圧性脳出血 261
高血圧性網膜症 389
高血圧発作 219
高血糖 139, 219
高血糖高浸透圧症候群 187
抗甲状腺ペルオキシダーゼ抗体 204
高コレステロール血症 190
交叉耐性 309
好酸球 164
好酸球性胃腸炎 325
抗酸菌感染症 369
抗Jo-1抗体 338
抗gag抗体 344
抗CCP抗体 333
膠質浸透圧 28
甲状腺機能亢進症 201
甲状腺機能低下症 201, 204
甲状腺刺激ホルモン 201
甲状腺中毒症 203
抗真菌薬 380
口唇ヘルペス 351
抗精神病薬 294, 295
光線過敏型薬疹 432
光線過敏症 320, 432
抗セントロメア抗体 337
抗線溶療法 239
光線力学的療法 390
拘束性換気障害 154
抗体依存性細胞傷害反応 317

抗体医薬　334
好中球　318
好中球減少症　243
抗チログロブリン抗体　204
抗 TSH 受容体抗体　203
抗 TNF-α 抗体　334
後天性トキソプラズマ症　382
後天性免疫不全症　339
後天性免疫不全症候群　342
後天白内障　386
喉頭蓋炎　401
喉頭がん　458
抗糖脂質抗体　288
抗トポイソメラーゼⅠ（Scl-70）抗体　337
高トリグリセライド血症　190
抗内因子抗体　226
口内炎　400
抗二本鎖 DNA 抗体　330
高尿酸血症　197
抗破傷風毒素抗体　368
紅斑　7
抗 p53　438
抗ヒスタミン薬　422
抗ヒト TNF-α モノクローナル抗体　63
高病原性鳥インフルエンザウイルス　355
抗不安薬　301, 302
後負荷　105, 106
項部強直　262
抗不整脈薬　100
高プロラクチン血症　214
肛門周囲膿瘍　65
抗リウマチ薬　143, 333
抗利尿ホルモン　211, 398
呼吸困難　9
呼吸性アシドーシス　155
呼吸性アルカローシス　155
呼吸リハビリテーション　171
副甲状腺機能亢進症　212
国際前立腺症状スコア　151
コクサッキーウイルス　123, 356, 358
黒質-線条体ドパミン神経路　272
黒色便　19
固縮　38
鼓腸　23
骨吸収サイトカイン　331
骨強度　403
骨棘　406
骨小体様色素沈着　392
骨髄異形成症候群　234, 247
骨髄移植　348

骨粗鬆症　403
骨代謝マーカー　404
骨転移　453
骨導聴力　47
骨軟化症　77, 407
骨肉腫　435, 463
骨ミネラル代謝異常　127
骨リモデリング　403
コデイン　476
孤発性アルツハイマー病　267
ごま塩状眼底　392
ゴム腫　379
コリスチンメタンスルホン酸ナトリウム　373, 374
コリン仮説　267
コルサコフ・ウェルニッケ症候群　311
コルチコイド　205
コルチゾール　221
コレシストキニン・パンクレオザイミン　83
コレステロール胆石　84
コレラ菌　374
コレラ毒素　374
コロナウイルス　358
昏睡　35
昏迷　35

## さ

催奇形性　74
細菌性髄膜炎　284, 367
細菌性肺炎　158
細血管障害　187
最高血中濃度　363
最小発育阻止濃度　363
サイズバリア　140
再生不良性貧血　228
在宅酸素療法　9
サイトメガロウイルス　162, 354, 427
再発性アフタ性口内炎　400
細胞外液　26
細胞傷害性 T 細胞　319
細胞診　472
細胞性免疫　175, 319
細胞内液　26
細胞溶解酵素　361
サイレントストーン　85
左心不全　104
嗄声　458
ザナミビル水和物　162, 356
サラゾスルファピリジン　62
サリドマイド　255
サルコイドーシス　391

サルモネラ　58
サルモネラ感染症　372
サルモネラ食中毒　372
産科ショック　419
Ⅲ型アレルギー　318, 331
残気量　153
三叉神経血管説　289
三種混合ワクチン（DPT）　369, 375
残尿　33

## し

指圧痕　28
ジアフェニルスルホン　370
シェーグレン症候群　336
ジェノタイプ　70, 73
自家移植　346
痔核　64
志賀赤痢菌　371
志賀毒素　371
弛緩出血　419
色素性乾皮症　433
色素性じんま疹　425
色素沈着　7, 210, 220
子宮がん　470
子宮筋腫　410
子宮筋腫核出術　411
子宮頸がん　471
　　──予防ワクチン　471
子宮収縮薬　418
子宮腺筋症　409
子宮体がん　473
糸球体腎炎　137, 318, 394
糸球体濾過量　125
子宮内腔異常　412
子宮内膜症　409
シクロオキシゲナーゼ2　3
シクロスポリン　228, 229, 349, 422
シクロホスファミド水和物　349
1, 2-ジクロロプロパン　446
ジクロロメタン　446
止血機構　43
自己抗体　77, 330
自己消化　87
自己免疫　329
自己免疫性肝炎　77
自己免疫性溶血性貧血　230, 317
自殺企図　71
脂質異常症　190
　　──のカテゴリー分類による管理目標値　194
　　──の診断基準　192
　　──の絶対リスクによるカテゴリー分

　　　　類　193
　　　　――の治療　194
　　　　――の病態把握のための検査　193
　　　　――の分類　191
痔疾患　64
脂質メディエーター　315
四肢麻痺　36
シシリアンギャンビット分類　101
視神経線維欠損　387
シスト（嚢子）　381
ジストロフィン遺伝子　286
シスプラチン　438, 456, 459, 460
姿勢反射障害　273, 274
自然耐性菌　177
市中肺炎　158
弛張熱　3
失神　42
湿性咳嗽　10
シトロバクター属菌　372
紫斑　7
しびれ　39
ジフテリア菌　369
ジフテリアトキソイド　369
シプロフロキサシン　369
脂肪便　89
シャイ・ドレガー症候群　122
シャルコーの3徴　85
シャント　80
11β-水酸化酵素欠損症　209
習慣流産　413
周期熱　3
重症急性呼吸器症候群　358
重症筋無力症　277, 329
重症熱性血小板減少症候群　359
重症複合免疫不全症　340
十二指腸潰瘍　49
12誘導心電図　91
周辺症状　270
熟眠障害　304
主細胞　50
手術療法　474
出血傾向　43
出血時間　237, 241
出血性ショック　419
出血性膀胱炎　354
術前化学療法　448
シュニッツラー症候群　425
腫瘍壊死因子-α　328
腫瘍化　218
主要組織適合遺伝子複合体　346
受容体型チロシンキナーゼ　441
腫瘍マーカー　444, 447

腫瘤　8
常位胎盤早期剥離　419
上咽頭がん　354, 398, 459
消化管アレルギー　323
消化管間質腫瘍　441
消化管付属リンパ組織　323
上顎がん　461
消化酵素　86
消化性潰瘍　49
上気道炎　357, 358
小球性低色素性貧血　225
猩紅熱　364
小細胞がん　452
上室性期外収縮　97
焼灼療法　445
掌蹠膿疱症　394
上大静脈症候群　453
小腸コレステロールトランスポーター阻
　　害薬　195
情動失禁　264
小脳　38
漿膜下筋腫　410
静脈瘤破裂　83
初回通過効果　83
食餌性ボツリヌス中毒　368
食事療法　183, 194
梅瘡　423
食中毒　361, 368, 372, 374
食道アカラシア　436, 438
食道炎　18
食道がん　436
食道静脈瘤　81, 83
食道裂孔ヘルニア　18
食物アレルギー　323
食物依存性運動誘発アナフィラキシー
　　424
食物過敏性大腸炎　324
食物繊維　61
食欲不振　17
ショック　14, 121
視力障害　46, 177
痔瘻　65
腎萎縮　135
腎移植　137, 347
腎盂腎炎　145
心エコー法　92
腎外性血尿　31
腎がん　448
心悸亢進　13
新規トリアゾール系　422
心胸（郭）比　93, 95
真菌　380

心筋炎　123
心筋梗塞　114, 188
真菌性髄膜炎　284
真菌性肺炎　163
神経筋接合部　277, 278
神経原線維変化　267, 268
神経細胞の脱落　267
神経上皮性腫瘍　264, 265
神経ベーチェット病　335
心血管合併症　214
腎血管性高血圧症　109
心原性ショック　14, 121
人工肝補助療法　71
人工呼吸器関連肺炎　362
人工授精　413
進行性核上性麻痺　276
腎後性急性腎不全　131
深在性真菌症　380
腎細胞がん　448
心室細動　99
心室性期外収縮　97
心室性頻拍症　99
心室中隔欠損症　124
心室頻拍　101, 102
人獣共通感染症　69, 369, 378
侵襲性肺アスペルギルス症　174
滲出型加齢黄斑変性　390
滲出性下痢　22
滲出性中耳炎　398, 460
滲出性腹水　24
腎障害　177
尋常性乾癬　430
尋常性天疱瘡　429
心身症　303
心腎貧血症候群　127
腎性急性腎不全　130
腎性血尿　31
腎生検　126
腎性高血圧症　108, 110
腎性骨異栄養症　135
新生児GBS感染症　365
新生児封入体結膜炎　378
新生児溶血性疾患　317
腎性尿崩症　211
腎性貧血　127, 133, 135, 136, 232
振戦　38, 273
腎前性急性腎不全　130
心臓移植　106, 123
心臓カテーテル法　93
心臓タンポナーデ　453
心臓弁膜症　122
迅速ACTH負荷試験　221

身体依存　309, 477
腎代替療法　136
浸透圧性下痢　21
心不全　103
腎不全　129
心房細動　97, 122
心房細動波　98
心房性期外収縮　97
心房粗動　97
心房粗動波　98
心房中隔欠損症　124
じんま疹　320, 424
じんま疹様血管炎　425

### す

膵炎　86
膵がん　447
膵管内乳頭粘液性腫瘍　447
水牛様脂肪沈着　208
推算糸球体濾過量　125, 135
推尺異常　39
水晶体　385
錐体外路症状　294, 296
錐体路症状　36
垂直感染　378
水痘　353
水痘ウイルス生ワクチン　353
水痘・帯状疱疹ウイルス　353, 358
水疱　8
水疱症　429
髄膜炎　284, 365, 375
髄膜炎菌　367
髄膜炎菌多糖体ワクチン　367
睡眠時無呼吸症候群　394
睡眠薬　307
スキルス胃がん　439, 440
スタチン　195
スタフィロキナーゼ　361
スターリング力　28
頭痛　34
スティーブンス・ジョンソン症候群　320, 428
ステロイド白内障　386
ステロイドパルス療法　428
ステント　114
ストレプトリジンO　364
スパイロメーター　153
スーパー抗原　361
スピロノラクトン　211
スピロヘータ　379
スペクチノマイシン塩酸塩水和物　367
スボレキサント　307

スポロゾイト　381
スルファメトキサゾール　163
スルホニル尿素薬　184

### せ

性感染症　146, 366, 378, 379
性器出血　414
性器ヘルペス　351
正球性正色素性貧血　225
性差　78
正常眼圧緑内障　386, 387
生殖補助医療技術　413
精神依存　309, 477
成人T細胞性白血病　249, 360
成人ネフローゼ症候群の診断基準　141
性腺機能低下　215
贅沢血流　260
成長ホルモン　213
成長ホルモン分泌不全症　216
性ホルモン　205
咳　9
咳受容器　10
咳中枢　10
赤痢アメーバ症　381
赤痢菌　371
セクレチン　86
セクレチン試験　89
癤　360
セツキシマブ　443
赤血球凝集試験（TPHA）　379
赤血球凝集素　355
赤血球恒数　224
赤血球数　224
赤血球造血刺激因子製剤　129, 233
赤血球連銭形成　253
摂食障害　400
接触性過敏症　320
摂食中枢　17
接触皮膚炎　322, 431
絶対性不整脈　97
切迫早産　414
セファロスポリナーゼ（AmpC）　373
セフォジジムナトリウム　367
セフォタキシムナトリウム　365
セフトリアキソンナトリウム水和物　367
セラチア属菌　372
セリアック病　324
セロコンバージョン　76
セロトニン　289
セロトニン・ノルアドレナリン再取込み阻害薬　297

線維化　73
腺がん　452, 454
線条体黒質変性症　276
染色体異常　413
全身管理　71
全身倦怠感　4
全身性エリテマトーデス　318, 330
全身性炎症反応症候群　87, 329
全身性強皮症　337
全身病　466
選択的IgA欠損症　341
選択的エストロゲン受容体モジュレーター（SERM）　405, 469
選択的セロトニン再取込み阻害薬　297
先端巨大症　213
前置胎盤　419
センチネルリンパ節生検　468
前兆　34
疝痛　20
先天性巨細胞封入体症　354
先天性心疾患　124
先天性風疹症候群　357
先天性副腎過形成症　209
先天性免疫不全症　339
先天梅毒　379
先天白内障　385, 386
前頭側頭葉変性症　290
センノシド　477
全肺気量　153
全般性不安障害　301
前負荷　105, 106
喘鳴　163
せん妄　35
前立腺炎　146
前立腺がん　450
前立腺特異抗原　450
前立腺肥大症　151

### そ

躁うつ病　298, 299
造影剤腎症　142
臓器移植法　347
双極性障害　298
巣状分節性糸球体硬化症　140
創傷ボツリヌス症　368
総胆管結石症　86
早朝覚醒　304
総鉄結合能　226
僧帽弁狭窄症　122
即時型皮膚反応　164
塞栓症　122
塞栓療法　445

続発性高脂血症　191
続発性骨粗鬆症　404
続発性不妊　411
続発性免疫不全症　339
速効型インスリン分泌促進薬　184
ソマトスタチン　86
ソンネ赤痢菌　371

## た
ダイアライザー　136
体温調節中枢　3
体外衝撃波結石破砕術　148
体外衝撃波胆石破砕療法　86
体格指数　5
体幹失調　39
大球性正色素性貧血　225
大血管障害　188
大細胞がん　452, 454
代謝性アシドーシス　156
代謝性アルカローシス　156
帯状疱疹　353
耐性　309, 477
体性痛　3, 21
耐性変異　77
大腸炎　56
大腸がん　435, 441
大腸菌　370
大動脈解離　120
大動脈瘤　120
耐熱性エンテロトキシン（ST）　371
耐熱性溶血毒素（TDH）　374
大脳基底核　38
第8脳神経障害　177
退薬症候　309
タウタンパク　268
タクロリムス　349, 421
多系統萎縮症　276
たこつぼ型心筋症　112
多剤耐性緑膿菌　374
多剤耐性アシネトバクター　374
多剤併用（化学）療法　345, 469
脱顆粒反応　314
脱水　26
脱髄（脱髄斑）　334
脱力発作　281
多発筋炎　338
多発性硬化症　334
多発性骨髄腫　252
多発性ラクナ梗塞　263
ダプトマイシン　362, 363
タモキシフェンクエン酸塩　469
タリウム　93

タール便　19
痰　10
胆管炎　83
胆管系酵素　68
胆管細胞がん　444, 446
単クローン性の免疫グロブリン　252
短鎖脂肪酸　61
胆汁うっ滞型　71
単純性尿路感染症　371
単純部分発作　280
単純ヘルペスウイルス　351
単純ヘルペス脳炎　283
単純疱疹　351
胆石　84
胆石症　83
炭疽菌　369
丹毒　364
タンドスピロンクエン酸塩　303
胆囊炎　83
胆囊がん　446, 447
胆囊内胆石症　85
タンパク尿　29, 417
タンパク分解酵素阻害薬　238
単麻痺　36

## ち
チアゾリジン薬　184
チアノーゼ　15, 124
チアマゾール　204
チェディアック・東症候群　342
知覚障害　39
チクングニアウイルス　359
チゲサイクリン　373, 374
腟トリコモナス症　383
チニダゾール　382
遅発性肝不全　67
チフス菌　372
チャイニーズハーブ腎症　144
チャージバリア　140
中咽頭がん　460
中核症状　269
中間代謝物　71, 72
中耳炎　365, 375, 397
注視眼振　39
中心性肥満　208
虫垂炎　63
中枢神経系疾患　218
中枢性尿崩症　211
中東呼吸器症候群　358
中途覚醒　304
中毒性　71
中毒性巨大結腸症　62, 63

中毒性表皮壊死症　320, 428
中和抗体　69
腸炎ビブリオ　58, 374
超音波検査　411
超音波水晶体乳化吸引術　386
腸管運動異常　22
腸管感染毒素型ボツリヌス症　368
腸管出血性大腸菌　371
腸肝循環　25
腸管毒素　361
腸間膜動脈閉塞症　56, 57
腸球菌　366
超急性拒絶反応　347
蝶形陰影　134
腸内細菌科　370
聴力障害　47
直接型ビリルビン　25
チョコレート嚢胞　409
治療薬物モニタリング　363
チロキシン　201
チロトロピン放出ホルモン　201
鎮痛補助薬　476

## つ
対麻痺　36
痛覚受容器　2
痛風　197, 199
痛風結節　199
痛風腎　199
ツツガムシ病　377
ツベルクリン　176
ツベルクリン反応　175

## て
手足口病　356
手足皮膚反応　445
低活動膀胱　150
低感受性菌　365
低血圧　14
低血圧症　121
低血糖　183
テイコプラニン　159, 362, 363
低身長症　216
低ナトリウム血症　221
　希釈性の——　218
ディフィシル菌　368
低HDLコレステロール血症　190
低容量性ショック　14
デキソマー・ヨウ素　423
デスモグレイン　429
デスモプレシン酢酸塩水和物　211, 241
テタノスパスミン　367

テタリング（接触） 328
鉄芽球性貧血 233
鉄欠乏性貧血 225, 461
テトラヨードチロニン 201
デノスマブ 405
デュシェンヌ型筋ジストロフィー
　（DMD） 286
デュロキセチン塩酸塩 187
テリパラチド 405
デルタ波 98, 99
テルビナフィン塩酸塩 422
転移性肝がん 444
転移性脳腫瘍 264
伝音難聴 47
てんかん 278
デングウイルス 359
デング熱 359
伝染性紅斑 355
伝染性単核球症 354
伝染性膿痂疹 360

## と

動悸 13
統合失調症 293
同種移植 346
同種造血幹細胞移植 246
透析療法 132
疼痛 2
糖尿病 179
　　──の治療目標 181
糖尿病合併症 187
糖尿病神経障害 187
糖尿病性ケトアシドーシス 187
糖尿病性腎症 139, 187
　　──病期分類 139, 140
糖尿病網膜症 188, 389
洞不全症候群 100
頭部造影 MRI 214
動脈血ガス分析 155
動脈血酸素飽和度 15
動脈硬化 120
ドキシサイクリン塩酸塩水和物 369, 377, 379
トキソプラズマ症 382
毒素原性大腸菌 371
毒素性ショック症候群 361
特発性血小板減少性紫斑病 376
特発性細菌性腹膜炎 81, 82
特発性じんま疹 424
吐血 19
閉じ込め症候群 290
突然死 99, 113, 116

突発性難聴 399
突発性発疹 354
ドナー 346
ドパミン 214, 219
ドパミン仮説 293
ドパミン神経経路 293
とびひ 360
ドプラー法 92
ドライアイ 336
ドライマウス 336
トラコーマ 378
トラフェルミン 423
トラマドール 476
トランアミナーゼ 68
トランスフェリン 225
鳥インフルエンザウイルス 356
トリコモナス症 383
トリプシン 86
トリプタン系薬 289, 290
トリメトプリム 163
努力肺活量 153
トリヨードチロニン 201
トルサドポワン 94, 102
トレチノイン 247
トレッドミル 92
トロポニン 116
トロンビン・アンチトロンビン複合体 237
トロンボキサン 316
トロンボポエチン 244
トロンボモジュリン 240

## な

内因系経路 235
内因子 226, 228
内痔核 64
内視鏡的乳頭切開術 86
内臓脂肪 188
内臓脂肪型肥満 5
内臓脂肪症候群 188
内臓痛 2, 20
内分泌性高血圧 109
内分泌療法 469
ナグビブリオ 374
ナトリウム排泄率 131
75g 経口ブドウ糖負荷試験 180
ナルコレプシー 307, 308
南米出血熱 359

## に

II 型アレルギー 317, 331
2 型糖尿病 179

肉眼的血尿 31
肉芽組織 327
ニコチン（依存） 309, 310
ニコチン酸製剤 196
ニコルスキー現象 429
二次性高血圧症 108, 109, 110
二次性高脂血症 191
二次性甲状腺機能低下症 216
二次性全般化 281
二次性副甲状腺機能亢進症 133
二次性副腎皮質機能低下症 216
二次胆汁酸 84
西ナイルウイルス 359
21-水酸化酵素欠損症 209
24 時間心電図記録 92
日光アレルギー 320
ニッシェ 50
日本紅斑熱 378
日本脳炎ウイルス 359
乳がん 465
乳酸アシドーシス 79
乳児ボツリヌス症 368
乳汁分泌 214
入眠障害 304
ニューモシスチス肺炎 163
尿検査 125
尿細管障害 77
尿細胞診 449
尿酸 197
尿酸クリアランス 200
尿酸産生過剰型高尿酸血症 197
尿酸生成抑制薬 201
尿酸排泄促進薬 201
尿酸排泄低下型高尿酸血症 198
尿酸分解酵素薬 201
尿失禁 32
尿素呼気試験 376
尿素窒素排泄率 132
尿タンパクの選択性 141
尿沈渣 125
尿定性試験 125
尿道炎 146, 366
尿毒症性肺 134
尿閉 33, 146
尿崩症 211
尿路感染症 144
尿路結石 147
尿路上皮がん 449
妊娠高血圧症候群 416
妊娠脂肪肝 68
妊娠糖尿病 179, 415
認知機能障害 294

ニンテダニブエタンスルホン酸塩　157

### ね
ネオアジュバント化学療法　457
ネッタイシマカ　359
熱帯熱マラリア　381
　──の原因疾患　141
ネフローゼ症候群　138, 139, 140
ネフロン　137
粘膜下筋腫　410

### の
ノイラミニダーゼ　355
ノイラミニダーゼ阻害薬　162
脳炎　283
膿胸　11
脳血管障害　188, 257
脳血管性認知症　263
脳血管性パーキンソニズム　276
脳血栓症　258, 259
脳梗塞　258
脳出血　261
脳腫瘍　264
脳塞栓症　258, 259
脳腸相関　60
脳動脈瘤　262
脳浮腫　262
膿疱　8
膿疱性乾癬　431
ノコギリ歯状波　97
ノルアドレナリン　219
ノルメタネフリン　219
ノロウイルス　58, 358

### は
肺アスペルギローマ　174
パイエル板　323
肺炎　157, 365, 375
肺炎桿菌　373
肺炎球菌　365
肺炎球菌ワクチン　159, 366
肺炎マイコプラズマ　377
肺炎レンサ球菌　365
バイオテロ　369
肺活量　153
肺がん　451
肺カンジダ症　174
肺気腫　172, 173
肺クリプトコックス症　174
肺結核　175
敗血症　233, 365, 373, 378
肺サーファクタント　362

肺真菌症　173
肺性心　169
肺接合菌症　175
排泄性尿路造影　147
肺線維症　157
梅毒　358, 379
梅毒血清試験 STS　379
排尿障害　31, 32
排卵障害　412
排卵誘発法　413
バーキットリンパ腫　354
パーキンソン症候群　272, 276
パーキンソン病　38, 272
白衣高血圧　110
白色瞳孔　458
白癬　422
白糖・ポビドンヨード配合　423
白内障　385
パクリタキセル　460
パジェット病　466
はしか　357
橋本病　204, 329
バージャー病　120, 122
播種性血管内凝固症候群　85, 235, 377, 419
播種性淋菌感染症　367
波状熱　3
破傷風　367
破傷風トキソイド　368
バセドウ病　202, 203
％肺活量　153
バソプレシン　211, 218
ばち状指　454
白血球減少症　242
白血球走化因子　327
白血球破壊毒素　362
白血病　244, 435
発達緑内障　387
発熱　3
鼻茸　395
パニック障害　299
パニック発作　300
パニツムマブ　443
羽ばたき振戦　68, 134
バビンスキー反射　36
ハプテン　72
ハプトグロビン　230, 232
はやり目　389
バラシクロビル塩酸塩　353
バラ疹　372, 379
原田病　391
パラチフス菌 A　372

パラトルモン　212
パラフェニレンジアミン　432
バリスム　38
パリビズマブ　358
バルガンシクロビル塩酸塩　354
バルビツール類　310
バレット食道　436, 438
汎下垂体機能低下症　216
汎血球減少症　81
バンコマイシン塩酸塩　159, 362, 363, 369
バンコマイシン耐性腸球菌　366
ハンセン病　370
ハンター舌炎　227
ハンチントン舞踏病　38

### ひ
非アルコール性脂肪性肝炎　78
非アルコール性脂肪性肝障害　78
ヒアルロニダーゼ　361
非アレルギー型喘息　163
鼻咽頭がん　459
皮下脂肪型肥満　5
光干渉断層計　390
光接触性皮膚炎　432
ビグアナイド薬　184
鼻腔がん　461
ピークフローメーター　154
非クラミジア性非淋菌性尿道炎　377
非結核性抗酸菌症　370
微弱陣痛　418
脾腫　81
非小細胞がん　454
微小変化型ネフローゼ　140
非侵襲的陽圧換気　287
ヒスタミン　314
ヒスタミン $H_2$ 受容体拮抗薬　52, 54
ヒスタミン $H_1$ 受容体拮抗薬　316
非ステロイド抗炎症薬　50, 143, 333, 476
ビスホスホネート薬　405
鼻側の視野欠損（鼻側階段）　388
肥大型心筋症　123
ひだ集中像　50
ビタミン $B_6$　233
ビタミン $B_{12}$　226
非チフス性サルモネラ菌　372
非定型肺炎　160
ヒトアデノウイルス　354
ヒトエンテロウイルス　356
人食いバクテリア　364
ヒト絨毛性性腺刺激ホルモン　414
ヒト T リンパ向性ウイルス I 型　249

ヒトパピローマウイルス　460, 471
ヒトパルボウイルス B19　355
ヒトヘルペスウイルス　351, 427
ヒト免疫不全ウイルス　342, 343
ヒドロコルチゾン　217
非びらん性胃食道逆流症　55
皮膚感染症　360
皮膚筋炎　338
皮膚真菌症　422
非ベンゾジアゼピン系　306
非抱合型ビリルビン　25
非ホジキンリンパ腫　250, 251
肥満　4, 188
びまん性細気管支炎　171
びまん性大細胞型 B 細胞性リンパ腫　251
びまん性レビー小体病　277
百日咳菌　375
病原性大腸菌　58, 371
表在性真菌症　380
病的反射　36
表皮剥脱毒素（ET）　360, 361
表皮ブドウ球菌　360, 362
日和見感染　344, 372, 373, 400
びらん　8
ピランテルパモ酸塩　383, 384
ビリルビン　25
ビリルビンカルシウム石　84
非淋菌性尿道炎　378
ピルフェニドン　157
広場恐怖　300
貧血　127, 223
ビンスワンガー病　263, 264
ビンデシン硫酸塩　456
頻尿　33
ピンポン感染　379

## ふ

ファーター乳頭　83
ファビピラビル　356
ファムシクロビル　353
ファロー 4 徴症　16
ファンコーニ貧血　228
不安神経症　299
不安定狭心症　112, 113, 115, 116
フィッシャー症候群（FS）　288
フィブラート系薬剤　196
フィブリノイド変性　261
フィラデルフィア染色体　247
フィンゴリモド塩酸塩　335
風疹　357
フェリチン　225

ブエルム暗点　388
フェンタニル　476
フォン・ヴィルブランド因子　241
フォンテイン　120
腹腔鏡下胆嚢摘出術　86
腹腔鏡下副腎摘出術　219
副甲状腺関連ペプチド　250
副甲状腺機能亢進症　212
副甲状腺機能低下症　212, 213
副甲状腺ホルモン　212
複雑部分発作　280
複視　460
副腎外性　218
副腎クリーゼ　221
副腎性器症候群　209
副腎皮質機能亢進症　205
副腎皮質機能低下症　205
副腎皮質刺激ホルモン　207
副腎皮質刺激ホルモン放出ホルモン　207
副腎皮質ステロイド　287, 336, 421
副腎皮質ホルモン　205
腹水　24, 82
腹痛　20
副鼻腔がん　461
腹部膨満　23
腹壁静脈怒張　81
腹膜透析　136
不顕性感染　69
浮腫　28
不随意運動　37, 38
不正性器出血　472, 473
不整脈　95
普通感冒　357
ブドウ球菌　360
ブドウ球菌性熱傷様皮膚症候群　361
浮動性めまい　42
ブドウ糖非発酵グラム陰性桿菌　373
舞踏病　38
ぶどう膜炎　391
不妊　411
不妊症　409
部分発作　280
不飽和鉄結合能　226
不眠症　304, 305, 306
不明熱　4
プラスミン-$\alpha_2$ プラスミンインヒビター複合体　238
フランク・スターリング曲線　103
プランマー病　202
フルオロウラシル　438, 443, 459, 460, 462

ブルガダ症候群　99, 100
フルコナゾール　380
ブルトン型チロシンキナーゼ（BTK）　341
ブルーベリー斑　409
ブルンベルグ徴候　64
プレガバリン　187
フレクスナー赤痢菌　371
プレセニリン 1　267
プレセニリン 2　267
プレドニゾロン　62
プロクロルペラジン　477
プロゲステロン　46
プロゲステロンレセプター　467
プロスタグランジン　50, 388
プロスタグランジン $E_2$　3
プロテアーゼ阻害薬　344
プロテアソーム阻害薬　255
プロテウス属菌　372
プロトロンビン時間　239
プロトンポンプ阻害薬　51, 52, 376
プロバイオティクス　369
プロピルチオウラシル　204
プロブコール　196
フローボリューム曲線　154
ブロムヘキシン塩酸塩　172
ブロモクリプチンメシル酸塩　216
プロラクチノーマ　214
プロラクチン　214
分化誘導療法　247
分岐鎖アミノ酸　83
糞口感染　69
分子標的治療薬　435, 443, 446
分泌性下痢　21
分布不均衡性ショック　15
分類不能型免疫不全症　342

## へ

平均血圧　107
平均赤血球ヘモグロビン濃度（MCHC）　224
平均赤血球ヘモグロビン量（MCH）　224
平均赤血球容積（MCV）　224
閉塞性黄疸　26
閉塞性換気障害　154
閉塞性血栓血管炎　120, 122
閉塞性ショック　15
閉塞性動脈硬化症　120
壁細胞　50, 51
ペグビソマント　214
ペースメーカ　99
ペースメーカ植込み　101

ベーチェット病　335, 391
ペナンブラ　260
ペニシリナーゼ　373
ペニシリン感受性菌（PSSP）　365
ペニシリンショック　315
ペニシリン耐性肺炎球菌　159, 365, 397
ヘパリン製剤　238
ペプシノーゲン　50
ペプシン　50
ヘマトクリット　224
ヘモグロビン　224
ペラミビル水和物　162, 356
ヘリコバクター・ピロリ　50, 376, 439
ヘルパーT細胞　316, 319
ヘルパンギーナ　356
ヘルペスウイルス　351
ベロ毒素　371
変形性関節症　406
変形性股関節症　406
変形性膝関節症　406
片頭痛　34, 289
ベンゾジアゼピン系（類）　306, 310
ペンタミジン　163
扁桃炎　392
扁桃周囲炎　393
扁桃周囲膿瘍　393
扁桃肥大　394
便秘　22
扁平上皮がん　452, 454, 458, 461, 463
扁平上皮がん関連抗原　438
片麻痺　36

**ほ**

ボイド赤痢菌　371
蜂窩織炎　364
膀胱炎　145
抱合型ビリルビン　25
膀胱がん　449
芳香族アミノ酸　82
房室ブロック　94, 96
膨疹　8
房水産生抑制　388
房水流出促進　388
本態性高血圧症　108
傍中心暗点　388
補液　221
母子感染　358
ホジキン細胞　250
ホジキンリンパ腫　250, 354
ホスカルネットナトリウム水和物　162, 354
ホスホジエステラーゼ阻害薬　152

補体系の活性化　317
発作性寒冷ヘモグロビン症　231
発作性上室性頻拍　101
発作性夜間血色素尿症　232
発疹　7
ボツリヌス菌　58, 368
ボツリヌス毒素　368
ポリオウイルス　356
ボリコナゾール　380
ホルター心電図　92
ホルモテロールフマル酸塩水和物　172
ホルモンレセプター　467
ポンティアック熱　376

**ま**

マイコプラズマ肺炎　160, 377
マイトマイシンC　456
膜性腎症　140
マクロライド系抗菌薬　395
麻疹ウイルス　357
マスト細胞　314
マダニ　360
マックバーニー点　64
末梢神経炎　177
麻痺　36
マールブルグ病　359
マラリア　381
満月様顔貌　208
慢性胃炎　53
慢性肝炎　72
慢性気管支炎　172
慢性拒絶反応　347
慢性甲状腺炎　204, 329
慢性骨髄性白血病　247
慢性腎炎症候群　138
慢性腎臓病　126, 232
慢性心不全　105
慢性腎不全　133
慢性じんま疹　424
慢性膵炎　89
慢性中耳炎　397
慢性肉芽腫症（CGD）　342
慢性複雑性腎盂腎炎　145
慢性複雑性膀胱炎　145
慢性副腎不全　220
慢性副鼻腔炎　395
慢性閉塞性肺疾患　16, 168
慢性リンパ性白血病　248
マンナン抗原　380
満腹中枢　17
マンモグラフィ　467

**み**

ミエリン塩基性タンパク（MBP）　335
ミエロペルオキシダーゼ　245
ミオクローヌス発作　281
ミカファンギンナトリウム　380
未熟児網膜症　389
水制限　218
水ぼうそう　353
ミスマッチ修復遺伝子　435, 442, 443
三日熱マラリア　381
三日はしか　357
ミネラルコルチコイド　205
ミノサイクリン塩酸塩　377, 379
脈圧　107

**む**

無顆粒球症　242
無月経　46, 214
ムコール症　175
無症候性感染　344
無症候性心筋虚血　116
むずむず脚　134
無動　273, 274
ムンプスウイルス　357

**め**

メキシレチン塩酸塩　187
メサドン　476
メサラジン　62
メタネフリン　219
メタボリックシンドローム　78, 188
メチシリン耐性黄色ブドウ球菌　159, 362
メチシリン耐性黄色ブドウ球菌腸炎　56, 60
メチルフェニデート塩酸塩　308
メテノロン酢酸エステル　229
メトトレキサート　333, 349
メトロニダゾール　369, 376, 382, 383
メニエール病　398
メフロキン塩酸塩　381
めまい　42
メラトニン受容体作動薬　306
メルゼブルグ3徴　204
メロゾイト　381
免疫寛容　329
免疫グロブリン静脈注射療法　288
免疫グロブリン（Ig）スーパーファミリー　329
免疫複合体　331
免疫複合体病　318
免疫不全症　339

免疫抑制薬　144, 348, 349
免疫力低下状態　75

**も**
網赤血球　223
毛包炎　360
網膜芽細胞腫　457
網膜色素変性　392
網膜症　389
モザバプタン塩酸塩　218
モダフィニル　308
モノアミン仮説　296
モルヒネ　476
門脈圧亢進　80

**や**
薬剤性　218
薬剤性過敏症症候群　427
薬剤性膵炎　89
薬剤誘発性リンパ球刺激試験　72, 428
薬疹　322, 426
薬物依存症　308
薬物性肝障害　71
薬物性腎障害　142
薬物中毒　309
薬物乱用　309
薬物療法　195
やせ　4
夜盲　392
ヤーリッシュ・ヘルクスハイマー反応　379

**ゆ**
有酸素運動　183
油性造影剤　445

**よ**
癰　360
陽イオン交換樹脂　132
溶血性尿毒症症候群 (HUS)　242, 371
　薬剤による――　231
葉酸　226, 227
陽性症状　294
腰背部痛　45
予期不安　300
四日熱マラリア　381
予備呼気量　153
Ⅳ型アレルギー　319

**ら**
らい菌　370

ライ症候群　68, 283, 284
ライノウイルス　357
ライム病　379
ラ音　173
ラクナ梗塞　258, 259, 260
落葉状天疱瘡　429
ラジオアイソトープ　93
ラジオ波治療　445
ラッサ熱　359
ラテックスアレルギー　424
ラテックス・フルーツ症候群　424
ラニナミビルオクタン酸エステル水和物　162, 356
ラメルテオン　307
卵管機能障害　412
卵形マラリア　381
ランスフィールド群抗原　363
卵巣がん　473
ランツ点　64
卵胞刺激ホルモン　46
ランレオチド酢酸塩　214

**り**
リウマチ熱　364
リウマトイド因子　330, 332
リエントリー　13, 96, 97, 99
リオチロニンナトリウム　205
リケッチア　161, 377
リケッチア肺炎　161
リード・ステルンベルグ　250
リード・スルー　287
リネゾリド　159, 363, 366
リファンピシン　370
リポタンパク　190
リポヒアリン変性　259
リモデリング　165
流行性角結膜炎　354, 388
流行性肝炎　69
流行性耳下腺炎　357
流産　413
緑色レンサ球菌　366
緑内障　386
緑内障性視神経乳頭陥凹　387
緑膿菌　373
旅行者下痢症　371
リルゾール　291
淋菌　366
淋菌性咽頭炎　367
淋菌性尿道炎　146
リンゴ病　355
輪状暗点　392

リンパ球減少症　244
リンパ節腫脹　6
淋病　366

**る**
類似溶血毒素 (TRH)　374
類線維素変性　261
類洞　67
類洞壁細胞　67
ループス腎炎　331

**れ**
霊菌　373
レイノー症状　337
レイノルズの5徴　85
レジオネラ症　375
レジオネラ肺炎　160
レジスタンス運動　183
レシピエント　346
裂肛　66
レッシュ・ナイハン症候群　197
レッドマン症候群　363
レトロウイルス　360
レニン・アンジオテンシン系阻害薬　129
レビー小体型認知症　263, 272
レボチロキシンナトリウム水和物　205, 217
レボドパ療法　275
レボフロキサシン水和物　365, 371, 379
レンサ球菌　363, 364
レンチウイルス　343

**ろ**
ロイコシジン　361
ロイコトリエン　316
労作狭心症　112, 114
漏出液　82
漏出性腹水　24
老人性白内障　385, 386
老人斑　267, 268
濾過手術　388
ロコモティブシンドローム　403
ロタウイルス　58, 358
ロラゼパム　303
ローリング　328

**わ**
ワクチン接種　75
ワッセルマン反応　379
ワルダイエル扁桃輪　393

# 欧文索引

## A

$\alpha_1$-アンチトリプシン　169
$5\alpha$-還元酵素阻害薬　152
$\alpha_1$ 遮断薬　219
$\alpha_1$ 受容体遮断薬　152
$\alpha_2$ プラスミンインヒビター（$\alpha_2$PI）　238
$\alpha$-グルコシダーゼ阻害薬　184
$\alpha$-ヘモリジン　371
$\alpha$ 溶血性　365
A 型肝炎ウイルス　69
A 群レンサ球菌　364
ABVD 療法　251
ACE 阻害薬　106, 129, 144, 425
acid-fast bacterial infection　369
acquired immunodeficiency syndrome（AIDS）　342
acromegaly　213
acute abdomen　20
acute adrenal insufficiency　221
acute bronchitis　156
acute coronary syndrome　113, 116
acute gastric mucosal lesion（AGML）　54
acute gastritis　53
acute hemorrhagic colitis　59
acute hepatitis　68
acute leukemia　245
acute lymphoblastic leukemia（ALL）　245
acute myeloid leukemia（AML）　245
acute otitis media　397
acute pancreatitis　86
acute poliomyelitis　356
acute promyelocytic leukemia（APL）　247
acute renal failure　129
acute sinusitis　394
acute tonsillitis　393
acute viral gastroenteritis　358
Adams-Stokes 症候群　115
Adams-Stokes 発作　104
ADA 欠損症　340
Addison's disease　209
adenoma-carcinoma sequence　442
ADH 不適合分泌症候群　218
a disintegrin-like and metalloproteinase with thrombospondin type 1 motifs 13（ADAMTS13）　241

adrenocorticotropic hormone（ACTH）　207
adrenogenital syndrome　209
adult T-cell leukemia（ATL）　249
adult T-cell leukemia/lymphoma（ATLL）　249
age-related macular degeneration　390
agranulocytosis　242
akinesia　274
alcohol dependence　311
alcoholic hepatitis　78
allergic conjunctivitis　321
allergic rhinitis　321
allergy　313
all-trans retinoic acid（ATRA）　247
Alzheimer's disease（AD）　263, 266
amoebiasis（amebiasis）　381
AmpC　373
amyotrophic lateral sclerosis（ALS）　290
anal fissure　66
anal fistula　65
anaphylactic shock　325
anaphylaxis　325
anemia　223
angina pectoris　112
angiotensin Ⅱ type Ⅰ receptor blocker（ARB）　106, 129, 144, 425
anisakiasis　384
Ann Arbor 分類　251
antibody-dependent cell-mediated cytotoxicity（ADCC）　317
antidiuretic hormone（ADH）　211, 398
anti-retroviral therapy（ART）　345
antithrombin（AT）　239
anti-thymocyte globulin（ATG）　228, 229
anxiety neurosis　299
AOSC　85
APC 遺伝子　442
aphtha　8, 400
aplastic anemia　228
appendicitis　63
APTT　237, 239
AQP4 抗体　335
ARDS　344
arginine vasopressin（AVP）　218
arrhythmia　95
arteriosclerosis　120

arteriosclerosis obliterans　120
Arthus 反応　318
ascariasis　383
atopic dermatitis（AD）　321, 421
autoimmune hemolytic anemia（AIHA）　230, 317
autoimmune hepatitis　77
autoimmunity　329

## B

$\beta$ アミロイド（A$\beta$）タンパク　268
$\beta$2 インテグリン　329
$\beta$-1,3-グルカン　380
$\beta$ グルクロニダーゼ　84
$\beta$ 遮断薬　106, 388
$\beta$ 溶血性　364
$\beta$-ラクタマーゼ非産生 ABPC 耐性菌　375
$\beta$-lactamase nonproducing ampicillin-resistant（BLNAR）　375
B 型肝炎ウイルス　70
B 型慢性肝炎　75
B 群レンサ球菌　365
Babinski 反射　36
*Bacillus anthracis*　369
bacterial meningitis　284
Basedow's disease　203
BCG　176
BCR-ABL チロシンキナーゼ阻害薬　248
*bcr-abl* 融合遺伝子　247
behavioral and psychological symptoms of dementia（BPSD）　270
Behçet's disease（BD）　335
benign prostatic hyperplasia（BPH）　151
Binswanger's disease　263, 264
bipolar disorder　298
BJ タンパク　253
bladder cancer　449
bleeding time　241
Blumberg 徴候　64
body mass index（BMI）　4
*Bordetella pertussis*　375
brain tumors　264
breast cancer　465
bronchial asthma　163, 395
Buerger's disease　120
bulla　8
bullous dermatosis　429

BUN 125
butterfly shadow 134

## C
C3a 328
C5a 328
C 型慢性肝炎 73
CA125 409, 473
CA19-9(carbohydrate antigen 19-9) 440, 443
CA72-4(carbohydrate antigen 72-4) 440, 443
cancer of nasal cavity 461
cancer of oral cavity 463
cancer of paranasal sinuses 461
carbapenem-resistant *Enterobacteriaceae*(CRE) 373
carcinoembryonic antigen (CEA) 438, 440, 443
carcinoma of the esophagus 436
carcinoma of uterine body 473
cardiac valve disease 122
cardiogenic shock 14, 121
cardio-renal-anemia syndrome 127
cardiothoracic ratio(CTR) 93
castrate-refractory prostate cancer (CRPC) 451
cataract 385
CAVE 療法 457
CAV 療法 457
cccDNA 77
CCK-PZ 83
Ccr 125, 135
CD4⁺T 細胞 343
CDDP 456
celiac disease 324
centraldiabetes insipidus 211
cerebral embolism 259
cerebral hemorrhage 261
cerebral infarction 258
cerebral thrombosis 258
cerebrovascular disorders 257
cervical cancer 471
Charcot の 3 徴 85
chemokine 319
chemoreceptor trigger zone(CTZ) 17
chickenpox 353
chikungunya virus 359
Child-Pugh 分類 81
chlamydial pneumonias 378
cholangiocellular carcinoma(CCC) 444
cholangitis 83

cholecystitis 83
cholera toxin 374
CHOP 療法 252
chronic adrenal insufficiency 220
chronic bronchitis 172
chronic gastritis 53
chronic hepatitis 72
chronic hepatitis B 75
chronic hepatitis C 73
chronic kidney disease(CKD) 126, 232
――の重症度分類 128
――の定義 128
chronic lymphocytic leukemia(CLL) 248
chronic myelogenous leukemia(CML) 247
chronic obstructive pulmonary disease (COPD) 168
chronic otitis media 397
chronic pancreatitis 89
chronic renal failure 133
chronic sinusitis 395
chronic thyroiditis 204
CKD-mineral and bone disorder(CKD-MBD) 127
*c-kit* 遺伝子 441
*Clostridium botulinum* 368
*Clostridium difficile* 59, 368
*Clostridium difficile* associated diarrhea (CDAD) 368
*Clostridium tetani* 367
clubbed finger 454
coagulase 360
coagulase-negative staphylococci(CNS) 360, 362
colic pain 20
colitis 56
colorectal cancer 439
common variable immunodeficiency (CVID) 342
community acquired pneumonia 158
compromised host 173
concomitant chemoradiotherapy(CCRT) 460
congenital adrenal hyperplasia 209
congenital heart disease 124
congenital rubella syndrome 357
conjunctivitis 388
contact dermatitis 322, 431
Coombs 試験 231, 232
coronavirus 358
corticoid 205

corticotropin-releasing hormone(CRH) 207
*Corynebacterium diphtheriae* 369
cough 9
COX-2 3
CPT-11 443
Cr 125
Crohn's disease 63
cryptosporidiosis 383
Cushing 症候群 207, 454
CYP2C19 52
cystitis 145
cytomegalovirus(CMV) 354, 358

## D
dehydration 26
dementia with Lewy bodies(DLB) 263, 272
dengue virus 359
depression 296
dermatomycoses 422
dermatomyositis(DM) 338
diabetes insipidus 211
diabetes mellitus 179
diabetic nephropathy 139
dilated cardiomyopathy 123
direct anti-viral agent(DAA) 74
disease modifying anti-rheumatic drugs (DMARDs) 333
disseminated intravascular coagulation (DIC) 85, 235, 377, 419
distributive shock 15
dizziness 42
DMD 286, 287
DNA ウイルス 70, 351
Doppler 法 92
DPP-4 阻害薬 184
drip infusion urography(DIU) 147
drug eruption 322, 426
drug lymphocyte stimulation test(DLST) 72
drug-induced hypersensitivity syndrome (DIHS) 427
drug-induced liver injury(DILI) 71
drug-induced nephropathy 142
drug-induced pancreatitis 89
dsDNA 抗体 330
DSM-5 293
duodenal ulcer 49

## E

E 型肝炎ウイルス 69

E-セレクチン　329
echinococcosis　384
eGFR　125, 135
EGFR-TKI　426
embolism　122
encephalitis　283
endometriosis　409
enterobiasis　383
*Enterococcus faecalis*　366
*Enterococcus faecium*　366
enterovirus　356
EPA・DHA 製剤　196
epiglottitis　401
epilepsy　278
Epstein-Barr virus（EBV）　459
erosion　8
erythema　7
erythema infectiosum　355
erythropoiesis stimulating agent（ESA）　129, 233
erythropoietin（EPO）　223, 232
*Escherichia coli*　370
exanthem subitum　354
exfoliative toxin（ET）　361
expiratory reserve volume（ERV）　153
extracorporeal shock wave lithotripsy（ESWL）　86, 148

### F
f 波　97, 98
F 波　97, 98
FAB 分類　245
Fallot 4 徴症　16
familial adenomatous polyposis（FAP）　442
Familial Alzheimer's disease（FAD）　267
familial hyperlipidemia（FH）　196
Fcε レセプター　314
FEUN　132
FEV₁　154
fever of unknown origin（FUO）　4
forced expiratory volume（FEV）　153
forced vital capacity（FVC）　153
fractional excretion of sodium（FENa）　131
frontotemporal lobar degeneration（FTLD）　290
FS　288
5-FU　438, 443
functional dyspepsia（FD）　54
functional residual capacity（FRC）　153
fungal infections of the lungs　173

fungal meningitis　284

### G
γ 溶血性　364
gastric cancer　438
gastric ulcer　49
gastritis　53
gastroesophageal reflux disease（GERD）　18, 55
gastrointestinal allergy　323
gastrointestinal stromal tumor（GIST）　441
G-CSF　229, 244
generalized anxiety disorder（GAD）　301
genital chlamydial infection　378
gestational diabetes mellitus（GDM）　415
glaucoma　386
Gleason score（GS）　450
Glisson 鞘　67
glomerular filtration rate（GFR）　125
glomerulonephritis　137
GLP-1 作動薬　185
GnRH アゴニスト療法　409, 411
gonococcal infections　366
Goodpasture's syndrome（GPS）　317
gout　197
graft　346
graft versus host（GVH）反応　348
graft-versus-host disease（GVHD）　320
group A streptococcus（GAS）　364
group B streptococcus（GBS）　365
growth hormone（GH）　213
――産生下垂体腺腫　213
――補充　217
Guillain-Barré 症候群　36, 287
gut-associated lymphoid tissue（GALT）　323

### H
H₂ 受容体拮抗薬　52, 55
*Haemophilus influenzae*　375
haptoglobin　232
Hashimoto's thyroiditis　204, 329
HbA1c 値　180
HBV 再活性化　75
hCG　414
HCV NS5B（RNA ポリメラーゼ）阻害薬　75
HCV NS5A 阻害薬　75
HCV 直接阻害薬　74
HCV プロテアーゼ阻害薬　74
healthcare-associated infection　363

heart failure　103
*Helicobacter pylori*　50, 54, 376, 439, 441
――除菌治療　51
hemagglutinin（HA）　355
hematuria　31
hemiplegia　36
hemolytic disease of the newborn（HDN）　317
hemolytic uremic syndrome（HUS）　242
hemophilia　240
hemorrhoids　64
hepatitis　67
hepatitis A virus（HAV）　69
hepatitis B virus（HBV）　70
hepatitis C virus（HCV）　73
hepatitis E virus（HEV）　69
hepatocellular carcinoma（HCC）　444
――治療のアルゴリズム　446
HER2　468
hereditary non-polyposis colorectal cancer（HNPCC）　442
herpes simplex　351
herpes simplex encephalitis　283
herpes simplex virus　351, 358
herpes zoster　353
herpesvirus　351
HHV-6　427
Hib ワクチン　375
highly pathogenic avian influenza virus　355
HIV　342, 343
――感染症治療ガイドライン　345
HLA 抗原　346
HMG-CoA 還元酵素阻害薬　195
Hodgkin's lymphoma　250
Holter 心電図　92
home oxygen therapy（HOT）　9
hospital acquired infection　363
hospital acquired pneumonia　158
5-HT　289
human adenovirus　354
human enterovirus　356
human herpesvirus（HHV）　351
human papilloma virus（HPV）　460, 471
human parvovirus B19　355
human T-lymphotropic virus type-I（HTLV-I）　249
Hunter 舌炎　227
Huntington 舞踏病　38
hyaluronidase　361
hyperadrenocorticism　205
hyperlipidemia　190

hyperparathyroidism 212
hyperprolactinemia 214
hypertension 107
hyperthyroidism 201
hypertrophic cardiomyopathy 123
hyperuricemia 197
hypoadrenocorticism 205
hypoparathyroidism 212, 213
hypopituitarism 216
hypotension 121
hypothyroidism 201
hypovolemic shock 14

### I
ICD-10 293
ICSD-2 304
IFN-γ 319, 328
IgE 165, 314, 316
IL-1 328
IL-5 315
IL-6 328
immune complex 331
immunodeficiency disease 339
implantable cardioverter defibrillator (ICD) 101
infectious colitis 58
infectious mononucleosis 354
infective endocarditis 123
inflammation 326
inflammatory bowel disease 61
influenza 355
influenza virus 355
insomnia 304
insulin-like growth factor-I (IGF-I) 213
international prostate symptom score (IPSS) 151
interstitial pneumonia 157
intraductal papillary mucinous neoplasm (IPMN) 447
intravenous immunoglobulin (IVIg) 288
intrinsic factor 226, 228
iron deficiency anemia 225
irritable bowel syndrome 60
ischemic colitis 56
ischemic heart diseases 111
ischemic penumbra 260

### J
Japanese encephalitis virus 359
Japanese spotted fever 378

### K
K 抗原 370
Kernig sign 262
KL-6 157
*Klebsiella oxytoca* 60
Korsakoff-Wernicke 症候群 311
*KRAS* 442, 443
Kumamoto study 182
Kussmaul の大呼吸 134

### L
L-エチルシステイン塩酸塩 172
L-セレクチン 329
lacunar infarction 258, 259
Lanz 点 64
laryngeal cancer 458
LDH 226
*Legionella pneumophila* 375
legionellosis 375
leprosy (Hansen disease) 370
leukemia 244
leukopenia 242
liver cancer 444
liver cirrhosis 79
locomotive syndrome 403
LOHF 68
LSD 310
lung cancer 451
luxury perfusion 260
Lyme disease 379
lymphopenia 244

### M
M タンパク 252
macrohematuria 31
malaria 381
malignant lymphoma 250
MALT (mucosa associated lymphoid tissue) リンパ腫 252
McBurney 点 64
MCH 224
MCHC 224
M-CSF 244
MCV 224
measles virus 357
megaloblastic anemia 226
Ménière's disease 398
meningitis carcinomatosa 284
meningitis 284
mesenteric artery occlusion 57
metabolic syndrome 188
methicillin-resistant *Staphylococcus aureus* (MRSA) 159, 362
methicillin-resistant *Staphylococcus aureus* colitis (MRSA 腸炎) 60
1-methyl-4-phenyl-1, 2, 3, 6-tetrahydropyridine (MPTP) 273
MHC 346
MHC クラス I 分子 347
MHC クラス II 分子 347
microhematuria 31
Middle East respiratory syndrome (MERS) 358
migraine 34, 289
MMC 456
monoclonal gammopathy of undetermined significance (MGUS) 254
monoplegia 36
morphea 337
mosquito-borne viral fevers 359
MRI 411
MTX 333
mucosa-associated lymphoid tissue lymphoma 441
multi drug-resistant *Pseudomonas aeruginosa* (MDRP) 374
multidrug-resistant *Acinetobacter* (MDRA) 374
multiple myeloma 252
multiple sclerosis (MS) 334
mumps virus 357
muscular dystrophy (MD) 286
myasthenia gravis 277
mycobacterial infection 369
*Mycobacterium avium* 370
*Mycobacterium avium* complex (MAC) 370
*Mycobacterium intracellulare* 370
*Mycobacterium kansasii* 370
*Mycobacterium leprae* 370
mycoplasma pneumonia 377
myelodysplastic syndrome (MDS) 247
myeloperoxidase (MPO) 245
myocardial infarction 114
myocarditis 123

### N
*N*-acetyl-*p*-benzoquinone imine (NAPQI) 71
NADPH オキシダーゼ 342
narcolepsy 307
nasal polyp 395
nasopharyngeal carcinoma 354
Na 排泄率 131

*Neisseria gonorrhoeae* 366
*Neisseria meningitidis* 367
nephrogenic diabetes insipidus 211
nephrotic syndrome 140
neuraminidase (NA) 355
neutropenia 243
nodule 8
non-agglutinable *Vibrio cholerae* (NAG Vibrio) 374
non-alcoholic fatty liver diseases (NAFLD) 78
non-alcoholic steatohepatitis (NASH) 78
non-Hodgkin's lymphoma 250, 251
non-invasive positive pressure ventilation (NPPV) 287, 291
non-O1 コレラ菌 374
norovirus 358
nosocomial infection 363
NRTI 344
NSAIDs 50, 143, 333
NYHA(心機能)分類 104, 105

## O

O157 371
O 抗原 370
obstructive shock 15
oral rehydration solution (ORS) 374
oral streptococcal infections 366
osteoarthritis 406
osteomalacia 407
osteoporosis 403
osteosarcoma 463
OTC 薬 72
otitis media 397
otitis media with effusion 398
ovarian cancer 473
overactive bladder symptom score (OABSS) 150
overactive bladder (OAB) 149

## P

Paco₂ 155
Paget 病 466
palliative care 475
pancreatic cancer 447
pancreatitis 86
Panic disorder 299
Panton-Valentine leukocidin (PVL) 362
Pao₂ 155
papule 8
paraplegia 36
parathormone 212

parathyroid hormone (PTH) 212
parathyroid hormone-related peptide (PTHrP) 250
Parkinson's disease 272
Parkinsonism 272
paroxysmal nocturnal hemoglobinuria (PNH) 232
PBC 72
P-CAB 53
PC-intermediate SP (PISP) 365
PDE-5 阻害薬 152
pemphigus foliaceus (PF) 429
pemphigus vulgaris (PV) 429
penicillin-resistant *Streptococcus pneumoniae* (PRSP) 159, 365
peptic ulcer 49
percutaneous coronary intervention (PCI) 114, 117
percutaneous endoscopic gastrostomy (PEG) 291
percutaneous nephrolithotripsy (PNL) 148
percutaneous transluminal coronary angioplasty (PTCA) 114, 117
peritonsillar abscess 393
peritonsillitis 393
pernicious anemia 226
Peyer's patch 323
PE 療法 457
PFD (pancreatic function diagnosis) 試験 89
pharyngeal cancer 459
pharyngitis 401
pheochromocytoma 218
photodynamic therapy (PDT) 390
photosensitivity 320, 432
pigmentation 7
pitting edema 28
plasmin-α₂plasmin inhibitor complex (PIC) 238
pneumonia 157
poliovirus 356
polymyositis (PM) 338
positron emission tomography (PET) 454, 460
postural reflex impairment 274
PPI 51, 52, 55
PQ 短縮 99
pregnancy induced hypertension (PIH) 416
pressure ulcer 423
primary aldosteronism 210

primary immunodeficiency syndrome 339
prolactin (PRL) 214
prostate cancer 450
prostate specific antigen (PSA) 450
prostatitis 146
PSC 73
pseudomembranous colitis 59, 368
psittacosis 378
psoriasis 323, 430
psychosomatic disorder 303
PT 237, 239
pulmonary aspergillosis 174
pulmonary candidiasis 174
pulmonary cryptococcosis 174
pulmonary emphysema 173
pulmonary fibrosis 157
pulmonary mucormycosis 175
pulmonary tuberculosis 175
purified protein derivative of tuberculin (PPD) 176
purpura 7
pustule 8
pyelonephritis 145

## Q

QOL スコア 151
QT 延長症候群 102
QT 間隔 92

## R

*RAS* 遺伝子 443
Raynaud 症状 337
R-CHOP 療法 252
recurrent aphthous stomatitis 400
Reed-Sternberg 細胞 (RS 細胞) 250
referred pain 3, 21
renal anemia 232
renal cell carcinoma 448
renal failure 129
residual volume (RV) 153
respiratory syncytial virus 358
reticulocyte 223
retinitis pigmentosa 392
retinoblastoma 457
retinopathy 389
retrovirus 360
Reye 症候群 68, 283, 284
Reynolds の 5 徴 85
RF 330, 332
rheumatoid arthritis (RA) 331
rhinovirus 357

rigidity 274
RNA ウイルス 355
rotavirus 358
RS ウイルス 358
RTI 344
rubella virus 357, 358

## S

Salmonellosis 372
$SaO_2$ 15
SBP 81, 82
scabies 384
SCC 抗原 472
schizophrenie 293
scleroderma 337
selective estrogen receptor modulator (SERM) 469
Senile dementia of Alzheimer type (SDAT) 266
sever fever with thrombocytopenia syndrome (SFTS) 360
severe acute respiratory syndrome (SARS) 358
severe combined immunodeficiency (SCID) 340
SGLT2 阻害薬 185
Shigella 371
Shy-Drager 症候群 122
Sicilian Gambit 分類 101
sideroblastic anemia 233
single photon emission CT (SPECT) 93
Sjögren's syndrome (SS) 336
sleep apnea syndrome 394
slow-reacting substance of anaphylaxis (SRS-A) 314
SNRI 297, 303
somatic pain 3, 21
Span-1 (s-pancreas-1 antigen) 440, 443
Sporadic Alzheimer's disease 267
squamous cell carcinoma antigen (SCC) 438
SSRI 297, 303
staphylococcal enterotoxin (SE) 361
staphylococcal scalded skin syndrome (SSSS) 361
Staphylococci 360
Staphylococcus aureus 360
Staphylococcus epidermidis 360
Staphylococcus saprophyticus 360
Staphylococcus epidermidis 362
staphylokinase 361
Starling forces 28
sterility 411
Stevens-Johnson syndrome (SJS) 320, 428
stomatitis 400
Streptococcus agalactiae 364
Streptococcus dysgalactiae 364
Streptococcus mitis 364
Streptococcus mutans 364
Streptococcus pneumoniae 364
Streptococcus pyogenes 364
ST 上昇 112, 116, 117
ST 低下 112
ST 部分 91
subacute sclerosing panencephalitis (SSPE) 357
subarachnoid hemorrhage (SAH) 262
substance dependence 308
sudden deafness 399
SU 薬 184
syndrome of inappropriate antidiuretic hormone secretion (SIADH) 218
syphilis 379
systemic inflammatory response syndrome (SIRS) 87, 329
systemic lupus erythematosus (SLE) 330
systemic sclerosis (SSc) 337

## T

$T_3$ 201
$T_4$ 201
T 細胞 319
TC 療法 475
tetanospasmin 367
tetanus 367
tetraplegia 36
Th 316
Th1 細胞 316
Th2 サイトカイン阻害薬 316
Th2 細胞 316
thrombin-anti-thrombin complex (TAT) 237
thrombomodulin 240
thrombosis 122
thrombotic microangiopathy (TMA) 242
thrombotic thrombocytopenic purpura (TTP) 241
thyroid-stimulating hormone (TSH) 201
thyrotropin-releasing hormone (TRH) 201
TNF-α 5, 328
TNM 分類 454, 455
tonsillar hypertrophy 394
tonsillitis 392
tophus 199
TORCH 症候群 358
total iron binding capacity (TIBC) 226
total locked in syndrome (TLS) 290
total lung capacity (TLC) 153
toxic epidermal necrolysis (TEN) 320, 428
toxic shock syndrome toxin-1 (TSST-1) 361
toxic shock syndrome (TSS) 361
toxoplasma 358
trachea positive pressure ventilation (TPPV) 287, 291
trachoma 378
transient ischemic attack (TIA) 257
transplantation immunity 345
transurethral lithotripsy (TUL) 148
tremor 273
trichomoniasis 383
tubercle 176
tuberculous meningitis 284
tumor 8

## U

ulcer 8
ulcerative colitis 61
underactive bladder 150
unsaturated iron binding capacity (UIBC) 226
urease 376
uremic lung 134
urethritis 146
urinary tract 144
urinary tract infection (UTI) 144
urolithiasis 147
urtica 8
urticaria 320, 424
uterine cancer 470
uterine leiomyoma 410
uveitis 391

## V

vanA 366
vancomycin-resistant enterococci (VRE) 366
varicella-zoster virus (VZV) 353
vascular dementia (VD) 263
vascular endothelial growth factor (VEGF) 390

vasopressin 211
VDS 456
VEGF 阻害薬 390
vertigo 42
*Vibrio cholerae* 374
*Vibrio parahaemolyticus* 374
viral hemorrhagic fevers 359
viral meningitis 284
viridans streptococci 366

visceral pain 2, 20
vital capacity（VC） 153
vWF 因子 241

## W

West Nile virus 359
wheezing 163
WHO 3 段階除痛ラダー 476
WHO 分類 245

WHO 方式がん疼痛治療法 475, 476
Wiskott-Aldrich syndrome（WAS） 341
Wolff-Parkinson-White（WPW）症候群 97, 98, 99, 102

## X

X 連鎖無ガンマグロブリン血症（XLA） 341

疾病と病態生理(改訂第4版)

| | |
|---|---|
| 2001年11月20日　第1版第1刷発行 | 編集者　市田公美，辻　勉，秋葉　聡 |
| 2006年 9月15日　第2版第1刷発行 | 発行者　小立健太 |
| 2012年 4月20日　第3版第1刷発行 | 発行所　株式会社　南江堂 |
| 2015年10月10日　第3版第4刷発行 | 〒113-8410　東京都文京区本郷三丁目42番6号 |
| 2016年 8月20日　第4版第1刷発行 | ☎(出版)03-3811-7236　(営業)03-3811-7239 |
| 2022年 2月20日　第4版第3刷発行 | ホームページ　https://www.nankodo.co.jp/ |
| | 印刷　真興社／製本　ブックアート |
| | 装丁　土屋みずほ |

Diseases and Pathophysiology
© Nankodo, Co., Ltd., 2016

定価は表紙に表示してあります．　　　　　　　　　　　　Printed and Bound in Japan
落丁・乱丁の場合はお取り替えいたします．　　　　　　　ISBN978-4-524-40327-1
ご意見・お問い合わせはホームページまでお寄せください．

本書の無断複写を禁じます．

[JCOPY] 〈出版者著作権管理機構　委託出版物〉

本書の無断複写は，著作権法上での例外を除き，禁じられています．複写される場合は，そのつど事前に，出版者著作権管理機構（電話 03-5244-5088，FAX 03-5244-5089，e-mail: info@jcopy.or.jp）の許諾を得てください．

本書をスキャン，デジタルデータ化するなどの複製を無許諾で行う行為は，著作権法上での限られた例外（「私的使用のための複製」など）を除き禁じられています．大学，病院，企業などにおいて，内部的に業務上使用する目的で上記の行為を行うことは私的使用には該当せず違法です．また私的使用のためであっても，代行業者等の第三者に依頼して上記の行為を行うことは違法です．